U0891342

中文翻译版

循环肿瘤细胞

基础研究与临床应用进展

Circulating Tumor Cells

Advances in Basic Science and Clinical Applications

Richard J. Cote
Ram H. Datar 主编

刘 毅 译

科学出版社

北 京

图字：**01-2018-4307** 号

内 容 简 介

循环肿瘤细胞（CTC）是远处转移发生发展过程中的关键步骤，其计数、分子分型及功能分型对肿瘤患者的预后判断、疗效预测和转移进展机制研究都有非常重要的价值，近年来已经成为肿瘤基础和临床研究的热点。本书的英文原著汇集了全球几十位 CTC 研究领域先行者的工作，从检测技术、基础研究、下游分析及潜在临床应用四个方面对 CTC 做了全面系统的介绍，充分展现了 CTC 的临床价值、目前存在的问题及今后发展的方向，对于整个领域的良性发展有很好的推动作用。

本书可以作为肿瘤相关科室临床医生和病理医生的推荐读物，也可以供肿瘤分子诊断领域的科研和技术人员参考，同时也适合从事肿瘤相关药物及诊断试剂研发、生产及销售等工作的企业人员阅读。

图书在版编目（CIP）数据

循环肿瘤细胞：基础研究与临床应用进展 /（美）科特（Richard J. Cote），（美）达塔（Ram H. Datar）主编；刘毅译. —北京：科学出版社，2018.9

书名原文：Circulating Tumor Cells：Advances in Basic Science and Clinical Applications

ISBN 978-7-03-058712-1

Ⅰ. ①循…　Ⅱ. ①科…　②达…　③刘…　Ⅲ. ①肿瘤-细胞-病理学　Ⅳ. ①R730.2

中国版本图书馆 CIP 数据核字（2018）第 205858 号

责任编辑：丁慧颖 / 责任校对：张小霞

责任印制：徐晓晨 / 封面设计：吴朝洪

科学出版社 出版
北京东黄城根北街 16 号
邮政编码：100717
http://www.sciencep.com
北京凌奇印刷有限责任公司印刷
科学出版社发行　各地新华书店经销
*
2018 年 9 月第　一　版　开本：720×1000　1/16
2025 年 4 月第三次印刷　印张：21　插页：4
字数：375 000
定价：128.00 元
（如有印装质量问题，我社负责调换）

转移是界定癌症的一个进程。一直以来，认识了解 CTC 的研究都处于相关努力的最前沿，以期能够积极地影响由癌症转移扩散所引起的发病和死亡。世界一流研究者的努力使得本书的出版成为可能，在此，我们需要铭记并且感谢那些志在治疗的患者，这一点非常重要。谨以此书献给全世界无数的癌症患者，希望这些知识的分享能够进一步减轻这一“众病之王”对患者造成的痛苦。

本书还要献给很多导师和同事。我在这个领域所做的任何贡献，全部归功于 Lloyd J. Old 博士、Edward J. Beattie 博士及 A. Munro Neville 博士。在学术界大多数人认为微转移和 CTC 并不重要的时候，是 Clive R. Taylor 博士允许我从事这项研究。Ram H. Datar 博士一直是我的长期合作伙伴和朋友。我还要深深地感谢我的家人——Annie，Nick，Juliet 和 Gracie，在本书编写及很多方面他们自始至终都在支持我。

Richard J. Cote，MD，FRCPath，FCAP

感谢 Richard Cote 博士将我引入了癌症转移这个极具吸引力的领域！多年来我们共同合作解决疑难的临床问题，与这一领域的很多先行者建立了持久联系，在此过程中 Cote 博士一直在指导我，而很多先行者也积极地为本书出版做出了贡献。我还要借此机会感谢我的父母与岳父母，妻子 Bharati，我们的儿子和儿媳 Nakul 和 Aditi，还有我们的孙女 Mallika，一直以来，他们都在执着而且坚定地支持着我。

Ram H. Datar，MPhil，PHD

译 者 介 绍

刘毅，解放军三〇七医院全军肿瘤中心肿瘤学研究室副研究员，博士，硕士研究生导师，负责科室的肿瘤分子诊断项目。目前担任CSCO中国肿瘤驱动基因分析联盟（CAGC）执行委员会常委，中国医药教育协会乳腺癌专业委员会常委，北京医学奖励基金会肺癌医学青年专家委员会常委兼病理学组副组长，北京医学会乳腺疾病委员会青年常委，中华医学会病理学分会分子病理学组委员，中国抗癌协会肿瘤标志物委员会青年委员。

主要从事肿瘤分子诊断的转化医学研究，尤其是外周血中肿瘤个体化治疗相关标志物的探索，包括 CTC、ctDNA、外泌体及肿瘤相关蛋白等。2010 年参加 CellSearch 系统的中国注册临床试验，是我国较早一批参与 CTC 临床检测的研究人员，完成了注册实验一半以上的检测量。目前共计发表 SCI 论文 10 余篇，累计影响因子 60 余分，其中第一作者或通讯作者论文 10 篇，累计影响因子近 40 分；主译著作 2 部，参编专著 3 部，参译著作 2 部；获国家科技发明专利 1 项，实用新型专利（审批中）1 项。作为负责人承担国家自然科学基金和北京市自然科学基金面上项目各 1 项，首都临床特色应用研究 1 项，同时参与了多项临床及基础课题的研究。

作 者 介 绍

Richard J. Cote（M. D. ，F. R. C. Path. ，F. C. A. P. ）是病理和实验室医学系教授，以及 Joseph R. Coulter Jr. 主席。他同时也是生物化学和分子生物学系教授，以及 Jackson 纪念医院病理学主任。此外，他是迈阿密大学 Miller 医学院 Dr. John T. Macdonald 基金会生物医学纳米技术研究所负责人。他是一位经过专业认证的病理学家，在顶尖的大学、医院及健康企业中，他以高级学术研究、咨询、主任/临床的角色工作了 20 余年，他的工作多数是在癌症治疗领域。

Cote 博士在加州大学 Irvine 分校获得了化学和生物学学位，在芝加哥大学的 Pritzker 医学院获得了医学学位。他在康奈尔大学医学院的纽约医院完成了住院医师培训。他接受了包括纪念 Sloan-Kettering 癌症中心（病理学方面的医学奖学金）、纪念 Sloan-Kettering 癌症中心（人类肿瘤免疫学方面的奖学金）、纽约大学医学院（分子病理方面的奖学金）的培训。2009 年加入迈阿密大学之前，他在南加州大学（USC）的 Keck 医学院及洛杉矶的 Norris 癌症中心工作，是病理科教授；泌尿科教授；泌尿生殖肿瘤项目主任；免疫学和分子病理学实验室主任；USC 生物医学纳米科学计划的主任。

Cote 博士的研究集中在阐明肿瘤进展及对治疗反应的细胞和分子通路。他特别关注微转移的检测和分型，以及乳腺和泌尿生殖肿瘤的病理。他的实验室也聚焦于技术研发，他和他的同事已经研发了多项免疫组化和分子方法，如抗原修复。最近，Cote 博士和他在南加州大学、加州理工及加州大学伯克利分校的同事研发了多项纳米水平的技术用于癌症的诊断，包括用于检测血清肿瘤标志物的生物纳米传感器，对循环肿瘤细胞进行捕获和分型的技术等。作为这些努力的结果，他在 USC 建立了生物医学纳米科学计划项目，在迈阿密大学建立了 Dr. John T. Macdonald 生物医学纳米技术研究所（近期从 Dr. John T. Macdonald 基金会获得了 750 万美元的资助），以进行创新性的诊断平台和靶向疗法的研发。他接受了 4300 万美元同行评议基金的资助，还拥有多项癌症相关和纳米技术方面的专利。他牵头了在乳腺癌、肺癌和膀胱癌中最大的三项临床试验，这些试验都是基于他的研究发现而开展的。Cote 博士是超过 300 部出版物的作者，他担任了很多学术和工业相关机构的科学咨询委员。他经常讲学，是标准教科书《免疫显微镜：外科病理学家的诊断工具》（目前已是第 3 版）及《现代外科病理学》（目前已是第 2 版）

的共同作者。

他同时还是很多国家和国际研究团体、癌症项目及学会的成员和顾问，包括美国国家癌症研究所。他是几个技术公司的创始人，名列“美国新闻和世界报道的前 1%的医生”“美国最佳医生”“美国顶尖医生”“南佛罗里达优秀医生”的榜单之中，是皇家病理学会会员。

Ram H. Datar（M. Phil. ，Ph. D. ）是病理和实验室医学系以及生物化学和分子生物学系的副教授。他同时也是迈阿密大学 Miller 医学院 Dr. John T. Macdonald 基金会生物医学纳米技术研究所的共同负责人。他分别于 1979 年、1981 年和 1984 年在印度 Pune 大学的分子生物学专业获得了理学学士、理学硕士和哲学硕士学位。Datar 在 Bombay 大学的应用生物学专业获得了理学博士（1996 年），方向是口腔肿瘤的基因调控。在其理学博士学位的研究之后，Datar 博士作为印度政府原子能部的一名科学家工作了 14 年。1998 年，他成了南加州大学病理系的教职人员。2007 年，作为一名资深科学家，Datar 博士加入了 Oak Ridge 国家实验室的生命科学部门，直到他于 2009 年初调动到迈阿密。

Datar 博士集中研究的领域包括癌症分子病理学和生物医学纳米技术。尤其是他参与了针对癌症隐秘转移的各方面的检测和分子分型工作。多年来，他还参与了很多微型和纳米级装置的研发并将其应用于生物医学诊断。Datar 博士在如下研发过程中都发挥了极其重要的作用：对循环肿瘤细胞（CTC）进行捕获和分子分型的微滤膜装置及检测临床生物标志物的各种纳米技术传感器平台，这些技术获得了多项专利或正在申请专利，Datar 博士是发明者之一。

他撰写了 70 多篇原创论文，他的论文已经有超过 2200 次的引用。他是很多国际生物医学杂志的审稿人，也是 *Current Issues in Molecular Biology*（Caister 学术出版社，英国）的编辑。他同时还供职于很多科学顾问委员会、美国国立卫生研究院（NIH）的研究部及美国国家科学基金会（NSF）的专家组。

撰 稿 人

Chris Albanese，Ph. D. Departments of Oncology，Pathology and Preclinical Imaging Research Laboratory，Lombardi Comprehensive Cancer Center，Georgetown University，Washington，DC，USA

Alison L. Allan，Ph. D. Departments of Oncology & Pathology，London Regional Cancer Program，University of Western Ontario，London，ON，Canada

Zheng Ao，Ph. D. Sheila and David Fuente Graduate Program in Cancer Biology，University of Miami Miller School of Medicine，Miami，FL，USA

Ebrahim Azizi，Pharm. D. ，Ph. D. Cancer Stem Cells Research，University of Michigan，Ann Arbor，MI，USA

Marija Balic，M. D. ，Ph. D. Division of Oncology，Department of Internal Medicine，Medical University of Graz，Graz，Austria

Dallt Barkan，Ph. D. Laboratory of Tumor Dormancy and Metastasis，Department of Biology and Human Biology，Faculty of Natural Sciences，University of Haifa，Mount Carmel，Haifa，Israel

Ann F. Chambers，Ph. D. Departments of Oncology，Medical Biophysics and Pathology & Laboratory Medicine，London Regional Cancer Program，London Health Sciences Centre/University of Western Ontario，London，Ontario，London，ON，Canada

Richard J. Cote，M. D. ，F. R. C. Path. ，F. C. A. P. Department of Pathology & Laboratory Medicine，University of Miami Miller School of Medicine，Miami，FL，USA

Department of Biochemistry and Molecular Biology，University of Miami Miller School of Medicine，Miami，FL，USA

Department of Pathology，Jackson Memorial Hospital，Miami，FL，USA

The Dr. John T. Macdonald Foundation Biomedical Nanotechnology Institute，University of Miami Miller School of Medicine，Miami，FL，USA

Massimo Cristofanilli，M. D. ，F. A. C. P. Department of Medicine and Translational Research & Precision Medicine，Robert Lurie Cancer Center-Northwestern University，

Chicago, IL, USA
Nadia Dandachi, Ph. D. Division of Oncology, Department of Internal Medicine, Medical University of Graz, Graz, Austria
Ram H. Datar, M. Phil., Ph. D. Department of Pathology & Laboratory Medicine, University of Miami Miller School of Medicine, Miami, FL, USA
Department of Biochemistry and Molecular Biology, University of Miami Miller School of Medicine, Miami, FL, USA
The Dr. John T. Macdonald Foundation Biomedical Nanotechnology Institute, University of Miami Miller School of Medicine, Miami, FL, USA
Ramdane Harouaka, Ph. D. Department of Internal Medicine, Comprehensive Cancer Center, University of Michigan, Ann Arbor, MI, USA
Shih-Min A. Huang, Ph. D. Department of Oncology Biomarker Development, Genentech Inc., San Francisco, CA, USA
Stefanie S. Jeffrey, M. D. Department of Surgery and Surgical Oncology Research, Stanford University School of Medicine, Stanford, CA, USA
Bee Luan Khoo, M. Sc. Mechanobiology Institute, National University of Singapore, Singapore
Christoph A. Klein, M. D. Experimental Medicine and Therapy Research, University of Regensburg, Regensburg, Germany
Fraunhofer Project Group "Personalized Tumor Therapy" ITEM Regensburg, Regensburg, Germany
Molly Kozminsky, M. S. E. Department of Chemical Engineering, Biointerfaces Institute, Translational Oncology Program, University of Michigan, Ann Arbor, MI, USA
Prashant Kumar, Ph. D. Institute of Molecular and Cell Biology, A*STAR (Agency for Science, Technology and Research), Singapore
Rajan P. Kulkarni, M. D., Ph. D. Department of Medicine, David Geffen School of Medicine at UCLA, Los Angeles, CA, USA
Mark R. Lackner, Ph. D. Department of Oncology Biomarker Development, Genentech Inc., San Francisco, CA, USA
Evi S. Lianidou, Ph. D. Analysis of Circulating Tumor Cells Lab, Laboratory of Analytical Chemistry, Department of Chemistry, University of Athens, Athens, Greece
Chwee Teck Lim, Ph. D. Mechanobiology Institute, National University of Singapore, Singapore
BioSystems and Micromechanics (BioSyM) IRG, Singapore-MIT Alliance for

Research and Technology (SMART) Centre，Singapore
Department of Mechanical Engineering，National University of Singapore，Singapore
Department of Bioengineering，National University of Singapore，Singapore
Mark Jesus M. Magbanua，M. S. ，Ph. D. Division of Hematology/Oncology，Department of Medicine，University of California San Francisco，San Francisco，CA，USA
Helen Diller Family Comprehensive Cancer Center，University of California San Francisco，San Francisco，CA，USA
Athina Markou，Ph. D. Analysis of Circulating Tumor Cells Lab，Laboratory of Analytical Chemistry，Department of Chemistry，University of Athens，Athens，Greece
Kamran Moradi，Ph. D. Department of Pathology & Laboratory Medicine，University of Miami Miller School of Medicine，Miami，FL，USA
Sunitha Nagrath，Ph. D. Department of Chemical Engineering & Biomedical Engineering，Biointerfaces Institute，Translational Oncology Program，University of Michigan，Ann Arbor，MI，USA
Klaus Pantel Department of Tumor Biology，University Medical Center Hamburg-Eppendorf，Hamburg，Germany
John W. Park，M. D. Division of Hematology/Oncology，Helen Diller Family Comprehensive Cancer Center，University of California San Francisco，San Francisco，CA，USA
Bernhard Polzer，M. D. Experimental Medicine and Therapy Research，University of Regensburg，Regensburg，Germany
Richard Schlegel，M. D. ，Ph. D. Departments of Oncology and Pathology，Lombardi Comprehensive Cancer Center，Georgetown University Medical Center，Washington，DC，USA
Jeffrey B. Smerage，M. D. ，Ph. D. Division of Hematology and Oncology，Breast Oncology Program of the Comprehensive Cancer Center，University of Michigan Health and Hospital System，Ann Arbor，MI，USA
Areti Strati，Ph. D. Analysis of Circulating Tumor Cells Lab，Laboratory of Analytical Chemistry，Department of Chemistry，University of Athens，Athens，Greece
Yu-Chong Tai，Ph. D. Department of Electrical & Mechanical Engineering，California Institute of Technology (CalTech)，Pasadena，CA，USA
Jean Paul Thiery，Ph. D. Department of Biochemistry，Yong Loo Lin School of Medicine，National University of Singapore，Singapore，Singapore

Senior Principal Investigator，Cancer Science Institute (CSI)，National University of Singapore，Singapore，Singapore

Research Director，Institute of Molecular and Cell Biology (IMCB)，A*STAR，Proteos，Singapore

Verena Tiran，B. Sc. ，M. Sc. Division of Oncology，Department of Internal Medicine，Medical University of Graz，Graz，Austria

Max S. Wicha，M. D. Department of Internal Medicine，University of Michigan Comprehensive Cancer Center，Ann Arbor，MI，USA

Anthony Williams，Ph. D. Section of Urology，Department of Surgery，University of Chicago-Pritzker School of Medicine，Chicago，IL，USA

Department of Pathology & Laboratory Medicine，University of Miami Miller School of Medicine，MiaMI FL，USA

Siyang Zheng，Ph. D. Departments of Biomedical Engineering，Electrical Engineering，Materials Research Institute and Micro & Nano Integrated Biosystem (MINIBio) Laboratory，Pennsylvania State University，University Park，PA，USA

中译本序一

肿瘤扩散是恶性肿瘤最重要的生物学特征，肿瘤的血道转移更是肿瘤不良预后的重要原因。提出循环肿瘤细胞的概念有一百余年的历史了，但我们能够在血液中捕获和分析循环中的肿瘤细胞并应用于临床则在近十余年才逐步受到重视。目前循环肿瘤细胞已成为肿瘤基础研究和临床应用的热点，有大量的研究报道和综述文章发表，但像该书这样系统和深入的专著仍然相当缺乏。刘毅副研究员是我国较早从事循环肿瘤细胞研究的科研工作者之一，对该领域有较为深刻的认识和了解，我相信由他主译的这本专著会对循环肿瘤细胞的基础研究和临床应用发挥十分积极的作用。

循环肿瘤细胞基础研究和临床应用的进展拓宽了肿瘤病理学诊断的视野和应用领域，“液体活检”正成为病理学科的重要任务，为此我们病理学会已专门建立了循环肿瘤细胞基础研究和临床应用的专家协作组，《中华病理学杂志》等主要病理学学术期刊也正推出循环肿瘤细胞的专刊和重点号，各种病理学术会议上更是频繁见到循环肿瘤细胞的研究报告和讲座。我相信这部译著的出版对我国病理学，尤其是肿瘤病理精准诊断会有很好的促进作用。

大家应该也不会忽略2018年初在《美国临床肿瘤学杂志》上发布的ASCO/CAP的多学科专家组建议给我们带来的迷茫和困惑，循环肿瘤细胞的基础研究和临床应用到底还有没有价值和前途。我们只有通过更深入的研究才能更好地回答这个问题，更科学、严谨和规范的临床应用研究是摆在我们面前的任务和前途，相信该书也有助于我们理清循环肿瘤细胞目前存在的一些基本概念混乱和应用中缺乏统一和规范标准的现状。

希望更多的病理工作者能读到该书。再次祝贺这部译著的出版。

四川大学华西医院病理学教授
中华医学会病理学分会主任委员　步　宏
CSCO肿瘤病理专委会主任委员
2018年6月

中译本序二

当今肿瘤诊疗已经进入精准诊断指导下的个体化治疗时代，“液体活检”基于微创、动态的特点成为精准诊断的重要平台，循环肿瘤细胞（CTC）检测作为“液体活检”中的重要组成部分，目前已经在包括乳腺癌、肝癌、肺癌、胃癌等各种恶性肿瘤中发挥了重要作用。国内外研究证明，循环肿瘤细胞检测不仅能够反映肿瘤组织情况，以微创方式替代组织样本进行病理诊断，同时还可发挥疾病监测、分子测序等重要作用。在新版 AJCC 分期中，更是将循环肿瘤细胞作为重要的预后提示因子纳入到 TNM 分期中，推动了临床肿瘤学综合预后评价体系从量变到质变的升华。

2009 年开始我们就和刘兵研究员团队合作，在国内最早开展循环肿瘤细胞领域的相关研究。以 CellSearch 国内注册研究为契机，探索循环肿瘤细胞数目对复发转移性乳腺癌患者预后的影响，明确了细胞数目及其数目改变对临床患者的真实作用。同时，探索了循环肿瘤细胞表面的分子分型与患者预后之间的关联。随后组织召开了“中国 CTC 研究进展高峰论坛”。近年来，我们相继组织完成了新型循环肿瘤细胞捕获技术的临床注册研究，利用新型捕获技术，提高了循环肿瘤细胞的捕获效能，并且进行了循环肿瘤细胞的测序研究。这些工作对于循环肿瘤细胞检测在国内的开展都起到了积极的推动作用。

随着技术的进步，循环肿瘤细胞已经从简单的计数走向了分子分型和基因分型时代。由于循环肿瘤细胞携带的肿瘤相关信息能够弥补穿刺困难或无法动态监测的困境，因此其检测可以用于预测药物疗效、判断患者预后，乃至探索患者的耐药机制等，具有广阔的临床应用前景。但将循环肿瘤细胞充分利用到临床中来，我们仍需要系统了解循环肿瘤细胞的产生机制、研究进展及其临床价值。

该书的出版恰逢其时，专著系统地从鉴定技术、研究基础、CTC 分析、潜在临床应用四个部分，很好地阐述了循环肿瘤细胞的研发历程及未来应用方向，专著的出版将有助于加深大家对循环肿瘤细胞检测技术理论和实践的理解，相信会为我们临床肿瘤精准诊疗助一臂之力。

感谢刘毅副研究员和团队的辛勤工作，希望他们本着对科学探索的强烈兴趣、认真严谨的态度所完成的专著，会得到各位同仁的认可，祝贺该书顺利出版！

解放军三〇七医院乳腺肿瘤科主任
中国临床肿瘤学会（CSCO）秘书长
北京医学会乳腺疾病分会主任委员
中国临床肿瘤学会乳腺癌专委会主任委员
江泽飞
2018 年 7 月于北京

译者前言

正如本书各个章节所反复强调的，远处转移是导致癌症患者死亡的主要原因，而循环肿瘤细胞（circulating tumor cell，CTC）则是这个过程的关键。CTC的出现及数量，一方面代表了原发肿瘤浸润进入血管的能力，另一方面代表了在远端器官形成转移灶的可能性。因此，在患者中检测并计数CTC具有重要的预后价值，这一点已经在很多临床试验中得到了反复的印证。此外，CTC还是“液体活检”的重要组成部分，能够弥补难以动态获取肿瘤组织的不足，通过对其进行分子分型和功能分型，不仅可以提供指导患者精准治疗的实时信息，还将有助于深入了解肿瘤转移的内在机制，为未来特异性的药物研发或者预防/抑制策略的制订提供重要依据。正因如此，CTC已经成为肿瘤基础和临床研究的热点。

尽管CTC的相关研究已经取得了很多有意义的发现，但是还应该清醒地认识到，如何能够获得数量和质量都能满足下游分析要求的CTC，这在目前及今后相当长的一段时间内都是影响整个领域发展的瓶颈。因此，敏感、可靠、规范、标准的CTC检测体系成为很多科研机构和商业公司的研究重点，国内和国外的相关技术已经不下几十种。此外，还应认识到，CTC领域还很不成熟，难免会有一些相互矛盾的观点、含混不清的概念及言过其实的宣传，因此亟须对CTC的生物学意义和临床价值做一个系统、客观的阐述，以便统一认识，促进该领域在未来的良性发展。

本书的英文原著很好地满足了上述需求，来自该领域的几十位全球先行者从检测技术、基础研究、下游分析及潜在临床应用四个方面对CTC做了全面的介绍。作为一个从事CTC研究近十年的转化医学工作者，我个人深感自己有责任有义务将其译成中文，希望由此能让更多的人认识CTC的真正价值，愿意从事CTC的研究，也真诚地希望这个领域的发展最终能让广大癌症患者从中获益。不过，译者虽然几经推敲和校对，力求译稿忠实地反映原著的本意，但译著仍难免存在缺陷和不足，还望读者多提宝贵意见，以便加以修订。

在本书得以顺利出版之际，还要特别感谢两位引导我进入CTC领域的学者。其中，一位是我的科室领导，也是造血发育研究的知名专家——刘兵教授，是他最初给予我从事CTC研究的建议；另一位是我所在医院的乳腺肿瘤科主任，著名的乳腺癌专家——江泽飞教授，正是在他牵头的中国注册临床试验中，我有幸成为 CellSearch 系统在国内的首批使用者，并且通过相关的实践，对 CTC 领域有了深刻的认识和了解。我也要感谢这些年来在肿瘤分子诊断和 CTC 领域与我并肩战斗的来自临床一线、科研院所及公司企业的合作伙伴，每当想到这些努力有可能会让患者获益就会倍感欣慰。此外，还要感谢我的团队成员：赵亚娟、胡海旭、徐春红、贺霞霞和徐蕾。他们每个人各司其职，保障了各项任务的顺利开展，尤其是胡海旭在很多新技术的开展过程中做了大量卓有成效的工作，而徐蕾则在本书的翻译过程中做了很多辅助性的文字处理。

最后，感谢我的父母、妻子和儿女这么多年以来在我背后的默默支持！他们是我所有工作的终极动力！

刘　毅

2018 年 4 月于北京

序

癌症的转移扩散是导致癌症相关发病率和死亡率的主因，而循环肿瘤细胞（CTC）构成了这个过程的根本基础[1]。本书直接解决了在该领域浮现出的一项需求，即从先行者们那里收集关于 CTC 的信息并将其形成一本权威的汇编。

在过去的十年，各种超敏感的方法被开发出来，在单细胞水平上对癌症患者外周血中的 CTC 及发现于骨髓中的散播肿瘤细胞（disseminated tumor cell，DTC）进行检测。通过物理特性（如密度和大小）或生物学特性（如 EpCAM 或细胞角蛋白等上皮蛋白的表达），可以将 CTC 从其周围的白细胞中区分出来并富集。CTC/DTC 通常是通过免疫染色或 RT-PCR 方法来进行检测，而近期则可以通过 EPISPOT 方法来检测，该方法检测的是释放/分泌肿瘤相关标识蛋白的细胞数目。本书的第 1～4 章可以作为这些检测技术的综合概述。上皮-间质转换（epithelial-mesenchymal transition，EMT）是 CTC 研究领域新出现的重要问题。例如，在目前，大多数检测方法是依赖上皮标志物，这些方法有可能会错失正在进行 EMT 的 CTC。一些新的标志物（如肌动蛋白结合蛋白 plastin-3，它在 EMT 的过程中并不下调而且在正常血细胞中也不表达）有可能会解决这一重要的局限，从而提高 CTC 检测方法的敏感性。关于这个重要的新兴领域，第 8 章会提供一个概述。

有意思的是，骨髓似乎是各种上皮肿瘤（包括乳腺癌和前列腺癌）来源细胞共有的一个归巢器官。然而，相当一部分 DTC 历经多年都会保持在一种“休眠”的状态，是继续维持这种休眠状态还是脱离这种休眠阶段从而进入转移形成的活跃阶段，关于这方面的环境要求目前还知之甚少。这方面的观点在本书的第 5～7 章会做综述。近期的一些研究发现提示，从乳腺癌患者外周血中所获得的 $EpCAM^{low}$、$CD44^{high}$、$CD47^{+}$、$c\text{-}Met^{+}$的一个 CTC 亚群在免疫缺陷小鼠骨髓中定殖的能力可能会所有增强。然而，还不清楚这些 CTC 是不是诱导转移的细胞，因为它们是从晚期转移性疾病且具有极高 CTC 计数的患者中所获得的。而进一步深入的 CTC 分子分析将有望回答这样的问题，关于 CTC 表型和基因型认识的现状，本书的第 9 章和第 10 章做了很好的综述，而第 11 章解决的是 CTC 功能分型的需求。

虽然骨髓是一个信息丰富的研究部位，但是相比于骨髓样本的收集，外周血的采集更加方便而且侵袭性更小，很多研究团队目前正在评估 CTC 在判断预后和监测全身性治疗方面的临床价值。尤其是在全身性的辅助治疗（如化学治疗、内分泌治疗和抗体治疗）过程之中和结束之后监测 CTC 将有可能为某例癌症患者的临床治疗提供独一无二的信息，在出现明显转移提示不可治愈的多年之前即可及早地更改治疗。我们需要用生物标志物来实时监测某例患者全身性辅助治疗的疗效，但这一需求还没有得到满足。尤其是 CTC 数值的早期改变可能会提示某例患者所接受的特定治疗是有效还是无效。第 11～14 章及第 16 章分别阐述了各不相同但是非常重要的问题，这些问题与 CTC 在疗效监测中的价值有关。

除了 CTC 之外，ctDNA 和循环 microRNA 的分析可以提供“液体活检”的互补信息。这一信息可以用作伴随诊断以提高分层治疗的效果及深入了解由治疗所引起的癌细胞选择。CANCER-ID 是一个新组建的欧洲联盟，由创新性医药计划（Innovative Medicines Initiative，IMI）资助，目前拥有来自 13 个国家的 33 个合作伙伴，其目标是建立标准的操作流程以进行血液生物标志物的临床验证（www.cancer-id.eu/）。它将来自于学术和临床、创新性的小到中等规模企业（small-to-medium sized enterprises，SMEs）、诊断公司及制药行业的专家汇集在一起，因而提供了一种独特的背景以展示“液体活检”的临床用途。虽然全身性治疗的目的是消灭转移的细胞，但是由于可操作性的原因，现有的分层通常是在原发肿瘤上进行的。然而，越来越多的证据显示，原发的和转移的肿瘤在表型和基因型上是不一致的。因此，作为“液体活检”，对外周血中所分离的 CTC 进行分子分析将会揭示转移的肿瘤细胞的特征。本书的第 15 章综述了各种技术和监管问题，这些问题与 CTC 作为伴随诊断的应用有关。

总之，CTC 的研究为检测、了解并且抗击癌细胞的早期转移扩散开辟了新的道路，对未来的治疗具有重要的意义。作为新的生物标志物及基础研究的目标，CTC 具有巨大的潜能。尽管 CTC 已经被用于很多临床试验之中，但其临床用途仍在研究之中。在本书中，多位国际专家所写的撰稿将会显示 CTC 研究中潜在的和现有的挑战。

Klaus Pantel
汉堡，德国

参 考 文 献

［1］Alix-Panabières C，Pantel K（2014）Challenges in circulating tumour cell research. Nat. Rev. Cancer 14：623-31.

前　　言

循环肿瘤细胞（circulating tumor cell，CTC）在一个世纪之前被首次发现并且描述为在血液中发现的上皮肿瘤细胞[1]。但是在最近才开发出了可靠的方法来研究血液中的这类稀有群体。这些方法是利用了在 CTC 上独特表达的抗原，如 FDA 唯一批准的 CellSearch™ 技术[2]；或者是利用了 CTC 独特的物理特性，包括大小[3]、密度[4]和电荷特性[5]等。在介绍性的章节（第 1 章）纵览了我们对 CTC 相关认识的现状之后，Datar 和他的合著者会在第 2 章和第 3 章分别呈现基于亲和性和非亲和性的 CTC 捕获技术的细节。

随着越来越多关于 CTC 分子和功能特征研究的深入开展，基于 EpCAM 的表达来进行 CTC 捕获的有效性受到了质疑。CTC 群体被发现是具有异质性的，即使在同一例患者的样品中，每个细胞之间的基因表达水平都各不相同[6]。为了应对这种异质性，越来越多的研究开始在 CTC 计数之外，寻求阐释 CTC 之中的亚群。Lianidou 等在第 4 章描述了 CTC 分子分型的细节，这些细节有助于解析这种异质性。在 CTC 中，一个值得研究的潜在亚群是癌症干细胞的群体。Wicha 等在第 5 章对 CTC 中的癌症干细胞群体做了进一步的讨论。

循环系统中的 CTC 可能会呈现一种或几种可选择的状态：它们会经历清除（通过失巢效应、凋亡、坏死或免疫攻击等），成功地侵入另一个部位，但只是停留在休眠状态或者锁定在间质状态，或者侵入另一个部位并且通过快速增殖而形成转移。关于 CTC 休眠的研究，在第 6 章（Allan 和 Chambers）和第 7 章（Barkan 和 Chambers）会讨论更多的细节。导致基于 EpCAM 的 CTC 捕获受到质疑的是肿瘤转移中的一个重要过程，即上皮-间质转换（EMT）。在这个过程中，肿瘤细胞有可能下调它们上皮标志物的表达，包括 EpCAM 和 E-钙黏蛋白，并且获得了间质样的及更具侵袭性的表型。关于 CTC 如何以这个 EMT 过程为机制来建立远处转移，Thiery 等会在第 8 章做更多讨论。

对 CTC 进行表型和基因型研究的能力有望促进具有临床意义的检测方法的研发，从而有利于癌症的管理。第 9 章（Dandachi 等）和第 10 章（Magbanua 和 Park）会提供关于 CTC 表型和基因型分析的详细讨论。除了 CTC 的分子分型之外，还有一个令人感兴趣的方向是 CTC 的功能分型，这需要采用能够进行活 CTC 捕获和培养的技术。Cote 等会在第 11 章提供 CTC 功能分型的详细综述。

随着能够计数癌症患者 CTC 的技术的出现，CTC 的临床应用在过去的十年间得到了深入的研究。一个得到良好验证的 CTC 临床应用就是它们在基线时的预后价值。第 12 章（Smerage）是关于 CTC 在乳腺癌中预后价值的详细综述。尽管在多种癌症中，CTC 作为预后标志物已经得到了充分的验证，但 CTC 作为替代终点，作为预测标志物来指导治疗或者作为早期发现的标志物，这些临床应用在很大程度上都还是未经开发的领域，需要大规模的临床研究来予以验证。尽管或许有点为时过早，但是不难想象，CTC 是“液体活检”强有力的生物标志物，通过一次微创抽血就可以提供有价值的信息。第 13 章（Cristofanilli）和第 14 章（Polzer 和 Klein）会讨论 CTC 临床应用的更多细节。第 15 章（Huang 和 Lackner）着手解决的是制药行业的一个重要概念，即针对获批前或正在研发中的抗癌药物，将 CTC 检测开发为一种伴随诊断。因此，这一章强调的是，药物研发企业和 CTC 诊断公司之间应该形成早期并且密切的合作伙伴，以便在Ⅱ期和Ⅲ期临床研究中，成功地应对监管，进而使得药物和 CTC 检测同时通过监管评审。最后，第 16 章（Kulkarni 和 Jeffrey）总结了 CTC 的临床应用，同时也提供了关于未来临床试验的思考。

显而易见，本书是一项高度学术化活动的成果，所有的撰稿人都是该领域的先行者，他们在转移的分子生物学研究及这些重要发现的临床应用方面都有多年的大量的贡献。

参考文献

[1] Ashworth T (1869) A case of cancer in which cells similar to those in the tumours were seen in the blood after death. Aust Med J 14(3)：146-149

[2] Cristofanilli M，Budd GT，Ellis MJ，Stopeck A，Matera J，Miller MC，Reuben JM，Doyle GV，Allard WJ，Terstappen LW，Hayes DF (2004) Circulating tumor cells，disease progression，and survival in metastatic breast cancer. N Engl J Med 351(8)：781-791. doi:10.1056/NEJMoa040766

[3] Zheng S，Lin H，Liu JQ，Balic M，Datar R，Cote RJ，Tai YC (2007) Membrane microfilter device for selective capture，electrolysis and genomic analysis of human circulating tumor cells. J Chromatogr A，1162(2)：154-161. doi:10.1016/j. chroma. 2007. 05. 064

[4] Gertler R，Rosenberg R，Fuehrer K，Dahm M，Nekarda H，Siewert JR (2003) Detection of circulating tumor cells in blood using an optimized density gradient centrifugation. In：Allgayer H，Heiss M (eds) Molecular staging of cancer. Springer，Berlin，pp 149-155

[5] Becker FF，Wang X-B，Huang Y，Pethig R，Vykoukal J，Gascoyne P (1995) Separation of human breast cancer cells from blood by differential dielectric affinity. Proc Natl Acad Sci 92(3)：860-864

[6] Powell AA，Talasaz AH，Zhang H，Coram MA，Reddy A，Deng G，Telli ML，Advani RH，Carlson RW，Mollick JA，Sheth S，Kurian AW，Ford JM，Stockdale FE，Quake SR，Pease RF，Mindrinos MN，Bhanot G，Dairkee SH，Davis RW，Jeffrey SS (2012) Single cell profiling of circulating tumor cells：transcriptional heterogeneity and diversity from breast cancer cell lines. PLoS One 7(5)：e33788. doi:10.1371/journal. pone. 0033788

致 谢

我们感谢这项宏大任务的撰稿人，他们都是杰出的科学家和临床研究者，在转移和 CTC 研究领域，他们是真正的先行者。与他们一起工作是一种荣幸，正是由于他们的声望，这本权威、及时并且具有突出贡献的著作的出版才成为了可能。

如果没有 Springer Science 的持续支持，这项工作将不可能启动。我们非常感谢编辑 Fiona Sarne 女士（Cancer Research）；出版编辑 Joy Evangeline Bramble 女士（Biomedical Sciences and Cancer Research）；以及 Springer 图书产品项目协调人 Michael Koy 先生；很高兴可以与他们一起紧密地合作。通过与 Fiona，Joy 和 Lesley 通常是坚持的但总是极度有效的沟通，这项艰巨的任务终于得以完成。我们向他们持续的鼓励和协助致以最诚挚的谢意！

很多忙碌而且成功的科学家和临床医生共同撰写一部包含多个章节的著作是一项特殊的挑战，如果没有 Patricia Malinowski 女士和 Gladys Garcia-Greenberg 女士的帮助和指导，本书将不会顺利出版。Patricia 心甘情愿并且有效地与每一位参与撰稿的主要作者进行了大量的沟通和交流，而这些作者基本上是在不同的时区或者经常在不同的大洲！正是由于她良好的信誉和耐心，我们所有的撰稿者都对她的技术和帮助表达了赞赏之情。Gladys 是在这项工作接近尾声的时候加入我们的，在文稿编辑的过程中，充分地运用了她杰出的语言技能。我们之所以能够按时完成，要归功于这两位出色的、具有优秀的组织和人际交往技巧的同事，对他们的工作我们深表感谢！

最后，还要对我们所深爱的家庭表达诚挚的感谢（Annie，Juliet，Nicholas 和 Gracie Cote，以及 Bharati，Nakul，Aditi 和 Mallika Datar），在为本书努力的整个过程中，他们都是毫无怨言并且耐心地支持着我们！

目　录

第Ⅰ部分　鉴定 CTC 的技术

第Ⅱ部分 CTC 的基础研究

第Ⅲ部分　CTC 分 析

第Ⅳ部分 CTC 的潜在临床应用

彩插

第 1 章　研究循环肿瘤细胞的意义

Ram H. Datar，Zheng Ao，Richard J. Cote

摘要　循环肿瘤细胞（CTC）是释放到外周血中的肿瘤细胞。它们被认为是转移过程的关键环节，只是在近十几年来才得到了广泛的研究。了解 CTC 的生物学和临床意义有可能揭示转移过程中的重要信息，并且有助于更好地管理癌症患者。本章将简要讨论目前和新兴的 CTC 临床应用。

关键词　目前和新兴的 CTC 临床应用；上皮-间质转换（EMT）；循环肿瘤干细胞；CTC 基因组学；CTC 培养

1.1　引言

循环肿瘤细胞（CTC）是释放到外周血中的肿瘤细胞。它们被认为是转移过程的关键环节，只是在近十几年来才得到了广泛的研究。了解 CTC 的生物学和临床意义有可能揭示转移过程中的重要信息，并且有助于更好地管理癌症患者。在这里，本章简要讨论目前和新兴的 CTC 临床应用。

1.2　目前的临床应用

一个半世纪以前，Ashworth 首次报道在一个患者的外周血中发现了肿瘤细胞[1]。然而，这个细胞群体的数量非常稀少，而且混杂在大量的外周血细胞之中，这使得这些肿瘤细胞的相关研究一直受阻。只是在最近才研发出了各种分离 CTC 的技术，这些技术所基于的原理各不相同。例如，基于亲和性的捕获技术包括 CellSearch™[2]（译者注：原为强生公司，现已转售 Menarini Silicon Biosystems 公司）、基于非亲和性的技术包括基于细胞大小的微孔过滤法[3]、基于密度的梯度离心法[4]或基于电荷特性的介电电泳（DEP）法[5]。与 CTC 临床应用有关的大多数临床数据都是通过采用 CellSearch™ 而获得的，它是目前 FDA 唯一批准的技术，可以用于乳腺癌、结直肠癌和前列腺癌的 CTC 计数。

1.2.1 基线时的CTC计数作为预后标志物

一个经过有效验证的CTC临床应用是在基线未经治疗时通过CellSearch检测来评估其预后价值。在2004年的一项入组了177例转移性乳腺癌患者的研究中，分析基线时的CTC水平，7.5ml外周血中超过5个CTC的患者被证实无进展生存期和总生存期都更短[2]。随后，在2008年的转移性前列腺癌研究[6]和2009年的转移性结直肠癌研究[7]中，也发现了类似的结果，而之后的一些研究也证实了CTC的预后价值。因此，在2010年新版的肿瘤-淋巴结-转移（TNM）癌症分期系统手册中，CTC被提议划定为cM_0（i+）[8]，但是这一点尚有待纳入临床指南。接下来的段落会简要讨论新兴的CTC临床应用。

1.3 新兴的临床应用

1.3.1 CTC作为临床试验的替代终点

CTC的一个重要的潜在临床应用是它们可以被用作临床试验的替代终点。如果能被证实是有价值的，通过在随访点上采用微创抽血分析CTC来监测治疗将会非常有助于癌症的管理，目前已经有多个临床试验被设计用于验证这种想法的可行性。例如，在上文所提到的Cristofanilli等[2]所分析的同一组患者中，在随访时的CTC计数分析显示，CTC可以预测无进展生存期和总生存期[9]。类似的，另外一项乳腺癌的临床试验也提示，与放射影像学的结果相比，CTC作为替代终点的重复性和可靠性更好[10]。前列腺癌方面，有一项临床试验是在263例转移性去势抵抗的前列腺癌（metastatic castration resistonce prostate cancer，mCRPC）患者中展开的，即SWOG S0421试验，该试验也提示，在第三周的随访点上，与CTC数量变少或不变的患者相比，CTC数量增加的患者其总生存期明显差[11]。在关于mCRPC的另一项研究中，与血清PSA水平相比，CTC与血清乳酸脱氢酶（lactate dehydrogenase，LDH）水平的联合使用被证实可以更好地反映生存[12]。因此，到目前为止，尝试将CTC检测作为替代终点的相关临床试验已经展现出了一些很有希望的结果，这将会促进后续更广泛的随访研究的开展。

1.3.2 CTC作为预测性标志物来指导治疗

由于在各种癌症中都有令人鼓舞的证据支持CTC作为预后标志物的价值，一个显而易见的问题就出现了，即是否可以采用CTC来指导治疗的选择？更具体一点，能否采用基线或随访点上CTC的检测来预测患者的疗效，从而指导治疗？SWOG S0500临床试验就是一个例子[13]。

2013 年，ASCO（美国临床肿瘤学会）圣安东尼奥乳腺癌会议上展示了 SWOG S0500 Ⅲ期临床试验的结果（试验流程参见图 12.2，Jeffery B. Smerage）。该试验的设计初衷是，在一线化疗的背景下，患有转移性乳腺癌且经过 3 周的一线化疗后 CellSearch 检测 CTC 仍升高（≥5 个/7.5ml 外周血）的女性，能否因为在下一个周期的治疗中换用另外一种化疗药物而提高获益（总生存期和无进展生存期），而不是等到出现疾病进展的临床证据时才换用新的化疗药物。这个试验的设计并不是做化疗药物之间的对比。其内在的假设是基于 CTC 的水平可以制订治疗方案，认为大部分对一线治疗耐药的患者将会对二线治疗有反应，尽早更改为新一线的治疗方案，花更多时间在有作用的治疗上，同时避免无效治疗的累积毒性，患者可能会因此而获益，进而提高生活质量并有可能更好地耐受未来的治疗。与预期相反的是，随机组的患者数据在无进展生存期和总生存期上并未发现差异。由于这类患者群体的生存状况数据非常不好，推测认为，他们所患疾病对细胞毒性的作用机制通常会有耐药性。然而，对于经过了一个疗程的一线化疗之后，CTC 仍升高的患者来说，该试验的数据也的确证实在预后方面存在巨大的、有临床意义和统计学意义的差异。对于这个患者群体，在其疾病早期就应该考虑进行新型药物或新型治疗策略的临床试验。

总而言之，SWOG S0500 试验验证了如下假设，即在基线时和一线化疗开始后 21 天时，CTC 增加的这组患者，在无进展生存期和总生存期方面的预后都更差，而基线时较低的 CTC 水平则提示非常好的预后。这个试验也证实，尽快更改化疗方案并不能够提高最终的结果。对于这类患者来说，既然化疗对其无效，应该考虑将其纳入探索新的靶向治疗的临床试验之中。

为了寻找 CTC 在其他方面的临床应用，正在进行的 METABREAST 试验的目的是确定基线时 CTC 数量很低的患者是否不需要进行激进的治疗。在这项研究中，于基线时检测 CTC，CTC＞5 个的患者将会接受化疗，否则将接受内分泌治疗[14]。

1.3.3　CTC 作为实体瘤早期发现的标志物

除了探讨 CTC 作为替代终点和预测性标志物外，其他研究还聚焦于采用 CTC 进行实体瘤早期发现的可能性。正如在研究乳腺癌的小鼠模型中所报道的，肿瘤细胞可以“很早离家”[15]并且不需要经历原发灶的转变步骤即可建立转移[16]。另一项关于胰腺癌转基因小鼠模型的研究显示，即使肿瘤还没有形成，CTC 也能进入血流中[17]。这些现象都支持如下观点，即 CTC 可用于癌症的早期发现，可作为即将发生恶性肿瘤的先兆。然而，来自于临床试点试验的初步数据引发了一些争议。例如，有一项在良性结肠疾病患者中寻找 CTC 的研究，在其所分析的 53 例患者中，有 11.3%检测到了 CTC，这有可能是假阳性结果[18]。采用 CTC 技术进行癌症早期发现的另一个潜在问题是早期患者的 CTC 数量极低。对于非转移性乳腺癌患者，采用 CellSearch 技术进行 CTC 计数的阈值被定义为 1 个/7.5ml 外周血，尽管这个数值是有预后意义的[19]，但是受采血和分析过程的影响，很容易被漏检。针对这么低的 CTC 水平，其中一个解决方案是检测更大量的外周血。这可以通过两种方法来实现，采用一种体内的 CTC 捕获探针——CellCollector®[20]，或者可以利用一个标准的临床程序——白细胞去除术，从更大量的血液中收集 CTC[21]。总体来说，新技术的出现也许可以照亮采用 CTC 进行癌症早期发现的临床应用前景，这些技术能够检测更大量的血液，或者具有更高的敏感性，用更少量的血液就可以检测到 CTC。

总之，尽管 CTC 的预后价值已经在各种癌症中得到了证实，但它作为替代终点或预测性标志物来指导治疗，或者作为早期诊断标志物的临床应用仍亟待开发并且将需要大规模的临床试验来予以证实。尽管 CTC 检测仍在发展之中并且有待进一步的证实，其未来的设想是作为一种"液体活检"，通过微创的抽血即可为临床医师提供患者综合的临床信息。

1.3.4 CTC 作为一种伴随诊断

随着与 CTC 计数相关的技术障碍及用于生物标志物评价的各种 CTC 捕获和分析平台的适用性得到解决，与之平行正在进行的工作是将 CTC 开发为伴随诊断，以便在抗癌治疗研发过程的临床前研究及Ⅰ期和Ⅱ期临床试验中即可实时评价该治疗的疗效、毒性及靶向成功与否。无须赘言，CTC 检测的这些应用必须面对各种严格的管理限制。在 2012 年发表的一篇文章中，Punnoose 和 Lackner 综述了这些进展并提出了将抗癌治疗和基于 CTC 的诊断进行共同研发的路径，这一路径能够对基于 CTC 的检测进行临床验证和资格认定以确定其能否成为伴随诊断[22]。本书的第 15 章会详细阐述这一观念。

1.4 CTC 分析的新方向

CTC 研究在不断发展，但值得注意的是上述所提及的几乎所有的临床应用都是采用了 CellSearch™ 系统。尽管它很可靠很强大，但是 CellSearch™ 技术建立的原则是可以通过抗上皮细胞黏附分子（epithelial cell adhesion molecular，EpCAM）的抗体来捕获 CTC。随着大量关于 CTC 的分子及功能分型研究的开展，基于 EpCAM 表达来进行 CTC 捕获的效果遭到了质疑。CTC 的群体被证实是具有异质性的，即使是在同一例患者的样本中，CTC 之间的基因表达水平也是各不同的[23]。为了解决这种异质性，越来越多的研究开始着眼于 CTC 计数以外的 CTC 分子分型，以期阐明 CTC 内部的亚群。

1.4.1　CTC 中的上皮-间质转换

肿瘤转移过程中的一个重要的步骤是导致基于 EpCAM 的 CTC 捕获受到质疑的原因，这个步骤就是上皮-间质转换（epithelial-mesenchymal transition，EMT）。EMT 现象被描述为如下的过程，即肿瘤细胞在其转移进程中逐渐由上皮表型转变为间质表型，表面上看，这是通过下调上皮标志物（如 EpCAM、E-钙黏蛋白及细胞角蛋白等）的表达，同时上调间质基因（如波形蛋白）的表达，从而获得了一种更具侵袭性的表型[24]。EMT 过程已经在原发肿瘤中得到了广泛的研究，但在 CTC 中却涉及不深。基于 EpCAM 的技术可能更容易获取和富集“上皮型的”CTC，这样就可能错过那些具有间质表型的 CTC，而这些间质表型的 CTC 则有可能会引起转移。Lin 等的研究表明，采用一种基于细胞大小的分离策略而不是依赖 EpCAM 的表达，CTC 检出的敏感性会更高[25]。此外，Harouaka 等的一项研究显示，采用基于细胞大小的分离技术可以检测间质表型的 CTC[26]。在 2013 年的一项研究中，Zhang 等使用 4 个靶点的标志物（$HER2^+/EGFR^+/HPSE^+/Notch1^+$）分离出了活的乳腺癌 CTC，对这些 CTC 进行培养能够获得一种可以转移至小鼠模型脑部的细胞群体[27]；这个特殊的细胞群体是 EpCAM 阴性的，如果采用 EpCAM 作为 CTC 捕获的唯一靶分子，这一群体将会被漏掉。相反，无需抗原的 CTC 捕获方法（如那些基于细胞大小的技术）或者采用其他靶点抗原［包括上皮和（或）间质抗原］的 CTC 捕获方法将有可能为这一现象提供更深入的解释。例如，很多采用基于细胞大小进行 CTC 捕获的研究均报道，间质样的 CTC 会表达间质标志物——波形蛋白[26, 28]。另一项研究采用 EpCAM、HER2 和 EGFR 作为捕获靶点抗原，在乳腺癌患者的样本中捕获 CTC 并对其 EMT 状态进行分析，该研究发现，在这个 CTC 群体中，间质细胞是高度富集的。在化疗期间，间质 CTC 的比例有所增加[29]。一个有意思的逆向概念在癌症领域几乎没有得到检验，但在 CTC 中却很值得研究，即间质-上皮转换（mesenchymal-epithelial transition，MET），在这个过程中，间质 CTC 一旦到达其继发部位即可逆转为上皮表型，表达细胞黏附相关的蛋白如 E-钙黏蛋白，这样就可以在远端器官部位恢复其增殖性上皮生长的能力。相反，不具备逆转回上皮状态能力的细胞似乎不能有效地引起转移[30]。这个假说也许可以作为下述现象的解释，即许多基于 EpCAM 的 CTC 捕获技术似乎捕捉到了一种中间状态的 CTC，它们既不是上皮也不是间质状态而是一种过渡状态，或者可以称其为上皮-间质的可塑性（epithelial-mesenchymal plasticity，EMP）[31]。具有 EMP 能力的细胞似乎能够在上皮和间质状态之间转换并且可能是在循环系统中极为重要的一群细胞[14]。在支持这一假说的研究中，有一项临床研究是观察转移性乳腺癌和 mCRPC 患者中所捕获的 CTC 的 EMT 状态，该研究发现，75% 的 CTC 共表达细胞角蛋白（上皮）、波形蛋白（间质）和 N-钙黏蛋白（间质），同时还伴有干细胞标志物 CD133 的高频表达[32]。尽管 CTC 的 EMT 状态和临床转归之间的相关性尚不清楚，但是这样的研究不管对于选择合适的 CTC 捕获技术（EpCAM 或非 EpCAM 依赖的捕获）还是对于阐明 CTC 的生物学本质及间质 CTC 亚群的临床相关性来说，都是至关重要的。

1.4.2 CTC 中的癌症干细胞亚群

在 CTC 领域，除了 EMT，另一个值得研究的潜在现象是癌症干细胞亚群的存在。既往研究已经充分证实，在乳腺癌中，相比于其他亚群，$CD44^{+}/CD24^{-/low}$ 的亚群能够以更高的效率形成肿瘤[33]。之前也有研究显示，骨髓中散布的肿瘤细胞中，具有这种公认的干细胞样表型（$CD44^{+}/CD24^{-/low}$）的比例要显著高于原发肿瘤[34]。在乳腺癌 CTC 中寻找这一亚群将会很有趣。有一项研究在包含 30 例乳腺癌患者的试验性队列中分析了 CTC 的亚群，发现 35.2%的 CTC 为 $CD44^{+}/CD24^{-/low}$，而另外一个队列则显示 17.7%的 CTC 为 $ALDH1^{+}/CD24^{-/low}$[35]。另外一个研究团队试图采用异种移植方法来检测转移起始细胞（metastasis-initiating cells，MICs），他们证实来自于 luminal 型乳腺癌患者 CTC 的一个亚群能够引起小鼠的转移，这个亚群表现为 $EpCAM^{+}$、$CD44^{+}$、$CD47^{+}$、MET^{+}的表型[36]。因此，初步的数据已经显示，的确有一个 CTC 的亚群，它们具有“干细胞样”的表型并且能够导致转移的发生。在更大样本的临床试验中探讨这些特征并分析其与患者临床转归之间的联系，这样的深入研究将是非常有意义的，并且能够揭示这个 CTC 亚群的更多信息，而这个亚群才是导致转移的“真正元凶”，也有可能被证实为有价值的治疗靶点。

1.4.3 呈簇状的 CTC

在 CTC 领域中，虽然亚群的研究很有吸引力，但仍有另外一个有趣的现象，那就是 CTC 簇，也被称为循环肿瘤细胞微栓（circulating tumor microemboli，CTM）。采用基于细胞大小的 CTC 分离策略，在小细胞肺癌（small cell lung cancer，SCLC）患者中首次报道了 CTM 的存在。在这项研究中，CTM 的出现与较差的临床转归相关，是一个独立的预后标志物[37]。此外，近期的研究显示，CTC 可以与血液中的其他组分（包括免疫细胞[38]、巨噬细胞[39]和血小板[40]）形成异质性的团簇，一同在血液中穿行。另外，小鼠模型的研究也显示，肿瘤细胞会与间质细胞，可能还包括癌症相关的成纤维细胞一起结伴而行，肿瘤细胞会以这些细胞作为其建立远处转移的“土壤”[41]，尽管到目前为止，在人类癌症患者的外周血中并未发现这一现象。在循环系统中研究 CTC 的伴行细胞将有可能解释关于转移起始的重要信息，并且将“液体活检”的概念拓展至 CTC 以外的其他细胞类型。

1.4.4　循环系统中 CTC 的命运

另一个需要回答的重要问题是循环系统中 CTC 的命运。比较合理的推测是，循环系统中的肿瘤细胞会有三种潜在的命运。第一种命运是某个特定的 CTC 将“永久不增殖”，即它将经历失巢凋亡或凋亡或坏死，被免疫监视系统所清除，或者仅仅是不能归巢至转移龛，或者不能引起内渗入血管的进程。第二种命运是某个 CTC 能够“暂时不增殖”，或者成功地侵入继发部位并且保持休眠（停留在细胞周期的 G_0 期，或者保持增殖和凋亡率的平衡状态），或者停留并锁定在间质状态[30]并且不能定殖或者形成转移。第三种命运是 CTC“可增殖”，不仅能够侵入继发部位，而且能够通过快速增殖形成转移。CTC 的各个亚群很可能不会一起执行某一个特定的命运。这样一来，经过长期的休眠之后，在某些特定的环境指示下或者有其他基因突变的情况下，“暂时不增殖”的细胞有可能转变为“可增殖”的细胞并形成转移。

为了探索 CTC 的命运，有一项研究在乳腺癌的 CTC 中观察了凋亡标志物（M-30）和增殖标志物（Ki-67）的表达情况，该研究的数据支持如下假说，即在循环系统中同时存在增殖和凋亡的 CTC 亚群。在早期乳腺癌患者中能够看到更多的凋亡 CTC[42]。令人惊讶的是，另一项观察 CTC 的 M-30 和 Bcl-2 表达的研究提示，在 CTC 水平升高的患者中，表达 M-30 的凋亡型 CTC 与患者较差的预后相关，而携带 Bcl-2 阳性 CTC 的患者其临床转归则更好，这与 Bcl-2 会引起 CTC 的抗凋亡作用及较差的临床结果这一概念是相违背的[43]。虽然关于凋亡 CTC 的数据看似不一致，但是其他研究团队也在 CTC 中检测了增殖亚群。在这方面，一项探索 $Ki\text{-}67^+$ CTC 的研究结论是，增殖型的 CTC 并不依赖疾病的分级和治疗，它们是循环系统中非常罕见的群体，而一小部分非增殖型的 CTC 似乎更具有化疗抵抗性[44]。

既然关于凋亡 CTC 的数据依然遥遥无期，而增殖型 CTC 在循环系统中似乎是一个罕见的群体，那么将第一种“永久不增殖”的命运与另外两种命运区分开来的关键独特特征就在于能否归巢至继发部位并且启动外渗的过程。在继发部位建立微转移的机制是一个结合了物理捕获和化学归巢的联合效应。在继发器官中的物理捕获与器官中的血管及肿瘤细胞成团（CTM 寄宿）有关，而化学归巢则与趋化因子、microRNAs 及其他肿瘤微环境信号有关[45]。1889 年，Stephen Paget 首次提出了形成继发器官转移灶的肿瘤细胞就像是在适宜“土壤”中的“种子”这一概念[46]。近期的研究提示，可以通过建立某种“肿瘤趋向性”的信号来预测潜在的继发部位[47, 48]。研究 CTC 上的这些信号将可能揭示一些重要的特征，以便阐明 CTC 向继发器官归巢的机制。

有研究提示，CTC 的半衰期为 1～2h。然而，在乳房切除术后 8～22 年的蛰伏期患者中依然能检测到 CTC[49]。CTC 很有可能是从微转移灶中脱落并在血液中循环，甚至可以回种到原发/转移灶中[50]。这就提示，继发器官尤其是骨[51]，可能会起储藏 CTC 的作用，因此它们对转移静息期患者的监测将是至关重要的。

1.4.5 用于临床的 CTC 表型和基因型特征

随着越来越深入地了解到 CTC 群体的生物学特征，让我们退后一步问这样一个问题：CTC 表型和基因型的研究如何能够回馈到临床应用，从而使癌症管理获益？一种直观的想法是评价 CTC 上治疗靶点的情况，在治疗过程中动态地监测其变化。有一项研究在去势抵抗前列腺癌（castration resistant prostate cancer，CRPC）患者的 CTC 中观察了雄激素受体（androgen receptor，AR）的信号通路，该研究提示，在治疗之前的 CTC 群体中，“AR 开放”的特征是占主导地位的。在治疗之后，观察到了更具有异质性的 CTC 群体。即使采用乙酸阿比特龙酯进行治疗，“AR 开放”的 CTC 群体的百分比增加依然与较差的预后相关[52]。另一项研究观察了非小细胞肺癌（non-small-cell lung cancer，NSCLC）患者 CTC 的 ALK 重排状态，该研究提示，在 ALK 阳性（译者注：原著中此处为阴性，查阅参考文献[53]之后，将其修改为阳性）的患者中可以检测到 ALK 融合的 CTC，而且 ALK 重排的 CTC 具有独特的模式，而原发肿瘤的重排模式则更具有异质性[53]。这个信息在指导治疗方面非常有用，因为 ALK 重排阳性的 NSCLC 患者不能从 EGFR 酪氨酸激酶抑制剂（tyrosine-kinase-inhibitor，TKI）的治疗中获益，而应该接受 ALK 抑制剂的治疗[54]。另一项研究对转移性前列腺癌的 CTC 进行了全外显子组测序，并将其与原发肿瘤和淋巴结转移中的结果进行了对比。这个原理验证研究支持如下观点，即 CTC 可以作为一个微创的窗口以了解前列腺癌的突变[55]。

1.4.6 CTC 和 CTC 簇的功能分型

除了 CTC 的分子分型，另一个令人感兴趣的方向是 CTC 的功能分型。能够进行活 CTC 捕获的技术使得这样的检测成为可能[56-59]。一项研究证实，在 6 例转移性 luminal 型乳腺癌患者中建立了 CTC 培养的寡克隆。这说明，CTC 培养有望用于二代测序，并且更重要的是，能够用于药物敏感性筛选[60]。另一项研究并没有进行前列腺癌的 CTC 培养，而是采用芯片来检测药物敏感性，在这项研究中，多西他赛耐药的 CRPC 患者的 CTC 对芯片上多西他赛和紫杉醇的处理并无反应[56]。亦有研究显示，将患者来源的 CTC 异种移植到免疫缺陷小鼠的测试能够提供有用的预后信息[36]。然而，进行 CTC 培养的尝试仍处于很早期的阶段并且效率很低。由 Yu 等所报道的 CTC 培养方法是从所尝试的 36 例患者样本中建立了 6 次 CTC 培养，而异种移植测试只有在经过预筛选的患者（在每 7.5ml 血液中含有超过 1000 个 CTC）中才能建立 CTC 异种移植小鼠。如果 CTC 培养能够发展为一种高效的方法，并且能够在更大的人群中证实，其无须引入诱导培养的人工制品即可如实地反映患者的治疗效果，那它将成为一种指导治疗的有力工具并极大地有利于癌症的治疗。

1.5　结论

在过去的十年中，CTC 分析领域是以指数级形式发展的。随着越来越多的研究人员深入地了解了 CTC 的生物学特征，这个领域开始分叉为两个彼此分离但却同样重要的方向，即聚焦于 CTC 临床应用的研究和聚焦于 CTC 生物学本质的研究。对于临床应用来说，CTC 检测需要标准化、可靠且稳定。目前，CTC 的临床应用仍然主要是基于 CTC 的计数，因为 CellSearch™ 系统依然是唯一通过 FDA 批准的技术，尽管该设备的第 4 个通道能够用于 CTC 的分子分型[61]，但到目前为止该系统只是被批准用于 CTC 计数。采用 CellSearch™ 系统，上述很多临床试验已经深入地观察了 CTC 计数在预后价值之外的临床用途，而且已经开始涉及各种不同的临床应用，包括采用 CTC 来监测疗效，采用 CTC 作为临床试验的替代终点，以及将 CTC 用于实体肿瘤的早期发现。同时，其他的研究也在尝试通过回答如 CTC 亚群（EMT、干细胞、CTC 簇等），CTC 的命运，以及 CTC 的分子和功能检测如何从临床的角度使患者获益等问题来探索 CTC 的生物学特征。这些问题如果得到解答，就能够回馈至临床应用，拓展或提高 CTC 的临床实用性。尽管这是一个快速发展的领域，关于 CTC 仍然有很多内容需要去学习。更多正在进行中的研究将有可能拓展“液体活检”的定义，而且我们相信最终的目标将是发展成为一种“通用检测”，它使人们不仅能观察 CTC 的计数而且能够观察 CTC 的表型、基因型及功能特征，可能还有其他基于循环血液的生物标志物，包括相关的细胞、细胞游离的 DNA 和 microRNA 等，所有这些都是通过一次或者一系列简单且微创的抽血即可进行研究。

参 考 文 献

[1] Ashworth T（1869）A case of cancer in which cells similar to those in the tumours were seen in the blood after death. Aust Med J 14（3）：146-149

[2] Cristofanilli M et al（2004）Circulating tumor cells，disease progression，and survival in metastatic breast cancer. N Engl J Med 351（8）：781-791

[3] Zheng S et al（2007）Membrane microfilter device for selective capture，electrolysis and genomic analysis of human circulating tumor cells. J Chromatogr A 1162（2）：154-161

[4] Gertler R et al（2003）Detection of circulating tumor cells in blood using an optimized density gradient centrifugation. In：Allgayer H（ed）Molecular staging of cancer. Springer，Berlin，pp 149-155

[5] Becker FF et al（1995）Separation of human breast cancer cells from blood by differential

dielectric affinity. Proc Natl Acad Sci U S A 92（3）：860-864
[6] de Bono JS et al（2008）Circulating tumor cells predict survival benefit from treatment in metastatic castration-resistant prostate cancer. Clin Cancer Res 14（19）：6302-6309
[7] Cohen SJ et al（2009）Prognostic significance of circulating tumor cells in patients with metastatic colorectal cancer. Ann Oncol 20（7）：1223-1229
[8] Edge SB，Compton CC（2010）The American Joint Committee on Cancer：the 7th edition of the AJCC cancer staging manual and the future of TNM. Ann Surg Oncol 17（6）：1471-1474
[9] Hayes DF et al（2006）Circulating tumor cells at each follow-up time point during therapy of metastatic breast cancer patients predict progression-free and overall survival. Clin Cancer Res 12（14 Pt 1）：4218-4224
[10] Budd GT et al（2006）Circulating tumor cells versus imaging—predicting overall survival in metastatic breast cancer. Clin Cancer Res 12（21）：6403-6409
[11] Goldkorn A et al（2014）Circulating tumor cell counts are prognostic of overall survival in SWOG S0421：a phase III trial of docetaxel with or without atrasentan for metastatic castration-resistant prostate cancer. J Clin Oncol 32（11）：1136-1142
[12] Scher H，Heller G，Molina A. Evaluation of a composite biomarker panel including circulating tumor cell（CTC）enumeration as a surrogate for survival in metastatic castration-resistant prostate cancer（mCRPC）. Abstract No. 2861，The European Cancer Congress，Sept 27-Oct 1，2013，Amsterdam，The Netherlands
[13] Smerage JB et al（2014）Circulating tumor cells and response to chemotherapy in metastatic breast cancer：SWOG S0500. J Clin Oncol 32（31）：3483-3489
[14] Alix-Panabières C，Pantel K（2014）Challenges in circulating tumour cell research. Nat Rev Cancer 14（9）：623-631
[15] Weinberg RA（2008）Leaving home early：reexamination of the canonical models of tumor progression. Cancer Cell 14（4）：283-284
[16] Podsypanina K et al（2008）Seeding and propagation of untransformed mouse mammary cells in the lung. Science 321（5897）：1841-1844
[17] Rhim AD et al（2012）EMT and dissemination precede pancreatic tumor formation. Cell 148（1）：349-361
[18] Pantel K et al（2012）Circulating epithelial cells in patients with benign colon diseases. Clin Chem 58（5）：936-940
[19] Rack B et al（2014）Circulating tumor cells predict survival in early average-to-high risk breast cancer patients. J Natl Cancer Inst. doi:10.1093/jnci/dju066
[20] Saucedo-Zeni N et al（2012）A novel method for the in vivo isolation of circulating tumor cells from peripheral blood of cancer patients using a functionalized and structured medical wire. Int J Oncol 41（4）：1241-1250
[21] Fischer JC et al（2013）Diagnostic leukapheresis enables reliable detection of circulating tumor cells of nonmetastatic cancer patients. Proc Natl Acad Sci U S A 110（41）：16580-16585
[22] Punnoose EA，Lackner MR（2012）Challenges and opportunities in the use of CTCs for companion diagnostic development. Recent Results Cancer Res 195：241-253
[23] Powell AA et al（2012）Single cell profiling of circulating tumor cells：transcriptional heterogeneity and diversity from breast cancer cell lines. PLoS One 7（5）：e33788
[24] Thiery JP（2002）Epithelial-mesenchymal transitions in tumour progression. Nat Rev Cancer 2（6）：442-454
[25] Lin HK et al（2010）Portable filter-based microdevice for detection and characterization of

circulating tumor cells. Clin Cancer Res 16（20）：5011-5018
[26] Harouaka RA et al（2014）Flexible micro spring array device for high-throughput enrichment of viable circulating tumor cells. Clin Chem 60（2）：323-333
[27] Zhang L et al（2013）The identification and characterization of breast cancer CTCs competent for brain metastasis. Sci Transl Med 5（180）：180ra48
[28] Hofman V et al（2011）Detection of circulating tumor cells as a prognostic factor in patients undergoing radical surgery for non-small-cell lung carcinoma：comparison of the efficacy of the CellSearch Assay™ and the isolation by size of epithelial tumor cell method. Int J Cancer 129（7）：1651-1660
[29] Yu M et al（2013）Circulating breast tumor cells exhibit dynamic changes in epithelial and mesenchymal composition. Science 339（6119）：580-584
[30] Kang Y，Pantel K（2013）Tumor cell dissemination：emerging biological insights from animal models and cancer patients. Cancer Cell 23（5）：573-581
[31] Brabletz T（2012）To differentiate or not—routes towards metastasis. Nat Rev Cancer 12（6）：425-436
[32] Armstrong AJ et al（2011）Circulating tumor cells from patients with advanced prostate and breast cancer display both epithelial and mesenchymal markers. Mol Cancer Res 9（8）：997-1007
[33] Al-Hajj M et al（2003）Prospective identification of tumorigenic breast cancer cells. Proc Natl Acad Sci U S A 100（7）：3983-3988
[34] Balic M et al（2006）Most early disseminated cancer cells detected in bone marrow of breast cancer patients have a putative breast cancer stem cell phenotype. Clin Cancer Res 12（19）：5615-5621
[35] Theodoropoulos PA et al（2010）Circulating tumor cells with a putative stem cell phenotype in peripheral blood of patients with breast cancer. Cancer Lett 288（1）：99-106
[36] Baccelli I et al（2013）Identification of a population of blood circulating tumor cells from breast cancer patients that initiates metastasis in a xenograft assay. Nat Biotechnol 31（6）：539-544
[37] Hou JM et al（2012）Clinical significance and molecular characteristics of circulating tumor cells and circulating tumor microemboli in patients with small-cell lung cancer. J Clin Oncol 30（5）：525-532
[38] Balic M et al（2013）Circulating tumor cells：from bench to bedside. Annu Rev Med 64：31-44
[39] Adams DL et al（2014）Circulating giant macrophages as a potential biomarker of solid tumors. Proc Natl Acad Sci U S A 111（9）：3514-3519
[40] Aceto N et al（2014）Circulating tumor cell clusters are oligoclonal precursors of breast cancer metastasis. Cell 158（5）：1110-1122
[41] Duda DG et al（2010）Malignant cells facilitate lung metastasis by bringing their own soil. Proc Natl Acad Sci U S A 107（50）：21677-21682
[42] Kallergi G et al（2013）Apoptotic circulating tumor cells in early and metastatic breast cancer patients. Mol Cancer Ther 12（9）：1886-1895
[43] Smerage JB et al（2013）Monitoring apoptosis and Bcl-2 on circulating tumor cells in patients with metastatic breast cancer. Mol Oncol 7（3）：680-692
[44] Muller V et al（2005）Circulating tumor cells in breast cancer：correlation to bone marrow micrometastases，heterogeneous response to systemic therapy and low proliferative activity. Clin Cancer Res 11（10）：3678-3685
[45] Miles FL et al（2008）Stepping out of the flow：capillary extravasation in cancer metastasis. Clin

Exp Metastasis 25（4）：305-324
[46] Paget S（1889）The distribution of secondary growths in cancer of the breast. Lancet 133（3421）：571-573
[47] Kang Y et al（2003）A multigenic program mediating breast cancer metastasis to bone. Cancer Cell 3（6）：537-549
[48] Minn AJ et al（2007）Lung metastasis genes couple breast tumor size and metastatic spread. Proc Natl Acad Sci U S A 104（16）：6740-6745
[49] Meng S et al（2004）Circulating tumor cells in patients with breast cancer dormancy. Clin Cancer Res 10（24）：8152-8162
[50] Kim MY et al（2009）Tumor self-seeding by circulating cancer cells. Cell 139（7）：1315-1326
[51] Shiozawa Y et al（2011）Human prostate cancer metastases target the hematopoietic stem cell niche to establish footholds in mouse bone marrow. J Clin Invest 121（4）：1298-1312
[52] Miyamoto DT et al（2012）Androgen receptor signaling in circulating tumor cells as a marker of hormonally responsive prostate cancer. Cancer Discov 2（11）：995-1003
[53] Pailler E et al（2013）Detection of circulating tumor cells harboring a unique ALK rearrangement in ALK-positive non-small-cell lung cancer. J Clin Oncol 31（18）：2273-2281
[54] Kwak EL et al（2010）Anaplastic lymphoma kinase inhibition in non-small-cell lung cancer. N Engl J Med 363（18）：1693-1703
[55] Lohr JG et al（2014）Whole-exome sequencing of circulating tumor cells provides a window into metastatic prostate cancer. Nat Biotechnol 32（5）：479-484
[56] Kirby BJ et al（2012）Functional characterization of circulating tumor cells with a prostate-cancer-specific microfluidic device. PLoS One 7（4）：e35976
[57] Karabacak NM et al（2014）Microfluidic，marker-free isolation of circulating tumor cells from blood samples. Nat Protoc 9（3）：694-710
[58] Zhou M-D et al（2014）Separable bilayer microfiltration device for viable label-free enrichment of circulating tumour cells. Sci Rep 4，7392
[59] Gallant JN et al（2013）Predicting therapy response in live tumor cells isolated with the flexible micro spring array device. Cell Cycle 12（13）：2132-2143
[60] Yu M et al（2014）Cancer therapy. Ex vivo culture of circulating breast tumor cells for individualized testing of drug susceptibility. Science 345（6193）：216-220
[61] Raimondi C et al（2014）Clinical utility of circulating tumor cell counting through CellSearch（®）：the dilemma of a concept suspended in Limbo. Onco Targets Ther 7：619-625

第 2 章　基于亲和性的循环肿瘤细胞富集

Zheng Ao，Richard J. Cote，Ram H. Datar

摘要　癌症中的 CTC 研究总是受到其在血液中的稀有性的制约。本章讨论了从癌症患者外周血中捕获 CTC 时所采用的第一个基本原则——基于亲和性的 CTC 富集。本章还简要讨论了各种不同的技术，这些技术根据特异的抗原表达，采用不同的抗体来捕获 CTC。接下来介绍了采用这些技术如何对 CTC 进行下游的分子和功能分型，以及基于亲和性的 CTC 富集所存在的局限性。

关键词　循环肿瘤细胞；基于亲和性的细胞捕获；CTC 的分子分型；CTC 体外培养

2.1　背景

循环肿瘤细胞（circulating tumor cell，CTC）是癌症患者外周血中的肿瘤细胞，这些细胞的出现被认为是转移性疾病的“真正元凶”，而 90%的癌症相关死亡都是由转移性疾病所导致的。在各种癌症（乳腺癌、肺癌、结直肠癌、前列腺癌，黑色素瘤等）中所进行的研究显示，CTC 在这些癌症类型中都有已被证实的预后价值[1-3]。在预测肺癌患者靶向药物治疗效果方面，CTC 也被证实是有价值的[4]。因此，对 CTC 研究的兴趣与日俱增。为了研究 CTC，就必须分离这些细胞，而这是有挑战性的。在本章中，重点关注了其中一种使用最为广泛的 CTC 分离方法——基于亲和性的 CTC 捕获，讨论了这些方法的原理，并且探讨了那些新出现的采用这些方法的技术手段，最后，讨论了这些方法的价值和局限。

2.2　基于亲和性的 CTC 富集

作为循环中的稀有细胞群体，如果不采用强有力的技术将 CTC 从其周围具有压倒性优势的白细胞、红细胞群体及其他血液成分中分离开，CTC 将很难进行研究。在现有的各种计数 CTC 的技术之中，基于亲和性的分离技术是使用最为广泛的。这些技术利用了 CTC 上的一种独特的抗原表达模式。采用这种类型的 CTC 检测技术，其基本原理是依据 CTC 上表达的独特抗原，这些抗原与其组织来源有现。其中的几个例子会在下面进行讨论。

2.3.1 Nano Velcro

Nano Velcro 是一个基于 EpCAM 的表达来捕获 CTC 的芯片。该设备包含两个部分：一个是模式化的由硅制成的纳米毛基层，表面包被有抗 EpCAM 的抗体；另一个是由聚二甲基硅氧烷（PDMS）制成的扰流混合器，用于形成促进 CTC 和捕获基层之间碰撞的液流。在 CTC 的捕获过程之后，进行 CK/CD45/DAPI 的染色以鉴定芯片上的 CTC。在前列腺癌患者中，一个小型的测试性队列研究使用了 Nano Velcro 芯片，显示出了具有临床应用前景的结果[15]。此外，通过在 Nano Velcro 芯片上嫁接聚（*N*-异丙基丙烯酰胺）（PIPAAm，一种具有温度反应的聚合物），捕获到的 CTC 可以经由温度的切换（37℃至 4℃）而释放，并且可以像在模型体系所展示的那样进行培养[16]。

2.3.2 石墨烯氧化物纳米层（graphene oxide nanosheets）

这项技术采用了花型的金图案来吸收石墨烯氧化物（graphene oxide，GO），然后在 GO 纳米层上标记抗 EpCAM 抗体以捕捉在 PDMS 腔室中的 CTC，通过 CK/CD45/DAPI 染色来确定 CTC。这个腔室样的平台也支持芯片上的细胞培养，这一点经过了模型体系的测试，即将培养的肿瘤细胞掺入血液中，通过 GO 纳米层回收之后在芯片上进行培养[17]。

2.3.3 VerIFAST

VerIFAST 是一个基于不互溶相过滤（immiscible phase filtration，IPF）的技术。在这项技术中，目的细胞与包被了 EpCAM 抗体的顺磁颗粒（paramagnetic particles，PMPs）孵育以完成捕获，通过磁力将目的细胞吸引至后续的腔室中来完成 EpCAM、Ki-67 的染色，以及 Hoechst 的核染色。这一技术中的筛网腔室设计可以允许在芯片上完成捕获和染色的工作流程，这样可以减少大量的细胞丢失[18]。

2.3.4 免疫微泡（immuno-microbubbles）

这项技术采用了氟化碳气体填充并且与抗 EpCAM 抗体相结合的微泡来捕获 CTC。在 CTC 被微泡捕获之后，微泡层可以通过离心而被分离。所捕获到的细胞群体进而完成 pan-CK/CD45/Hoechst 的染色以鉴定 CTC[19]。

2.3.5 GILUPI CellCollector

这项新出现的技术满足了一个不断增长的需求，即 CTC 的体内捕获。这个装置通过一个功能化和结构化的医疗金属丝来收集 CTC，该金属丝采用抗 EpCAM 抗体包被，可以插入癌症患者的肘静脉中 30 分钟。相比于其他体外 CTC 检测所分析的 7.5ml 外周血，采用这个装置的体内收集过程可以分析 1.5～3L 血液中的 CTC[20]。

2.4 基于亲和性富集所得到的 CTC 进行下游的分子和功能分析

近期在 CTC 捕获技术行业有一个潮流。对于试图在临床背景下更好地使用 CTC 的研究者来说，CTC 的分子和功能分型正在成为“温床”（hot-beds）。尽管单纯依靠 CTC 的鉴定和定量已经可以有效地预测疾病的转归[1-3]，但 CTC 的分子和功能分型有可能会增加 CTC 检测的特异性，从而实现个体化的靶向治疗。

一个近期的临床试验（SWOG 0500）的结果提示，基于第一个化疗周期之后 CTC 数值的升高而制订的化疗决策并不能让转移性乳腺癌患者获益[21]。尽管单靠 CTC 的数值来确定治疗选择的临床用途还有待进一步的验证，但这些结果证实了 CTC 分型的需求及其重要性。接下来将简要地讨论一下采用上文所述的技术而进行的 CTC 分型。

2.4.1 基于亲和性的富集之后对 CTC 特征进行基因表达分析

基因表达分析对于癌症预后及治疗来说都是非常重要的，这一点已经在原发肿瘤基因表达谱的实验中得到了验证[22-24]。CTC 的基因表达谱分析将很有可能为疾病的管理提供极其必要的信息。它也会提供一个非常重要的研究工具，能够促进转移过程、肿瘤休眠、肿瘤趋向性等方面的研究。目前的努力是试图在不同的水平上来研究 CTC 的基因表达谱。

mRNA 水平上的基因表达分析可以通过 RNA 原位杂交（in situ hybridization，ISH）芯片来实现，这一点已被分析人类胰腺 CTC 中 Wnt2 表达的 HB-CTC 芯片所证实[25]。

芯片以外针对肿瘤特异基因产物 mRNA 的分析可以采用 qRT-PCR 或 RNA-seq 等方法对所收集的 CTC 进行检测，来自 GEDI、GO 纳米层及 HB-CTC 芯片等 CTC 富集方法的数据也都证实了这一点[11, 17, 25]。然而，由于这些基于亲和性的 CTC 富集方法都会存在白细胞杂质及非特异性捕获到的其他血液组分，想要对肿瘤和非肿瘤特异基因进行高通量的 mRNA 分析，都需要在 CTC 的捕获步骤之后对 CTC 群体进行进一步的分离和纯化。这个过程可以通过单细胞的显微吸取（CTC-iChip 技术是可行的）或者能够进行单细胞分析的微流控平台如 Fluidigm（采用 MagSweeper 技术是可行的）而实现[26]。可以采用这些单细胞的分析方法来解决因为 CTC 的异质性而导致的各种问题，这对癌症的预后和治疗都是至关重要的。

转移性乳腺癌患者中开展的研究证实，与单独使用 EpCAM 的表达来检测 CTC 相比，结合了细胞角蛋白和 EpCAM 表达的方法检出 CTC 的敏感性有所提高[33]。导致这一情况的原因包括 CTC 群体的异质性及如下假说，即为了增加侵袭和转移能力，肿瘤细胞会经历上皮-间质转换（epithelial-mesenchymal transition，EMT），并且丢掉上皮的表型如 EpCAM 的表达[34]。需要重点指出的是，抗体的质量及抗体所识别的抗原表位的位置也都可能会影响捕获的效率[35]。

2.5.2 基于亲和性的 CTC 富集的新兴应用

为了克服基于 EpCAM 的 CTC 捕获所带来的潜在偏差，可以尝试几种不同的策略。一种策略是探索通过使用多个抗体组合来捕获 CTC 以提高基于亲和性的 CTC 捕获的敏感性，如采用细胞角蛋白与 EpCAM 联合[33]或使用 EGFR、HPSE、ALDH1 的组合[29]。另一种策略称为阴性去除，即采用基于亲和性的分离方法去除非肿瘤细胞，而不是阳性捕获表达某个标志物的细胞。^{neg}CTC-iChip 就是这类技术中值得注意的一个例子。采用抗 CD45 和抗 CD15 的抗体来去除非肿瘤细胞，结合基于细胞大小的流体力学细胞分选，^{neg}CTC-iChip 模型能够分离 CTC 并且不会因其抗体表达谱而造成 CTC 捕获的偏差。

2.6 结论

基于亲和性的富集是在 CTC 分离中所采用的第一个而且是接受最为广泛的原则。采用该原则的 CellSearch 技术被认为是 CTC 研究中的金标准。尝试提高捕获效率的新型技术正在引入最先进的流体力学设计。无数潜在的应用正在被探索，以便在 DNA、RNA 和蛋白质水平及功能特征等方面对基于亲和性原则所捕获到的 CTC 进行分型。然而，CTC 异质性、EMT 过程及捕获抗体的效率等问题导致基于亲和性的 CTC 捕获也面临一些局限，敏感性可能会有所丢失。为了克服这些局限，很多技术一直在测试各种捕获 CTC 的方法，包括 CTC 捕获靶点的组合、将基于亲和性的捕获与其他原则（如基于细胞大小的捕获）相结合，以及将阳性捕获更改为阴性去除样品中的非肿瘤细胞等。

参考文献

[1] Cristofanilli M，Budd GT，Ellis MJ，Stopeck A，Matera J，Miller MC，Hayes DF（2004）Circulating tumor cells，disease progression，and survival in metastatic breast cancer. N Engl J Med 351（8）：781-791
[2] Cohen SJ，Punt CJ，Iannotti N，Saidman BH，Sabbath KD，Gabrail NY，Meropol NJ（2008）Relationship of circulating tumor cells to tumor response，progression-free survival，and overall survival in patients with metastatic colorectal cancer. J Clin Oncol 26（19）：3213-3221

[3] de Bono JS，Scher HI，Montgomery RB，Parker C，Miller MC，Tissing H，Raghavan D（2008）Circulating tumor cells predict survival benefit from treatment in metastatic castration-resistant prostate cancer. Clin Cancer Res 14（19）：6302-6309

[4] Maheswaran S，Sequist LV，Nagrath S，Ulkus L，Brannigan B，Collura CV，Haber DA（2008）Detection of mutations in EGFR in circulating lung-cancer cells. N Engl J Med 359（4）：366-377

[5] Allard WJ，Matera J，Miller MC，Repollet M，Connelly MC，Rao C，Terstappen LW（2004）Tumor cells circulate in the peripheral blood of all major carcinomas but not in healthy subjects or patients with nonmalignant diseases. Clin Cancer Res 10（20）：6897-6904

[6] Talasaz AH，Powell AA，Huber DE，Berbee JG，Roh KH，Yu W，Davis RW（2009）Isolating highly enriched populations of circulating epithelial cells and other rare cells from blood using a magnetic sweeper device. Proc Natl Acad Sci U S A 106（10）：3970-3975

[7] Nagrath S，Sequist LV，Maheswaran S，Bell DW，Irimia D，Ulkus L，Toner M（2007）Isolation of rare circulating tumour cells in cancer patients by microchip technology. Nature 450（7173）：1235-1239

[8] Stott SL，Hsu CH，Tsukrov DI，Yu M，Miyamoto DT，Waltman BA，Toner M（2010）Isolation of circulating tumor cells using a microvortex-generating herringbone-chip. Proc Natl Acad Sci U S A 107（43）：18392-18397

[9] Hou JM，Krebs MG，Lancashire L，Sloane R，Backen A，Swain RK，Dive C（2012）Clinical significance and molecular characteristics of circulating tumor cells and circulating tumor microemboli in patients with small-cell lung cancer. J Clin Oncol 30（5）：525-532

[10] Ozkumur E，Shah AM，Ciciliano JC，Emmink BL，Miyamoto DT，Brachtel E，Toner M（2013）Inertial focusing for tumor antigen-dependent and -independent sorting of rare circulating tumor cells. Sci Transl Med 5（179）：179ra47

[11] Kirby BJ，Jodari M，Loftus MS，Gakhar G，Pratt ED，Chanel-Vos C，Giannakakou P（2012）Functional characterization of circulating tumor cells with a prostate-cancer-specific microfluidic device. PLoS One 7（4）：e35976

[12] Galletti G，Sung MS，Vahdat LT，Shah MA，Santana SM，Altavilla G，Kirby BJ，Giannakakou P（2014）Isolation of breast cancer and gastric cancer circulating tumor cells by use of an anti HER2-based microfluidic device. Lab Chip 14（1）：147-156

[13] Thege FI，Lannin TB，Saha TN，Tsai S，Kochman ML，Hollingsworth MA，Kirby BJ（2014）Microfluidic immunocapture of circulating pancreatic cells using parallel EpCAM and MUC1 capture characterization，optimization and downstream analysis. Lab Chip 14（10）：1775-1784

[14] Zhu B，Smith J，Yarmush ML，Nahmias Y，Kirby BJ，Murthy SK（2013）Microfluidic enrichment of mouse epidermal stem cells and validation of stem cell proliferation in vitro. Tissue Eng Part C Methods 19（10）：765-773

[15] Lu YT，Zhao L，Shen Q，Garcia MA，Wu D，Hou S et al（2013）NanoVelcro Chip for CTC enumeration in prostate cancer patients. Methods 64（2）：144-152

[16] Hou S，Zhao H，Zhao L，Shen Q，Wei KS，Suh DY，Yu HH（2013）Capture and stimulated release of circulating tumor cells on polymer-grafted silicon nanostructures. Adv Mater 25（11）：1547-1551

[17] Yoon HJ，Kim TH，Zhang Z，Azizi E，Pham TM，Paoletti C，Nagrath S（2013）Sensitive capture of circulating tumour cells by functionalized graphene oxide nanosheets. Nat Nanotechnol 8（10）：735-741

[18] Casavant BP，Guckenberger DJ，Berry SM，Tokar JT，Lang JM，Beebe DJ（2013）The VerIFAST an integrated method for cell isolation and extracellular/intracellular staining. Lab

Chip 13（3）：391-396

[19] Shi G，Cui W，Benchimol M，Liu YT，Mattrey RF，Mukthavaram R，Simberg D（2013）Isolation of rare tumor cells from blood cells with buoyant immuno-microbubbles. PLoS One 8（3）：e58017

[20] Saucedo-Zeni N，Mewes S，Niestroj R，Gasiorowski L，Murawa D，Nowaczyk P，Lücke K（2012）A novel method for the in vivo isolation of circulating tumor cells from peripheral blood of cancer patients using a functionalized and structured medical wire. Int J Oncol 41（4）：1241-1250

[21] Smerage JB，Barlow WE，Hayes DF，Winer EP，Leyland-Jones B，Srkalovic G，Hortobagyi GN（2013）Abstract S5-07 SWOG S0500—a randomized phase III trial to test the strategy of changing therapy versus maintaining therapy for metastatic breast cancer patients who have elevated circulating tumor cell（CTC）levels at first follow-up assessment. Cancer Res 73（24 Suppl）：S05-S07

[22] van't Veer LJ，Dai H，Van De Vijver MJ，He YD，Hart AA，Mao M et al（2002）Gene expression profiling predicts clinical outcome of breast cancer. Nature 415（6871）：530-536

[23] Lapointe J，Li C，Higgins JP，van de Rijn M，Bair E，Montgomery K et al（2004）Gene expression profiling identifies clinically relevant subtypes of prostate cancer. Proc Natl Acad Sci U S A 101（3）：811-816

[24] Wang Y，Jatkoe T，Zhang Y，Mutch MG，Talantov D，Jiang J et al（2004）Gene expression profiles and molecular markers to predict recurrence of Dukes' B colon cancer. J Clin Oncol 22（9）：1564-1571

[25] Yu M，Ting DT，Stott SL，Wittner BS，Ozsolak F，Paul S et al（2012）RNA sequencing of pancreatic circulating tumour cells implicates WNT signalling in metastasis. Nature 487（7408）：510-513

[26] Powell AA，Talasaz AH，Zhang H，Coram MA，Reddy A，Deng G et al（2012）Single cell profiling of circulating tumor cells transcriptional heterogeneity and diversity from breast cancer cell lines. PLoS One 7（5）：e33788

[27] Lowes LE，Hedley BD，Keeney M，Allan AL（2012）User-defined protein marker assay development for characterization of circulating tumor cells using the Cell Search® system. Cytometry A 81（11）：983-995

[28] Janssen Diagnostics，LLC；Janssen Diagnostics，LLC. Characterization of circulating tumor cells（CTC）from patients with metastatic breast cancer using the CTC-Endocrine Therapy Index（COMETI P2）. In ClinicalTrials. gov [Internet]. Bethesda（MD）National Library of Medicine（US）. 2012- [cited 2014 June 18]. Available from http//www. clinicaltrials. gov/ct2/show/NCT01701050 NLM Identifier NCT01701050

[29] Lohr JG，Adalsteinsson VA，Cibulskis K，Choudhury AD，Rosenberg M，Cruz-Gordillo P et al（2014）Whole-exome sequencing of circulating tumor cells provides a window into metastatic prostate cancer. Nat Biotechnol 32（5）：479-484

[30] Ni X，Zhuo M，Su Z，Duan J，Gao Y，Wang Z et al（2013）Reproducible copy number variation patterns among single circulating tumor cells of lung cancer patients. Proc Natl Acad Sci U S A 110（52）：21083-21088

[31] Yu M，Bardia A，Aceto N，Bersani F，Madden MW，Donaldson MC et al（2014）Ex vivo culture of circulating breast tumor cells for individualized testing of drug susceptibility. Science 345（6193）：216-220

[32] Zhang L，Ridgway LD，Wetzel MD，Ngo J，Yin W，Kumar D et al（2013）The identification

and characterization of breast cancer CTCs competent for brain metastasis. Sci Transl Med 5（180）：180ra48

[33] Deng G，Herrler M，Burgess D，Manna E，Krag D，Burke JF（2008）Enrichment with anti-cytokeratin alone or combined with anti-EpCAM antibodies significantly increases the sensitivity for circulating tumor cell detection in metastatic breast cancer patients. Breast Cancer Res 10（4）：R69

[34] Gorges TM，Tinhofer I，Drosch M，Röse L，Zollner TM，Krahn T，von Ahsen O（2012）Circulating tumour cells escape from EpCAM-based detection due to epithelial-to-mesenchymal transition. BMC Cancer 12（1）：178

[35] Antolovic D，Galindo L，Carstens A，Rahbari N，Büchler MW，Weitz J，Koch M（2010）Heterogeneous detection of circulating tumor cells in patients with colorectal cancer by immunomagnetic enrichment using different EpCAM-specific antibodies. BMC Biotechnol 10（1）：35

第 3 章　基于细胞大小和非亲和性的微流控设备用于循环肿瘤细胞的富集和分型

Zheng Ao，Kamran Moradi，Richard J. Cote，Ram H. Datar

摘要　循环肿瘤细胞（circulating tumor cells，CTCs）是癌症患者外周血中的肿瘤细胞。CTC 计数可以为癌症患者的管理提供预后信息［Cristofanilli et al.，N Engl J Med 351(8)：781-791，2004；Cohen et al.，J Clin Oncol 26(19)：3213-3221，2008；de Bono et al.，Clin Cancer Res，14(19)：6302-6309，2008；Poveda et al.，Gynecol Oncol，122(3)：567-572，2011］。然而，CTC 研究的技术障碍在于，它们在血液中非常稀少，因此，它们的分离是一项不平常的任务。基于其生物学上的抗原表达（基于亲和性的捕获）或基于其物理学的特性（基于非亲和性的捕获），之前开发了两大类分离 CTC 的技术。本章主要集中在基于非亲和性的 CTC 捕获方法。作为肿瘤细胞来说，CTC 与正常的血液组分在本质上是完全不同的。本章主要涉及这些差异如何呈现在它们的基因表达谱及物理特性之中。本章讨论了研究者如何运用 CTC 这些独特的生物力学和电学特征才能将其与血液中无数的红细胞和白细胞分离开来。以采用生物力学特征（细胞密度、大小、变形能力）进行 CTC 分离的技术作为本章的开始，然后继续讨论采用介电电泳（DEP）进行 CTC 分离（基于其独特的电学特征）的发展。

关键词　循环肿瘤细胞；微流控；基于非亲和性的细胞分离；介电电泳

3.1　背景

CTC 是癌症患者外周血中的肿瘤细胞，具有重要的临床价值。CTC 计数可以提供疾病管理的预后信息，这一点已经由 CellSearch 系统在各种疾病中予以证实，包括乳腺癌、结直肠癌、前列腺癌及卵巢癌等[1-4]。如前述章节中所讨论的，CellSearch 系统尽管很有效，但是会漏掉某个亚群的 CTC[5]。在其他基于亲和性捕获的平台之中，这个担心是共通的，因为基于亲和性的 CTC 捕获依靠的就是肿瘤细胞上某个抗原的表达，而由于 CTC 的异质性，这种表达在各个细胞之间的差别很大[6]。相比较而言，基于非亲和性的技术是通过 CTC 的物理特性来对其进行分离。这些抗原不可知的捕获平台也许可以解决漏掉某个 CTC 亚群的担心，提供一个更加全面的 CTC 景象。

现有的基于非亲和性的 CTC 捕获平台可以简要分为两种主要的类型：基于力学特征的捕获平台和基于电学特征的捕获平台。在本章中，将讨论这两类技术及它们如何应用于 CTC 的分离和分型。

3.2　基于力学特性的 CTC 捕获

因为来源于原发的肿瘤细胞，循环肿瘤细胞与血液的成分在物理学上（大小、密度和变形能力等方面）是不一样的。利用这些特性研发了各种不同的技术，下述内容分别对其进行讨论。

3.2.1　基于密度的 CTC 富集

对于血液成分的分离来说，基于密度的 CTC 富集是一个标准的方法。将血液倒入一种密度梯度的试剂中，然后进行离心，血液将会被分成血浆层，主要由单核细胞所组成的白细胞层，以及由粒细胞和红细胞所组成的底层（图 3.1a，彩图 1）。这可以作为 CTC 分离的一种预富集步骤，因为 CTC 将会保留在白细胞层中，与粒细胞和红细胞得以分离。CTC 的进一步检测可以通过免疫荧光标记而实现。然而，尽管容易操作而且价格适宜，但密度梯度离心却受累于其回收率和 CTC 纯度不佳。因此，做了几项改进以便提高该方法对 CTC 的分离。由 Stemcell Technologies 所研发的 SepMate^{TM} 管采用了一个漏斗形的盘子来提高白细胞层的回收，阻止白细胞层与底层相混合。近期被研发的 OncoQuick^{TM} 方法在管子的中部采用了一种多孔滤器，这样可以将基于细胞大小的分离与基于密度的分离相结合，从而获得更高的 CTC 回收率[7]。

3.2.2　基于微孔过滤的 CTC 富集

CTC 在本质上比其他血液成分体积更大。因此，有几项技术是采用了基于细胞大小进行分离的策略而研发的。在基于细胞大小进行分离的几个最初概念中，微孔过滤是其中之一（图 3.1b）。第一项微孔过滤技术是采用聚碳酸酯滤器而研制的。简单来说，^{35}U 裂变的片段被用于轰击一个聚碳酸酯膜，之后采用加热的氢氧化钠腐蚀来形成均一尺寸为 8μm 的孔。这个尺寸临界值能够有效捕获大的 CTC 而让小的红细胞和白细胞通过[8, 9]。捕获之后，采用免疫组化（IHC）染色来分析 CTC，以将 CTC 与留在滤器中的白细胞相区分，标准是细胞角蛋白（cytokeratin，CK）阳性、CD45 阴性及形态学特征如核质比。这个根据上皮肿瘤细胞大小进行分离（isolation by size of epithelial tumor cell，ISET）的技术已经在多个疾病中得

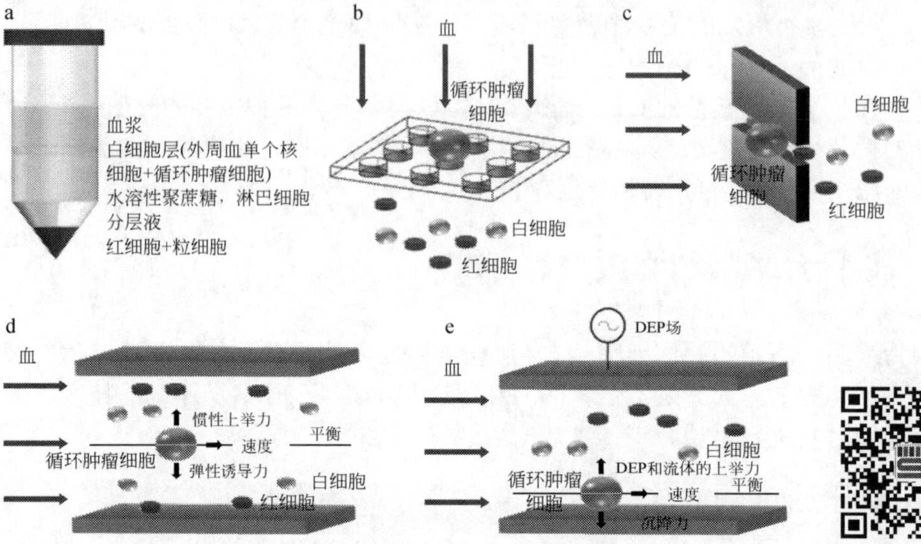

图 3.1 基于非亲和性的 CTC 富集所用到的原理

（a）基于密度的 CTC 富集；（b）基于细胞大小进行 CTC 富集的微孔过滤；（c）基于细胞大小进行 CTC 富集的微流控；（d）基于惯性聚焦进行 CTC 富集的微流控；（e）基于 DEP 进行 CTC 富集的微流控

到了验证，包括乳腺癌、肺癌、胰腺癌、皮肤黑色素瘤和眼色素层黑色素瘤等[10-14]。而且，下游的 CTC 分子分型也可以做，这可以为疾病管理提供额外的信息。Vona 等证实，通过激光捕获显微切割（laser capture microdissection，LCM），滤器上所捕获的 Hep 3B 肿瘤细胞可以被切割并且进行 p53 基因的分析。此外，将滤器捕获的细胞与 1 号染色体着丝粒的探针相杂交，由此证实 DNA 的荧光原位杂交（fluorescence in situ hybridization，FISH）也是可行的[9]。后来，Pailler 等在非小细胞肺癌（non-small-cell lung cancer，NSCLC）患者中捕获的 CTC 上进行了 ALK 的 FISH 检测以研究这些患者在化疗前后 ALK 重排的情况[15]。另外一个有意思的现象是由 Hou 等所报道的，他们采用 ISET 技术，在滤器中捕获到了循环肿瘤微栓（circulating tumor microemboli，CTM），即彼此相邻的肿瘤细胞群体[16]。随后在小细胞肺癌和眼色素层黑色素瘤的研究中确认，CTM 的出现与不良预后有关[14, 17]。

尽管在 CTC 分离上是有效的，但是由于滤器上的孔是随机产生的，这导致 ISET 技术还是有些受限。这会导致过滤区域的减少和孔的融合，在过滤过程中，这会引起堵塞风险的增加和细胞的丢失。为了缓解这种担心，笔者团队已经研制了一个基于聚对二甲苯的微型过滤器，其制造方式是，各个孔以一种控制良好的模式得以均匀分布。为了实现这一点，聚对二甲苯 C 被制成 10μm 厚并以光阻剂材料进行覆盖。然后采用反应离子蚀刻（reactive ion etching，RIE）对这个膜进行蚀刻，之后进行最后的步骤，即采用丙酮进行光阻剂的去除。采用这个新型的微滤器设计，Zhang 等证实滤器上可以捕获肿瘤细胞并裂解进行 PCR 分析[18]。后续的验证由 Lin 等报道，他们证实采用这个滤器设计，回收率＞90%，在同一个队列的癌症患者中，其敏感性比基于亲和性的 CTC 捕获系统 CellSearch™ 更好[19]。另一项由 Birkhahn 等报道的研究证实，这种新型的微滤器也可以被用来提高尿液细胞学检测的性能[20]。

聚对二甲苯 C 的 RIE 蚀刻技术不仅提供了便利，使得孔的分布得以控制，而且能改变滤器上这些孔的模式和形状。通过改变这些因素，笔者团队已经研发了第二代的滤器，可以用于活 CTC 的捕获。对于上述的第一代滤器，为了获得肿瘤细胞的最佳回收率，样品需要在终浓度为 1%甲醛溶液中固定 10 分钟，这么做是为了避免过滤剪切压力所造成的细胞丢失。为了减少剪切压力从而实现活细胞的捕获，Zhang 等报道了一种 3D 双层膜滤器的制备。这个滤器由两层组成，上层分布的是 8μm 的孔，下层分布的是 9μm 的孔，并且与上层的孔稍微有所偏离。两层之间的间隔距离被精确地控制在 6.5μm。采用这个设计，当细胞卡在上层时，底层可以在液流相反的方向提供直接支持，以减少被卡细胞的压力。这一设计已经在模式系统中得到了验证，肿瘤细胞在捕获之后至少两个星期时仍然是活的，仍有代谢活性[21]。

另一种捕获活 CTC 的微滤器设计是由 Xu 和 Lu 等所报道的窄缝滤器。通过将孔隙的几何形状由圆形改为窄缝，填充系数得以极大地增加，这样可以减少过滤时的剪切压力。验证实验证实，血液中掺入的肿瘤细胞可以得到活性捕获，捕获后可以培养。在捕获的细胞上也可以检测到端粒酶的活性[22]。

还有一种进行活 CTC 捕获的滤器设计形式是 Harouaka 等所报道的柔性微簧片阵列（flexible micro spring array，FMSA）设计。该设计使用了一个微簧片的阵列来使过滤面积达到最大化，以此来减少过滤过程中的剪切力。采用该设计，在血液中掺入的肿瘤细胞能够活着被回收并且铺展到滤器上[23]。FMSA 的设备还可以用于芯片上的药物敏感性测试，而正如 Gallant 等在模式系统试验中所展示的那样，从 FMSA 所获得的细胞进行培养之后还能够重新注射入动物模型的体内，进行体内的药物敏感性测试[24]。

另外一个微滤器的平台也已被研发用于 CTC 的分离。据 Coumans 等报道，VyCap 微筛是采用氮化硅进行制备，具有平均分布的 5μm 大小的孔[25]。Lim 等也报道了采用绝缘体上的硅（silicon-on-insulator，SOI）晶片来制造微筛，孔径为 10μm[26]。Yusa 等报道，通过构建一个三维的具有口袋形状的钯滤器（上层有一个 30μm 的孔，被下层的 8μm 的孔所围绕），无须固定和外部压力即可处理血液样本。在重力的作用之下，样品通过这个 3D 的钯滤器进行处理，在捕获之后，目的细胞仍然保持活性[27]。此外，正如 Tang 等所报道的，通过将柱形的孔替换为圆锥形的孔，在朝向滤器上部的小孔和朝向滤器下部的大孔之间会获得一种微小的差别压力，这将会极大地减少留在滤器上的白细胞并且获得高纯度的 CTC[28]。还有，Hosokawa 等报道了一个微腔阵列（microcavity array，MCA）设备，采用电铸的方式将镍形成一个腔室的阵列，平均直径为 8.4～9.1μm[29]。后来，一个 MCA 系统被报道采用了矩形的腔室设计，并且在一个测试性的小细胞肺癌患者人群中得到了验证[30]（表 3.1）。

3.2.3 基于微流控的 CTC 富集

微流控设备正在被越来越多地应用于分析科学和诊断领域，因为它们使得小型化、集成化及自动化成为可能[31-33]。其中一种代表性的技术输出是一张芯片上的实验室（lab-on-a-chip，LOC）设备的研发，LOC 设备也被称为小而全的分析系统，可以在单个微型芯片上整合一个实验室规模的任务[34，35]，能够形成非常有意思的生物学应用。利用细胞内在的物理特性，如大小、密度、形状及可变形性，或者利用针对磁场、电场或光激发的细胞学反应的内在特性，可以制造出能够处理细胞的微流控平台。处理细胞的微流控平台可以利用细胞对特异配体（如在其表面所表达的抗原）的亲和性。另一方面，基于非亲和性的微流控平台也是很有意思的，因为在分离之后，并不需要额外的步骤来回收细胞。流体力学的处理，如惯性的方法[36]，或者声波电泳的方法[37]，就是基于非亲和性的处理方法的例子。除了滤膜之外，在基于其生物力学特性进行的 CTC 分离中，微流控系统也是非常流行的（图 3.1c）。这类微流控平台的一个早期例子是由 Mohamed 等报道的[38]。这个大规模并行筛选的设备具有 10μm 宽和 20μm 深的微通道，可以捕获掺到全血中的成神经瘤细胞。Tan 等已经研发了一个微流控的平台[39]，该平台可以利用乳腺和结肠来源的肿瘤细胞在更大尺寸和刚性方面的特征而对其进行分离。他们的微装置由多重排列的月牙形分离阱组成。每个陷阱之间有 5μm 的间隙，可以阻止任何堵塞的问题。在血流进入分离区域之前，会有一个预纯化的步骤，即使用一个 20μm 间隙的滤器来去除大的团块。他们筛选 5ml 血样量的实验同时采用了 3 个微装置，在 5kPa 的恒定压力下，用了 2.5 小时。针对 MCF-7、MDA-MB-231 和 HT-29 细胞系，所报道的效率是至少可以捕获 80%。

近期的进展是采用流体力学来处理细胞进行分离和分选。微流控中的液流被认为是一种板层状占主导的形制，这要归因于无量纲雷诺数的定义，该定义指的是惯性力与黏性的比率[38]。流体力学粒子处理的方法是被动的技术，具有很高的通量。惯性技术取消了捕捉细胞的物理学障碍，取而代之的是采用液流的流体动力学特征来捕捉细胞[38，41]。在该技术中的重要设计参数是微通道的几何形状、粒子大小及流速。微通道的几何形状已经开发了很多种，如直线型[42，43]、膨胀-收缩型[44，45]、螺旋形[46，47]，以及蛇形等[48]。

表 3.1 基于微滤器的 CTC 富集技术

技术	模型细胞	临床验证	效率（E）和敏感性（S）	纯度	活性	参考文献
ISET	Hep3B、Hep G2、HeLa、LNCaP、MCF-7	乳腺癌、肺癌、胰腺癌、黑色素瘤	S：超过 1 个细胞/ml	N/S	N/S	［9-17］
聚对二甲苯 C 微滤器	LNCaP、MCF-7、SK-Br-3、J82、T24、RT4	前列腺癌、膀胱癌、乳腺癌、结直肠癌	S：超过 1 个细胞/ml E：（89.0±9.5）%	N/S	N/S	［18，19］
3D 双层聚对二甲苯 C 滤器	MCF-7、LNCaP	N/S	E：（86.5±5.3）%	N/S	Y	［21］
窄缝型聚对二甲苯 C 滤器	PC3、DU145	前列腺癌	E：～70%	1500 倍富集	90%	［22］
可伸缩的微簧片列阵	MCF-7、MDA-MB 231、C8161、WM35	乳腺癌、结直肠癌、肺癌	E：92.6%	14 000 倍富集	>80%	［23，24］
VyCaP 微筛	SK-Br-3、MDA-MB-231、MDA-MB-468、MCF-7、PC3-9、COLO-320、SW-480、HL-60、K-562	N/S	E：58%	1000 倍富集	N/S	［25］
硅微筛滤器	HepG2、MCF-7、BT474	乳腺癌、结直肠癌、前列腺癌、宫颈癌	E：～80%	N/S	N/S	［26］
3D 钯滤器	N-87、COLM-5	乳腺癌	E：>70%	N/S	N/S	［27］
圆锥形孔的滤器	HT-29、U87	肺癌、鼻咽癌、纵隔癌、贲门癌、宫颈癌、乳腺癌	E：～95%	96%的白细胞清除	95%	［28］
微腔列阵	MCF-7、NCI-H358、SW620、AGS、SNU-1、Hs578T	N/S	E：>80%	N/S	98%	［29］
矩形微腔列阵	NCI-H69、NCI-H82、NCI-H358	小细胞肺癌	E：>80%	7000 倍富集	Y	［30］

Hou 等[49]介绍了一个基于惯性的微流控平台，在一个螺旋形的微通道构型中来分离 CTC，该方法也被称为 Dean 流分级分离（Dean flow fractionation，DFF）法。二次流，即所谓的 Dean 涡旋，会沿着微通道来回地移动细胞。在这里，细胞受两种力量的控制，拖拽力和上举力，针对不同的细胞大小和形状，施加在细胞上的这两种力也有所不同。惯性上举力和 Dean 拖拽力的比率（F_L/F_D）将会决定细胞最终的平衡位置，随着细胞大小的变化，这种比率会呈指数级增长[50]。采用 3ml 全血，他们的分离设备展示出了 100%的 CTC 检测效率[49]。

Hur 等[51]研发了一种被动的，连续性的微流控平台，沿着微通道，该平台采用了“膨胀-收缩”的捕获容器。容器中的稳定涡旋可以捕捉大的细胞（如 CTC），而小的细胞则沿着微通道流到出口。同一个研究者团队[52]还研发了一个被动的、无需细胞标记的分选技术，同时利用了细胞在大小和可变形性方面的差异。弹性和黏滞性会在细胞上产生不同的外侧动态平衡位置，这样可以将不同的细胞群体分离开来。他们观察到大的和更加容易变形的肿瘤细胞会集中在微通道的中心。他们认为这个方法也可以成为测量细胞可变形性的一个微流控平台。Bhagat 等[53]提出了一个二期芯片的设计，以一个收缩-扩张的区域作为起始，在这个区域，管壁所引起的上举力和黏滞拖拽力之间的对抗会达到一种平衡状态，细胞因此而聚焦，而通往末端区域的是一个紧缩液流的构型，在这个区域，通过与中心轴的定向排列，大的肿瘤细胞得以被捕获。他们成功地报道从外周血中能够分离掺入的肿瘤细胞，通量为每分钟 400μl，效率是 80%。Augustsson 等[54]研发了一个连续的分离方法，使用的是超声波的辐射力。声波电泳的方法是柔和的、无需细胞标记，所基于的是细胞的内在特性，如密度、大小及可压缩性。这个芯片的制造方法已由 Moradi 等做了详细的展示[55]。这种非接触性的方法并不影响细胞的活性和增殖。有文献报道，采用单个微通道，以 4.2ml/h 的通量，固定细胞的回收率为 87%和 83%（分别是 DU145 和 PC3 细胞系）[54]。

在其基于细胞大小进行 CTC 分离的装置设计中，Hyun 等[56]使用了多孔口的液流分级（multi-orifice flow fractionation，MOFF）构型。这个设备包括一个初始的滤器和几个并行的 MOFF 微通道。有一系列交替收缩的通道和扩张的腔室，这可以引发惯性力，将大的 CTC 与小的血液细胞分离开来。在一项包含 24 例乳腺癌患者样品的初步研究中，该平台捕获 CTC 的性能得到了验证。因此，在临床和生物学应用方面，微流控平台正在日益显示出其适用性，具有如快速、无需细胞标记、高通量、分析成本低等优势。在微流控平台中可以设计平行处理，从而实现多个样品的同时分析，这样就可以加速癌症生物学中的诊断、治疗及基础研究的进程。

3.2.4　采用纳米粗糙化表面的 CTC 捕获

基于力学特征进行 CTC 的无标记分离不仅可以通过细胞大小、密度、惯性力，还可以通过其他未被充分了解的特性而实现。Chen 等就曾报道，当与其他正常血液细胞相比时，CTC 对于纳米粗糙的表面具有不同的黏附倾向。因此，当采用纳米粗糙化的表面时，肿瘤细胞可以被这种表面选择性地捕获。初步的结果显示，当乳腺癌细胞 MCF-7 和 MDA-MB-231 掺入到血液中时，纳米粗糙化表面的捕获效率可以分别达到(93.3±1.5)%和(95.4±2.2)%[57]（表 3.2）。

3.3　基于电学特性的捕获

正如上面所提到的，循环肿瘤细胞与正常的血液成分在本质上是完全不同的。CTC 的这种独有的特征不仅反映在它的生物力学特征上（如上所述的大小、惯性力及密度），还会反映在它的电学特征上。利用电学特征来分离 CTC 的一个常见例子就是介电电泳（dielectrophoresis，DEP）的使用。DEP 由 Herbert Pohl 在 1950 年首次进行研究[58]。他描述了一种现象——DEE，即在非均一的电场之中，可以通过极化力来移动粒子。这种现象强烈的依赖粒子的体积和形状、粒子的电学特征及磁场和介质的梯度。因此，根据其大小和电学特征，DEP 可以应用于细胞的分离（图 3.1e）。后来，在 1995 年，Becker 等报道了肿瘤细胞、红细胞和淋巴细胞都有独特的电学特征，以及 DEP 如何被应用于从血液中分离乳腺癌细胞[59]。Cheng 等也报道，采用一种 DEP 芯片可以从血液中分离掺入的 HeLa 细胞[60]。此外，An 等报道，采用 DEP 可以将恶性乳腺癌细胞（MCF-7 乳腺癌细胞系）与健康乳腺细胞（MCF-10A 细胞）分离开来，因为它们具有独特的介电特征[61]。2005 年，Park 等报道，通过制造一个具有 3D 不对称电极的芯片，采用 DEE 可以将小鼠胚胎癌细胞 P19 与红细胞分离开。这是采用 DEP 微流控芯片从全血中分离肿瘤细胞的“垫脚石”[62]。另外，Jen 等报道了一个手持式的微流控芯片，通过循环微电极所产生的 DEP 的控制，能够对 HeLa 细胞进行富集[63]。

Alazzam 等于 2011 年报道了一个微流控芯片，这是第一批能够连续从全血之中分离肿瘤细胞的芯片之一。这篇文章描述了一个方法，能够对外周血中的 CTC 进行连续的液流分离。简单来讲，根据液流的情况，将交叉指形激活的蜂巢状电极进行分散和聚集放置，CTC 会因其对交流电频率的反应与正常血细胞不同而被分离[64]。

其他的 DEP 微流控芯片将 DEP 与其他微流控原理结合起来进行使用。Wang 等报道，将 DEP 与场流分级法（field-flow-fractionation，FFF）相结合，能够有效地实现细胞的分离。在这个设计里，交叉指形的微电极被装入矩形的腔室中。具有特定电学特征的细胞会被悬浮至特定的高度，在这里，DEP 力和沉降力是均衡的。通过场流，不同高度的细胞会以不同的速度被运输从而得以分离。作者证实，多种细胞类型都可以得到有效分离，包括从正常的 T 淋巴细胞中分离 MDA-435 乳腺癌细胞（后来被证实是黑色素瘤细胞）[65]。

正如 Moon 等所报道的，DEP 也可以与多孔液流分级法（multi-orifice flow fractionation，MOFF）相结合，从而实现以更高的流速持续地从血液之中分离肿瘤细胞。在这个微流控设备中，细胞混合物将会首先进入到一个分离区域，在这里，MCF-7 细胞将会与少量掺杂的血细胞一起集中在管道的中心。然后这个经过富集的群体将会进入一个聚焦的区域，在 DEP 力的作用之下，所有的细胞都会在管道的边上对齐。最后，这个对齐的群体将会进入第二个分离区域，通过 DEP，肿瘤细胞会被选择性地分离。采用这个设计，在将 MCF-7 细胞掺入血液的模型系统中证实，以 126μl/min 的流速（译者注：原著中是 126ml/min，查阅参考文献原文后修改为 126μl/min），可以获得 75.81%的回收效率，红细胞和白细胞的去除效率分别是 99.24%和 94.23%[66]。

近期，一个商业化的基于 DEP 的微流控平台 ApoStream^{TM}已经被推出。在这个装置的设计中，与 DEP-FFF 的概念类似，CTC 在 DEP 力的作用之下被拉近到管道壁，进而在一个收集腔室中被收集，由于没有牵引力，其他的细胞则被冲刷到废液收集腔室。为了测试这个系统，将 SKOV-3 和 MDA-MB-231 肿瘤细胞与 12×10^6 个外周血单核细胞（peripheral blood mononuclear cells，PBMC）相混合，以此为模型系统来做测试，所获得的回收率分别是(75.4±3.1)%和(71.2±1.6)%。由于不需要固定即可进行细胞分离，因此所捕获的肿瘤细胞可以继续进行培养[67]（表 3.3）。

3.4 结论

CTC 由一个非常异质性的群体组成，因此基于亲和性的 CTC 分离通过特异抗原的表达来捕获 CTC 是有其局限性的。如 Zhang 等所报道的，乳腺癌中一个具有导致脑转移潜能的 CTC 亚群是 EpCAM 阴性的[68]，如果采用基于 EpCAM 的 CTC 捕获，这个亚群将会被漏掉，而 EpCAM 是大多数基于亲和性的 CTC 捕获平台都采用的通用抗原，包括 CellSearch。相反，基于非亲和性的 CTC 捕获有望更综合地去了解 CTC，而 Barradas 等支持这一观点，他们的研究证实，采用基于细胞大小的 CTC 捕获，从 CellSearch 的废液之中可以捕获到 CTC[5]。

为了解决这一担忧，一些 CTC 的捕获平台采用了联合的策略，将基于亲和性的捕获和基于力学的捕获结合起来以提高捕获效率，如 Gelghorn 等所报道的几何学增强的差异免疫捕获（geometrically enhanced differential immunocapture，GEDI）设备，该设备采用了一个几何学的装置，因此大尺寸的目的细胞会因为液流线路的扰乱而与抗体包被的管壁有更频繁的接触[69]；以及由 Ozkumur 等所报道的

表 3.2 基于微流控的 CTC 富集技术

技术	模型细胞	运载介质	临床验证	效率（E）和敏感性（S）	纯度	活性	参考文献
月牙形结构	MCF-7、MDA-MB-231、HT-29	稀释的血液	N/S	E：>80%	>80%	Y	[39]
DFF 螺旋微通道	MCF-7	全血	N/S	E：>85%	10^4～10^6 倍富集	>98%	[49]
微量涡旋	HeLa、MCF-7	稀释的血液	N/S	E：10%～23%	～85%	Y	[51]
基于可变形性的惯性微流控	HeLa、MCF-7、SAOS-2	稀释的血液	N/S	E：～97%	3.2～5.4 倍富集	～92%	[52]
紧缩液流加惯性的微流控	MCF-7、MDA-MB-231	稀释的血液	N/S	E：81%	3.25×10^5 倍于红细胞 ～1.2×10^4 倍于白细胞 （2 次处理）	>90%	[53]
p-MOFF 设备	MCF-7、MDA-MB-231	裂解后的血液	乳腺癌	E：91.6%～93.75%	消除 90.8%的白细胞	N/S	[56]
纳米粗糙化的表面	MCF-7、MDA-MB-231	裂解后的血液	N/S	E：～94%	N/S	Y	[57]

表 3.3 基于 DEP 的 CTC 富集技术

技术	模型细胞	运载介质	临床验证	效率（E）和敏感性（S）	纯度	活性	参考文献
基于 DEP 的分离	MDA-MB-231	稀释的血液	N/S	N/S	>95%	>98%	[59]
生物电子学芯片	HeLa	全血	N/S	N/S	N/S	N/S	[60]
3D 不对称的微电极	P19	1×10^7/ml 的红细胞	N/S	N/S	（81.5±7.6）%	Y	[62]
MOFF-EDP	MCF-7	红细胞和白细胞的混合物	N/S	E：75.81%	162.4 倍富集	N/S	[66]
ApoStream™	SKOV-3、MDA-MB-231	12×10^6 外周血单个核细胞	N/S	E：～70%～75%	（99.33±0.56）%的单个核细胞减少	97.6%	[67]

CTC-iChip 设备，该设备联合运用了惯性聚焦和基于抗体的白细胞磁性阴选[70]。

由于其无须标记的步骤可以减少偏差，基于力学和电学特征来分离 CTC 已经广为普及，尽管如此，对于 CTC 的力学和电学特征的了解仍然在很大程度上来自于培养的细胞系，应该在临床样本中开展更多的研究以帮助更好地了解这些特征。例如，由 Coumans 等在去势抵抗前列腺癌中所开展的研究显示，由 CellSearch 所分离的 CTC，不管其细胞角蛋白的区域是否大于 4μm×4μm，都可以预测其生存[71]。这与基于细胞大小的 CTC 分离所采用的标准尺寸阈值是相矛盾的。因此，还需要开展更多的研究来更好地定义有临床相关性的CTC，需要开发更好的技术，以更有效和更广泛的方式来分离 CTC，并且要更少地混入非目的细胞群体。

如上所述，Herbert Pohl 在 1950 年首次描述了肿瘤细胞独特的 DEP 特征，之后经过多年的发展，第一个基于该原理的商业化系统最终在 2012 年才得以开发出来。类似的，其他一些技术也被应用于 CTC 上，以获得一个与其他细胞相比独一无二的 CTC 特征。在这些研究中，有的目的是开发高通量/更有效的分离技术，有的目的是分析 CTC 以提供更多信息用于疾病的管理。

其中一个例子是通过原子力显微镜检查（atomic force microscopy，AFM）来分析 CTC。Chen 等采用 AFM 来分析前列腺癌患者中分离到的 CTC，结果显示，CTC 所展示出来的力学表型与培养中的具有高转移性的肿瘤细胞相似[72]。此外，电阻抗光谱学（electrical impedance spectroscopy，EIS）也被应用于肿瘤细胞的分析。Han 等报道，采用 EIS，可以检测细胞的膜电容和电阻，在 MCF-10A、MCF-7 和 MDA-MB-231 细胞中，相应的读数都各不相同[73]。由于其通量较低，这些技术目前仅限于单细胞分型的水平。未来的发展需要将这些发现转化为高通量的、流水线式的 CTC 分离/分型平台。

CTC 研究中另外一个充满希望的领域是 CTC 的体外功能分型。如 Yu 等所展示的，乳腺癌患者可以建立 CTC 的体外培养并应用于药物敏感性测试，这可能会有益于个体化治疗的概念[74]。这种类型的检测要求以轻微的操作来捕获活的 CTC，而无需细胞标记的、基于非亲和性的技术对该领域可能有潜在的益处，这是因为有几项技术，包括二代微滤器、基于微流控的分离、基于 DEP 的分离，都是可以兼容活 CTC 的捕获，而取消标记的步骤则可能会有利于 CTC 的培养，因为其操作过程更少而且执行捕获过程的时间更短。

总之，相比于正常的血液成分，CTC 具有独特的力学和电学特征，可以由此而实现 CTC 的分离。这使得无需细胞标记的 CTC 捕获成为可能，不会因为依赖 CTC 上某个或某些特定抗原的表达而造成误差。然而，未来的研究仍需要更好地去了解，具有临床相关性的 CTC 有怎样的物理特征。此外，未来的发展将不仅集中在高通量、高纯度的 CTC 分离/分型技术之上，也会集中在活 CTC 的捕获上，以便进行 CTC 的功能分型。

参考文献

[1] Cristofanilli M，Budd GT，Ellis MJ，Stopeck A，Matera J，Miller MC，Hayes DF（2004）Circulating tumor cells，disease progression，and survival in metastatic breast cancer. N Engl J Med 351（8）：781-791

[2] Cohen SJ，Punt CJ，Iannotti N，Saidman BH，Sabbath KD，Gabrail NY，Meropol NJ（2008）Relationship of circulating tumor cells to tumor response，progression-free survival，and overall survival in patients with metastatic colorectal cancer. J Clin Oncol 26（19）：3213-3221

[3] de Bono JS，Scher HI，Montgomery RB，Parker C，Miller MC，Tissing H，Raghavan D（2008）Circulating tumor cells predict survival benefit from treatment in metastatic castration-resistant prostate cancer. Clin Cancer Res 14（19）：6302-6309

[4] Poveda A，Kaye SB，McCormack R，Wang S，Parekh T，Ricci D，Monk BJ（2011）Circulating tumor cells predict progression free survival and overall survival in patients with relapsed/recurrent advanced ovarian cancer. Gynecol Oncol 122（3）：567-572

[5] Barradas A，Terstappen LW（2013）Towards the biological understanding of CTC capture technologies，definitions and potential to create metastasis. Cancers 5（4）：1619-1642

[6] Powell AA，Talasaz AH，Zhang H，Coram MA，Reddy A，Deng G，Jeffrey SS（2012）Single cell profiling of circulating tumor cells transcriptional heterogeneity and diversity from breast cancer cell lines. PLoS One 7（5）：e33788

[7] Gertler R，Rosenberg R，Fuehrer K，Dahm M，Nekarda H，Siewert JR（2003）Detection of circulating tumor cells in blood using an optimized density gradient centrifugation. In：Allgayer H et al（eds）Molecular staging of cancer. Springer，Berlin，pp 149-155

[8] Fleischer RL，Alter HW，Furman SC，Price SB，Walker RM（1972）Particle track etching. Science 178：255-263

[9] Vona G，Sabile A，Louha M，Sitruk V，Romana S，Schütze K，Paterlini-Bréchot P（2000）Isolation by size of epithelial tumor cells a new method for the immunomorphological and molecular characterization of circulating tumor cells. Am J Pathol 156（1）：57-63

[10] Pinzani P，Salvadori B，Simi L，Bianchi S，Distante V，Cataliotti L，Orlando C（2006）Isolation by size of epithelial tumor cells in peripheral blood of patients with breast cancer correlation with real-time reverse transcriptase-polymerase chain reaction results and feasibility of molecular analysis by laser microdissection. Hum Pathol 37（6）：711-718

[11] Hofman V，Bonnetaud C，Ilie MI，Vielh P，Vignaud JM，Fléjou JF，Hofman P（2011）Preoperative circulating tumor cell detection using the isolation by size of epithelial tumor cell method for patients with lung cancer is a new prognostic biomarker. Clin Cancer Res 17（4）：827-835

[12] Khoja L，Backen A，Sloane R，Menasce L，Ryder D，Krebs M，Dive C（2011）A pilot study to explore circulating tumour cells in pancreatic cancer as a novel biomarker. Br J Cancer 106（3）：508-516

[13] De Giorgi V，Pinzani P，Salvianti F，Panelos J，Paglierani M，Janowska A，Massi D（2010）Application of a filtration- and isolation-by-size technique for the detection of circulating tumor cells in cutaneous melanoma. J Invest Dermatol 130（10）：2440-2447

[14] Mazzini C，Pinzani P，Salvianti F，Scatena C，Paglierani M，Ucci F，Massi D（2014）Circulating tumor cells detection and counting in uveal melanomas by a filtration-based method. Cancers 6（1）：323-332

［15］Pailler E，Adam J，Barthélémy A，Oulhen M，Auger N，Valent A，Farace F（2013）Detection of circulating tumor cells harboring a unique ALK rearrangement in ALK-positive non-small-cell lung cancer. J Clin Oncol 31（18）：2273-2281
［16］Hou JM，Krebs M，Ward T，Sloane R，Priest L，Hughes A，Dive C（2011）Circulating tumor cells as a window on metastasis biology in lung cancer. Am J Pathol 178（3）：989-996
［17］Hou JM，Krebs MG，Lancashire L，Sloane R，Backen A，Swain RK，Dive C（2012）Clinical significance and molecular characteristics of circulating tumor cells and circulating tumor microemboli in patients with small-cell lung cancer. J Clin Oncol 30（5）：525-532
［18］Zheng S，Lin H，Liu JQ，Balic M，Datar R，Cote RJ，Tai YC（2007）Membrane microfilter device for selective capture，electrolysis and genomic analysis of human circulating tumor cells. J Chromatogr A 1162（2）：154-161
［19］Lin HK，Zheng S，Williams AJ，Balic M，Groshen S，Scher HI，Cote RJ（2010）Portable filter-based microdevice for detection and characterization of circulating tumor cells. Clin Cancer Res 16（20）：5011-5018
［20］Birkhahn M，Mitra AP，Williams AJ，Barr NJ，Skinner EC，Stein JP，Cote RJ（2013）A novel precision-engineered microfiltration device for capture and characterisation of bladder cancer cells in urine. Eur J Cancer 49（15）：3159-3168
［21］Zheng S，Lin HK，Lu B，Williams A，Datar R，Cote RJ，Tai YC（2011）3D microfilter device for viable circulating tumor cell（CTC）enrichment from blood. Biomed Microdevices 13（1）：203-213
［22］Lu B，Xu T，Zheng S，Goldkorn A，Tai YC（2010）Parylene membrane slot filter for the capture，analysis and culture of viable circulating tumor cells. In：Micro Electro Mechanical Systems（MEMS），2010 IEEE 23rd international conference，IEEE，pp 935-938
［23］Harouaka RA，Zhou MD，Yeh YT，Khan WJ，Das A，Liu X，Zheng SY（2014）Flexible micro spring array device for high-throughput enrichment of viable circulating tumor cells. Clin Chem 60（2）：323-333
［24］Gallant JN，Matthew EM，Cheng H，Harouaka R，Lamparella NE，Kunkel M，El-Deiry WS（2013）Predicting therapy response in live tumor cells isolated with the flexible micro spring array device. Cell Cycle 12（13）：2132
［25］Coumans FA，van Dalum G，Beck M，Terstappen LW（2013）Filter characteristics influencing circulating tumor cell enrichment from whole blood. PLoS One 8（4）：e61770
［26］Lim LS，Hu M，Huang MC，Cheong WC，Gan ATL，Looi XL，Li MH（2012）Microsieve lab-chip device for rapid enumeration and fluorescence in situ hybridization of circulating tumor cells. Lab Chip 12（21）：4388-4396
［27］Yusa A，Toneri M，Masuda T，Ito S，Yamamoto S，Okochi M，Nakanishi H（2014）Development of a new rapid isolation device for circulating tumor cells（CTCs）using 3D palladium filter and its application for genetic analysis. PLoS One 9（2）：e88821
［28］Tang Y，Shi J，Li S，Wang L，Cayre YE，Chen Y（2014）Microfluidic device with integrated microfilter of conical-shaped holes for high efficiency and high purity capture of circulating tumor cells. Sci Rep 4：6052
［29］Hosokawa M，Hayata T，Fukuda Y，Arakaki A，Yoshino T，Tanaka T，Matsunaga T（2010）Size-selective microcavity array for rapid and efficient detection of circulating tumor cells. Anal Chem 82（15）：6629-6635
［30］Hosokawa M，Yoshikawa T，Negishi R，Yoshino T，Koh Y，Kenmotsu H，Matsunaga T（2013）Microcavity array system for size-based enrichment of circulating tumor cells from the blood of

patients with small-cell lung cancer. Anal Chem 85（12）：5692-5698
[31] Whitesides GM（2006）The origins and the future of microfluidics. Nature 442（7101）：368-373
[32] Haeberle S，Zengerle R（2007）Microfluidic platforms for lab-on-a-chip applications. Lab Chip 7（9）：1094-1110
[33] Mark D，Haeberle S，Roth G，von Stetten F，Zengerle R（2010）Microfluidic lab-on-a-chip platforms：requirements，characteristics and applications. Chem Soc Rev 39（3）：1153-1182
[34] Lim YC，Kouzani AZ，Duan W（2010）Lab-on-a-chip：a component view. Microsyst Technol 16（12）：1995-2015
[35] Figeys D，Pinto D（2000）Lab-on-a-chip：a revolution in biological and medical sciences. Anal Chem 72（9）：330A-335A
[36] Hansson J，Karlsson JM，Haraldsson T，Brismar H，van der Wijngaart W，Russom A（2012）Inertial microfluidics in parallel channels for high-throughput applications. Lab Chip 12（22）：4644-4650
[37] Lenshof A，Laurell T（2011）Emerging clinical applications of microchip-based acoustophoresis”. J Lab Autom 16（6）：443-449
[38] Mohamed H，McCurdy LD，Szarowski DH，Duva S，Turner JN，Caggana M（2004）Development of a rare cell fractionation device application for cancer detection. IEEE Trans Nanobioscience 3（4）：251-256
[39] Tan SJ，Yobas L，Lee GYH，Ong CN，Lim CT（2009）Microdevice for the isolation and enumeration of cancer cells from blood. Biomed Microdevices 11（4）：883-892
[40] Amini H，Lee W，Di Carlo D（2014）Inertial microfluidic physics. Lab Chip 14（15）：2739-2761
[41] Burke JM，Zubajlo RE，Smela E，White IM（2014）High-throughput particle separation and concentration using spiral inertial filtration”. Biomicrofluidics 8（2）：024105
[42] Yang S，Kim JY，Lee SJ，Lee SS，Kim JM（2011）Sheathless elasto-inertial particle focusing and continuous separation in a straight rectangular microchannel. Lab Chip 11（2）：266-273
[43] Ciftlik AT，Gijs MAM（2013）Demonstration of inertial focusing in straight microfluidic channels with high Reynolds numbers up to turbulence onset. 17th Int. Conf. on Solid-State Sensors，Actuators，and Microsystems（TRANSDUCERS’13），2013. pp 1468-1471
[44] Wang R（2013）Hydrodynamic trapping of particles in an expansion-contraction microfluidic device. Abstr Appl Anal 2013：1-6
[45] Lee MG，Choi S，Kim H-J，Lim HK，Kim J-H，Huh N，Park J-K（2011）Inertial blood plasma separation in a contraction-expansion array microchannel. Appl Phys Lett 98（25）：253702
[46] Kuntaegowdanahalli SS，Bhagat AAS，Kumar G，Papautsky I（2009）Inertial microfluidics for continuous particle separation in spiral microchannels. Lab Chip 9（20）：2973-2980
[47] Martel JM，Toner M（2012）Inertial focusing dynamics in spiral microchannels. Phys Fluids 24（3）：032001
[48] Afzal A，Kim K-Y（2014）Flow and mixing analysis of non-Newtonian fluids in straight and serpentine microchannels. Chem Eng Sci 116：263-274
[49] Hou HW，Warkiani ME，Khoo BL，Li ZR，Soo RA，Tan DSW，Lim CT（2013）Isolation and retrieval of circulating tumor cells using centrifugal forces. Sci Rep 3：1259
[50] Lee WC，Bhagat AAS，Huang S，Van Vliet KJ，Han J，Lim CT（2011）High-throughput cell cycle synchronization using inertial forces in spiral microchannels. Lab Chip 11（7）：1359-1367
[51] Hur SC，Mach AJ，Di Carlo D（2011）High-throughput size-based rare cell enrichment using microscale vortices. Biomicrofluidics 5（2）：022206
[52] Hur SC，Henderson-MacLennan NK，McCabe ER，Di Carlo D（2011）Deformability-based

cell classification and enrichment using inertial microfluidics. Lab Chip 11（5）：912-920
[53] Bhagat AAS，Hou HW，Li LD，Lim CT，Han J（2011）Pinched flow coupled shear-modulated inertial microfluidics for high-throughput rare blood cell separation. Lab Chip 11（11）：1870-1878
[54]Augustsson P，Magnusson C，Nordin M，Lilja H，and Laurell T（2012）"Micro fluidic，label-free enrichment of prostate cancer cells in blood based on acoustophoresis，" 2012
[55] Moradi K，El-zahab B（2014）Silicon based lab-on-chip device for acoustic focusing applications. Proceedings of the ASME 2014 12th International Conference on Nanochannels，Microchannels，and Minichannels ICNMM2014，Aug 3-7，2014，Chicago，Illinois，USA，Vol. 1. pp 1-4
[56] Hyun KA，Kwon K，Han H，Kim SI，Jung HI（2013）Microfluidic flow fractionation device for label-free isolation of circulating tumor cells（CTCs）from breast cancer patients. Biosens Bioelectron 40（1）：206-212
[57] Chen W，Weng S，Zhang F，Allen S，Li X，Bao L，Fu J（2012）Nanoroughened surfaces for efficient capture of circulating tumor cells without using capture antibodies. ACS Nano 7（1）：566-575
[58] Pohl HA（1951）The motion and precipitation of suspensoids in divergent electric fields. J Appl Phys 22（7）：869-871
[59] Becker FF，Wang XB，Huang Y，Pethig R，Vykoukal J，Gascoyne PR（1995）Separation of human breast cancer cells from blood by differential dielectric affinity. Proc Natl Acad Sci U S A 92（3）：860-864
[60] Cheng J，Sheldon EL，Wu L，Heller MJ，O'Connell JP（1998）Isolation of cultured cervical carcinoma cells mixed with peripheral blood cells on a bioelectronic chip. Anal Chem 70（11）：2321-2326
[61] An J，Lee J，Lee SH，Park J，Kim B（2009）Separation of malignant human breast cancer epithelial cells from healthy epithelial cells using an advanced dielectrophoresis-activated cell sorter（DACS）. Anal Bioanal Chem 394（3）：801-809
[62] Park J，Kim B，Choi SK，Hong S，Lee SH，Lee KI（2005）An efficient cell separation system using 3D-asymmetric microelectrodes. Lab Chip 5（11）：1264-1270
[63]Jen CP，Chang HH（2011）A handheld preconcentrator for the rapid collection of cancerous cells using dielectrophoresis generated by circular microelectrodes in stepping electric fields. Biomicrofluidics 5（3）：034101
[64] Alazzam A，Stiharu I，Bhat R，Meguerditchian AN（2011）Interdigitated comb-like electrodes for continuous separation of malignant cells from blood using dielectrophoresis. Electrophoresis 32（11）：1327-1336
[65] Wang XB，Yang J，Huang Y，Vykoukal J，Becker FF，Gascoyne PR（2000）Cell separation by dielectrophoretic field-flow-fractionation. Anal Chem 72（4）：832-839
[66] Moon HS，Kwon K，Kim SI，Han H，Sohn J，Lee S，Jung HI（2011）Continuous separation of breast cancer cells from blood samples using multi-orifice flow fractionation（MOFF）and dielectrophoresis（DEP）. Lab Chip 11（6）：1118-1125
[67] Varadhachary G，Abbruzzese J，Shroff R，Melnikova V，Gupta V，Neal C，Davis D（2013）ApoStream，a new dielectrophoretic device for antibody-independent isolation and recovery of circulating tumor cells from blood of patients with metastatic pancreatic adenocarcinoma. Cancer Res 73
[68] Zhang L，Ridgway LD，Wetzel MD，Ngo J，Yin W，Kumar D，Marchetti D（2013）The identification and characterization of breast cancer CTCs competent for brain metastasis. Sci

Transl Med 5（180）：180ra48

[69] Gleghorn JP，Pratt ED，Denning D，Liu H，Bander NH，Tagawa ST，Kirby BJ（2010）Capture of circulating tumor cells from whole blood of prostate cancer patients using geometrically enhanced differential immunocapture（GEDI）and a prostate-specific antibody. Lab Chip 10（1）：27-29

[70] Ozkumur E，Shah AM，Ciciliano JC，Emmink BL，Miyamoto DT，Brachtel E，Toner M（2013）Inertial focusing for tumor antigen-dependent and -independent sorting of rare circulating tumor cells. Sci Transl Med 5（179）：179ra47

[71] Coumans FA，Doggen CJ，Attard G，De Bono JS，Terstappen LW（2010）All circulating EpCAM+ CK+ CD45− objects predict overall survival in castration-resistant prostate cancer. Ann Oncol 21（9）：1851-1857

[72] Chen CL，Mahalingam D，Osmulski P，Jadhav RR，Wang CM，Leach RJ，Huang THM（2013）Single-cell analysis of circulating tumor cells identifies cumulative expression patterns of EMT-related genes in metastatic prostate cancer. Prostate 73（8）：813-826

[73] Han A，Yang L，Frazier AB（2007）Quantification of the heterogeneity in breast cancer cell lines using whole-cell impedance spectroscopy. Clin Cancer Res 13（1）：139-143

[74] Yu M，Bardia A，Aceto N，Bersani F，Madden MW，Donaldson MC，Haber DA（2014）Ex vivo culture of circulating breast tumor cells for individualized testing of drug susceptibility. Science 345（6193）：216-220

第4章 CTC检测和分子分型的分子检测方法

Evi S. Lianidou，Athina Markou，Areti Strati

摘要 在外周血中检测循环肿瘤细胞（circulating tumor cells，CTC）可以作为一种"液体活检"的手段，这在近期已经成为癌症研究中最热门的领域之一。各种分子检测方法不断地被研发用于 CTC 的检出和分子分型。分子检测方法是基于 CTC 中核酸的分析，如 RT-PCR、多重 RT-PCR、甲基化特异的 PCR、ARMS-PCR、二代测序技术等。主要的策略是基于总 RNA 的分离和后续对特定基因的 mRNA 定量，以及基因组 DNA 的分离用于 DNA 甲基化研究和突变分析。在发现 CTC 中的治疗靶点和耐药机制，对患者进行分层及全身治疗疗效的实时监测等方面，CTC 的分子分型均有非常可观的前景。对于将 CTC 应用于前瞻性的临床研究以验证其临床用途来说，这些检测方法的质量控制和标准化是非常重要的。本篇综述主要聚焦于目前已经用于 CTC 检测和分子分型的分子检测方法的基本原理和临床应用。

关键词 循环肿瘤细胞（CTC）；液体活检；分子检测方法；多重 RT-PCR；分子分型；定量 PCR（qPCR）；反转录 PCR（RT-PCR）

4.1 用于 CTC 检出和分子分型的分子检测方法概述

循环肿瘤细胞（CTC）是目前癌症研究中非常热门的一个话题[1]。在很多临床研究及各种类型的实体肿瘤中，它们在外周血中的出现都与不良预后和早期复发有关[2]。大约十几年前 FDA 批准了 CellSearch™ 系统用于转移性乳腺癌，结直肠癌和前列腺癌的检测[3]。尤其是在那之后，CTC 在癌症转移扩散之中的重要作用得到了广泛的认可，因为在几个临床研究中都显示，在可手术的乳腺癌和转移性的乳腺癌中，CTC 的检出都与无进展生存期和总生存期的减少有关[4]。关于 CTC 的预后相关性，有一项针对既往发表文献的荟萃分析已经清楚地表明，在早期和转移性乳腺癌患者中，CTC 的检出都是一个可靠的预后因子[5]。

目前越来越清楚的是，除了 CTC 的计数（基于公认的 FDA 批准的 CellSearch 方法，远远超越了它们简单检出的意义）之外，CTC 的分子分型也许可以作为一种"液体活检"方法，能够提供患者疾病状态的实时信息。在不远的将来，在 CTC

上发现与治疗相关的特定分子靶点，如基因表达、染色体易位或在 CTC 中表达的基因突变等，可能会提供重要的信息，以便尽早选择正确的治疗，此外还可以解释对既定治疗耐药的原因[4, 6, 7]。此外，CTC 的分子分型还有望拓展人们对于侵袭、迁移及免疫监督等相关基础分子通路的认识，甚至可能有助于鉴别出具有重要意义的转移性的癌症干细胞，从而在不远的将来研发出优化的治疗方案[8, 9]。CTC 的分子分型是非常有前景和潜在有效的方法，能够鉴别在 CTC 上表达的具有治疗相关性的靶点，由此可以完成癌症患者的分层并进行个体化治疗[10]。大规模的转化性试验（很多正在进行之中）将会提供关键的数据，推动 CTC 分析在个体化治疗中向更广阔的临床应用方向去发展[11]。

全世界很多优秀的研究团队正在投入很多的努力来研发和优化用于 CTC 分离、检测和分子分型的新颖系统[12, 13]，因为对于癌症患者来说，CTC 分析是非常有前景的诊断领域。然而需要谨记的是，这项任务非常具有挑战性，要求也很高，因为 CTC 不仅稀少，同时还是高度异质性的，即使在同一例患者中也是如此[14]。而且，另外一个分析和技术方面的挑战是，事实上，可获得的样品量是非常有限的，而需要在 CTC 上进行评估的兴趣靶点的数量却在不断地增加。

CTC 的检测和分子分型目前主要是基于高敏感性的 CTC 检测平台，包括基于定量 PCR（qPCR），反转录（RT）-qPCR 及多重 RT-qPCR 的方法，基于影像学的方法及微滤器和微芯片设备等[13, 15, 16]。然而，采用现有的检测方法，阳性样本的比率却存在很大的差异，这主要由 CTC 的异质性所导致，用于 CTC 分离的不同系统实际上分离的是不同的 CTC 群体。因此，在临床常规实践中执行 CTC 检测就受到了严重的制约。在乳腺癌患者血样中对检测 CTC 的不同方法进行直接对比，结果发现检出率存在实质性的变化[17, 18]。而且，关于 CTC 计数和分型的最佳方法及监管的路径仍然还有很多悬而未决的问题，而受到临床广泛接受的技术平台目前仍在研发之中[19]。

本篇综述主要聚焦于目前已经用于 CTC 检测和分子分型的检测方法的基本原理和临床应用。关于 CTC 分子分型的质量控制问题也做了相应讨论。

4.2　用于 CTC 检出和分子分型的分子检测方法

用于 CTC 检出和分子分型的分子检测方法充分利用了 PCR 的超高敏感性和特异性。其基础是，从活的 CTC 中分离总 RNA，随后采用 RT-PCR 来扩增肿瘤特异或上皮特异的靶点，或者从 CTC 中分离基因组 DNA，随后检测 CTC 中的突变或 DNA 甲基化[15, 20, 21]。

用于 CTC 检出和分子分型的分子检测方法，其主要优势（表 4.1）是由 PCR 扩增所提供的超高敏感性，还有一个事实是，通过小心操作所分离的 CTC 样品，它们可以同时提供 RNA 和 DNA 水平上的信息。而且，它们可以事先通过生物信息学进行设计，利用数据库和特定的软件程序来避免与非目的基因的交叉反应。分子检测方法是可以定量、高通量和容易操作的，而它们经常只需要很小的体积就可以进行分析。尤其是在使用多重 PCR 的时候，在同一个样品中可以评价多个靶点，这使得在珍贵的并且通常很有限的 CTC 样品中进行多参数的处理成为可能。相比于进行 CTC 计数和分子分型的影像学方法，如 CellSearch 和免疫荧光[22]，分子检测方法所获得的检测结果是客观的和可以定量的，不会受个人判断的影响。还需要重点指出的是，分子检测方法的成本低，能够受到一个可定量的质量控制体系的制约。另外一个主要优点是，事实上，用于 RNA 和 DNA 提取及下游 PCR 分析的全自动系统已经在常规体外分子诊断领域开始使用了，基于这些现有技术，只要 CTC 分离的第一个关键步骤也是标准化的，这些检测方法就很容易实现自动化。

用于 CTC 检出和分子分型的分子检测方法，其主要劣势（表 4.1）是分析前的一些问题，这与样品运输和存储过程中的 CTC 稳定性有关，这个问题已经在 CellSearch 的示例中得到了解决。对于 CTC 分离和下游的分析，分子检测方法目前要求对血样进行立即处理，在需要将样品长途运输至有资质的中心进行分析时，这会是个麻烦。另外一个主要问题是，这种类型的分析需要特殊设计的实验室区域以避免 PCR 的污染，对于 RNA/DNA 提取、建立 PCR 反应和扩增都需要设立不同的区域，PCR 前和 PCR 后的试剂也都应该有不同的存储区域。还有一个主要的问题是这样的事实，即通过分子检测方法，人们只能获得样品之中目标转录本的总量信息，并不知道这些靶标是不是同时表达在一个细胞之中，还是来源于不同的细胞群体。通过采用 PCR 对 CTC 单细胞进行高维度的分析，Powell 等发现，即使在同一个体中，CTC 都存在高度的异质性，他们当时是直接在单个 CTC 上测量了高维度的基因表达，而不是像普通操作那样将这些细胞进行了混合[14]。

表 4.1 用于 CTC 检出和分子分型的分子检测方法的主要优缺点

优点	缺点
• 能够自动化 • 能够进行质量控制 • 能同时提供 RNA 和 DNA 水平的信息 • 高通量 • 高敏感性 • 生物信息学的检测设计 • 低成本 • 多个靶点 • 检测客观 • 能定量 • 只需要较少的样品体积 • 从活的 CTC 中可以分离 RNA	• 细胞数目的绝对定量是不可能的 • 分析前的问题，主要与样品运输和存储过程中的 CTC 稳定性有关 • CTC 分离和下游分析需要立即处理样品 • 需要设计特殊的实验室区域以避免 PCR 污染 • 实验人员应该接受特别的培训

由于 CTC 是高度异质性的（即使在同一例患者中也是如此），不同的 CTC 可能会以不同的水平来表达同一靶标，采用分子检测方法进行 CTC 数量的绝对定量是不可能的，除非是在单细胞水平上进行分析。

目前已经用于 CTC 检出和分子分型的分子检测方法的概述显示在图 4.1。

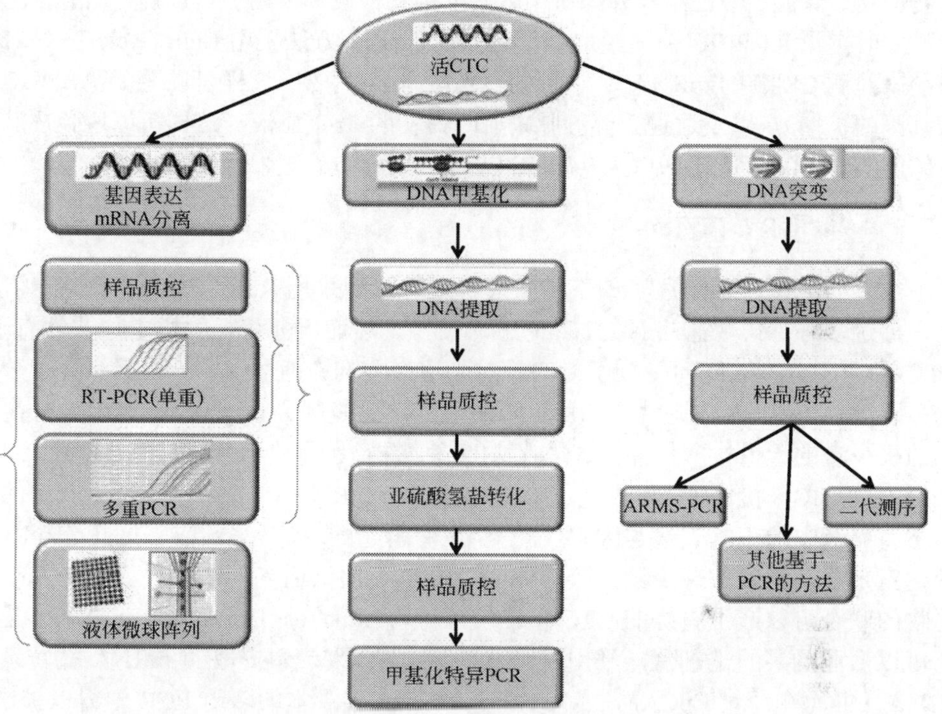

图 4.1　已经被开发和应用于 CTC 检出和分子分型的分子检测方法概述

4.2.1　RT-PCR

实时 PCR 技术的发展对于癌症诊断具有巨大的影响，因为它能够以自动化、快速、多方面及经济的方式为基因表达提供重要且定量的信息[23]。尤其是定量反转录 PCR（quantitative reverse transcription PCR，RT-qPCR）已经应用于癌症复发的风险评估，而且到目前为止，也在多种癌症中被广泛地应用于 CTC 检测。

RT-qPCR 是一种敏感且特异的均一性检测方法，可以在各种样品之中发现和测量微量的核酸。RT-qPCR 的主要优势是，其定量是基于 PCR 的指数增长期而不是采用 PCR 静止期末段的 PCR 产物的累积终点。而且，扩增和分析的步骤都是自动化的，在 PCR 之后也没有必要进行平板凝胶电泳和复杂的样品处理。另外，这些检测方法的分析性能可以通过一系列标准试验进行详细的验证。尽管

RT-qPCR潜在的敏感性和特异性足以在超过10^6的白细胞中检测到一个肿瘤细胞，但这需要采用适合的针对 CTC 的 mRNA 标志物。

细胞角蛋白 19（cytokeratin 19，CK-19）稳定且大量地表达于上皮肿瘤之中，但并不在间质型的血液细胞中表达，通过 RT-PCR 方法，它已经成功的作为一种标志物应用于骨髓、淋巴结及外周血中肿瘤细胞的检测。大约十年以前，研究报道了一种实时定量 RT-PCR 方法的研发和分析验证，这个方法采用 LightCycler™（罗氏）系统来检测 CK19 的 mRNA[24]。通过仔细选择引物序列（这样可以避免已知 CK-19 假基因的扩增），以及通过丢弃静脉采血时最初的 1ml 血液（这样可以避免皮肤上皮细胞的污染），可以避免 CK-19 mRNA 检测过程中的假阳性结果[25]。

4.2.2 多重 RT-PCR

很多研究团队都阐述了如下做法是有效的，即采用 RT-qPCR，在癌症患者血液中通过多种标志物来进行 CTC 的分型[26-28]。然而，可获得的样本量非常有限，CTC 的分子分型因此而受到了制约。对于这个方向，进行 CTC 检出和分子分型的多重 RT-qPCR 方法提供了一种独特的优势，这是因为，采用从 CTC 中分离得到的极少量的珍贵核酸样品，这些方法能够一次检测多个基因靶点[7, 26, 29]。对于采用 RT-PCR 来检测 CTC 的方法来说，有几个 mRNA 的标志物可能是有用的。为了将血液中的正常表达与因 CTC 的存在而引起的表达区分开来，这几个 mRNA 的定量是非常必要的。少数几个标志物能够单独提供适当的敏感性，但是几个标志物的联合可以产生更好的 CTC 检测敏感性。AdnaTest BreastCancer Detect 是一个可以商业购买的试剂盒，利用这个试剂盒，从 CTC 中提取的 mRNA 被转录为 cDNA，继而在针对 EpCAM、MUC-1 及 HER-2 转录本的多重 PCR 中得以扩增。Sieuwerts 等建立了一个稳定的方法，在采用 CellSearch 系统从全血中所富集的少量 CTC 上，利用实时 RT-PCR 进行了多个基因的 mRNA 表达分析。这个方法对于少至一个 CTC 都能进行分子分型，可以用于拓宽人们对转移生物学的认识，而且也有望改进患者的管理[30]。

4.2.3 液体微球阵列

一种偶联了多重 PCR 的液体微球阵列被设计用于检测 CTC 中多个基因的表达。这种方法的根据是，从免疫磁性富集的 CTC 中提取 mRNA 然后用多重 PCR 检测 CK-19、HER2、乳腺珠蛋白 A、MAGEA3、TWIST-1 和 PBGD。生物素化的扩增子与带有基因特异捕获探针的荧光微球杂交，然后与抗生蛋白链菌素-藻红蛋白一起孵育，然后采用 Luminex 流式细胞仪进行定量。采用这种方法，可以同时且可靠地检测 CTC 中 6 个基因的表达，这样可以节省宝贵的样品及减少分析的成本和时间。这种新的方法构成了一个多重途径的有效基础，可以研究 CTC 中超过

100 个基因的表达[31]。

4.2.4 甲基化特异的 PCR

最近，已经在 DNA 甲基化水平探索了甲基化特异的 PCR（methylation specific PCR，MSP）在 CTC 分子分型中的应用。目前已知的是，重要的肿瘤抑制基因和转移抑制基因的表观遗传沉默可以影响肿瘤细胞的标志性特征，包括生长和增殖、侵袭、上皮表型等，而且通过 MSP 在 CTC 中可以检测到干细胞样的 CST6、BRMS1 和 SOX17 等基因[32]。然而，在 EpCAM 阳性/CK-19 阴性患者的 CTC 群体中可以发现高度甲基化的基因启动子序列。这就提示，CTC 的多参数评价是至关重要的。在 CTC 中，乳腺癌转移抑制因子-1（breast cancer metastasis suppressor-1，BRMS1）是高度甲基化和表达下调的[33]。在原发的乳腺肿瘤中，在从证实为早期和转移性乳腺癌的患者所分离到的 CTC 中，以及相应的细胞游离（cell-free DNA，cfDNA）中，SOX17 的启动子也都被发现是高度甲基化的[34]。关于这些发现，值得注意的是，SOX17 启动子的甲基化在 CTC 及其配对的 cfDNA 中是高度相关的，这一点是首次被报道。这个发现说明，在可手术的乳腺癌患者手术切除原发肿瘤之后，CTC 和 cfDNA 的出现之间有直接的关联。

4.2.5 CTC 上的突变分析

在 CTC 上检测突变是非常困难和具有挑战性的，这是因为从患者之中只能分离到很少量的 CTC，而在多数情况下，携带突变的细胞只占癌症细胞群体的一小部分。目前为止，关于这一主题的研究数量还非常少，而且，即使在这些数量有限的研究之中，也只是在很少量的临床样本之中报道了相对低比率的 DNA 突变。在原发肿瘤和转移灶中所发现的已知驱动基因的突变，如 BRAF、KRAS、PIK3CA 或 EGFR，也可以在相应的 CTC 中检测到。分子检测方法在这个领域是非常强大的，这是因为它们的敏感性要明显优于传统的 Sanger 测序方法。

4.3 单细胞水平的 CTC 分析

二代测序（next-generation sequencing，NGS）技术是非常强大的，与可靠的 CTC 单细胞分离技术相结合，可以在 CTC 分子分型的领域提供一个全新的维度。采用可以分离 CTC 单细胞的 DEPArray 系统，Peeters 等证实，他们可以从单细胞及最多 10 个细胞的群体中获得可靠的基因表达谱[35]。最近，Heitzer 等采用 CGH 阵列和 NGS，在Ⅳ期结直肠肿瘤患者的 CTC 中进行了首个综合性的基因组谱分析。在原发肿瘤和转移灶中所发现的已知驱动基因的突变也可以在相应的 CTC 上检测到。经过进一步的深度测序，原来只呈现在 CTC 中的突变被发现以亚克隆的水平出现在同一例患者的原发肿瘤和转移灶中[36]。

4.4 采用分子方法检测CTC的临床意义

4.4.1 乳腺癌

最近有一篇关于已发表文献的荟萃分析，评价了在确诊为早期乳腺癌的患者中检测到CTC是否可以作为一个预后因子，根据这篇文献，早期乳腺癌患者如果发现CTC则提示其预后不良[37]。很多正在进行中的试验评价了以CTC为标志物进行疗效早期预测的效果，近期有文章对这些试验做了综述[11]（表4.2）。

表4.2 CTC检测：分子检测方法在各种癌症中的临床意义

癌症类型	分子标志物	分子检测方法	临床意义	参考文献
早期乳腺癌	CK-19	RT-qPCR	OS	[42]
	CK-19	RT-qPCR	DFS、OS	[27，38-40，43，46]
	CK-19、hMAM和CEA	RT-PCR	DFS	[47]
转移性乳腺癌	CK-19	RT-qPCR	DFS、OS	[41]
	CKl9和MGB l	RT-PCR	OS	[50]
	EpCAM、CKl9和hMAM	RT-PCR	DFS、OS	[51]
Dukes'B级和C级结直肠癌	CEA/CK/CDl33	RT-qPCR	DFS、OS	[54]
早期结直肠癌	CEA/CK/CDl33	RT-qPCR	DFS、OS	[55]
肝转移的结直肠癌	CD133、survivin	RT-qPCR	OS	[56]
早期前列腺癌	PSA、PSMA	RT-qPCR	DFS	[57]
可手术的非小细胞肺癌	EpCAM/MUC l	RT-PCR	OS、DFS	[58]
	CKl9、TTF-1	巢式实时RT-PCR	DFS	[60]
	LUNX	RT-qPCR	OS、DFS	[61]
晚期肺腺癌	Surviving、hTERT、CK-7、TTF-1	RT-qPCR	DFS	[59]
早期胰腺癌	CKl9、MUC l、EPCAM、CEACAM5和BIRC5	RT-qPCR	DFS	[63]
Ⅲ期黑色素瘤	MART-1、MAGE-A3和GalNAc-T	多标志物RT-qPCR	DFS	[65]
Ⅳ期黑色素瘤	MART-1、MAGE-A3和PAX3	RT-qPCR	DFS	[66]
	MART-1、GalNAc-T、PAX-3、MAGE-A3和Mitf	RT-qPCR	OS	[68]
转移性的眼色素层黑色素瘤	Tyr和Melan A/MART l	RT-qPCR	OS、DFS	[67]
卵巢癌	EpCAM、MUC-1和HER-2、CA125	AdnaTest BreastCancer（RT-PCR）	OS	[69]
	PPIC、EpCAM	RT-qPCR	OS、DFS	[70]

4.4.2 早期乳腺癌

通过使用 RT-PCR 方法检测 CK-19，笔者的团队已经在多年之前证实，在可手术的乳腺癌患者进行辅助治疗之前、之中及之后，在其外周血中检测到 CK-19 mRNA 阳性的细胞是一个独立的预后因素，与疾病复发风险的升高及更短的生存有关[27, 38-42]。相同的研究团队也曾在早期乳腺癌患者中检测到 CK-19 mRNA 阳性的 CTC。CTC 的表达分析也可能是治疗效果的提示因素。采用一个实时的 RT-PCR 方法发现，相比于不使用紫杉烷的药物，以紫杉烷为基础的化疗会导致 CK-19 mRNA 阳性 CTC 消失的频率更高，无疾病生存期（disease-free survival，DFS）更短，死亡率更低[39]。Ignatiadis 等报道，根据早期乳腺癌中雌激素受体和 HER2 的状态，CK-19 mRNA 阳性 CTC 的预后价值会有所不同[43]。通过采用一个多标志物的 RT-PCR 方法检测 CK-19、乳腺珠蛋白 A 和 HER2，有研究评价了 CTC 在早期乳腺癌中的预后价值[44]。

Benoy 与其同事在早期乳腺癌中比较了 DTC（disseminated tumor cells，散播的肿瘤细胞）和 CTC 的预后价值，得出的结论是，只有 DTC 的出现才会对总生存期有高度预测性[45]。对于可手术的乳腺癌患者，随访的前五年中一直检测到 CTC 会与患者后期疾病复发和死亡风险的升高有关，而且提示出现了化疗和激素治疗耐药的残留病灶[46]。

Chen 等采用一个包含 3 个标志物（CK-19、hMAM 和 CEA）的 RT-PCR 方法，在早期乳腺癌患者中研究了 CTC 检测的诊断、预测和预后价值。在早期乳腺癌患者血液中，3 个标志物阳性 CTC 的检出率为 54.0%，显著高于良性乳腺疾病患者和健康的供血者。经过 3 年的随访，3 个标志物阳性 CTC 的检出与局部复发和（或）远处转移有显著相关性。对于中位无复发间隔的缩短来说，在外周血中检测到 3 个标志物阳性的 CTC 是独立的风险因素。相比于单个标志物的方法，3 个标志物的 RT-PCR 方法提高了 CTC 检出的敏感性和特异性[47]。

在一项前瞻性的研究中，Chong 等采用了一个多标志物的实时定量 PCR 平台，在 56%（53/94）的可手术的乳腺癌患者外周血中检测到了 CTC。特异性为 95%。对接受了全身辅助化疗的 72 例患者进行了随访。根据这项研究的结果，全身辅助化疗对于 CTC 的状态有重要的影响，在经过 3 个周期的化疗之后就可以观察到这个效果。在可手术的乳腺癌患者中，CTC 的检测有望在治疗一结束就用于全身辅助化疗的疗效评价[48]。

Obermayer 等的目标是在女性癌症患者中寻找新的基因标志物进行基于 PCR 的 CTC 检测。为了实现这一目标，他们采用 AB TaqMan®的低密度阵列，针对 380 个基因靶点进行了 RT-qPCR 检测。接着，采用相同的 RT-qPCR 平台在 126 例早期乳腺癌、卵巢癌或子宫内膜癌患者的肿瘤组织及 26 名健康女性和 125 例患者（早期乳腺癌、卵巢癌、宫颈癌或子宫内膜癌，以及晚期乳腺癌）的外周血中分析了93个基因靶点。根据他们的结果，在81%的晚期患者及29%的早期乳腺癌患者的血液样本之中，有6个基因是过表达的。在这两类患者中，EpCAM基因表达的检出率分别是19%和5%，而hMAM基因的表达只能在晚期患者中（39%）检测到[49]。

4.4.3 转移性乳腺癌

Androulakis等采用实时PCR方法在298例转移性乳腺癌（metastatic breast cancer，MBC）患者开始一线治疗之前检测了CK-19 mRNA阳性CTC。相比于没有检测到CTC的患者，检测到CK-19 mRNA阳性CTC的患者其中位无进展生存期和总生存期显著缩短[41]。

在北方癌症中心转移性乳腺癌治疗组的4个试验中，患者的样品都是从社区点运送（4℃）到参照实验室的，Reinholz等分析了入组这些试验的患者在基线和治疗之后CTC的基因表达与疗效的相关性。根据这项研究的结果，当血液从治疗点收集并且在收集之后24～30小时进行处理时，由参照实验室进行CTC的基因表达分析是可行的。基线时CK-19 mRNA阳性CTC的出现与不良预后有关，而乳腺珠蛋白mRNA阳性CTC的减少可能有助于预测MBC患者的治疗效果[50]。

通过RT-PCR检测EpCAM、CK-19和乳腺珠蛋白（mammaglobin，hMAM），已有研究在98例MBC患者和60例对照中评价了CTC的预后价值。87.8%（86/98）的患者都检测到了3个标志物阳性的CTC，显著高于对照组的比率。相比于单个标志物的检测，3个组合标志物的检测展现出了更高的比率。而且，3个组合标志物连续测试的特异性是100%。3个基因的表达与淋巴结转移，高组织学分级，以及高水平的血清CA153和CEA显著相关。经过2年的随访，外周血中3个标志物阳性CTC的出现是无进展生存期（progression-free survival，PFS）和总生存期（overall survival，OS）减少的独立危险因素，在MBC患者之中，任何化疗之前出现CTC都会预示OS和PFS不佳[51]。

CTC的计数和分子分型可能也会有助于提高癌症药物临床研发的成功率。根据Bao等最近提供的结果，在一个不分患者来源的研究之中进行CTC计数是可行的，可能会有助于针对PFS和OS进行患者分层，以评价试验药物的临床反应。通过RT-qPCR对所分离的CTC进行基因表达谱分析可能会提供一种方法，从而对所选择的肿瘤靶点进行分子分型[52]。

4.4.4 结直肠癌

有项研究在60例结直肠癌患者开始全身治疗之前，评价了CTC分析的预后和预测价值，而且针对其中的33例患者，在其前3个月的治疗期间评价了CTC

分析的价值。在该研究中，采用抗体 BM7 和 VU1D9（分别靶向 mucin 1 和 EpCAM），通过免疫磁性富集来分离 CTC，随后采用实时 RT-PCR 分析肿瘤相关的基因 CK-19、MUC 1、EpCAM、CEACAM5 和 BIRC5。这项研究的结果提示，在现有的预后因素之外，CTC 分析有望成为一种补充工具，用于预测结直肠癌患者的转归[53]。

Shimada 等采用 RT-qPCR，在 Dukes'B 级和 Dukes'C 级结直肠癌患者的肿瘤所排出的血液中，研究了表达 CEA、CKl9、CK-20 和（或）CD133（CEA/CK/CD133）mRNA 的 CTC/CSC 的预后价值。他们的结果提示，通过实时 RT-PCR 方法检测肿瘤排出血液中的 CEA/CK/CD133 mRNA，可能会在 Dukes'B 级和 C 级结直肠癌患者中具有预后价值[54]。

最近发现了一个针对 CTC 的新标志物 PLS3，该标志物表达于转移性的结直肠癌细胞但并不在正常循环系统表达。PLS3 阳性的 CTC 与预后独立相关，而在 Dukes'B 级和 Dukes'C 级患者中尤为强烈[28]。Iinuma 等也得到了类似的结果，他们在 735 例结直肠癌患者中研究了抗原（CEA）、细胞角蛋白（CK）19、CK20 和（或）CD133（CEA/CK/CD133）的 mRNA 表达。CEA/CK/CD133 阳性的 Dukes'B 级和 Dukes'C 级结直肠癌患者，其总生存期（OS）和无疾病生存期（DFS）比上述标志物阴性的患者明显更差[55]。

Pilati 等测试了 CTC 的检出能否用于鉴别哪些结直肠癌患者在经过明显的根治性肝手术之后会有死于疾病复发的高风险。采用 RT-qPCR 来评价一个癌症相关基因组合的表达情况。通过这方面的研究，他们报道称，CD133 阳性的 CTC 可能是一个合适的预后标志物，可以对结直肠癌转移并经历肝切除的患者进行风险分层[56]。

4.4.5　前列腺癌

在前列腺癌中，CTC 分析也是一个有前景的生物标志物。在患者进行前列腺根治性切除（radical prostatectomy，RP）之前和之后，采用定量 TaqMan®荧光探针 RT-PCR 检测前列腺特异抗原（prostate-specific antigen，PSA）和前列腺特异膜抗原（prostate-specific membrane antigen，PSMA）的 mRNA，以此方法定量检测 CTC 被证实可以提高 Kattan 列线图的准确性，以预测患者 RP 之后无复发生存（recurrence-free survival，RFS）的可能性[57]。

4.4.6　肺癌

Zhu 等评价了 74 例非小细胞肺癌（non-small-cell lung cancer，NSCLC）患者是否会出现 EpCAM/MUC1 mRNA 阳性的 CTC，结果显示，术前和术后具有 EpCAM/MUC1 mRNA 阳性 CTC 的患者，其 DFS 和 OS 显著缩短[58]。有研究者在晚期肺腺癌患者中评价了生存素（survivin）、人端粒酶反转录酶（human telomerase reverse transcriptase，hTERT）、细胞角蛋白-7（CK-7）及甲状腺转录因子 1（thyroid transcription factor 1，TTF-1）mRNA 的表达水平。这 4 个标志物组合起来的敏感性是 82.3%，相比采用单个标志物进行检测有了显著的提升。survivin、hTERT、CK7 和 TTF-1 mRNA 的高水平表达与远处转移和疾病进展呈正相关性[59]。另外一项最近的研究提示，表达甲状腺转录因子-1（thyroid transcription factor-1，TTF-1）mRNA 的 CTC 可能是一个有用的替代预测指标，在出现明显的临床表现之前即可提示疾病进展，而且，在手术切除 NSCLC 的病例中，术后检测 TTF-1（+）CTC 的状态可能有助于发现高风险的患者[60]。

LUNX mRNA 的表达非常严格的局限于正常肺组织和 NSCLC 组织。最近的一项研究分析了在不同时间点上的外周血中检测出 LUNX mRNA 阳性的 CTC 是否能够预测正在接受手术的 NSCLC 患者的疾病复发、DFS 和 OS。结果显示，Ⅰ～ⅢA 期的 NSCLC 患者在术后和辅助化疗结束后，检测出 LUNX mRNA 阳性的 CTC 对于 DFS 和 OS 都有高度预测性[61]。一个包含了标志物基因组合（CK-7、CK-19、人表皮糖蛋白和纤维连接蛋白 1）的多标志物定量实时 PCR 技术被用于晚期 NSCLC 中的 CTC 检测探索。ROC 曲线分析显示该方法具有区分晚期 NSCLC 患者和健康对照的能力[62]。

4.4.7 胰腺癌

一个多标志物的 RT-PCR 方法被用于评价胰腺癌患者 CTC 中 CK-19、MUC1、EpCAM、CEACAM5 和 BIRC5 的表达。CTC 的检出率为 47.1%，相比于 CTC 阴性的患者，至少有一个肿瘤相关转录本检出的患者，其中位无进展生存期更短[63]。针对胰腺导管腺癌（pancreatic ductal adenocarcinoma，PDAC）接受胰腺切除术的患者，Sergeant 等在其外周血中和腹腔中前瞻性地研究了一个检测 EpCAM 的实时 RT-PCR 方法的价值。尽管在术后的血液和腹腔灌洗液中 EpCAM 的数量有明显的增加，但是这并不与 PDAC 患者胰腺切除术后的不良预后有关[64]。

4.4.8 黑色素瘤

Hoshimoto 等最近报道，针对一个Ⅲ期国际多中心临床试验中诊断为黑色素瘤伴随前哨淋巴结（sentinel lymph node，SLN）转移的患者，他们采用一个多标志物的 RT-qPCR 方法进行了 CTC 的检测。血液评价采用的是一个经过验证的黑色素瘤相关蛋白的多标志物 RT-qPCR 方法（MART-1、MAGE-A3 和 GalNAc-T）。他们得到的结论是，对于 SLN 转移的患者，CTC 生物标志物的状态是无复发生存、无远处转移生存及 CLND 之后 MSS 的预后因素。因此，这个多标志物的 RT-qPCR 分析可能有助于鉴别哪些患者能够从激进的辅助治疗之中获益，或者有助于对患者进行分层以进行辅助临床试验[65]。为了在一个前瞻性的国际Ⅲ期临床试验中验证 CTC 在Ⅳ期手术切除后的黑色素瘤患者中的预后价值，同一个研究团队采用 RT-qPCR 的方法研究了 MART-1、MAGE-A3 和 PAX3 mRNA 生物标志物的表达。他们报道，54%的患者可以检测到 CTC 生物标志物（≥1），这种检出在手术切除的Ⅳ期黑色素瘤患者中与无疾病生存期和总体生存期都显著相关[66]。

在转移性眼色素层黑色素瘤患者中，有研究通过使用 RT-qPCR 检测酪氨酸酶和 Melan A/MART 1，评价了 CTC 的出现是否可以作为一个全身疾病的标志物并且分析了他们的预后相关性。该研究发现，在大多数转移性眼色素层黑色素瘤患者中（包括仅限于肝部有可见病灶的患者），CTC 都可作为全身疾病的证据；而且，通过 PCR 检测到 CTC 特异的 mRNA 转录本（酪氨酸酶和 Melan A/MART 1）是无进展生存期和总生存期的不良预后因子[67]。

采用多标志物的 RT-qPCR 方法检测 5 个与黑色素瘤相关的 CTC 生物标志物（MART-1、GalNAc-T、PAX-3、MAGE-A3 和 Mitf），通过这种方法连续监测 CTC 被证实在Ⅳ期黑色素瘤患者中能够有效预测疗效和疾病转归[68]。

4.4.9　卵巢癌

采用基于免疫磁性富集的 AdnaTest BreastCancer 方法，先是靶向上皮类妇科癌症的共同抗原，然后采用多重 RT-PCR 检测 EpCAM、MUC-1 和 HER-2 的转录本及通过另外一个单重 RT-PCR 评价 CA125，Aktas 等在 122 例卵巢癌患者初诊时和（或）基于铂类的化疗之后的血样中进行了 CTC 检测。根据他们的结果，CTC 阳性与手术前和化疗后的 OS 缩短有显著相关性。这种方法可能会有助于鉴别能够用于特定生物学治疗的分子靶点[69]。

在上皮卵巢癌患者中，最近的一项研究发现了一些 CTC 的新标志物并且评价了它们在疾病转归中的作用。在健康女性和 216 例上皮卵巢癌患者初始治疗前和辅助化疗后 6 个月的血液样本中，通过 RT-qPCR 分析了亲环素 C 基因（PPIC）和 EpCAM 的表达。与铂类敏感的患者相比，铂类耐药的患者在随访过程中明显更经常能检测到 PPIC 阳性 CTC，这可以独立于经典的预后指标之外，提示患者预后不良[70]。

4.5　采用分子方法的 CTC 分子分型

4.5.1　乳腺癌

4.5.1.1　上皮-间质转换

上皮-间质转换（epithelial-mesenchymal transition，EMT）是转移级联过程中

的一个重要步骤[71]。然而，目前只有极少数的数据可以直接证实在 CTC 中有 EMT 现象的存在[72]。一项近期的研究，采用商业购买的基于多重 RT-PCR 的 ADNAtest 方法在早期乳腺癌患者的 CTC 上评价了 EMT 标志物和 ALDH1 的表达。这项研究显示，有一组早期乳腺癌患者展现出了 EMT 和干细胞的特征，而现有的检测 CTC 的方法并不能有效地鉴定一个经历了 EMT 的 CTC 亚群[73]。

4.5.1.2 HER-2

根据原发肿瘤的 HER-2 状态可以开出抗 HER-2 治疗的处方。然而，越来越多的证据显示，随着时间的推移，乳腺癌患者的 HER-2 状态是不断发生变化的，在疾病复发和转移阶段更是如此[20, 22, 29, 74-76]。在这种情况下，通过 CTC 的分子分型来重新评估 HER-2 的状态就成为一个具有临床应用潜力的策略。通过 CTC 的HER-2状态分型及其与原发肿瘤的比较，可以选择一个最佳的个体化治疗方案。在一个近期的随机研究中，在辅助化疗之前和之后检测到 CK-19 mRNA 阳性 CTC 的 HER-2 阴性早期乳腺癌患者随机接受了曲妥珠单抗治疗或只是观察，对相应的效果进行了评价。根据这项研究，服用曲妥珠单抗可以消除化疗耐药的 CK-19 阳性 CTC，减少疾病复发的风险并且延长 DFS[10]。

4.5.1.3 雌激素受体和孕激素受体表达

在疾病的发展进程之中，预测性标志物的表达，包括雌激素受体（estrogen receptor，ER）和孕激素受体（progesterone receptor，PR）表达是会发生改变的。因此，在疾病进展的时候重新评估这些标志物可能会有助于优化治疗决策。用于重复分析的转移性组织可能很难获得。在这种情况之下，CTC 的分型就会有其价值。Fehm 等首次在超过 400 例早期乳腺癌患者中证实，CTC 和原发肿瘤在 ER/PR/HER-2 阳性方面的表达谱是不一样的。CTC 和原发肿瘤之间，ER、PR 和 HER-2 状态的一致率分别是 29%、25%和 53%[29]。基于这些结果，Aktas 等通过 CTC 重新评估了 ER/PR 的表达，然后将 CTC 的激素受体状态表达谱与原发肿瘤进行了对比。在这项研究中，所有样品都是在抽血之后的 4 小时内采用 AdnaTest BreastCancerSelect（AdnaGen AG，德国）方法进行了免疫磁性富集，之后进行 RNA 提取，进而采用 AdnaTest BreastCancerDetect，通过反转录和多重 PCR 在分离的肿瘤细胞中进行基因表达分析。采用 3 个乳腺癌相关的标志物（EpCAM、Muc-1、HER-2）对 CTC 进行分析，以 actin 作为 PCR 的内部质控。根据他们的结果，多数 CTC 都是 ER/PR 阴性的，尽管这是在一例 ER/PR 阳性的原发肿瘤之中[77]。

4.5.1.4 突变

在 HER-2 靶向治疗耐药方面，CTC 上的 PIK3CA 突变分析具有潜在的临床相关性。近期，通过采用 SNaPshot 方法与 PCR 扩增和单核苷酸引物延伸相比较，15.9%的转移性乳腺癌患者被发现携带 12 个 PIK3CA 热点突变，9 号外显子的 E545K 突变（6/12，50%）或者 20 号外显子的 H1047R 突变（6/12，50%）[78]。

4.5.2　结直肠癌

4.5.2.1　EMT

Yokobori 等近期发现，对于转移的结直肠癌（CRC）细胞来说，Plastin-3（PLS3）是一个新的 CTC 标志物，具有重要的预后价值。他们发现，PLS3 表达于转移的 CRC 细胞，但并不表达于正常的循环系统。他们报道，在具有远处转移的 CRC 患者的外周血中，PLS3 表达于 EMT 诱导的 CTC 上。多变量分析显示，PLS3 阳性 CTC 在训练组和验证组的 CRC 患者中都与预后独立相关。而且，在 Dukes'B 级和 Dukes'C 级患者中，PLS3 阳性 CTC 与预后的关联尤其强烈[28]。在临床的 CRC 病例中，肿瘤引流静脉血（tumor drainage venous blood，TDB）及外周血中 CTC 上 PLS3 的高表达已被确认为 OS 的独立预后因素，而作为 PLS3 基因的基因座，Xq23 拷贝数的增加与 PLS3 的过表达显著相关。PLS3 通过转化生长因子（transforming growth factor，TGF）-β信号通路来诱导 EMT，从而导致 CRC 细胞获得侵袭能力[79]。

4.5.2.2　突变

目前已知的是，带有 KRAS 和 BRAF 突变的结直肠癌患者对于抗 EGFR 治疗无反应。在转移性结直肠癌患者中，采用 DEPArray 分离到单个的 CTC 之后，检测到了 KRAS 的突变，而且在 50%的配对病例中，CTC 和原发肿瘤的突变存在一致性[80]。当 Heitzer 等在检查 6 例患者分离所得 CTC 的 APC、KRAS 及 PIK3CA 突变状态时，他们发现，多数最初只发现于 CTC 的突变，也会以亚克隆的水平出现于同一患者的原发肿瘤和转移灶中[36]。Mostert 等采用低变性温度-PCR（Transgenomic™）、实时 PCR（EntroGen™）及巢式等位基因特异阻滞（allele-specific blocker，ASB）PCR 检测到了 CTC 中的 KRAS 和 BRAF 突变[16]。

4.5.3　前列腺癌

在前列腺癌患者的 CTC 中可以对分子决定因子进行鉴定和分型，可以将其作为潜在的预测性标志物，判断肿瘤对某种治疗方式是否敏感[81]。

4.5.3.1　TMPRSS2-ERG-状态

醋酸阿比特龙（abiraterone acetate，AA）是一种雄激素生物合成抑制剂，在已经接受化疗的去势抵抗前列腺癌（castration-resistant prostate cancer，CRPC）患者中显示出了延长生存期的作用。AA 治疗会导致某些患者前列腺特异抗原（prostate-specific antigen，PSA）的明显降低，而在其他患者中则不会降低，提示在肿瘤之中存在敏感性的分子决定因子。Danila 等在患者接受 AA 治疗之前收集 EDTA 抗凝血，从中富集 CTC，采用一种敏感的，经过分析验证的反转录 PCR 方法，在 CTC 之中研究了一种雄激素依赖的生长因子——跨膜蛋白酶，丝氨酸 2（transmembrane protease，serine 2，TMPRSS2）与成红细胞增多症病毒 E26 同源癌基因（ERG）的融合，以此作为 AA 敏感性的生物标志物。根据他们的结果，TMPRSS2-ERG 的状态并不能预测 PSA 的降低或其他的临床结果。这个结果证实了 CTC 作为组织替代物的功能，它们可以在常规实践中获得[82]。在与 TMPRSS2 融合之后，激素驱动的 EGR 癌基因表达会发生于 30%～70%未经治疗的前列腺癌患者。这种相关性在 CRPC 患者中仍存在争议，这是因为 ERG 并不表达于某些 TMPRSS2-ERG 非雄激素依赖的异种移植模型之中。Attard 等也采用定量 RT-PCR 证实，ERG 的表达在 CRPC 中是稳定的，他们得出的结论是，在未经治疗的肿瘤，CRPC，还有 CTC 中的 ERG 重排与接受 AA 治疗的 CRPC 患者的 PSA 降低数量之间存在显著的相关性[83]。

4.5.3.2 突变

雄激素受体（androgen receptor，AR）的编码突变是 CRPC 发生的内在可能机制。采用 AR 基因的 PCR 扩增，Transgenomic's WAVE 变性高效液相色谱技术，随后进行直接测序，Jiang 等用这样的方法在 CRPC 患者中检测了 AR 基因的突变。扩增产物中突变的相对丰度区间是 5%～50%[84]。

4.5.4 肺癌

4.5.4.1 突变

Haber 的团队第一个证实，与 CTC 上没有 EGFR 已知耐药突变的肺癌患者相比，CTC 上携带这些突变的患者会有更快的疾病进展[85]。在晚期肺癌中，采用激光细胞显微切割分离单个 CTC 进而通过 DNA 的全基因组扩增和最终的 PCR 测序，在外周血中所富集到的单个肿瘤细胞上测到了 EGFR 的突变[86]。在晚期非小细胞肺癌（non-small-cell lung cancer，NSCLC）中，进行了一项突变分析，其中包含 6 个基因的突变组合（EGFR、KRAS、BRAF、NRAS、AKT1 和 PIK3CA），在 38 例患者样品的 CTC 来源的 DNA 中，只测到了一个 EGFR 突变（19 外显子缺失）[87]。

4.5.5　黑色素瘤

4.5.5.1　突变

在黑色素瘤中，Hoon 医生的团队在经过免疫磁性富集之后采用一种肽核酸阻断 PCR 方法进行了 BRAF 突变的分析。81%（17/21）的Ⅳ期黑色素瘤患者检测到了 BRAF 突变[88]。当黑色素瘤患者中所分离的单个 CTC 进行 BRAF 和 KIT 突变分析时，CTC 中的 BRAF 序列和 KIT 序列与同一患者黑色素肿瘤中的序列并不一致，显示了克隆的异质性[89]。

采用分子检测方法进行 CTC 分子分型的选择信息详见图 4.2（彩图 2）。

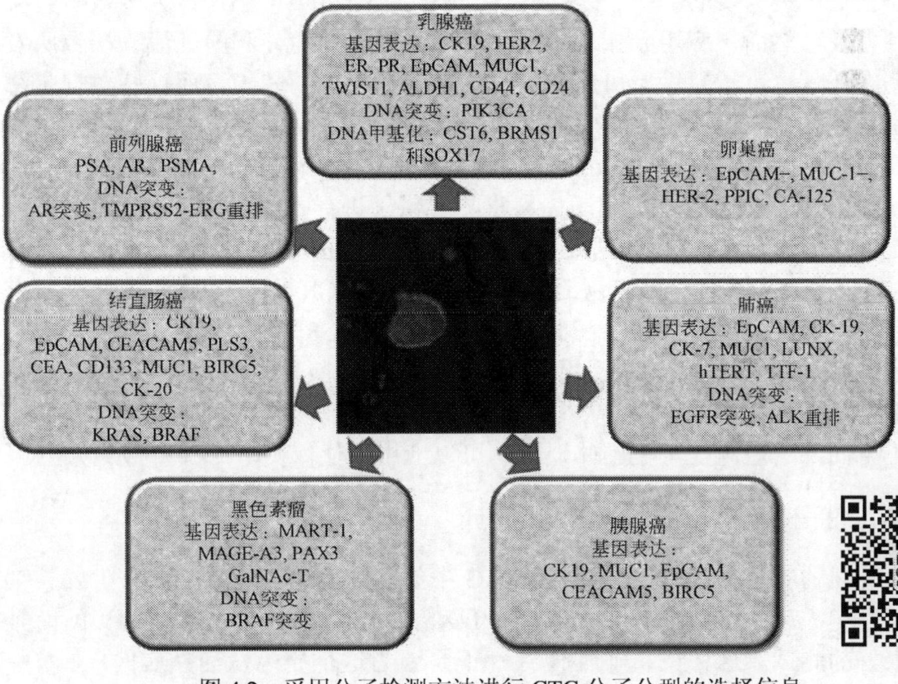

图 4.2　采用分子检测方法进行 CTC 分子分型的选择信息

4.6　用于分析 CTC 的分子方法的质控问题

采用相同的样品和质控对 CTC 计数和分子分型的各种分析方法进行对比研究，这是非常重要的问题，因为在检测方法用于临床实践之前，其标准化是至关重要的。正在研发中的技术需要遵循监管和广泛临床认可的路径，而对于将 CTC

整合进前瞻性的临床试验以测试其临床用途来说，CTC 检测和分子分型方法的标准化非常重要[19]。

涉及 CTC 检测标准化的关键问题包括：①分析前阶段的标准化，如样品本身（如样品体积，上皮标志物如 CK-19 将在后期用于 CTC 检测时，要避免上皮来源的上皮细胞被共采样），样品运输（CTC 在不同环境下的稳定性）和存储环境（采用防腐剂或抗凝药）；②通过在外周血中掺加质控来实现 CTC 分离的标准化；③检测系统的标准化；④同一样品的实验室内和实验室间对比研究。制订 CTC 计数和分型的国际标准也是非常重要的，对于依赖检测者的影像检测系统来说尤其如此[15, 19]。

关于分子检测方法，在将其应用于珍贵的 CTC 样本之前，分析验证是非常关键的步骤也是至关重要的。在过去几年，qPCR 和 RT-qPCR 已在绝大多数研究实验室得到普及，然而，应用到相关项目之中的内部实验设计和验证流程导致所发表的数据在质量、可重复性及可解释性方面都存在很大的差异，而这些数据是每个实验室如何设计他们 RT-qPCR 实验的直接结果[90]。“用于发表定量实时 PCR 实验的最少信息（minimum information for the publication of quantitative real-time PCR experiments，MIQE）”的出版为科学界提供了进行 qPCR 实验的一致工作流程和关键考虑因素[91]。关于数据质量，Taylor 等最近强调了在 MIQE 指南还没有被应用时的一些严重阴性分歧，包括了一个关于 RT-qPCR 优劣实践的总结[90]。有两项调查涉及 1700 多份出版物，相关作者均使用了 qPCR，结果显示，其中缺乏关键技术信息的清晰全面报道。在引用了 MIQE 指南的出版物中，报道的标准得到了显著的提升，然而这样的出版物在数量上还远远不及那些未做引用的出版物[92]。

以下方面都是通用的，更具体地说，可以应用于任何类型的分子检测方法。

4.6.1 实时 PCR 中检测系统的选择

在设计新的实时 PCR 方法来研究 CTC 中的基因表达情况时，一个主要关键的问题就是尽力避免以 SYBR green 来作为荧光染料，除非它们是商业购买的而且经过了很好的测试。这种染料非常便宜，正是因为这个原因从而在实时 PCR 中得到了广泛的应用。然而，SYBR green 并不是 DNA 序列特异的，只要一有双链 DNA 的存在，它通常就会给出阳性荧光信号。正是因为如此，在使用这种报告染料时，非特异的 PCR 产物，或者引物二聚体也会被检测到从而造成假阳性信号。检查这一点的唯一途径是在 PCR 的最后一步加入一个熔解步骤，以验证通过生物信息学预先评估的 PCR 产物熔解温度正是所期望的那一个。水解（taqman）和杂交探针都是序列特异的，应该作为首选，即使他们相比于 SYBR green 来说要贵得多[91]。

4.6.2　分析的特异性

所使用的由生物信息学设计的引物（尤其是多重 PCR）和探针，它们的分析特异性应该在每一个基因靶点存在与否的时候都进行评估。首先，应该在只有一个单个基因靶点作为模板的时候来评估分析的特异性；其次，也应该在每一个单个基因靶点不存在的时候评估分析的特异性。在这两种情况下，检测方法应该能够特异的区分每一个基因靶点的表达。

4.6.3　检测极限

低检测极限对于 CTC 分析来说是至关重要的。出于这个原因，在开始检测患者样品之前，应该通过在已知容量的外周血中加入已知数目细胞的掺入试验来评估所研发的分子检测方法的检测极限。如果目标基因也表达于健康捐赠者，应该设立一个阈值，通常是相比健康对照平均表达水平偏离 3 倍的标准误差。

4.6.4　精确度

在整个分析流程之后，还应该通过分析同一批次同一样品的 3 个平行测定来评估批次内检测的差异（批次内精度）。应该通过分析同一 cDNA 样品来评估批次间检测的差异（批次间精度），即均分冻存于−20℃，经过 1 个月之后，分不同的 5 天进行 5 次独立的检测。

4.6.5　样品完整性的质控

在每一个分子检测方法中，都应该检查样品材料的质量，这将可以避免假阴性结果。出于这一原因，应该要检查从一个 CTC 样品中所分离的总 RNA 的质量，以确保只有非降解的和非片段化的 RNA 才能够被使用。按照 MIQE 指南，这些 PCR 之前的评估都应该清楚的记录在学术出版物中以增加实验的透明度。采用合适的管家基因和一个适当的标准化方法可以在某种程度上减少总 RNA 的完整性所造成的不利影响[93]。

4.6.6　对于相同样品的实验室内和实验室间对比研究

目前为止，在 CTC 分析中，很少有针对同一样品的实验室内和实验室间对比研究。在一个最近的研究中，Strati 等在排除了所有误差之后，比较了用于 CTC 检出和分子分型的三种分子生物学方法，这些误差包括分析前的变量，如样品分离、样品体积、物流、存储条件等，以及重要的分析变量，如 CTC 的分离方法，RNA 提取和 cDNA 准备的步骤。通过这种方法，采用不同分子转录本进行 CTC 检测的效果得到了相应的评价。当采用相同的一套引物和探针检测同一份 cDNA

中的相同靶点时，单重和多重 RT-qPCR 之间有很好的一致性。当采用不同的引物，靶向同一基因序列（HER-2）的不同区域，以及用不同的检测体系来检测同一份 cDNA 中的相同靶点时，其结果并无统计学上的相关性。当基于完全不同的转录本来评估阳性 CTC 的存在时，CTC 数目较少时就会有不一致的结果，如在早期乳腺癌中。相反，当 CTC 的数目比较高的时候，如在确认为转移的患者中，这些方法都给出了可比较的结果，尽管它们靶向的是不同的转录本。对于采用不同的分子方法的 CTC 检测，这些数据提示了 CTC 异质性的重要性[18]。

有一项研究对比了 CellSearch 系统和一个反转录转录退让反应（transcription-reverse transcription conceded reaction，TRC）方法（一种基于 PCR 的技术），采用了一个结肠癌的细胞系和 42 例晚期或转移性结直肠癌患者的全血样品，该研究显示，TRC 方法的敏感性和 OS 结论与 CellSearch 系统的相关结果是类似的[94]。

近期，采用多标志物的 RT-PCR 方法，标准化的 CellSearch 方法及基于 dHPLC 的基因突变分析方法来分析同一份血样的不同等份中的 CTC，以此方式对三种方法检测结直肠癌患者血液 CTC 的能力进行了对比。在检测的人群中，没有一份所分析的血样是三种方法均为阳性。CellSearch 方法检测 CTC 阳性的血样并不与 dHPLC 检测阳性的血样重叠。然而，这些样品在用 RT-PCR 评估时却都是阳性的。相反，RT-PCR 分析为阴性的样品，在其他两种方法中均未显示阳性。因此，这些数据提示，在所测试的三种方法中，多标志物的 RT-PCR 方法提供了 CTC 检出的最大可能性[95]。

有一项研究对比的是 CellSearch 系统和商业购买的分子检测方法（AdnaTest BreastCancer Select/Detect），评价了这两种方法在检测转移性乳腺癌患者外周血 CTC 能力方面的差异程度。根据所报道的结果，在检出两个或更多 CTC 方面，AdnaTest 与 CellSearch 系统有相等的敏感性。尽管这两种方法有一致结果，但是 AdnaTest 可以提高总体的 CTC 检出率及允许评价 CTC 中的基因组标志物，从而以此作为 CellSearch 系统的补充[96]。另外一项研究被设计对三种技术进行直接比较，采用 CellSearch 系统，AdnaTest Breast Cancer Select/Detect 及之前研发的检测 CK-19 和乳腺珠蛋白的实时 qRT-PCR 方法来检测 76 例转移性乳腺癌患者和 20 例健康对照血样中的 CTC。根据这项研究中所报道的结果可以发现，采用三种不同的技术，乳腺癌患者血液中的 CTC 检出率存在实质性的差别。在联合检测 CK-19 和乳腺珠蛋白的 RT-qPCR 方法中，可以观测到更高频率的阳性样本[17]。

数量非常有限的几项研究比较了不同方法所检测的 CTC 结果的临床相关性。DETECT 试验是被设计用来在转移性乳腺癌中比较两种商业购买的 CTC 检测方法的预后价值，该试验的结果显示，CTC 检测的预后相关性与检测方法有关[97]。

4.7　结论

CTC 分析非常具有挑战性，要求也很高，这是因为 CTC 不仅非常稀少，而且还具有高度的异质性，即使是在同一例患者之中也是如此。分析上和技术上的一个额外挑战是，事实上可获得的用于分析的 CTC 样本量非常有限，而在 CTC 上值得评估的兴趣靶点的数量却在不断增加。分子检测方法，尤其是多重 RT-PCR，为 CTC 的检测和分子分型提供了一个独特的优势。对 CTC 进行检测和分子分型的分子检测方法，其主要的优势在于其超高的敏感性及如下事实，即可以通过生物信息学预先设计，可以定量，通量高，容易操作，而且它们通常只需要很小的样本量即可进行分析。在将其应用于珍贵的 CTC 样本之前，分子检测方法的分析验证是非常重要的。分子检测方法的成本低，可以受可定量的质量控制系统的制约。目前为止，它们在多种癌症的临床应用已经显示它们可以提供临床相关的信息。而且，还有可能用于鉴定 CTC 上与治疗相关的特异分子靶点，如 CTC 上的基因表达、染色体易位或基因突变。这些信息可能会非常重要，尤其是在疾病的早期阶段用于选择合适的治疗及解释既定治疗耐药的原因。

参考文献

[1] Plaks V，Koopman CD，Werb Z（2013）Cancer. Circulating tumor cells. Science 341（6151）：1186-1188

[2] Pantel K，Alix-Panabieres C，Riethdorf S（2009）Cancer micrometastases. Nat Rev Clin Oncol 6：339-351

[3] Cristofanilli M，Budd GT，Ellis MJ et al（2004）Circulating tumor cells，disease progression，and survival in metastatic breast cancer. N Engl J Med 351：781-791

[4] Lianidou ES，Mavroudis D，Georgoulias V（2013）Clinical challenges in the molecular characterization of circulating tumour cells in breast cancer. Br J Cancer 108：2426-2432

[5] Zhang L，Riethdorf S，Wu G et al（2012）Meta-analysis of the prognostic value of circulating tumor cells in breast cancer. Clin Cancer Res 18：5701-5710

[6] Lianidou ES，Markou A，Strati A（2012）Molecular characterization of circulating tumor cells in breast cancer challenges and promises for individualized cancer treatment. Cancer Metastasis Rev 31：663-671

[7] Sieuwerts AM，Jeffrey SS（2012）Multiplex molecular analysis of CTCs. Recent Results Cancer Res 195：125-140

[8] Korkaya H，Wicha MS（2013）HER2 and breast cancer stem cells more than meets the eye. Cancer Res 73：3489-3493

[9] Becker TM，Caixeiro NJ，Lim SH et al（2014）New frontiers in circulating tumor cell analysis—a reference guide for biomolecular profiling towards translational clinical use. Int J Cancer 134（11）：2523-2533

[10] Georgoulias V，Bozionelou V，Agelaki S et al（2012）Trastuzumab decreases the incidence of

clinical relapses in patients with early breast cancer presenting chemotherapy-resistant CK-19mRNA-positive circulating tumor cells results of a randomized phase II study. Ann Oncol 23：1744-1750
[11] Bidard FC，Fehm T，Ignatiadis M et al（2012）Clinical application of circulating tumor cells in breast cancer overview of the current interventional trials. Cancer Metastasis Rev 32：179-188
[12] Pantel K，Alix-Panabieres C（2012）Detection methods of circulating tumor cells. J Thorac Dis 4：446-447
[13] Alix-Panabières C，Pantel K（2013）Circulating tumor cells liquid biopsy of cancer. Clin Chem 59：110-118
[14] Powell AA，Talasaz AH，Zhang H et al（2012）Single cell profiling of circulating tumor cells transcriptional heterogeneity and diversity from breast cancer cell lines. PLoS One 7：e33788
[15] Lianidou ES，Markou A（2011）Circulating tumor cells in breast cancer detection systems，molecular characterization，and future challenges. Clin Chem 57：1242-1255
[16] Mostert B，Jiang Y，Sieuwerts AM et al（2013）KRAS and BRAF mutation status in circulating colorectal tumor cells and their correlation with primary and metastatic tumor tissue. Int J Cancer 133：130-141
[17] Van der Auwera I，Peeters D，Benoy IH et al（2010）Circulating tumour cell detection a direct comparison between the CellSearch System，the AdnaTest and CK-19/mammaglobin RT-PCR in patients with metastatic breast cancer. Br J Cancer 102：276-284
[18] Strati A，Kasimir-Bauer S，Markou A et al（2013）Comparison of three molecular assays for the detection and molecular characterization of circulating tumor cells in breast cancer. Breast Cancer Res 15：R20
[19] Parkinson DR，Dracopoli N，Petty BG et al（2012）Considerations in the development of circulating tumor cell technology for clinical use. J Transl Med 10：138
[20] Sieuwerts AM，Mostert B，Bolt-de Vries J et al（2011）mRNA and microRNA expression profiles in circulating tumor cells and primary tumors of metastatic breast cancer patients. Clin Cancer Res 17：3600-3618
[21] Andergassen U，Kölbl AC，Hutter S et al（2013）Detection of circulating tumour cells from blood of breast cancer patients via RT-qPCR. Cancers 5：1212-1220
[22] Ignatiadis M，Rothé F，Chaboteaux C et al（2011）HER2-positive circulating tumor cells in breast cancer. PLoS One 6：e15624
[23] Bernard P，Wittwer CT（2002）Real time PCR technology for cancer diagnostics. Clin Chem 48：1178-1185
[24] Stathopoulou A，Gizi A，Perraki M et al（2003）Real-time quantification of CK-19 mRNA-positive cells in peripheral blood of breast cancer patients using the lightcycler system. Clin Cancer Res 9：5145-5151
[25] Stathopoulou A，Ntoulia M，Perraki M et al（2006）A highly specific real-time RT-PCR method for the quantitative determination of CK-19 mRNA positive cells in peripheral blood of patients with operable breast cancer. Int J Cancer 119：1654-1659
[26] Strati A，Markou A，Parisi C et al（2011）Gene expression profile of circulating tumor cells in breast cancer by RT-qPCR. BMC Cancer 11：422
[27] Xenidis N，Ignatiadis M，Apostolaki S et al（2009）Cytokeratin-19 mRNA-positive circulating tumor cells after adjuvant chemotherapy in patients with early breast cancer. J Clin Oncol 27：2177-2184

[28] Yokobori T，Iinuma H，Shimamura T et al（2013）Plastin3 is a novel marker for circulating tumor cells undergoing the epithelial-mesenchymal transition and is associated with colorectal cancer prognosis. Cancer Res 73：2059-2069
[29] Fehm T，Hoffmann O，Aktas B et al（2009）Detection and characterization of circulating tumor cells in blood of primary breast cancer patients by RT-PCR and comparison to status of bone marrow disseminated cells. Breast Cancer Res 11：R59
[30] Sieuwerts AM，Kraan J，Bolt-de Vries J et al（2009）Molecular characterization of circulating tumor cells in large quantities of contaminating leukocytes by a multiplex real-time PCR. Breast Cancer Res Treat 118：455-468
[31] Markou A，Strati A，Malamos N et al（2011）Molecular characterization of circulating tumor cells in breast cancer by a liquid bead array hybridization assay. Clin Chem 57：421-430
[32] Chimonidou M，Strati A，Tzitzira A et al（2011）DNA methylation of tumor suppressor and metastasis suppressor genes in circulating tumor cells. Clin Chem 57：1169-1177
[33] Chimonidou M，Kallergi G，Georgoulias V et al（2013）Breast cancer metastasis suppressor-1 promoter methylation in primary breast tumors and corresponding circulating tumor cells. Mol Cancer Res 11（10）：1248-1257
[34] Chimonidou M，Strati A，Malamos N et al（2013）SOX17 promoter methylation in circulating tumor cells and matched cell-free DNA isolated from plasma of patients with breast cancer. Clin Chem 59：270-279
[35] Peeters DJ，De Laere B，Van den Eynden GG et al（2013）Semiautomated isolation and molecular characterisation of single or highly purified tumour cells from Cell Search enriched blood samples using dielectrophoretic cell sorting. Br J Cancer 108：1358-1367
[36] Heitzer E，Auer M，Gasch C et al（2013）Complex tumor genomes inferred from single circulating tumor cells by array-CGH and next-generation sequencing. Cancer Res 73：2965-2975
[37] Zhao S，Liu Y，Zhang Q et al（2011）The prognostic role of circulating tumor cells（CTCs）detected by RT-PCR in breast cancer a meta-analysis of published literature. Breast Cancer Res Treat 130：809-816
[38] Xenidis N，Markos V，Apostolaki S et al（2007）Clinical relevance of circulating CK-19 mRNA-positive cells detected during the adjuvant tamoxifen treatment in patients with early breast cancer. Ann Oncol 18：1623-1631
[39] Xenidis N，Perraki M，Apostolaki S et al（2013）Differential effect of adjuvant taxane-based and taxane-free chemotherapy regimens on the CK-19 mRNA-positive circulating tumour cells in patients with early breast cancer. Br J Cancer 108：549-556
[40] Xenidis N，Perraki M，Kafousi M et al（2006）Predictive and prognostic value of peripheral blood cytokeratin-19 mRNA-positive cells detected by real-time polymerase chain reaction in node-negative breast cancer patients. J Clin Oncol 24：3756-3762
[41] Androulakis N，Agelaki S，Perraki M et al（2012）Clinical relevance of circulating CK-19mRNA-positive tumour cells before front-line treatment in patients with metastatic breast cancer. Br J Cancer 106：1917-1925
[42] Daskalaki A，Agelaki S，Perraki M et al（2009）Detection of cytokeratin-19 mRNA-positive cells in the peripheral blood and bone marrow of patients with operable breast cancer. Br J Cancer 101：589-597
[43] Ignatiadis M，Xenidis N，Perraki M et al（2007）Different prognostic value of cytokeratin-19 mRNA positive circulating tumor cells according to estrogen receptor and HER2 status in

early-stage breast cancer. J Clin Oncol 25：5194-5202
[44] Ignatiadis M，Kallergi G，Ntoulia M et al（2008）Prognostic value of the molecular detection of circulating tumor cells using a multimarker reverse transcription-PCR assay for cytokeratin 19，mammaglobin A，and HER2 in early breast cancer. Clin Cancer Res 14：2593-2600
[45] Benoy IH，Elst H，Philips M et al（2006）Real-time RT-PCR detection of disseminated tumour cells in bone marrow has superior prognostic significance in comparison with circulating tumour cells in patients with breast cancer. Br J Cancer 94：672-680
[46] Saloustros E，Perraki M，Apostolaki S et al（2011）Cytokeratin-19 mRNA-positive circulating tumor cells during follow-up of patients with operable breast cancer prognostic relevance for late relapse. Breast Cancer Res 13：R60
[47] Chen Y，Zou TN，Wu ZP et al（2010）Detection of cytokeratin 19，human mammaglobin，and carcinoembryonic antigen-positive circulating tumor cells by three-marker reverse transcription-PCR assay and its relation to clinical outcome in early breast cancer. Int J Biol Markers 25：59-68
[48] Chong MH，Zhao Y，Wang J et al（2012）The dynamic change of circulating tumour cells in patients with operable breast cancer before and after chemotherapy based on a multimarker QPCR platform. Br J Cancer 106：1605-1610
[49] Obermayer E，Sanchez-Cabo F，Tea MK et al（2010）Assessment of a six gene panel for the molecular detection of circulating tumor cells in the blood of female cancer patients. BMC Cancer 10：666
[50] Reinholz MM，Kitzmann KA，Tenner K et al（2011）Cytokeratin-19 and mammaglobin gene expression in circulating tumor cells from metastatic breast cancer patients enrolled in North Central Cancer Treatment Group trials，N0234/336/436/437. Clin Cancer Res 17：7183-7193
[51] Zhao S，Yang H，Zhang M et al（2013）Circulating tumor cells（CTCs）detected by triple-marker EpCAM，CK19，and hMAM RT-PCR and their relation to clinical outcome in metastatic breast cancer patients. Cell Biochem Biophys 65：263-273
[52] Bao H，Burke PA，Huang J et al（2013）Circulating tumor cells application as a biomarker for molecular characterization and predictor of survival in an all-comer solid tumor phase I clinical study. PLoS One 8：e58557
[53] de Albuquerque A，Kubisch I，Stölzel U et al（2012）Prognostic and predictive value of circulating tumor cell analysis in colorectal cancer patients. J Transl Med 10：222
[54] Shimada R，Iinuma H，Akahane T et al（2012）Prognostic significance of CTCs and CSCs of tumor drainage vein blood in Dukes' stage B and C colorectal cancer patients. Oncol Rep 27：947-953
[55] Iinuma H，Watanabe T，Mimori K et al（2011）Clinical significance of circulating tumor cells，including cancer stem-like cells，in peripheral blood for recurrence and prognosis in patients with Dukes' stage B and C colorectal cancer. J Clin Oncol 29：1547-1455
[56] Pilati P，Mocellin S，Bertazza L et al（2012）Prognostic value of putative circulating cancer stem cells in patients undergoing hepatic resection for colorectal liver metastasis. Ann Surg Oncol 19：402-408
[57] Yates DR，Rouprêt M，Drouin SJ et al（2012）Quantitative RT-PCR analysis of PSA and prostate-specific membrane antigen mRNA to detect circulating tumor cells improves recurrence-free survival nomogram prediction after radical prostatectomy. Prostate 72：1382-1388
[58] Zhu WF，Li J，Yu LC et al（2014）Prognostic value of EpCAM/MUC1 mRNA-positive cells

in non-small cell lung cancer patients. Tumour Biol 35（2）：1211-1219
[59] Yu M，Bardia A，Wittner BS et al（2013）Circulating breast tumor cells exhibit dynamic changes in epithelial and mesenchymal composition. Science 339：580-584
[60] Yoon SO，Kim YT，Jung KC et al（2011）TTF-1 mRNA-positive circulating tumor cells in the peripheral blood predict poor prognosis in surgically resected non-small cell lung cancer patients. Lung Cancer 71：209-216
[61] Li J，Shi SB，Shi WL et al（2014）LUNX mRNA-positive cells at different time points predict prognosis in patients with surgically resected non-small cell lung cancer. Transl Res 163（1）：27-35
[62] Devriese LA，Bosma AJ，van de Heuvel MM et al（2012）Circulating tumor cell detection in advanced non-small cell lung cancer patients by multi-marker QPCR analysis. Lung Cancer 75：242-247
[63] de Albuquerque A，Kubisch I，Breier G et al（2012）Multimarker gene analysis of circulating tumor cells in pancreatic cancer patients a feasibility study. Oncology 82（1）：3-10
[64] Sergeant G，Roskams T，van Pelt J et al（2011）Perioperative cancer cell dissemination detected with a real-time RT-PCR assay for EpCAM is not associated with worse prognosis in pancreatic ductal adenocarcinoma. BMC Cancer 11：47
[65] Hoshimoto S，Shingai T，Morton DL et al（2012）Association between circulating tumor cells and prognosis in patients with stage III melanoma with sentinel lymph node metastasis in a phase III international multicenter trial. J Clin Oncol 30：3819-3826
[66] Hoshimoto S，Faries MB，Morton DL et al（2012）Assessment of prognostic circulating tumor cells in a phase III trial of adjuvant immunotherapy after complete resection of stage IV melanoma. Ann Surg 255：357-362
[67] Schuster R，Bechrakis NE，Stroux A et al（2011）Prognostic relevance of circulating tumor cells in metastatic uveal melanoma. Oncology 80：57-62
[68] Koyanagi K，O'Day SJ，Boasberg P et al（2010）Serial monitoring of circulating tumor cells predicts outcome of induction biochemotherapy plus maintenance biotherapy for metastatic melanoma. Clin Cancer Res 16：2402-2408
[69] Aktas B，Kasimir-Bauer S，Heubner M et al（2011）Molecular profiling and prognostic relevance of circulating tumor cells in the blood of ovarian cancer patients at primary diagnosis and after platinum-based chemotherapy. Int J Gynecol Cancer 21：822-830
[70] Obermayr E，Castillo-Tong DC，Pils D et al（2013）Molecular characterization of circulating tumor cells in patients with ovarian cancer improves their prognostic significance—a study of the OVCAD consortium. Gynecol Oncol 128：15-21
[71] Lim J，Thiery JP（2012）Epithelial-mesenchymal transitions insights from development. Development 139：3471-3486
[72] Bednarz-Knoll N，Alix-Panabières C，Pantel K（2012）Plasticity of disseminating cancer cells in patients with epithelial malignancies. Cancer Metastasis Rev 31：673-687
[73] Kasimir-Bauer S，Hoffmann O，Wallwiener D et al（2012）Expression of stem cell and epithelial-mesenchymal transition markers in primary breast cancer patients with circulating tumor cells. Breast Cancer Res 14：R15
[74] Fehm T，Müller V，Aktas B et al（2010）HER2 status of circulating tumor cells in patients with metastatic breast cancer a prospective，multicenter trial. Breast Cancer Res Treat 124：403-412
[75] Tewes M，Aktas B，Welt A（2009）Molecular profiling and predictive value of circulating tumor cells in patients with metastatic breast cancer an option for monitoring response to breast cancer

related therapies. Breast Cancer Res Treat 115：581-590
[76] Punnoose EA，Atwal SK，Spoerke JM et al（2010）Molecular biomarker analyses using circulating tumor cells. PLoS One 5：e12517
[77] Aktas B，Müller V，Tewes M et al（2011）Comparison of estrogen and progesterone receptor status of circulating tumor cells and the primary tumor in metastatic breast cancer patients. Gynecol Oncol 122：356-360
[78] Schneck H，Blassl C，Meier-Stiegen F et al（2013）Analysing the mutational status of PIK3CA in circulating tumor cells from metastatic breast cancer patients. Mol Oncol 7：976-986
[79] Sugimachi K，Yokobori T，Iinuma H et al（2014）Aberrant expression of plastin-3 via copy number gain induces the epithelial-mesenchymal transition in circulating colorectal cancer cells. Ann Surg Oncol 21（11）：3680-3690
[80] Fabbri F，Carloni S，Zoli W et al（2013）Detection and recovery of circulating colon cancer cells using a dielectrophoresis-based device KRAS mutation status in pure CTCs. Cancer Lett 335：225-231
[81] Danila DC，Fleisher M，Scher HI（2011）Circulating tumor cells as biomarkers in prostate cancer. Clin Cancer Res 17：3903-3912
[82] Danila DC，Anand A，Sung CC et al（2011）TMPRSS2-ERG status in circulating tumor cells as a predictive biomarker of sensitivity in castration-resistant prostate cancer patients treated with abiraterone acetate. Eur Urol 60：897-904
[83] Attard G，Swennenhuis JF，Olmos D et al（2009）Characterization of ERG. AR and PTEN gene status in circulating tumor cells from patients with castration-resistant prostate cancer. Cancer Res 69：2912-2918
[84] Jiang Y，Palma JF，Agus DB et al（2010）Detection of androgen receptor mutations in circulating tumor cells in castration-resistant prostate cancer. Clin Chem 56：1492-1495
[85] Maheswaran S，Sequist LV，Nagrath S et al（2008）Detection of mutations in EGFR in circulating lung-cancer cells. N Engl J Med 359：366-377
[86] Ran R，Li L，Wang M et al（2013）Determination of EGFR mutations in single cells microdissected from enriched lung tumor cells in peripheral blood. Anal Bioanal Chem 405：7377-7382
[87] Punnoose EA，Atwal S，Liu W et al（2012）Evaluation of circulating tumor cells and circulating tumor DNA in non-small cell lung cancer association with clinical endpoints in a phase II clinical trial of pertuzumab and erlotinib. Clin Cancer Res 18：2391-2401
[88] Kitago M，Koyanagi K，Nakamura T et al（2009）mRNA expression and BRAF mutation in circulating melanoma cells isolated from peripheral blood with high molecular weight melanoma-associated antigen-specific monoclonal antibody beads. Clin Chem 55：757-764
[89] Sakaizawa K，Goto Y，Kiniwa Y，Spanish Cooperative Group for the Treatment of Digestive Tumors et al（2013）Prognostic value of the combination of circulating tumor cells plus KRAS in patients with metastatic colorectal cancer treated with chemotherapy plus bevacizumab. Clin Colorectal Cancer 12（4）：280-286
[90] Taylor SC，Mrkusich EM（2013）The state of RT-quantitative PCR firsthand observations of implementation of minimum information for the publication of quantitative real-time PCR experiments（MIQE）. J Mol Microbiol Biotechnol 24：46-52
[91] Bustin SA，Benes V，Garson JA et al（2009）The MIQE guidelines minimum information for publication of quantitative real-time PCR experiments. Clin Chem 55：611-622
[92] Bustin SA，Benes V，Garson J et al（2013）The need for transparency and good practices in the qPCR literature. Nat Methods 10：1063-1067

[93] Becker C，Hammerle-Fickinger A，Riedmaier I et al（2010）mRNA and microRNA quality control for RT-qPCR analysis. Methods 50：237-243

[94] Sato N，Hayashi N，Imamura Y et al（2012）Usefulness of transcription-reverse transcription concerted reaction method for detecting circulating tumor cells in patients with colorectal cancer. Ann Surg Oncol 19：2060-2065

[95] Gervasoni A，Sandri MT，Nascimbeni R et al（2011）Comparison of three distinct methods for the detection of circulating tumor cells in colorectal cancer patients. Oncol Rep 25：1669-1703

[96] Andreopoulou E，Yang LY，Rangel KM et al（2012）Comparison of assay methods for detection of circulating tumor cells in metastatic breast cancer AdnaGen AdnaTest BreastCancer Select/Detect™ versus Veridex Cell Search™ system. Int J Cancer 130：1590-1597

[97] Muller V，Riethdorf S，Rack B et al（2012）Prognostic impact of circulating tumor cells assessed with the Cell Search AssayTM and AdnaTest BreastTM in metastatic breast cancer patients the DETECT study. Breast Cancer Res 14：R118

第 5 章　癌症干细胞和循环肿瘤细胞：分子标志物，分离技术和临床应用

Ebrahim Azizi，Sunitha Nagrath，Molly Kozminsky，Max S.Wicha

摘要　现在已经有大量的证据证实，很多癌症的构成都是有层级关系的，是由一种被称为“癌症干细胞”（cancer stem cell，CSC）的细胞组分所驱动的。这些细胞具有自我更新的能力，能够产生构成肿瘤团块的异质性群体。临床前的研究已经证实，CSC 介导了肿瘤的转移及对化疗和放疗的耐受。CSC 的生物标志物已经确认，而且体外模型和小鼠模型都已建立，这都有助于这些细胞的分离及相关调控通路的阐明。靶向 CSC 的药物目前已经进入了早期的临床试验。这些临床试验的发展强调了研发相关技术以便在患者中监测 CSC 是非常必要的。与样本非常容易获取的血液肿瘤所不同的是，在实体瘤中通过连续的活检来评估 CSC 是非常困难的。有研究提示，循环肿瘤细胞（circulating tumor cell，CTC）中含有高度富集比率的 CSC，因此监测血液中的这些细胞可能会提供一种“液体活检”的手段进行实体肿瘤 CSC 的评估。随着有效的 CTC 分离技术的不断发展，在单细胞水平上对这些细胞进行分子分型的方法也正在研发之中。本章将对 CSC 的治疗技术及用于癌症患者 CTC 分离和分子分型的微流控技术的现状进行综述。如果 CSC 主导了肿瘤的转移、耐药和复发，则研发有效的 CSC 治疗手段将有可能极大地提高肿瘤治疗的效果。

关键词　癌症干细胞；循环肿瘤细胞；自我更新；转移；肿瘤耐药；肿瘤复发；CSC 靶向治疗；CTC 分离；微流控技术；液体活检

5.1　癌症干细胞概述

自从癌症的干细胞起源概念被首次提出以来已经过去了一个多世纪。该概念提出，一群具有自我更新能力的细胞将会从“胎性剩余”（embryonic rests）中产生癌症[1]。最近，相当多的证据都支持“癌症干细胞假说”。这个假说认为，癌症起源于能够自我更新的细胞群体。这些“癌症干细胞”也保留了分化为非自我更新群体的能力，而这些群体则构成了肿瘤的团块。这些细胞自我更新及分化的

能力与正常组织干细胞的特性是一致的。临床前和临床研究都证实，CSC 对化疗和放疗都不敏感，由此而介导了肿瘤的侵袭和转移，它们也与治疗耐药有关。除了具有重要的临床意义之外，CSC 假说在理解癌症发生和肿瘤生物学方面还有基础研究的意义。虽然还存在一些争论，优势证据提示绝大多数人类癌症的构成都是有层级的，因此遵循的是癌症干细胞的模式。

目前已经研发了很多标志物和检测方法用于癌症干细胞的分离和分型。有意思的是，很多这类标志物，包括 CD44、CD24、CD133 还有乙醛脱氢酶（aldehyde dehydrogenase，ALDH），也都表达于正常成人组织的干细胞之中[2, 3]。CD44 是透明质酸的一个特异受体，属于Ⅰ类跨膜糖蛋白，具有多种功能特性。它是一个关键分子，与细胞外基质进行相互作用，调节细胞间黏附、增殖、存活、迁移及分化[4]。另一方面，CD24 是肿瘤细胞表面的一个小分子蛋白质，在细胞黏附和转移中起作用[5]。CD24 并不表达于所有的癌症之中，但是在表达它的肿瘤之中都具有重要的作用[6]。笔者团队证实，在人类乳腺癌中，从早期人类乳腺癌中分离得到的 $CD44^{+}/CD24^{-/low}$ 细胞展示出了干细胞的特性[7]。相反，$CD44^{+}/CD24^{+}$表型的人类乳腺癌细胞，其分化程度更高并且缺乏干细胞的特征[8]。CD133 是另外一个细胞表面蛋白，已在多个癌症之中都被当作 CSC 标志物来进行研究。这一膜蛋白的表达可以定义一个癌细胞亚组，它们会呈现耐药的表型，而且在异种移植测试中的肿瘤发生能力有所增强[9]。也有研究表明，在某些恶性肿瘤之中，$CD44^{+}/CD133^{+}$能够最好地鉴定出具有肿瘤发生特征的细胞[10]。另有研究发现，在人类乳腺癌中，ALDH 高活性的细胞在小鼠中展现出了发生肿瘤的能力，所形成的肿瘤重现了其亲代肿瘤的异质性[11]。其他的研究者也曾报道，表达 ALDH 的细胞对化疗相对耐药，在化疗之后出现残留的 ALDH 阳性细胞会与高复发概率及不良预后有关[12]。

虽然 CSC 标志物的鉴定和 CSC 的体外检测方法有巨大的价值[13]，检测 CSC 的决定性方法还是要依靠这些细胞在免疫抑制小鼠中引发肿瘤的能力[14]。在几个肿瘤类型中（包括人类黑色素瘤），在小鼠中引发肿瘤的能力与这些细胞所输注的小鼠的免疫抑制级别有关[15, 16]。然而，当这些肿瘤之中的细胞被移植入免疫合格的同系小鼠之中时，CSC 也被证实可以出现在转基因小鼠所形成的肿瘤之中。这些研究共同指向了免疫系统在调节 CSC 之中的重要功能[17]。尽管这些免疫合格的小鼠可能代表了一种生理上更相关的微环境，这些研究仍然引发了一些批评意见，认为连续的移植肿瘤细胞破坏了这些肿瘤细胞自然生长的微环境。然而，近期三个里程碑式的研究解决了这些争论，其方法是采用谱系追踪，在三种肿瘤类型中证实，来源于能够自我更新的干细胞群体的肿瘤可以形成含有 CSC 的肿瘤[18-20]。通过人类白血病中 CSC 群体的二代测序，这些发现与人类癌症的相关性得到了进一步的证实[21]。总而言之，这些研究提示，癌症发生的癌症干细胞模型和克隆进化模型并不是互相排斥的，而事实上都可能适用于多数人类肿瘤。根据这个“联合”的模型，癌症起源于能够自我更新的细胞群体，之后它们能够进一步形成遗传的或“表观遗传的”改变从而使它们得以进化。一个充分形成的肿瘤因此可能包含 CSC 及其子代的多个克隆。事实上，即使是在完全转化之后，癌症干细胞也可以继续突变和进化。因此，单个肿瘤可能会包含多个 CSC 的克隆。

局部微环境或“龛”对正常的成体干细胞进行调节。CSC 也是以一种类似的方式接受肿瘤微环境的调节[22, 23]。事实上，与损伤之后组织修复的相关事件相类似，肿瘤微环境刺激了 CSC 的自我更新。另外，缺氧和由间质细胞所形成的细胞因子作为微环境因素而起作用，参与调节正常及癌症干细胞。有意思的是，有研究证实，细胞毒性的化疗及放疗都是通过活化细胞因子回路来刺激癌症干细胞[24]。微环境的因素，如肺癌中的 BMP 信号通路，可以诱导 CSC 分化，因此有助于转移的抑制。也有报道称，Coco 基因可以通过阻止 BMP 的这种抑制效果，从而调节乳腺癌干细胞，引起肺部的转移复发[25]。另外，肿瘤可以通过产生 TGF-β进而促进 ANGPTL4（乳腺癌肺转移的一个调节因子）的表达来克服转移的抑制[26]。

CSC 对化疗和放疗都有抵抗性，这一发现具有重要的临床意义[27, 28]。有研究发现，这些治疗能够引起肿瘤的缩小，但是治疗之后 CSC 却有所增加，如乳腺癌的新辅助治疗就支持这一概念[29, 30]。这也许可以提供一个解释，为何多数癌症的肿瘤缩小与患者生存的相关性并不好。进而，既然肿瘤缩小衡量的是肿瘤细胞团块而不是 CSC 的治疗效果，能够评价 CSC 治疗效果的方法就成为一种迫切的需求。

几个研究的发现都提示，CSC 的表型和一种上皮-间质转换（epithelial-mesenchymal transition，EMT）状态的获得之间是有相似性的[31, 32]。有研究表明，诱导人类乳腺癌 EMT 的环境，如缺氧或 TGF-β，也可以增加表达 CSC 表型 $CD44^{+}/CD24^{-/low}$ 的细胞比例[33]。然而，近期研究证实，在人类乳腺癌中，CSC 以一种交替的状态存在，这两种状态具有不同的标志物和特征。EMT 样的 CSC 以 $CD44^{+}/CD24^{-/low}$ 为特征，具有高度的侵袭性，但是相对休眠的。相反，更上皮的或“MET”样的 CSC 是以表达 ALDH 为特征的，它们展现出更具增殖性的表型，具有“自我更新”的特征。而且，CSC 会呈现出可塑性，在肿瘤微环境的调节过程之中，能够在 EMT 样和 MET 样的状态之间转换[34]。正如免疫组化所确定的，EMT 样的 $CD44^{+}/CD24^{-/low}$ CSC 主要发现于肿瘤侵袭的边缘，而 MET 样的 $ALDH^{+}$ CSC 主要位于更中心的位置。这就提示了一个模型，在这个模型中，处于肿瘤侵袭边缘的 EMT 样的 CSC 进入了循环系统，从而转移至远端位置。这些微转移是没有增殖活性的，一直保持休眠状态，直到它们被诱导转换为一种 MET 的“自我更新”的状态。在这种状态下，它们生成其他的 CSC 及更加分化的细胞从而构成肿瘤的团块。这一模型得到了一些研究的支持，这些研究证实乳腺癌患者的循环肿瘤细胞和骨髓中散布的微转移细胞都富含 CD44^{+}/CD24$^{-/low}$ 细胞，而这些细胞是 Ki67 阴性的（即没有增殖活性）。相反，原发肿瘤和宏转移灶中都同时含有 CD44^{+}/CD24$^{-/low}$ 和 ALDH^{+}的 CSC。EMT 样 CSC 的一个特征就是，它们较低或不表达上皮样的标志物 EpCAM。由于针对这一蛋白的抗体在诸如 CellSearch 之类的方法之中被用于 CTC 的捕获，这类技术可能会错过这一重要的、展现出 EMT 特征的 CTC 群体。这个不足及备选的 CTC 捕获技术将会在下文进行讨论。

5.2　循环肿瘤细胞

5.2.1　重要性和意义

转移是癌症相关死亡的主因，起始于肿瘤细胞从原发部位经由血流的散播，终止于远端器官肿瘤的形成。进入血流之中的癌症细胞被称为循环肿瘤细胞（circulating tumor cell，CTC），据报道其中富含 CSC [35, 36]。作为剪切力和凋亡的结果，从癌症患者原发肿瘤进入血流的绝大多数细胞都是死的，或者会被免疫系统所清除。因此，只有少部分 CTC 会存活并在远端位置从血管中渗出。这些成功散播的肿瘤细胞可能会增殖并形成转移灶，或者多年保持休眠状态 [37]。尽管既往的多数研究都聚焦于鉴定上皮表型的 CTC [38-40]，人们越来越认识到，CTC 是由具有不同特征的多个亚群所组成的，而循环系统中的 CSC 和（或）具有 EMT 表型的细胞才可能是转移的驱动者。总体而言，非侵袭性的液体活检可以阐明转移的机制，这一前景使得 CTC 成了癌症研究中的一个活跃领域。

异种移植模型中的研究显示，CTC 群体之中的转移起始细胞（metastasis initiating cell，MIC）是乳腺癌干细胞标志物 CD44 阳性。这些 CD44^{+}的 MIC 也被报道表达其他的标志物，包括 MET 和 CD47 [7, 41]。在一个队列研究中，流式细胞仪所检测的样本显示，随着临床的进展，表达 CD44^{+}/MET^{+}/CD47^{+}的 CTC 的比率有所上升，而 CTC 的总数目则没有显著的改变 [42]。

越来越多的证据显示，CTC 可能会展现出与其原发肿瘤完全不同的表型。这种不一致性可能反映了肿瘤的演化及在 CSC 和肿瘤团块中的细胞群体上，标志物的表达是存在差异的。关于后者的一个突出例子就是乳腺癌中 HER2 的表达。之前研究曾经证实，HER2 是乳腺癌 CSC 的一个有效调节因子 [43]。最近研究报道，在 luminal 乳腺癌中，在没有 HER2 基因扩增的情况下，HER2 也可以选择性地表达于 CSC 之上 [44]。这或许可以解释如下令人惊讶的发现，即在辅助治疗阶段进行 HER2 阻断的临床获益可以扩大至乳腺肿瘤没有 HER2 基因扩增的女性。而且，这或许也可以解释为何有报道称 HER2 阴性乳腺癌的女性可能会有表达 HER2 的

CTC[45，46]。

在一项对人类乳腺癌进行 CTC 连续监测的研究中，探索了 EMT 在血液散播和疾病进展过程中的作用。这项研究显示，在原发肿瘤细胞中同时表达上皮和间质的标志物是非常少见的，但是在患者的 CTC 之中只有间质型的细胞是高度富集的。他们还报道，间质型的 CTC 都是以单细胞和多细胞簇的形式出现。在我们的研究中，也在乳腺癌患者所分离到的 CTC 中观察到了单个细胞和几个细胞的簇（未发表数据）。分离到的 CTC 表达 TGF-β信号通路元件及 FOXC1 转录因子[47]。然而，监测 CTC 的同一研究揭示在某患者的连续血样中，CTC 水平和类型的改变存在相关性，该患者为 ER^+/PR^+小叶癌，起初对实验药物有效随后又耐药，对新的试验治疗有效，最终又发生疾病进展。

一个人工神经网络（artificial neural network，ANN）分析已被作为预后工具，用于判断作为连续变量的 CTC 与分子分型明确的原发乳腺肿瘤总生存期之间的关系。基于在转移性乳腺癌（metastatic breast cancer，MBC）患者中 5 个 CTC/7.5ml 血液的阈值，ANN 揭示，在一组分子分型不同的肿瘤亚型之中，CTC 数值升高的 MBC 患者，其死亡风险直线上升。然而，在接受靶向治疗的 $HER2^+$患者中，CTC 的预后效果并不明显。这一研究可以支持如下观点，即在数据分析之中，应该一并考虑 CTC 的数量和生物学特征。据报道，$ER^+/HER2^-$及三阴性（triple negative，TN）的 MBC 患者在 12～18 个月的死亡风险最高。18 个月之后，随着时间推移死亡风险不断降低。相反，接受抗 HER2 治疗的 $ER^+/HER2^+$和 $ER^-/HER2^+$的 MBC 患者，其死亡风险则是随时间推移而不断增加。$HER2^+$患者接受抗 HER2 治疗之后的风险比（hazard ratio，HR）要小于接受化疗的 $ER^+/HER2^-$和 TN 的患者[48]。

5.2.2 CTC 分离技术

有几种方法被广泛地应用于循环肿瘤细胞的分离。主要的技术可以归为两类：基于免疫亲和性的分离和基于生物物理特性的分离。两类技术都有一些优缺点，下文会做简要讨论，同时也会讨论它们的相关性及在 CTC/CSC 分离之中的适用性。

CTC 分离最常用的方法是 CTC 的免疫亲和性捕获，采用的是特异表达于肿瘤细胞且不表达于血液细胞的独特抗体。进行 CTC 分离最常用的是与上皮细胞黏附分子（epithelial cellular adhesion molecule，EpCAM）相结合的抗体。在这些技术之中，抗体可以化学性地连接到捕获表面或磁珠上，最终实现 CTC 的分离。基于免疫亲和性的方法可以获得高度特异的 CTC 分离，已经证实了 CTC 在预后、监测及分子诊断方面的潜力。免疫捕获的系统利用已经从 FDA 第一个批准的 CTC 分离技术的大规模操作转变为如今所研发的一系列微流控设备。

大规模免疫捕获的一个实例就是用于 CTC 检测和计数的 CellSearch™ 系统，该系统已被 FDA 批准应用于转移性乳腺癌[49]、结肠癌[50]和前列腺癌[51]患者。该系统由 CellPrep 系统、CellSearch 上皮细胞试剂盒及 CellSpotter Analyzer 三部分组成。样品先是经过稀释和离心处理，然后加入到 CellPrep 系统中，与 CellSearch 上皮细胞试剂盒中铁磁流体包被的抗体进行孵育。在该举例中的是抗-EpCAM 抗体，能够从血液之中分离上皮细胞。磁珠之上的抗-EpCAM 抗体与 CTC 所表达的 EpCAM 相互作用，在磁场的作用之下，CTC 得以分离。之后，采用 CellSearch 上皮细胞试剂盒中的其他试剂对捕获到的细胞进行标记，具体包括：DAPI（一种细胞核染料）；荧光标记的抗体结合细胞角蛋白 8、角蛋白 18 和角蛋白 19（上皮细胞所表达的中间丝）；荧光标记的抗体结合 CD45（血液白细胞所表达的一种表面蛋白）。之后，细胞分离液转移至 CellSpotter Analyzer（采用了 MagNest 细胞呈现设备的荧光显微镜），对细胞进行扫描，一些选择性的图像会展示给操作者进行最终的判读。CTC 被定义为圆形，有细胞核（$DAPI^+$），细胞角蛋白染色阳性，CD45 染色阴性。在一项包含 964 例转移性疾病患者、199 例非恶性疾病患者、145 例健康志愿者的研究中，该系统在 36%的转移性疾病患者样品中可以检测到至少 2 个 CTC/7.5ml 血，而在健康志愿者和非恶性疾病患者的样品中，这个比例只有 0.3%，而且在多个操作者之中也证实了其结果的一致性[52]。

尽管对于 FDA 的批准来说，CellSearch 系统是足够可靠的，但它的纯度、回收率及敏感性都存在局限，这为其他的细胞捕获系统留下了提升的空间。考虑到在印迹、费用及试剂支出最小化方面的优势，同时也伴随着一系列记录详尽的制作方法的出现[53]，CTC 的研究领域变成了微流控的天下，这一点不足为奇。微流控设备已经以“芯片上的实验室”（labs-on-a-chip）的形式被应用于生物学分析之中，通过由小型混合器、泵、储存器及阀门所组成的系统，这些设备能够进行多聚酶链式反应（polymerase chain reaction，PCR）、分子分离及免疫传感[54-56]。

微流控最初应用于 CTC 的分离是在 2007 年，当时出现了 CTC-chip 技术[40]（图 5.1a）。这个设备的特点包括活细胞的捕获，可以进行潜在的下游分析及可以处理全血。这个 CTC-chip 由在硅片上蚀刻的包含 78 000 个微柱的阵列组成。之后将 EpCAM 抗体与微柱相结合，以捕获表达上皮标志物的细胞。通过处理来自于乳腺癌（n=10）、结肠癌（n=10）、非小细胞肺癌（n=55）、胰腺癌（n=15）和前列腺癌（n=26）的 68 例患者的 116 份样品，证实了该设备的临床效果，患者样品的 CTC 检出率为 99%（115/116）。CTC-chip 是与之前的大规模分离模式所不同的一个分支，在此过程中，激发了大批应用于 CTC 研究的微流控设备的研发。

使用免疫捕获的微流控 CTC 捕获设备在捕获抗体、几何形状及材料等方面都得到了进一步的改造。CTC-chip 的圆柱在横断面和布局上都参照 GEDI 芯片[57]（图 5.1b）做了改进。采用透明和廉价的聚二甲基硅氧烷（polydimethyl siloxane，PDMS）连接到一个透明的玻璃载玻片上可以方便成像，能够允许在芯片上进行

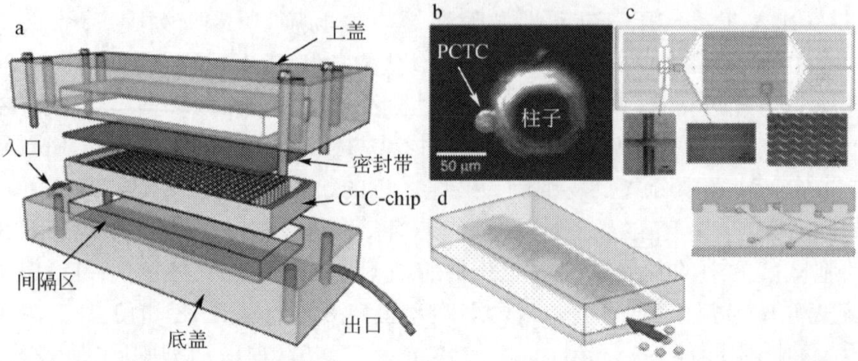

图 5.1 微流控循环肿瘤细胞分离系统。(a) CTC-chip 设备的原理图[40]。版权所有 2007 Nature 出版集团。(b) 几何学增强的差异免疫捕获（geometrically enhanced differential immunocapture，GEDI）芯片上由八角形柱子所捕获到的一个前列腺癌循环肿瘤细胞（prostate cancer circulating tumor cell，PCTC）[57]。版权所有 2010 皇家化学学会。(c) 高通量微样本单元（high throughput microsampling unit，HTMSU）构成的原理图和光学显微照片[58]。版权所有 2008 美国化学学会。(d) 由一系列"人"字形图样制成的聚二甲基硅氧烷（polydimethylsiloxane，PDMS）顶部在鲱鱼骨-芯片中作为扰流混合器[59]，版权所有 2010 美国国家科学院

荧光原位杂交（fluorescence in situ hybridization，FISH）。聚合物也可以在微流控设备中作为一种捕获基质，加样和制模既便宜又容易。例如，多聚（甲基异丁烯酸）[poly（methyl methacrylate），PMMA] 就被用于一个高通量微样本单元（high throughput microsampling unit，HTMSU），通过 EpCAM 抗体进行 CTC 的捕获并通过整合的电导传感器进行计数[58]（图 5.1c）。这个设备中的微柱之后会标记上组织特异的抗体与前列腺特异膜抗原（prostate specific membrane antigen，PSMA）相结合，以捕获前列腺癌的循环肿瘤细胞（prostate cancer circulating tumor cells，PCTCs）。通过加入一个"人"字形图样的聚二甲基硅氧烷（polydimethylsiloxane，PDMS）顶部，"鲱鱼骨-芯片"被设计用于增加抗体标记的捕获表面与表达某种兴趣抗体的细胞之间的碰撞次数[59]（图 5.1d）。材料优化也可以用于提高捕获和纯度。一种新型的纳米材料石墨烯氧化物（graphene oxide，GO）被用到了一个硅制成的捕获表面并与 EpCAM 抗体偶联，获得了很高的回收率和前所未有的纯度[60]（图 5.2，彩图 3）。

免疫亲和性技术的优势是特异性高。然而，他们揣测了细胞的表型而且只能分离表达特异抗原的细胞。因此，在从外周血中分离 CSC 时，这些基于免疫亲和性的技术可能就不合适了，因为我们对能够将 CSC 与血液干细胞分离开的特异独特抗体的认识还非常有限，还在不断发展之中。因此，基于现有可获得的与血液细胞不共享的表面标志物来分选细胞，可能会导致只得到 CSC 的一个亚群，这可能会

不够包容，无法充分了解 CSC 的所有潜能。了解到这种局限之后，研究者开始研发基于细胞生物物理特征的技术，也即被称为“无标记（label-free）”的分离技术。

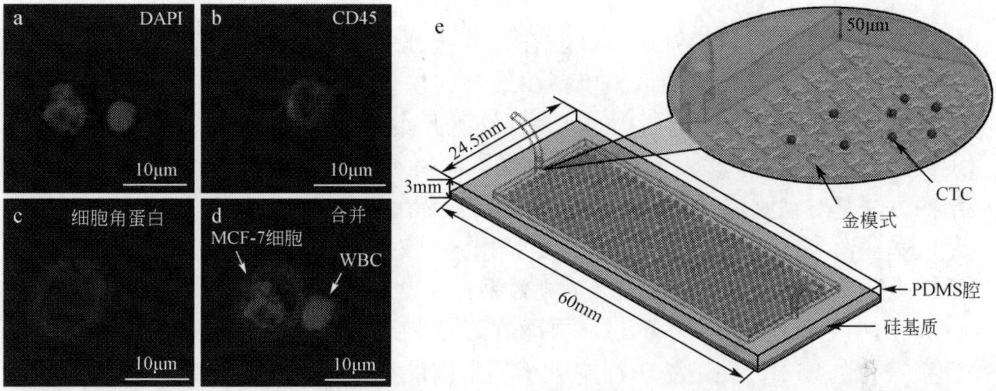

图 5.2　石墨烯氧化物芯片上所捕获到的一个乳腺癌细胞和白细胞的免疫染色。捕获到的细胞采用如下方法进行染色：(a) DAPI（细胞核染料），(b) 结合 CD45（一个白细胞标志物）的一抗和一个绿色荧光的二抗，以及（c）细胞角蛋白（一种上皮的中间丝）和一个红色荧光的二抗。(d) 三种荧光通路合并之后的影像。(e) 石墨烯氧化物芯片的代表性原理图[60]，版权所有 2013 Macmillan 出版有限公司

采用任何基于偶合免疫的技术，捕获都会依赖特异选择的生物标志物的表达。这是与 CTC 的异质和隐喻本性相矛盾的，尤其是考虑到在上皮-间质转换（epithelial to mesenchymal transition，EMT）的过程中还会出现相关表达的改变。考虑到这些不足，CTC 捕获系统的设计开始利用 CTC 独特的生物物理特性，包括膜电位、介电性能、肿瘤细胞的大小相比于血液细胞有所增加，以及它们在黏附倾向方面的差异。

作为基于标记的分离方法之外的一种尝试，研究者转向了基于细胞大小的技术。相比于绝大多数血液细胞，实体肿瘤来源的肿瘤细胞的体积更大。这种差别虽然比较小，但是仍然足以成为一种有吸引力的策略用于从血液细胞中分离CTC。基于大小的过滤技术正在不断出现[61, 62]，在这些技术中，细胞会通过膜上蚀刻的孔，大的细胞将会物理性地留在膜上面。Zheng 等提出了一种有效的膜微过滤设备，由聚对二甲苯 C 制成，用于从全血中分离前列腺癌细胞[63]。这个滤膜含有 16 000 个平均分布的微孔，直径为 10μm，彼此间隔 20μm。滤膜与电极相结合，对留在上面的肿瘤细胞进行直接电解，然后对细胞裂解液进行 PCR 反应。在后续的方法中，研究者采用了双层膜来过滤活的前列腺癌和乳腺癌细胞[64]。所捕获的细胞可以在设备上培养两个星期。随着所处理的血样容积的增加，出现了两个问

题，即滤膜非常容易堵塞，而全血需要在过滤之前进行稀释。

Kuo 等展示了一种微流控的过滤系统，该系统可以从全血中分离所掺入的乳腺癌细胞，回收率为 50%～90%[65]。这个设备包括一个螺旋的管道，通过矩形的孔与两个外部的滤液管道互联。细胞在过滤过程中所承受的力量被仔细地进行了评估，孔的尺寸做了相应的调整以减少细胞的损伤。

关于这些方法的担心包括孔的堵塞，细胞开始在孔上收集的时候这些设备上会出现很高的压力降落，以及 CTC 会因其弹性而挤压通过微孔。因此，很多此类研究采用的方法是对细胞进行提前固定，这会限制潜在的下游分析。另外的主要不足是通量低和保留了过多的非特异细胞。尽管相比于免疫亲和性的捕获方法来说，其处理的速度还是不错的，但是不需要牺牲效率和纯度即可处理的样本量还是有局限。

为了解决基于细胞大小的过滤技术在通量和敏感性方面的不足，研究者一直在开发替代的技术，还是基于细胞大小，采用的是惯性微流控。内在的基本原理是，不同大小的细胞所受到的力量强度会有所不同，导致它们集中于微流控通道的不同侧位之上。利用这种差异化的流体聚焦，细胞能够得以分离。

微流控管道的尺寸很小，这种本性使它得以用于稀有细胞的分离，只要感兴趣的细胞的尺寸与其他混合细胞有所不同就可以。最初，作为一种力量的平衡，微通道中的分散粒子会被观察到集中于一个平衡位置。在直线矩形的微通道中，聚焦是一个分两步走的过程，起初是由于剪切力和管壁引起的升力之间的平衡而达到一个平衡的高度，随后会因旋转所导致的升力而沿管道壁形成平衡[66]（图 5.3a，彩图 4）。为了能根据大小而分离粒子，可以采用弯曲的微通道来引入一种额外的平衡力，即 Dean 牵引力[67]（图 5.3b）。这是一种惯性力，能够产生旋涡，使得大的粒子迁移至管壁内部而小的粒子则位于管道的外侧。采用一个分支出口，可以对这些分离的粒子流进行收集。

管道几何形状的变化可以实现诸如细胞之类的粒子的分离，因此被用于 CTC 的分选。一个螺旋形的设备已被做了优化，以至于一个完整的 Dean 循环即可以从稀释的血液中将 CTC 分离至一分为二的出口，外部出口是分离的血液细胞，而内部出口是活的 CTC[68]。这些细胞接下来可以进行下游的分析，包括计数和培养（图 5.3c）。在 CTC-iChip 中，惯性分选是与阳性和阴性细胞分选一起使用的[69]。采用磁珠标记样本，磁珠上连接上皮细胞抗原或血液细胞抗原的抗体，之后，随着电泳缓冲液，样品会流过一个决定性的侧方移位腔室，在这里，小的血液细胞会经由流体分选而被去除。剩余的细胞随后通过一个惯性聚焦的通道，使细胞处于一条直线上，以便在最后一个腔室中进行强化的磁性分选。在这个最后的步骤中，根据磁珠上所连接的抗体，磁力既可以分离感兴趣的细胞（阳性分选），也可以移除剩余的混杂细胞（阴性分选）（图 5.3d）。在阴性分选的情况下，CTC 不做标记，从而能够从多种癌症和表型中分离细胞。

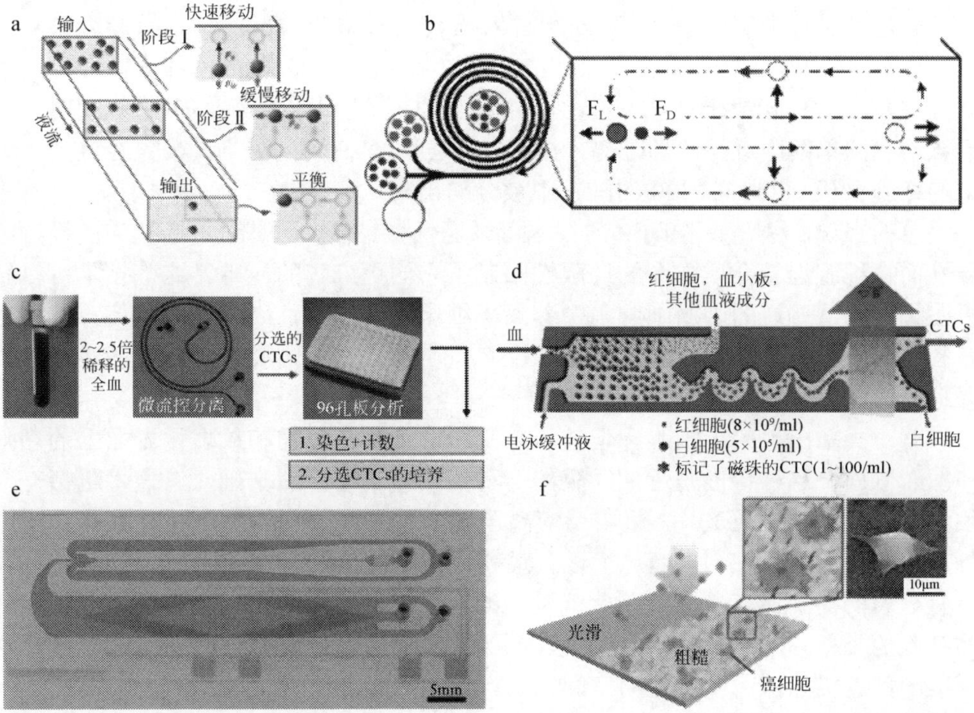

图 5.3　无细胞标记捕获的内在原理及实例。(a) 一个直线微通道中的力量平衡[66]。版权所有 2013 皇家化学学会。(b) 一个螺旋形微通道中的力量平衡和分离[67]。版权所有 2013 AIP 出版有限责任公司 2013。(c) 采用螺旋设备从稀释的全血中分离 CTC 的例子[68]。(d) CTC-iChip 的 3 个功能单元[69]。版权所有 2013 美国科学促进学会。(e) 整合了多孔液流分级（multi-orifice flow fractionation，MOFF）和介电电泳（dielectrophoresis，DEP）的设备，版权所有 2011 皇家化学学会。(f) 纳米粗糙表面上所捕获到的 CTC[72]，版权所有 2012 美国化学学会

这种基于惯性微流控的技术有很高的通量和敏感性，然而问题在于其所分离的细胞缺乏足够的特异性。当这些技术作为真正的无标记技术来使用时，他们会产生大量的非特异和非肿瘤细胞，大多数是血液细胞。对于分析这些细胞特征的下游检测及有意义的功能测试来说，这是一个艰巨的挑战。尽管有这些问题，这类技术还是为 CSC 的无标记捕获提供了一个理想的平台模式。

利用肿瘤细胞内在的介电电泳特性，采用电极将感兴趣的细胞排成一条直线，这样就可以将其从混合的细胞群体中分离出来。Moon 等将流体聚焦和介电电泳联合使用，以很高的流速从血液中分离到了高纯度的肿瘤细胞[70]（图 5.3e）。稀释的血液通过一个多孔的微通道，利用不同细胞类型的不同平衡位置，将血液细胞与肿瘤细胞分离。肿瘤细胞这时与少量血液细胞混合在一起，之后流入一个非

均一的电场进行进一步的分离。对于进入该系统的 MCF-7 细胞，这个整合系统的回收率是 75.81%，同时可以去除 99.24%的红细胞和 94.23%的白细胞。在另一项研究中，将癌细胞混悬于适当电导率的缓冲液中，可以采用一个 DEP 阵列对来自于该溶液的单细胞进行活性分离，在这里，通过 DEP 力的处理，事先经过荧光标记的细胞会从一个 320×320 的阵列中被分离出来[71]。

总的来说，尽管基于 DEP 的技术可以提供特异性，但是通量低及为了维持电导性而在细胞混悬介质方面的局限性限制了它们更广阔的应用。这些技术可以做一些调整以从普通的肿瘤细胞之中分离干细胞样的细胞，因为人们相信，干细胞有独特的膜电位。然而，在进行靶向 CSC 的分离之前，需要采用其他的策略对感兴趣的细胞进行预分选。

有一类新出现的无细胞标记技术是基于癌细胞在粗糙和纹理化表面上的黏附和散布倾向。这种特性是近期发表的一种捕获技术的背后基础，该技术包括一个纳米粗糙化的玻璃载玻片，采用反应离子蚀刻（reactive ion etching，RIE）对其进行了处理[72]（图 5.3f）。当这个设备最初标记了抗-EpCAM 抗体时，捕获抗体并没有显著的提高捕获效果，因此就没再继续使用，因为它可能会限制所捕获的肿瘤细胞的类型。对于细胞系，这个表面所产生的捕获效率可以达到 95.4%，尽管纯度的问题仍然保留了优化的空间。

然而，还有另外一个慢慢获得普及的策略就是阴性分选。在这里，上述讨论的所有技术（多数基于免疫亲和性）都是用于分离不需要的血液细胞，而剩余的细胞会包含所有的 CTC 亚群，包括 CSC。Chen 等提出了一种微流控的盘片，通过免疫磁性原理阴性去除非肿瘤细胞以实现稀有癌细胞的分离[73]。非目的细胞被磁珠标记，当样品通过一个多级磁场时，标记的细胞会被捕获。相比于阳性免疫亲和性分选，阴性去除满足了如下需求，即捕获不表达典型表面标志物的 CTC，如正经历 EMT 的细胞[74]。

一个由精确分布的柱子所组成的阵列可以捕获不具有足够柔韧性通过其间隙的细胞，所获得的细胞群体显示出了引发肿瘤的能力，在基因表达芯片和分析中其表达模式为 $CD44^{+}/CD24^{-}/claudin^{low}$[75]。由于血液细胞具有柔韧性，在采用现有方法从血液中分离 CTC 之后，这个技术可以作为一个二次富集步骤。与 DEP 阵列类似，这种变形性的阵列要求溶液或者是提前做了标记或者是提前做了分选，这使它成为一个可以与上述其他技术相结合的理想选择，以便从本已稀少的群体中获得极其稀少的目标细胞。

纳米材料有很多优势，如在一个相互尺度上与细胞相互作用，从而引起黏附和散播，这会有利于捕获和培养。多重共轭化学也允许捕获基团，以及其他实体连接至其表面，而且呈现出来的数量更多，这是因为纳米材料的选择提供了更多的表面积。除了石墨烯（graphene oxide，GO）芯片之外，这种策略也被由垂直对齐的纳米碳管（vertically aligned carbon nanotubes，VACNTs）组成的设备及诸如纳米柱、纳米线和纳米纤维之类的结构所采用。有研究显示，VACNT“森林”所提供的优势：表面面积上抗体的高度呈现及可控制的液流以促进与经过修饰的表面进行碰撞[76]。这种方法已经在 $CD4^+$的 T 细胞、大肠杆菌及肺炎链球菌的分离中得到了验证[77]，在想象中也可以应用于 CTC 的分离。同样，放置式的或蚀刻式的硅纳米柱和纳米线已经被用于呈现抗-EpCAM 的性质以提高稀有细胞的捕获。相比于 CellSearch™ 系统，这种纳米柱阵列已经展示出了更高的敏感性，26 例患者中有 20 例检出 CTC，而 CellSearch™ 系统则是 8/26[78]。采用温度敏感的聚异丙基丙烯酰胺聚合物（polymer polyN-isopropylacrylamide，PIPA Am），纳米线获得了可以控制释放的额外优势[79]。这个设备可以捕获超过 70%的掺入 MCF7 细胞，其中 90%都可以释放，90%都具有活性。静电纺丝氧化钛纳米纤维可以覆盖一层水平定向的基质，从而呈现出抗-EpCAM 的特性，同时提供一种纳米尺度的特征，细胞可以由此与其相互接触[80]。通过处理结直肠癌和胃癌患者的样品，展示了这种基质的有效性。尽管这些技术也都具有特异抗体捕获中的内在不足，但是在未来，纳米材料所提供的优势可能会以这些材料与 CTC 直接接触的形式而得以应用。

尽管在 CTC 捕获领域已经做了大量的工作，但每一种捕获方式确实都存在缺点。尽管 CTC-chip 这种相对柔和的捕获技术改善了 CellSearch™ 技术不能捕获活细胞的能力，但两种方法都具有免疫捕获的不足。抗体–抗原结合的相互作用是强烈和特异的，但也因此而必然存在局限。目前为止，免疫捕获一直聚焦于上皮型的 CTC，基于上皮细胞黏附分子（epithelial cellular adhesion molecule，EpCAM）的表达来进行捕获。然而，由于肿瘤的异质性及肿瘤的生存策略（如 EMT），CTC 的表达模式是各不相同的。EMT 的过程可能会下调上皮标志物[81]，如 EpCAM 的表达，使得这些细胞在传统的免疫捕获设备中会被漏掉。这一问题的解决办法包括使用组织特异的标志物，如 GEDI 芯片中的前列腺特异性膜抗原（prostate specific membrane antigen，PSMA）；但即使是在并非一致表达某个特定标志物的群体之中，这仍然会限制所捕获的细胞的类型。

对于免疫捕获所面临的挑战，一种答案是无细胞标记的分离，但是也并不是没有它自己的困难。惯性捕获通常需要先进行如离心和稀释等预处理的步骤。除了在表面标志物的表达方面有异质性，CTC 也可以在大小上有变化，受出口设计所制约的尺寸阈值会导致较小的肿瘤细胞的丢失，尤其是那些在大小上与白细胞有重叠的细胞。纳米粗糙化的捕获表面既不依赖表面表达也不依赖细胞大小，但是这种捕获通性使得非特性的结合有所增加。对于下游分析来说这是有问题的，尤其是会对所提取的遗传物质造成污染。

CTC 捕获的未来方向将是着力解决这些问题，完美的提升其特异性、产出及通量。具体方法将很有可能采用模块整合的方向，这可以利用多种技术的优点，也能使用纳米材料。整合的设备，如 CTC-iChip，同时采用了惯性和免疫磁性分选，使得多种组织类型、分期及过渡表型的细胞分选成为可能。这些设备可以将前处理整合进设备中，在提高通量的同时也增加了目的细胞的群体。

尽管上面讨论的两个惯性分离设备已经被用于分离表达 CSC 标志物的细胞，这个领域仍在发展之中。研究显示，采用螺旋设备所分离的细胞中包含一个 CD133 染色阳性的亚群，而这个标志物与细胞的高致瘤性和干细胞样特征有关[68]。虽然这些 $CD133^+$ 细胞的细胞角蛋白（一个上皮标志物）染色也是阳性的，但有理由相信，由于该分离本身并不基于上皮标志物的出现，这个技术可以对具有不同膜表达方式的 CSC 进行回收和研究。CTC-iChip 进行阴性分选也是一个机会，可以分离不表达传统上皮标志物的细胞[69]。除了能够从非上皮类肿瘤如黑色素瘤中分离细胞之外，从一个去势抵抗前列腺癌患者中所捕获的 15 个细胞进行了多重 qRT-PCR，采用前列腺特异、上皮、间质、干细胞、增殖及白细胞标志物的组合来揭示其表达谱。表达干细胞标志物的 CTC 并不与表达上皮标志物的 CTC 互相重合，而这些细胞最初是通过抗-EpCAM 的染色而确认的。然而，再一次，由于最初的分选并没有使用上皮标志物，这些结果提供了一个原理证明，即 CSC 可以通过这种方法进行分离。

CTC 分离的终极目标是实现临床应用的最大化。因此，分离技术能够优化产出和纯度，获得一致性的结果，这一点非常重要。所捕获的细胞应该能反映原发肿瘤的异质性及其为了允许游离的细胞在循环系统中存活并在第二部位形成转移所经历的改变。这些分离的细胞也必须足够纯净以允许进行有用的下游分析。这些目标的完成既让计数数据的应用能够可靠的预测疾病的进程和疗效，也让稀有细胞如癌症干细胞的研究成为可能，而这些研究可以提供一些必要的线索以形成下一步的治疗方案。

5.3 CSC 靶向治疗

CTC 的捕获及在所分离的 CTC 中进行 CSC 群体的分析提供了一种独一无二的机会来检测这些已经进入到血流中的细胞，因此这是在转移级联步骤中相比于原发肿瘤细胞更前进了一步。除了提供了一种机会进行无创的液体活检之外，CTC 样品也可以用于富集 CSC，而后者可能是癌症治疗缓解的关键。虽然现有的技术因为其上皮捕获的特异性而有所受限，这个领域的趋势是研发能够分离各种表型 CTC 的平台，这使得 CSC 的研究领域能够在抗癌的斗争中充分地实现其潜能。

有些研究尝试呈现患者的临床转归与癌症干细胞频率之间的关系[82，83]。此外，表达于肿瘤之中的 CSC 和胚胎干细胞特征都可以用作患者转归的预测性标志物。如果自我更新的细胞群体可以形成肿瘤，则针对这些群体的靶向治疗也许可以考虑用于化学预防。有研究显示，作为抗炎症药物的阿司匹林和作为抗糖尿病药物的二甲双胍能够降低癌症发展的风险。而在小鼠模型中，二甲双胍能够靶向乳腺癌 CSC[84]。此外，在姜黄中发现的姜黄素和西兰花中发现的莱菔硫烷已被证实能够抑制干细胞自我更新的信号通路，提示这些饮食中的成分对癌症防治是有用的[85, 86]。

检验癌症干细胞假说的终极测试证实，在经过有效地针对癌症干细胞的靶向治疗之后，患者的临床转归得到明显的改善。此外，在辅助治疗阶段，有效的靶向治疗也将会支持癌症干细胞的假说[87, 88]。针对 CSC 的选择性靶向治疗对正常的干细胞没有不良影响，在很多人类恶性肿瘤的治疗中，这将会具有巨大的潜力[89]。这些靶向的策略可能包括：与 CSC 表面标志物结合的抗体；CSC 自我更新必不可少的信号通路的抑制因子；克服 CSC 对化疗和放疗先天耐受的逆转剂；导致 CSC 终末分化的细胞分化诱导剂[90, 91]。

曲妥珠单抗是一个抗 HER2 的抗体，是第一个成功用于 HER2 阳性乳腺癌治疗的靶向药物。遗憾的是，某些 HER2 阳性乳腺癌对该药的耐药会导致难治的转移性疾病[92, 93]。靶向治疗中的这种失败导致了 EGFR/HER2 酪氨酸激酶双抑制剂的研发。这个双抑制剂，即拉帕替尼，能够在新辅助治疗阶段的 HER2 阳性肿瘤中抑制乳腺 CSC 的活性。而且，拉帕替尼与化疗的联合在曲妥珠耐药的患者中显示出了进展时间的减少[94, 95]。

有研究显示，正常乳腺和乳腺癌干细胞都能通过形成漂浮的克隆（被称为乳腺球）从而在非黏附的培养环境下存活[2, 96]。这个体外培养的系统被广泛地应用且被证实是一个有价值的方法，可以在乳腺癌细胞系中评价 CSC 的活性。采用这个方法，有报道称 IL-8 调节乳腺 CSC 的作用，其部分原因要归于一个新的 SRC 和 EGFR/HER2 依赖的信号通路。也有研究显示，在 HER2 阳性乳腺癌中，通过趋化因子受体 1/2（CXCR 1/2）的抑制来阻止 IL-8 在乳腺球形成中的作用可以增加拉帕替尼的效果。此外，在 HER2 阳性或阴性乳腺癌中，拉帕替尼都可以阻止 IL-8 促进乳腺球形成的作用。这些数据共同提示，在现有的 HER2 靶向治疗中加入 CXCR 1/2 抑制剂可以考虑作为一种有效的治疗策略，可以降低乳腺癌中 CSC 的活性并且提高 HER2 阳性乳腺癌患者的生存[97]。

笔者团队证实，IL-8 通过 CXCR 1 和 CXCR 2 受体起作用，它们的抑制会减少 CSC 的群体和自我更新，增加多西他赛在缩小异种移植肿瘤大小中的效果[98]。SCH563705 是一个小分子的 CXCR 1/2 抑制剂，通过与 IL-8 的重组而抑制乳腺球的形成。由于该化合物在单独使用时并未观察到这种抑制作用，因此推测 IL-8 可能是通过间质细胞的旁分泌而起作用，而不是通过 CSC 的自分泌途径[99, 100]。笔者团队也证实，通过一个特异的阻断抗体或 repertaxin（一个小分子的抑制剂）来阻断 CXCR 1，可以在体外的两个人类乳腺癌细胞系中选择性的靶向 CSC。笔者团队也曾报道，CXCR 1 阻断会通过一个旁观者效应引起 CXCR$^-$细胞的死亡[98]。此外，数据提示 CXCR 阻断(图 5.4)可以提供一个靶向并清除乳腺 CSC 的新手段[101]。在Ⅰ期临床试验中，repertaxin 的耐受性良好，在乳腺癌患者中验证其效果的试验正在进行之中[101, 102]。

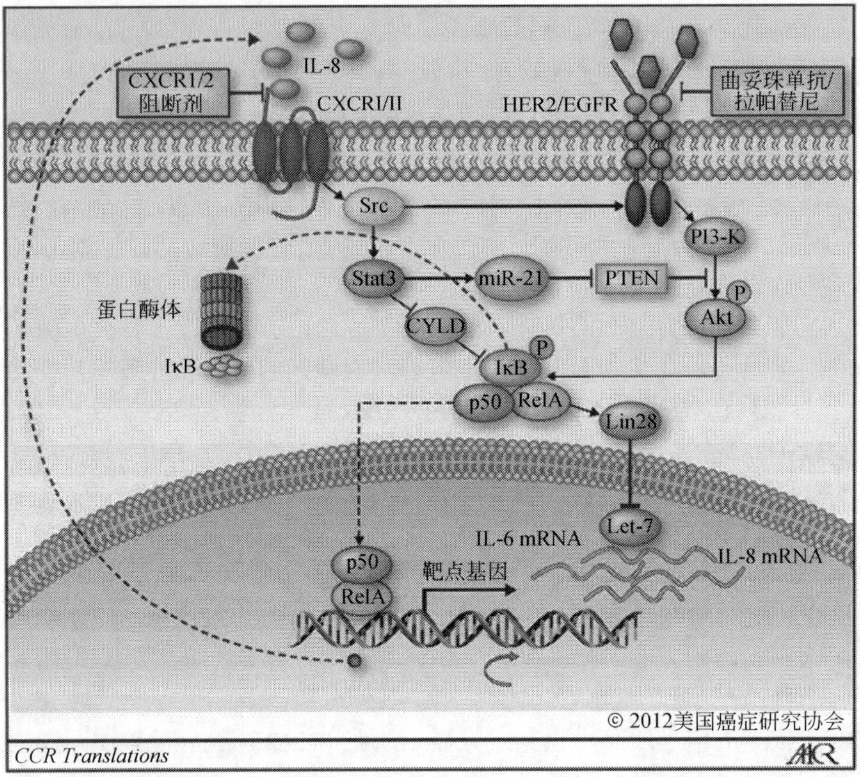

图 5.4 CSC 中的 IL-8/CXCR 1/2 和 HER2/EFGR 信号通路[101]版权所有 2012 美国癌症研究协会

CSC 自我更新调节及生存信号通路的研究结果为治疗的研发提供了几个新的靶点。确实，研发靶向 CSC 的药物是几个生物技术和制药公司的主要聚焦点之一。在这个概念中，靶向如 Notch、Hedgehog、Wnt、Akt/mTOR 和 NF-κB 等信号通路的药物正在研发之中。在结肠癌中可以抑制 Wnt 和 Notch 信号通路的小分子已经被发现[103]。但是，由于这些信号通路在调节正常干细胞中具有同等重要的作用，在正常组织上潜在的毒副作用引发了使用这些抑制剂的担忧。

在靶向 CSC 的治疗方面，抑制 Notch 信号通路非常有潜在的前景（图 5.5）。具有γ-分泌酶抑制活性的小分子（GSIs）或靶向 Notch 配体和（或）受体的单克隆抗体（monoclonal antibodies，mAbs）正在进行临床研发[104]。有报道称，淀粉样前体蛋白分泌酶抑制剂（gamma secretase inhibitors，GSIs）在靶向实体瘤 CSC 中是有效的。为了克服这些抑制剂在正常组织尤其是胃肠道中的相关毒性，给药方案调整为一种间歇性的计划，同时一起服用类固醇药物，这样做的毒性更小，但呈现出的临床效果几乎一样[105, 106]。有研究报道，采用 CSC 自我更新抑制剂与抗血管生成药物和化疗（诱导凋亡和抑制增殖）联合使用，在大约 50%的乳腺癌异种移植模型中有显著的抗肿瘤活性[107]。

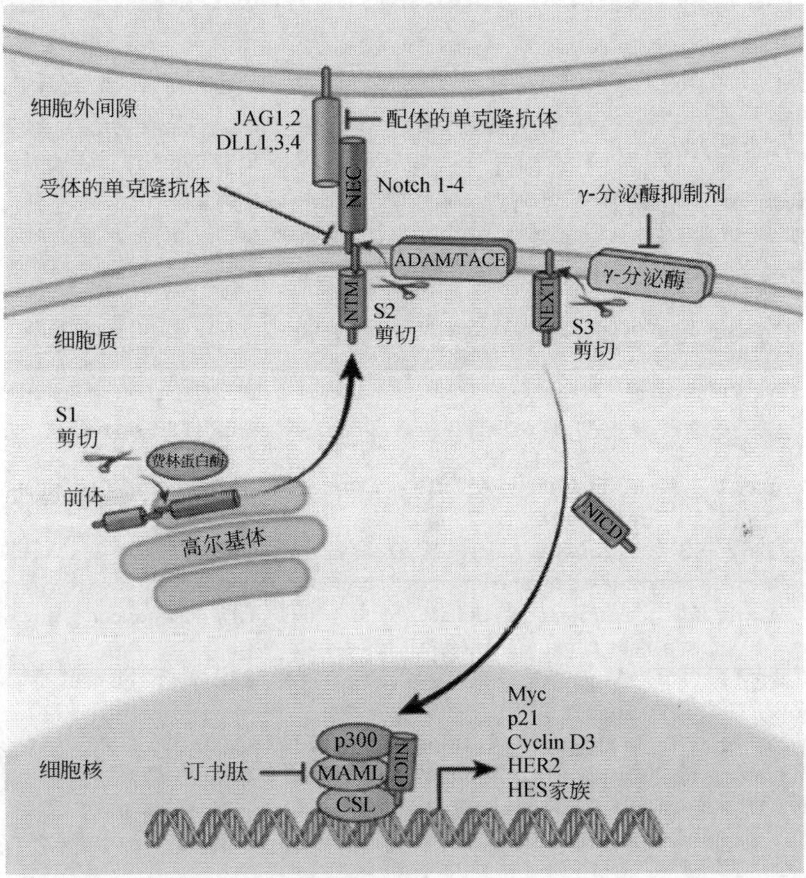

图 5.5　靶向 CSC 中的 Notch 信号通路[104]。版权所有 2013 药理学&治疗学（2013），http//dx.doi.org/10.1016

另外一个特异靶向 CSC 的可能途径是抑制那些引起化疗和（或）放疗耐受的信号。CSC 中 ABC-转运蛋白如 BCRP 的排出活性已经被用于边缘群实验来鉴别 CSC 群体。在黑色素瘤中，抗体被用于抑制这些膜转运蛋白的活性[108]。另外，在 CD133$^+$的 CSC 克隆中证实，针对 IL-4 的抗体在化疗诱导的凋亡中具有化疗增敏的效果[109]。

最后，采用诱导分化的化合物进行 CSC 的特异治疗，这可能是一个有效的策略，可以将 CSC 转化为缺乏自我更新能力的终末分化的肿瘤细胞。在这方面，盐霉素是第一个被报道的化合物，在乳腺 CSC 中具有诱导终端上皮分化的能力[110]。目前公认的是，某些类型的 CSC 以一种休眠状态存在，因此对 DNA 损伤的药物不敏感。诱导这些休眠的干细胞进入细胞循环，从而使其成为传统化疗药物的靶点，这一点已经在经过集落刺激因子（如 G-CSF）治疗的 AML 小鼠模型上得到了成功的验证[111]。

由于调节 CSC 和正常组织干细胞的信号通路之间存在共性，这些研究之中的患者需要仔细监测与这些药物有关的潜在毒性。幸运的是，从这些药物的 I 期临床试验的初步结果来看，目前只有有限的毒性报道。当然，在 II 期和 III 期研究中，关于这些靶向药物，将会知道其更多的疗效和不良影响。

参 考 文 献

[1] Sell S（2004）Stem cell origin of cancer and differentiation therapy. Crit Rev Oncol Hematol 51：1-28

[2] Ponti D，Costa A，Zaffaroni N，Pratesi G，Petrangolini G et al（2005）Isolation and in vitro propagation of tumorigenic breast cancer cells with stem/progenitor cell properties. Cancer Res 65：5506-5511

[3] Douville J，Beaulieu R，Balicki D（2009）ALDH1 as a functional marker of cancer stem and progenitor cells. Stem Cells Dev 18：17-25

[4] Naor D，Wallach-Dayan SB，Zahalka MA，Sionov RV（2008）Involvement of CD44，a molecule with a thousand faces， in cancer dissemination. Semin Cancer Biol 18（4）：260-267

[5] Kristiansen G，Winzer KJ，Mayordomo E，Bellach J et al（2003）CD24 expression is a new prognostic marker in breast cancer. Clin Cancer Res 9（13）：4906-4913

[6] Jaggupilli A，Elkord E（2012）Significance of CD44 and CD24 as cancer stem cell markers an enduring ambiguity. Clin Dev Immunol 2012：708036

[7] Al-Hajj M，Wicha MS，Benito-Hernandez A，Morrison SJ，Clarke MF（2003）Prospective identification of tumorigenic breast cancer cells. Proc Natl Acad Sci U S A 100（7）：3983-3988

[8] Ricardo S，Vieira AF，Gerhard R，Leitão D et al（2011）Breast cancer stem cell markers CD44，CD24 and ALDH1 expression distribution within intrinsic molecular subtype. J Clin Pathol 64：937-946

[9] Swaminathan SK，Roger E，Toti U，Niu L et al（2013）CD133-targeted paclitaxel delivery inhibits local tumor recurrence in a mouse model of breast cancer. J Control Release 171（3）：2807

[10] Ji Q，Hao X，Zhang M，Tang W et al（2009）MicroRNA miR-34 inhibits human pancreatic cancer tumor-initiating cells. PLoS One 4（8）：e6816

[11] Ginestier C，HeeHur M，Charafe-Jauffret E，Monville F et al（2007）ALDH1 is a marker of normal and malignant breast stem cells and a predictor of poor clinical outcome. Cell Stem Cell 1（5）：555-567

[12] Suman S，Das TP，Damodaran C（2013）Silencing NOTCH signaling causes growth arrest in both breast cancer stem cells and breast cancer cells. Br J Cancer 109（10）：2587-2596

[13] Dontu G，Wicha MS（2005）Survival of mammary stem cells in suspension culture：implications for stem cell biology and neoplasia. J Mammary Gland Biol Neoplasia 10：75-86
[14] Vermeulen L，De Sousa EMF，van der Heijden M，Cameron K et al（2010）Wnt activity defines colon cancer stem cells and is regulated by the microenvironment. Nat Cell Biol 12：468-476
[15] Benjamin CL，Melnikova VO，Ananthaswamy HN（2007）Models and mechanisms in malignant melanoma. Mol Carcinog 46：671-678
[16] Larue L，Beermann F（2007）Cutaneous melanoma in genetically modified animals. Pigment Cell Res 20：485-497
[17] Adams JM，Cory S（1991）Transgenic models of tumor development. Science 254：1161-1167
[18] Chen J，Li Y，Yu T-S，McKay RM et al（2012）A restricted cell population propagates glioblastoma growth after chemotherapy. Nature 488：522-526. doi：10. 1038/nature11287
[19] Driessens G，Beck B，Caauwe A，Simons BD，Blanpain C（2012）Defining the mode of tumor growth by clonal analysis. Nature 488：527-530. doi：10. 1038/nature11344
[20] Schepers AG，Snippert HJ，Stange DE，van den Born M et al（2012）Lineage tracing reveals Lgr5+ stem cell activity in mouse intestinal adenomas. Science 337（6095）：730-735
[21] Jan M，Snyder TM，Corces-Zimmerman MR，Vyas P et al（2012）Clonal evolution of preleukemic hematopoietic stem cells precedes human acute myeloid leukemia. Sci Transl Med 4（149）：149ra118
[22] Chavey C，Bibeau F，Gourgou-Bourgade S，Burlinchon S et al（2007）Oestrogen receptor negative breast cancers exhibit high cytokine content. Breast Cancer Res 9（1）：R15
[23] Liu S，Dontu G，Wicha MS（2005）Mammary stem cells，self-renewal pathways，and carcinogenesis. Breast Cancer Res 7：86-95
[24] Lee HE，Kim JH，Kim YJ，Choi SY et al（2011）An increase in cancer stem cell population after primary systemic therapy is a poor prognostic factor in breast cancer. Br J Cancer 104：1730-1738
[25] Gao H，Chakraborty G，Lee-Lim AP，Mo Q et al（2012）The BMP inhibitor coco reactivates breast cancer cells at lung metastatic sites. Cell 150：764-779
[26] Padua D，Zhang XH，Wang Q，Nadal C et al（2008）TGFbeta primes breast tumors for lung metastasis seeding through angiopoietin-like 4. Cell 133：66-77
[27] Tu LC，Foltz G，Lin E，Hood L，Tian Q（2009）Targeting stem cells clinical implications for cancer therapy. Curr Stem Cell Res Ther 4（2）：147-153
[28] Malik B，Nie D（2012）Cancer stem cells and resistance to chemo and radio therapy. Front Biosci（Elite Ed）1（4）：2142-2149
[29] Yu F，Yao H，Zhu P et al（2007）let-7 regulates self-renewal and tumorigenicity of breast cancer cells. Cell 131：1109-1123
[30] Korkaya H，Kim GI，Davis A，Malik F et al（2012）Activation of an IL6 inflammatory loop mediates trastuzumab resistance in HER2+ breast cancer by expanding the cancer stem cell population. Mol Cell 47（4）：570-584
[31] May CD，Sphyris N，Evans KW，Werden SJ et al（2011）Epithelial-mesenchymal transition and cancer stem cells a dangerously dynamic duo in breast cancer progression. Breast Cancer Res 13：202
[32] Mallini P，Lennard T，Kirby J，Meeson A（2014）Epithelial-to-mesenchymal transition: what is the impact on breast cancer stem cells and drug resistance. Cancer Treat Rev 40：341-348，pii S0305-7372（13）00197-7
[33] Mani SA，Guo W，Liao MJ，Eaton EN et al（2008）The epithelial-mesenchymal transition

generates cells with properties of stem cells. Cell 133（4）：704-715

[34] Liu S，Cong Y，Wang D，Sun Y et al（2013）Breast cancer stem cells transition between epithelial and mesenchymal states reflective of their normal counterparts. Stem Cell Reports 2：78-91. doi：10.1016/j. stemcr. 2013. 11. 009

[35] Murray NP，Reyes E，Tapia P，Badinez L et al（2012）Redefining micrometastasis in prostate cancer—a comparison of circulating prostate cells，bone marrow disseminated tumor cells and micrometastasis：implications in determining local or systemic treatment for biochemical failure after radical prostatectomy. Int J Mol Med 30：896-904. doi:10. 3892/ijmm. 2012.1071

[36] Lianidou ES，Markou A，Strati A（2012）Molecular characterization of circulating tumor cells in breast cancer challenges and promises for individualized cancer treatment. Cancer Metastasis Rev 31（3-4）：663-671

[37] Joosse SA，Pantel K（2013）Biologic challenges in the detection of circulating tumor cells. Cancer Res 73：8-11

[38] Cristofanilli M，Hayes DF，Budd GT，Ellis MJ et al（2005）Circulating tumor cells a novel prognostic factor for newly diagnosed metastatic breast cancer. J Clin Oncol 23（7）：1420-1430

[39] Maheswaran S，Sequist LV，Nagrath S，Ulkus L et al（2008）Detection of mutations in EGFR in circulating lung-cancer cells. N Engl J Med 359（4）：366-377

[40] Nagrath S，Sequist LV，Maheswaran S，Bell DW et al（2007）Isolation of rare circulating tumour cells in cancer patients by microchip technology. Nature 450（7173）：1235-1239

[41] Liu H，Patel MR，Prescher JA，Patsialou A et al（2010）Cancer stem cells from human breast tumors are involved in spontaneous metastases in orthotopic mouse models. Proc Natl Acad Sci U S A 107：18115-18120

[42] Baccelli I，Schneeweiss A，Riethdorf S，Stenzinger A et al（2013）Identification of a population of blood circulating tumor cells from breast cancer patients that initiates metastasis in a xenograft assay. Nat Biotechnol 31：539-544. doi:10.1038/nbt.2576

[43] Korkaya H，Paulson A，Iovino F，Wicha MS（2008）HER2 regulates the mammary stem/progenitor cell population driving tumorigenesis and invasion. Oncogene 27：6120-6130

[44] Ithimakin S，Day KC，Malik F，Zen Q et al（2013）HER2 drives luminal breast cancer stem cells in the absence of HER2 amplification implications for efficacy of adjuvant trastuzumab. Cancer Res 73（5）：1635-1646

[45] Riethdorf S，Müller V，Zhang L，Rau T et al（2010）Detection and HER2 expression of circulating tumor cells prospective monitoring in breast cancer patients treated in the neoadjuvant Gepar Quattro trial. Clin Cancer Res 16：2634-2645

[46] Pestrin M，Bessi S，Puglisi F，Minisini AM et al（2012）Final results of a multicenter phase II clinical trial evaluating the activity of single-agent Lapatinib in patients with HER2-negative metastatic breast cancer and HER2-positive circulating tumor cells. A proof-of-concept study. Breast Cancer Res Treat 134：283-289

[47]Yu M，Bardia A，Wittner BS，Stott SL et al（2013）Circulating breast tumor cells exhibit dynamic changes in epithelial and mesenchymal composition. Science 339：580-584

[48] Giordano A，Giuliano M，De Laurentiis M et al（2011）Artificial neural network analysis of circulating tumor cells in metastatic breast cancer patients. Breast Cancer Res Treat 129：451-458

[49] Cristofanilli M，Budd GT，Ellis MJ，Stopeck A et al（2004）Circulating tumor cells，disease progression，and survival in metastatic breast cancer. N Engl J Med 351（8）：781-791

[50] Cohen S，Punt C，Iannotti N，Saidman B et al（2009）Prognostic significance of circulating

tumor cells in patients with metastatic colorectal cancer. Ann Oncol 20（7）：1223-1229
［51］Olmos D，Arkenau H，Ang J，Ledaki I et al（2009）Circulating tumor cell（CTC）counts as intermediate end points in castration-resistant prostate cancer（CRPC）：a single-centre experience. Ann Oncol 20（1）：27-33
［52］Allard WJ，Matera J，Miller MC，Repollet M et al（2004）Tumor cells circulate in the peripheral blood of all major carcinomas but not in healthy subjects or patients with nonmalignant diseases. Clin Cancer Res 10（20）：6897-6904
［53］Whitesides GM（2006）The origins and the future of microfluidics. Nature 442（7101）：368-373
［54］Khandurina J，McKnight TE，Jacobson SC，Waters LC，Foote RS，Ramsey JM（2000）Integrated system for rapid PCR-based DNA analysis in microfluidic devices. Anal Chem 72（13）：2995-3000
［55］Erickson D，Li D（2004）Integrated microfluidic devices. Anal Chim Acta 507（1）：11-26
［56］Haeberle S，Zengerle R（2007）Microfluidic platforms for lab-on-a-chip applications. Lab Chip 7（9）：1094-1110
［57］Gleghorn JP，Pratt ED，Denning D，Liu H et al（2010）Capture of circulating tumor cells from whole blood of prostate cancer patients using geometrically enhanced differential immunocapture（GEDI）and a prostate-specific antibody. Lab Chip 10（1）：27-29
［58］Adams AA，Okagbare PI，Feng J，Hupert ML et al（2008）Highly efficient circulating tumor cell isolation from whole blood and label-free enumeration using polymer-based microfluidics with an integrated conductivity sensor. J Am Chem Soc 130（27）：8633-8641
［59］Stott SL，Hsu C，Tsukrov DI，Yu M et al（2010）Isolation of circulating tumor cells using a microvortex-generating herringbone-chip. Proc Natl Acad Sci 107（43）：18392-18397
［60］Yoon HJ，Kim TH，Zhang Z，Azizi E et al（2013）Sensitive capture of circulating tumour cells by functionalized graphene oxide nanosheets. Nat Nanotechnol 8（10）：735-741
［61］Lin HK，Zheng S，Williams AJ，Balic M et al（2010）Portable filter-based microdevice for detection and characterization of circulating tumor cells. Clin Cancer Res 16（20）：5011-5018
［62］Vona G，Estepa L，Béroud C，Damotte D et al（2004）Impact of cytomorphological detection of circulating tumor cells in patients with liver cancer. Hepatology 39（3）：792-797
［63］Zheng S，Lin H，Liu J，Balic M et al（2007）Membrane microfilter device for selective capture, electrolysis and genomic analysis of human circulating tumor cells. J Chromatogr A 1162（2）：154-161
［64］Zheng S，Lin HK，Lu B，Williams A et al（2011）3D microfilter device for viable circulating tumor cell（CTC）enrichment from blood. Biomed Microdevices 13（1）：203-213
［65］Kuo JS，Zhao Y，Schiro PG，Ng L et al（2010）Deformability considerations in filtration of biological cells. Lab Chip 10（7）：837-842
［66］Zhou J，Papautsky I（2013）Fundamentals of inertial focusing in microchannels. Lab Chip 13（6）：1121-1132
［67］Bhagat AAS，Kuntaegowdanahalli SS，Papautsky I（2008）Continuous particle separation in spiral microchannels using dean flows and differential migration. Lab Chip 8（11）：1906-1914
［68］Hou HW，Warkiani ME，Khoo BL，Li ZR et al（2013）Isolation and retrieval of circulating tumor cells using centrifugal forces. Sci Rep 3：1259
［69］Ozkumur E，Shah AM，Ciciliano JC，Emmink BL et al（2013）Inertial focusing for tumor antigen-dependent and -independent sorting of rare circulating tumor cells. Sci Transl Med 5（179）：179ra47
［70］Moon H，Kwon K，Kim S，Han H et al（2011）Continuous separation of breast cancer cells

from blood samples using multi-orifice flow fractionation（MOFF）and dielectrophoresis（DEP）. Lab Chip 11（6）：1118-1125

[71] Fuchs AB，Romani A，Freida D，Medoro G et al（2006）Electronic sorting and recovery of single live cells from microlitre sized samples. Lab Chip 6（1）：121-126

[72] Chen W，Weng S，Zhang F，Allen S et al（2012）Nanoroughened surfaces for efficient capture of circulating tumor cells without using capture antibodies. ACS Nano 7（1）：566-575

[73] Chen C，Chen K，Pan Y，Lee T et al（2011）Separation and detection of rare cells in a microfluidic disk via negative selection. Lab Chip 11（3）：474-483

[74] Sieuwerts AM，Kraan J，Bolt J，van der Spoel P et al（2009）Anti-epithelial cell adhesion molecule antibodies and the detection of circulating normal-like breast tumor cells. J Natl Cancer Inst 101（1）：61-66

[75] Zhang W，Kai K，Choi DS，Iwamoto T et al（2012）Microfluidics separation reveals the stem-cell-like deformability of tumor-initiating cells. Proc Natl Acad Sci U S A 109（46）：18707-18712

[76] Fachin F，Wardle B，Chen G，Toner M（2010）Integration of vertically-aligned carbon nanotube forests in microfluidic devices for multiscale isolation of bioparticles. IEEE SENSORS 47-51

[77] Chen GD，Fachin F，Fernandez-Suarez M，Wardle BL，Toner M（2011）Nanoporous elements in microfluidics for multiscale manipulation of bioparticles. Small 7（8）：1061-1067

[78] Wang S，Liu K，Liu J，Yu ZT，Xu X et al（2011）Highly efficient capture of circulating tumor cells by using nanostructured silicon substrates with integrated chaotic micromixers. Angew Chem Int Ed 50（13）：3084-3088

[79] Hou S，Zhao H，Zhao L，Shen Q et al（2013）Capture and stimulated release of circulating tumor cells on Polymer - Grafted silicon nanostructures. Adv Mater 25（11）：1547-1551

[80] Zhang N，Deng Y，Tai Q，Cheng B et al（2012）Electrospun TiO_2 nanofiber - based cell capture assay for detecting circulating tumor cells from colorectal and gastric cancer patients. Adv Mater 24（20）：2756-2760

[81] Polyak K，Weinberg R（2009）Transitions between epithelial and mesenchymal states：acquisition of malignant and stem cell traits. Nat Rev Cancer 9（4）：265-273

[82] Galizia G，Gemei M，Del Vecchio L，Zamboli A et al（2012）Combined CD133/CD44 expression as a prognostic indicator of disease-free survival in patients with colorectal cancer. Arch Surg 147（1）：18-24

[83] Saigusa S，Inoue Y，Tanaka K，Toiyama Y et al（2012）Clinical significance of LGR5 and CD44 expression in locally advanced rectal cancer after preoperative chemoradiotherapy. Int J Oncol. doi:10.3892/ijo.2012.1598

[84] Song CW，Lee H，Dings RP，Williams B et al（2012）Metformin kills and radiosensitizes cancer cells and preferentially kills cancer stem cells. Sci Rep 2：362. doi:10.1038/srep00362

[85] Kakarala M，Brenner DE，Khorkaya H，Cheng C et al（2010）Targeting breast stem cells with the cancer preventive compounds curcumin and piperine. Breast Cancer Res Treat 122（3）：777-785

[86] Li Y，Zhang T，Korkaya H，Liu S et al（2010）Sulforaphane，a dietary component of broccoli/broccoli sprouts，inhibits breast cancer stem cells. Clin Cancer Res 16（9）：2580-2590

[87] Liu S，Wicha MS（2010）Targeting breast cancer stem cells. J Clin Oncol 28（25）：4006-4012

[88] Tokunaga E，Oki E，Nishida K，Koga T et al（2006）Trastuzumab and breast cancer developments and current status. Int J Clin Oncol 11（3）：199-208

[89] Grotenhuis BA，Wijnhoven BP，van Lanschot JJ（2012）Cancer stem cells and their potential

implications for the treatment of solid tumors. J Surg Oncol 106：209-215
[90] Schatton T，Frank NY，Frank MH（2009）Identification and targeting of cancer stem cells. Bioessays 31：1038-1049
[91] Zhou BB，Zhang H，Damelin M et al（2009）Tumor-initiating cells：challenges and opportunities for anticancer drug discovery. Nat Rev Drug Discov 8：806-823
[92] Montemurro F，Donadio M，Clavarezza M，Redana S et al（2006）Outcome of patients with HER2-positive advanced breast cancer progressing during trastuzumab based therapy. Oncologist 11（4）：318-324
[93] Slamon DJ，Leyland-Jones B，Shak S，Fuchs H et al（2001）Use of chemotherapy plus a monoclonal antibody against HER2 for metastatic breast cancer that overexpresses HER2. N Engl J Med 344（11）：783-792
[94] Li X，Lewis MT，Huang J，Gutierrez C et al（2008）Intrinsic resistance of tumorigenic breast cancer cells to chemotherapy. J Natl Cancer Inst 100（9）：672-679
[95] Cameron D，Casey M，Press M，Lindquist D et al（2008）A phase III randomized comparison of lapatinib plus capecitabine versus capecitabine alone in women with advanced breast cancer that has progressed on trastuzumab updated efficacy and biomarker analyses. Breast Cancer Res Treat 112（3）：533-543
[96] Farnie G，Clarke RB，Spence K，Pinnock N et al（2007）Novel cell culture technique for primary ductal carcinoma in situ role of Notch and epidermal growth factor receptor signaling pathways. J Natl Cancer Inst 99（8）：616-627
[97] Singh JK，Farnie G，Bundred NJ，Simoes BM et al（2013）Targeting CXCR1/2 significantly reduces breast cancer stem cell activity and increases the efficacy of inhibiting HER2 via HER2-dependent and -independent mechanisms. Clin Cancer Res 19（3）：643-656
[98] Ginestier C，Liu S，Diebel ME，Korkaya H et al（2010）CXCR1 blockade selectively targets human breast cancer stem cells in vitro and in xenografts. J Clin Invest 120（2）：485-497
[99] Green AR，Green VL，White MC，Speirs V（1997）Expression of cytokine messenger RNA in normal and neoplastic human breast tissue identification of interleukin-8 as a potential regulatory factor in breast tumors. Int J Cancer 72（6）：937-941
[100] Waugh DJ，Wilson C（2008）The interleukin-8 pathway in cancer. Clin Cancer Res 14（21）：6735-6741
[101] Korkaya H，Wicha MS（2013）Breast cancer stem cells we've got them surrounded. Clin Cancer Res 19（3）：511-513
[102] Leitner JM，Mayr FB，Firbas C，Spiel AO et al（2007）Reparixin，a specific interleukin-8 inhibitor，has no effects on inflammation during endotoxemia. Int J Immunopathol Pharmacol 20（1）：25-36
[103] VanEs JH，Clevers H（2005）Notch and Wnt inhibitors as potential new drugs for intestinal neoplastic disease. Trends Mol Med 11：496-502
[104] Takebe N，Nguyen D，Yang SX（2014）Targeting Notch signaling pathway in cancer：clinical development advances and challenges. Pharmacol Ther 141：140-149，doi. org/10. 1016
[105] Krop I，Demuth T，Guthrie T，Wen PY et al（2012）Phase I pharmacologic and pharmacodynamic study of the gamma secretase（Notch）inhibitor MK-0752 in adult patients with advanced solid tumors. J Clin Oncol 30：2307-2313
[106] Schott AF，Landis MD，Dontu G，Griffith KA et al（2013）Preclinical and clinical studies of gamma secretase inhibitors with docetaxel onhuman breast tumors. Clin Cancer Res 19：1512-1524

[107] Zhang CC，Pavlicek A，Zhang Q，Lira ME et al（2012）Biomarker and pharmacologic evaluation of the γ-secretase inhibitor PF-03084014 in breast cancer models. Clin Cancer Res 18（18）：5008-5019

[108] Frank NY，Margaryan A，Huang Y，Schatton T et al（2005）ABCB5-mediated doxorubicin transport and chemoresistance in human malignant melanoma. Cancer Res 65：4320-4333

[109] Todaro M，Lombardo Y，Francipane MG，Alea MP et al（2008）Apoptosis resistance in epithelial tumors is mediated by tumor-cell-derived interleukin-4. Cell Death Differ 15：762-772

[110] Gupta PB，Onder TT，Jiang G，Tao K et al（2009）Identification of selective inhibitors of cancer stem cells by high-throughput screening. Cell 138：645-659

[111] Saito Y，Uchida N，Tanaka S，Suzuki N et al（2010）Induction of cell cycle entry eliminates human leukemia stem cells in a mouse model of AML. Nat Biotechnol 28（3）：275-280

第Ⅱ部分

CTC的基础研究

第 6 章　循环肿瘤细胞和肿瘤休眠

Alison L. Allan，Ann F. Chambers

摘要　在貌似成功治疗原发肿瘤之后的数月或者甚至数年，转移癌会复发。虽然一直以来人们并未清楚地了解导致癌症复发的机制，但是不能完全清除休眠的微小转移和单个的转移细胞被认为是一个主要原因。因此，虽然在开始时并不受临床关注，转移休眠依然是一个很重要的临床问题。采用循环肿瘤细胞（circulating tumor cells，CTCs）作为预后和预测生物标志物来监测和了解转移性疾病，这种应用的出现提供了解决这一挑战的机会。本章将会讨论与 CTC 和肿瘤休眠有关的现有认识，以及这二者之间在转移生物学和治疗方面的关系。同时也会考虑在没有肿瘤复发症状的时候进行 CTC 监测的临床意义，以及对于这样一项举措，还需要什么才能提供“可执行”的信息从而改善患者的转归。

关键词　转移；循环肿瘤细胞；分子分型；肿瘤休眠；寡转移

6.1　概述：循环肿瘤细胞和肿瘤休眠

大多数癌症死亡都要归因于转移，此时肿瘤细胞从原发肿瘤散播，在远端和关键的器官建立起它们的继发肿瘤，在这些器官造成生理性的损伤。癌症在诊断时如果位于原发部位则相对容易进行成功的治疗，然而多数治疗在转移阶段都会最终失败。在怀疑癌症已经种植了尚未诊断的微小转移时，将会给予辅助治疗，目的是阻止其后续的生长，这在很多情况下都显示可以提高生存。貌似成功治疗原发肿瘤之后的数月或者甚至数年，会出现转移癌的复发，未能完全清除休眠的微小转移和单个细胞被认为是这种复发的一个主要原因。因此，转移休眠是一个重要的临床问题。

转移本身是一个复杂的过程，因为成功转移的细胞必须跨过多个步骤才能最终发展成为一个有临床相关性的转移损伤。这些步骤包括从原发肿瘤逃逸，内渗（侵袭）进入淋巴或血液的脉管系统，在循环系统中存活，停留并外渗至第二器官部位，在该部位启动转移生长，以及不断生长形成宏转移[1, 2]。考虑到这个过程有多个步骤的属性，在这些散播的细胞成为一个临床问题之前，应该有多个机会对其进行早期鉴定。的确，不管是在转移性的还是明显局部疾病的癌症患者中，越来越多的证据显示，在血液中出现循环肿瘤细胞（circulating tumor cells，CTCs）是一个重要的标志，提示转移和不良预后（综述于参考文献[3, 4]）。采用 CTCs 作为预后和预测生物标志物来监测和了解转移性疾病，这种应用的出现提供了一个机会来解决转移休眠的挑战。在本章中，将会讨论与 CTC 和肿瘤休眠有关的现有认识，以及这二者之间在转移生物学和治疗方面的关系。

6.2 循环肿瘤细胞

尽管在一个多世纪之前就认识到了 CTC[5]，但只是在最近，技术的进展使得这些稀有细胞的细节研究及将其应用于临床的考虑才成为可能。即使是在已知转移的患者中，这些细胞也只是以很低的频率出现在循环系统中（每 10^5～10^7 个白细胞中有 1 个 CTC）[6-8]，这就迫使必须研发敏感和特异的方法来对它们进行分离、计数和分子分型。CTC 在临床肿瘤中用于疾病复发和疗效监测的巨大前景使得如下兴趣得以暴发：研发生物标志物的方法用于临床领域的 CTC 分析，了解这些细胞内在的生物学行为及它们与转移和肿瘤休眠之间的功能关系。因此，目前有超过 40 种各不相同的 CTC 技术正在研发之中[9]，其中多数已经在本书的其他部分做了更详细的阐述。然而，有助于将这些技术归类为一些关键方法的共同主题正在出现，而这些关键方法是对 CTC 进行成功富集、分离、检测和（或）分子分型所必需的（图 6.1，彩图 5）。对于富集来说，方法包括基于细胞大小，基于密度，或免疫磁性富集（如采用上皮特异或肿瘤特异的标志物对 CTC 进行阳性分选，或采用掺杂的细胞如白细胞所表达的标志物进行阴性分选）。对于检测和分型，方法包括细胞检测的技术如采用抗体介导进行检测的免疫荧光或流式细胞术；或基于核酸的技术如反转录聚合酶链反应（reverse transcription polymerase chain reaction，RT-PCR）、定量-PCR（quantitative-PCR，qPCR）、微阵列或测序。每一种方法的优缺点已经在其他地方做了详细的综述[9-12]，因此这里将不做详细的讨论。

6.2.1 CTC 的临床用途

超过 400 项临床试验已经或者正在采用 CTC 作为相关的生物标志物，PubMed 所列出的涉及 CTC 的文章超过 14 000 篇[13]，这些事实都证实了对 CTC 的极大兴趣。然而，不管这些研究的数量和范围如何，CellSearch®系统依然还是唯一通过 FDA 批准用于临床 CTC 检测和计数的 CTC 平台。这个平台基于上皮细胞黏附分子（epithelial cell adhesion molecule，EpCAM）的表达，采用阳性免疫磁分选来富集 CTC，之后采用细胞角蛋白（CK8、CK18、CK19）、CD45（确定掺杂的白细胞）及 DNA 染料 DAPI（4′,6-二氨基-2-苯基吲哚）进行免疫荧光染色。

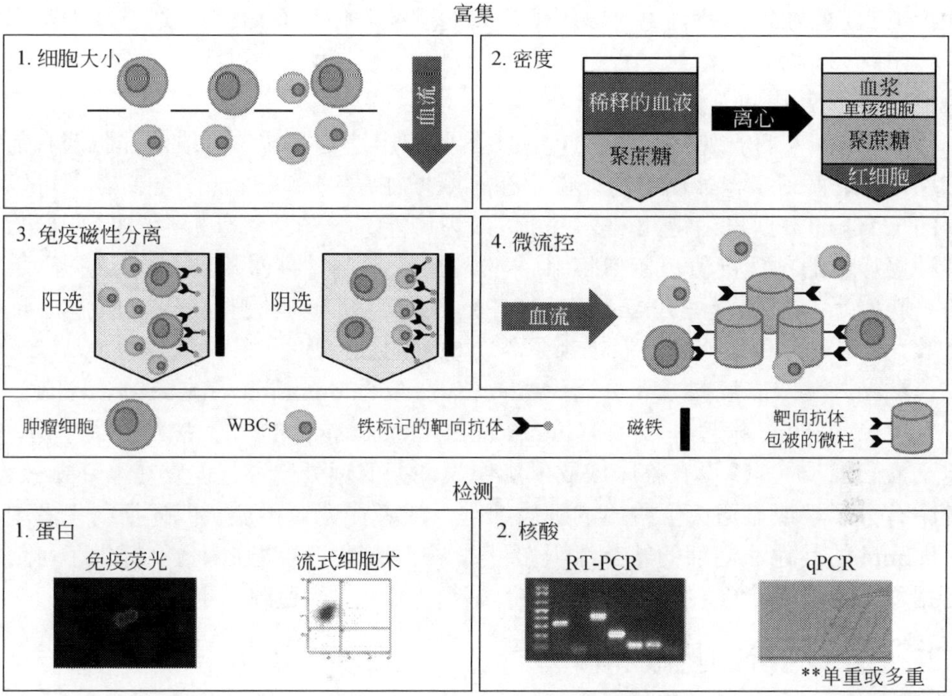

图 6.1　CTC 富集和检测的最常用技术的概述。总体而言，CTC 富集目前有四种技术：①基于细胞大小；②基于密度；③免疫磁性分离；④基于微流控。采用基于细胞大小的富集技术，稀释的全血通过一个具有特异尺寸（一般是 8μm）微孔的过滤设备。根据 CTC（一般＞8μm）与白细胞（white blood cells，WBCs，一般＜8μm）在细胞大小方面的差异，CTC 得以被捕获。基于密度的富集采用了聚蔗糖 Ficoll（或类似的密度梯度介质）来从其他血液成分中富集单个核细胞（包括 CTC）。免疫磁性分离包括，采用结合了铁的抗体来靶向 CTC（如 EpCAM，阳选）或掺杂的血细胞（如 CD45，阴选），然后在磁场中孵育。对于微流控技术，全血会缓慢地通过个芯片的表面，通过靶向 CTC 的抗体所包被的微柱（CTC Chip 和 iChip）或介电电泳（DEP Array）来分离 CTC。现有的 CTC 检测技术或者采用了基于蛋白的方法（如免疫荧光或流式细胞术），这些蛋白表达于全体细胞或分泌性的蛋白（EPISPOT 方法）；或者采用了基于核酸的方法，如 RT-PCR 或 RT-qPCR，以单基因水平或多重基因的方式进行应用。重印于 Lowes LE，Allan AL.Recent advances in the molecular characterization of circulating tumor cells. Cancers（Basel）. 2014 Mar 13；6（1）：595-624. doi：10.3390/cancers6010595（Open Access）

之后，采用半自动化的荧光显微镜，直径＞4μm，具有完整细胞膜和 $CK^{+}/DAPI^{+}/CD45^{-}$ 表型的细胞被定义为阳性 CTC [14]。CellSearch®系统目前被 FDA 批准用于转移性乳腺癌、前列腺癌和结直肠癌的预后判断，与等量血液中有更少 CTC 的患者相比，在 7.5ml 血液中出现≥5 个 CTC（乳腺癌 [14] 和前列腺癌 [15]）或≥3 个 CTC（结直肠癌 [16]）与患者的不良预后有关。采用这个平台，CTC 计数不仅可以在基线时评价 CTC 的数目，而且也可以用于疗效的连续评估。有研究证实，CTC 与患者的转归有关，而且在治疗过程之中 CTC 数目的变化可以预测疗效，通常其速度要快于现在所使用的技术如影像学[15, 17-19]。

目前为止，人们所观察到的 CTC 最大的临床用途是在转移阶段的乳腺癌和前列腺癌，在结直肠癌和肺癌中的证据正在不断增加[14-16, 20-23]。此外，文献中可以获得的 CTC 的数据量使得几个荟萃分析成为可能，这些荟萃分析都强调了 CTC 在多种癌症中的预后价值，包括胰腺癌[24]、肺癌[23]、结直肠癌[25]、乳腺癌[26]和前列腺癌[27]。尤其是，Zhang 等（2012）分析了上千例乳腺癌患者的数据，证实 CTC 在转移性和早期乳腺癌中都是一个稳定的预后因子[26]。重要的是，CTC 现在已被纳入美国癌症联合委员会（American Joint Committee on Cancer，AJCC）关于乳腺癌的肿瘤-淋巴结-转移（tumor-node-metastasis，TNM）癌症分级手册，被定义为 cM_0（i+）（“没有临床或放射影像学证据的远处转移，但是在循环血液、骨髓中有分子学或显微镜下检出的肿瘤细胞，或者在无转移症状或体征的患者中有≤0.2mm 的其他非局部的结节组织”）[28]。综上所述，这些临床数据提供了可信的证据，支持采用 CTC 在癌症患者中对转移性疾病进行追踪、了解和治疗。

6.2.2 CTC 分析的挑战和潜力

在 CTC 的分析中仍然存在一些挑战，包括技术和统计学的挑战（敏感性、特异性、可重复性、单细胞分子分型的能力）；生物物理学参数［CTC 彼此之间和（或）与白细胞和血小板之间成团，由于小的毛细血管床的尺寸限制导致 CTC 的捕获减少］；生物学因素（免疫监督，通过上皮-间质转换而丢掉上皮表型，同一例患者中不同 CTC 之间在分子和细胞学方面的异质性，以及与癌症干细胞之间的关系）（综述于参考文献[13, 29, 30]）。尽管 CTC 在上述很多上皮癌症类型中是有用的，但是它们在其他癌症类型中的价值却非常有限，这样的事实使得上述这些挑战更为凸显。CTC 在其他癌症中价值有限的原因，是由于疾病如何进展/转移的生物学（如卵巢癌、肝癌和脑癌等癌症的局部与远处散播），和（或）是由于缺乏上皮标志物的表达，对于多数现有的临床 CTC 方法来说，这会影响从这些癌症中检测 CTC 的能力（如肾癌）。还需要重点指出的是，现有的 CTC 技术并不总是足够敏感，可以重复性地检测到在早期疾病或辅助治疗阶段患者中出现的较低数量的 CTC，而在这个阶段，复发和转移阶段的风险并不清楚[6, 29]。

尽管 CellSearch®系统被认为是目前临床 CTC 计数的“金标准”，但是其敏感性及进行下游分子分析的能力都很有限[6, 9]。新出现的一些技术，如 Epic Sciences 的 HD-CTC 液体活检（由 Peter Kuhn 及其同事研制）[31-34]，以及 CTC Chip/iChip（由 Mehmet Toner，Daniel Haber 及其同事研制）[20, 35-42]，都在临床实验室中的可重复性方面展示出了巨大的前景，而且在增加敏感性进行疾病早期阶段评价及增加能力进行 CTC 分子分型方面都有额外的优势。HD-CTC 液体活检不需要采用基于表面蛋白的富集就可以鉴定 CTC，而是采用了尖端的成像技术和软件算法，发现并且将 CTC 呈现为高分辨率（high definition，HD）的诊断病理质量的图像[31-34]。CTC Chip 的最新版本（iChip）也不依赖 EpCAM 或 CTC 细胞表面已知的其他肿瘤抗原，它所采用的方法是在一个鲱鱼骨的微芯片上，将微流控与连续的阴性和阳性富集方法相结合[37]。与 CellSearch®系统相比，两种方法（HD-CTC 和 iChip）都展示出了更高的敏感性，而且能够以一种理想的形式提供 CTC 以进行下游的各种方式的分子分型，包括荧光原位杂交（fluorescence in situ hybridization，FISH），免疫荧光及突变分析。

6.3　CTC 的分子分型

由于人们不断认识到肿瘤的异质性及在疾病进展过程中肿瘤在分子水平进化的能力，越来越明显的是，单纯的 CTC 计数并不能充分地施展 CTC 作为转移性疾病标志物的潜能。也许 CTC 在肿瘤学中最大的前景在于其分子分型。转移会决定患者的最终转归，考虑到这一事实，治疗决策如果是基于转移灶的基因分型而不是只基于原发灶，其疗效会更好。然而，从转移的肿瘤组织中获得活检标本是一个昂贵、有侵袭性而且通常是很痛苦的过程，这限制了它在临床实践中的广泛开展[43]。由于 CTC 处于原发和转移疾病的中间阶段，因为被认为是患者转移灶的替代物[44-46]，CTC 的分子分型也许可以提供一个机会，在疾病进展过程之中进行非侵袭性的“实时”活检，以便追踪这些分子改变，并且有可能将这些改变应用到临床决策的制订之中。

有几项研究提示，CTC 的分子分型具有如下临床应用前景，即在某例患者的肿瘤中发现分子特征的丢失或获得，这可能会为靶向治疗打开新的途径，而如果只是基于原发肿瘤的特征，靶向治疗可能不在选择之列。例如，Meng 等证实，最初是 HER2 阴性（基于其原发肿瘤）的转移性乳腺癌患者，大约有 40%会在其 CTC 上获得 HER2 的扩增。当基于 CTC 上 HER2 的扩增进行赫赛汀治疗时，其中一些患者显示出了部分或完全缓解[47]。其他几项后续研究也证实，患者的 CTC 与其原发肿瘤之间存在 HER2 状态的不一致性[48-53]，而且在早期和转移性乳腺癌患者中，HER2 阳性的 CTC 是一个不良预后因子[53-55]。在前列腺癌中的类似研究也证实，在原发肿瘤和 CTC 之间，一些重要的疾病相关标志物，如 AR、PTEN 和 TMPRESS2ERG 等，也有一个进化过程，这有助于找到靶向治疗最可能有效（或无效）的那些患者[36, 56-59]。

除了在 CTC 上检测可能具有预后和预测价值的单个分子标志物之外，CTC 领域也受益于在更加尖端的下游分析方法（如基因组测序）方面的技术进步。近期的研究报道了从 CTC 中分离和分析基因组 DNA 及在单细胞水平分析了拷贝数变化模式，array-CGH，以及二代测序[60-62]。Ni 等（2013）分析了肺癌患者的单个 CTC，并且观察到单例患者的每一个 CTC 都展示出了可重复的拷贝数变化（copy number variation，CNV）模式，该模式与同一患者的转移灶（而不是原发灶）类似[61]，这一结果支持如下观点，即 CTC 可以反映转移性疾病的分子特征。另一项由 Heitzer 等（2013）完成的研究观察到，在结直肠癌患者中，可以在匹配的原发肿瘤、转移灶及 CTC 中找到已知驱动基因如 APC、PIC3CA 和 KRAS 的突变；然而也找到了一些 CTC 所独有的突变。有意思的是，肿瘤组织进一步的深度测序证实，多数最初只发现于 CTC 的突变实际上在原发肿瘤及同一患者的转移灶中是以亚克隆的水平而出现的[60]，这提示 CTC 代表了肿瘤基因组的复杂性和异质性。

关于 CTC 的分子分型作为临床决策工具的价值，尽管还缺乏大规模的临床数据，但上述的研究提示，在研发个体化的治疗方案及提供有价值的信息深入了解肿瘤转移和休眠的内在生物学等方面，这种类型的分析具有巨大的前景。

6.4 CTC 对于认识转移生物学的意义

与大多数癌症研究领域相比，CTC 的研究起始于临床而不是实验室。因此，大多数 CTC 的研究都聚焦于技术的研发和临床的用途，而直到最近才有少量关于 CTC 生物学的研究。实验系统中最初的 CTC 工作采用的是永生化的人类癌症细胞系及异种移植的小鼠模型，证实在临床前模型中可以不断地、连续地追踪到 CTC，而 CTC 数值的增加与转移负担的加重有相关性[10, 46, 63, 64]。在临床前模型和患者样品中的其他研究已经开始解释 CTC 发展为转移的一些内在机制，包括缺氧[65, 66]，上皮-间质转换（epithelial-mesenchymal transition，EMT）[41, 67-73]，以及干细胞相关的信号通路[42, 44, 69, 71, 74]。重要的是，目前已经被证实，可以从患者中分离到活的 CTC 并且它们能在培养基中生长[75-77]，而且，将其注射入免疫受损的小鼠可以诱发转移[44, 47]。这些研究凸显了 CTC 在疾病进展和转移形成之中的关键作用，而且为未来致力于探索 CTC 在肿瘤休眠之中作用的实验和临床研究打开了令人兴奋的可能性。

6.5 肿瘤休眠

6.5.1 临床肿瘤休眠

癌症最棘手的问题之一是在貌似成功的初始治疗之后，它还有复发的能力。在某些情况下，这种复发可能是最初诊断和治疗之后的几年甚至是十几年。虽然一些黑色素瘤、肾癌和乳腺癌的患者通常被认为有迟发性复发的特定风险，但在很多癌症类型中，这种情况发生的频率很低；详见参考文献[78]的表 1。哪些患者将会迟发性复发，其不确定性使得这些患者正在进行的治疗变得困难起来。几个临床研究，包括在激素敏感乳腺癌女性中进行长期激素治疗的 MA.17 试验，提示肿瘤休眠和迟发性复发是一个临床事实，而且长期治疗确实能够有助于防止微转移疾病的进展[79-81]。然而，这种复发只发生于这些患者中的一小部分，而对于整组的这种获益，还需要根据很多患者长期治疗的相关毒性来做权衡[78, 82, 83]。

6.5.2 “治愈”和“临床休眠”

关于肿瘤休眠和迟发性复发的困境展示于图 6.2。图 6.2a 描述的是在貌似成功的治疗原发癌症之后的临床情况。人们并不知道这例患者是不是真的被治愈了，或者是不是存在未被诊断的、微转移的，但是处在休眠状态的、将会（或者可以）复发的疾病。只有当癌症确实复发了之后，这例患者才可以被归类为有休眠的，后续开始生长的肿瘤（图 6.2b）。因此，目前只有在复发成为事实之后，才能给出

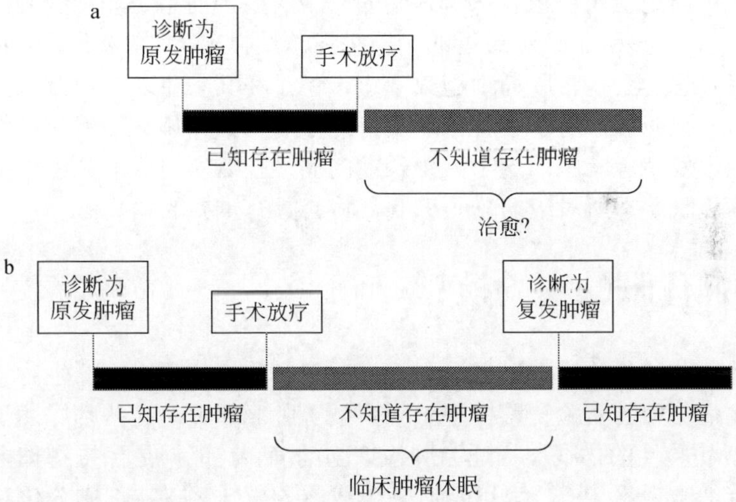

图 6.2　只有在肿瘤复发成为事实之后才能够定义为临床肿瘤休眠。(a) 描述了如下的情形：一个诊断为癌症的患者接受了局部治疗（手术、放疗），可能还有用于消灭任何散播性癌症的辅助全身治疗。黑色线条描述的是已知出现的癌症临床情形。灰色线条描述的是未知出现的癌症情形。目前的困境是，人们并不清楚这例患者是无癌和被治愈的，还是仍然有未被诊断的癌症。如果这个灰色的线条代表的是一个“长期的”过程（如 5 年或者更多），这个患者应该被认为是“治愈的”。(b) 描述的是一个癌症复发患者的情形。只有癌症复发之后，人们才能知道存在未被检测到的癌症，如果灰色线条代表的是一个“长期的”过程，则其癌症确实是一直存在，只不过是以一种“临床休眠”的状态而已。这个图示并未解释维持休眠的机制，在这个间隔之中肿瘤细胞的定位和状态，或者癌症复发的原因，这些依然还是很重要的研究问题

一个"休眠"的临床确认/诊断。然而，用于监测休眠和微转移疾病证据的技术在不断发展，其中包括CTC和其他血液生物标志物，以及检测微小残留疾病的影像学方法也在不断提高，这些都可能会提高检测小体积残留癌症的能力。接下来，这些信息将需要与癌症管理策略进行正确的整合，下面会予以讨论。

6.6 临床肿瘤休眠的生物学

关于肿瘤休眠的生物学，还需要学习很多，哪些患者有休眠和复发的风险，还有，微转移疾病是否注定会复发，或者是否有生活方式或治疗性/预防性的干预措施能够将复发最小化。能够更好地理解肿瘤休眠的进展来自于实验和临床研究两方面（多数集中于乳腺癌），这些进而导致形成了关于临床肿瘤休眠的假说。

关于临床肿瘤休眠的早期病例观察及思考已经由Meltzer在1990年做了综述[84]。关于肿瘤生长和休眠的可能动力学，Demichelli 等提出了一些讨论，他们推断临床肿瘤休眠可能是生长停止和重新开始的一个后果，而不是非常缓慢的，持续不断的生长[85]。Uhr 和 Pantel 最近的一篇综述总结提出，"临床数据提示，大部分乳腺癌的幸存患者会携带肿瘤细胞数十年，但是在其一生之中都会维持临床无癌的状态"[86]。很明显，对于了解休眠及可能形成干预措施从而治疗性的维持或延长休眠来说，发现患者中的这个天生长期的癌症控制所对应的分子机制，以及维持临床肿瘤休眠状态所对应的分子机制，将会具有重要的意义。

6.7 肿瘤休眠的实验模型

许多体内和体外的模型已经被用于尝试理解肿瘤休眠内在的生物学。目前已经在很多癌症类型的实验转移模型中观察到了肿瘤休眠，这些都综述于参考文献之中[87-89]。实验性的休眠被描述为肿瘤细胞的静止（证据是保持在体内的单个癌症细胞没有细胞分化[90, 91]），以及血管生成前的微转移保持细胞分化和凋亡的平衡，这样就没有净增长[92, 93]。当采用靶向分化细胞的细胞毒性化疗治疗小鼠时，在治疗时处于静息状态的肿瘤细胞对该治疗并不敏感，这会导致后续的迟发性复发[94-96]。这些研究与临床上的迟发性复发是一致的，一些经过辅助化疗之后的患者会出现这种复发[1]。

很多研究尝试去解释调控肿瘤休眠的分子机制。一些共同的话题已经出现，包括在继发部位环绕肿瘤细胞的微环境有能力影响细胞进入或维持一种休眠的状态[97-100]，以及肿瘤细胞自身的一些特性，如转移抑制基因的表达，参见参考文献[101, 102]。下面会展示几个支持这些休眠调节机制的研究例子，上面所列举的文章和综述会提供更多的例子。

Ossowski 和 Aguirre-Ghiso 的早期研究，采用的是鸡胚的体内模型，证实尿激酶型纤溶酶原激活剂下调限制了β1 整联蛋白的活性，随后降低了与细胞外基质的相互作用，这与休眠的癌细胞行为有关[103-106]。Barkan 等[107]修改了由 Bissell 及其同事[108]研发的方法，在这个方法中，细胞在 3D 的基质胶中生长。采用该方法，Barken 等发现，与活跃的转移生长相比，有多个癌症细胞系在实验小鼠中展示出了持续很长时间的休眠行为，这些细胞系在体外也展示出了类似的“休眠”对比“增殖”的行为。因此，这种体外方法使得分子特征的鉴定成为可能，而这些特征可以反映这些生长模式。休眠的细胞显示为细胞周期停滞及细胞核表达细胞周期调节因子 p16 和 p27。相反，从静息状态转变为增殖状态的细胞在如下方面有所增加：纤连蛋白和β1 整联蛋白信号通路的产物，细胞骨架丝状肌动蛋白应力纤维的形成及通过肌球蛋白轻链（myosin light chain，MLC）激酶所引起的 MLC 磷酸化。这项研究也显示，抑制β1 整联蛋白或 MLC 激酶（MLCK）可以阻止由休眠向增殖的转换，提示癌细胞之间相互作用的调节及细胞外基质也许可以提供一个调节肿瘤休眠的治疗靶点[100, 107, 109]。其他研究也认为癌细胞微环境相互作用的调节参与了肿瘤休眠的维持[110]。例如，Bissell 及其同事最近的工作提示，在小鼠模型中，成熟的血管可以抑制转移性生长，而正在萌发的微血管则可以在癌细胞中诱导出一种增殖性的表型[111]。

虽然在阐明如何实验性的调节休眠和增殖方面已经取得了巨大的进步，但是关于调节休眠的分子机制，及更重要的接下来如何在临床上转化这些实验发现，实现肿瘤休眠的调节，仍然还有很多需要去了解。以下将讨论 CTC 会以怎样的方式来提供关于休眠的信息。

6.8　CTC 和临床休眠之间的关系

Meng 等[112]观察到，在最初诊断之后 22 年都没有明显转移灶的乳腺癌患者中可以检测到 CTC，提示很多貌似“治愈”的癌症患者可能会携带可检测的休眠肿瘤细胞。然而，这些发现的临床意义依然不清楚。虽然只有很少量的研究已经明确显示，CTC 可以提供隐匿转移灶，微小残留疾病和（或）临床休眠的可靠证据，CTC 技术领域中令人兴奋的进展为了解 CTC 和临床休眠之间的关系提供了希望。转移灶早期检测的获益决定于能否将可能具有侵袭性行为的癌症与那些惰性的，和（或）不会脱离其休眠状态的癌症区分开来。要实现这一点，一个可能的构想是，采用一个“休眠 vs.（对比）增殖”的表达信号（如 Ki67、MLCK、β1 整联蛋白、纤连蛋白、p16、p27）来对 CTC 进行分子分型，并且将其与患者中的转移复发时间相关联，这样做也许可以提供重要的见解以了解 CTC 如何与休眠有关。此外，最近有研究证实，从患者中可以分离到活的 CTC，它们可以在培养基中生长[75-77]，而且将其注射入免疫受损的小鼠中可以诱发转移[44, 77]，这些发现也许可以推进对来源于患者的 CTC 进行"休眠对比增殖"的功能行为研究，以及推进对这种行为的内在机制进行研究，而这种研究比以往所做的都更为详细。最后，将具有相对较短潜伏期的上皮肿瘤类型（如肺癌或结直肠癌）与那些具有较长潜伏期的癌症（如乳腺癌）进行 CTC 分子特征和功能特征的比较，这可以更进一步了解 CTC 与临床休眠之间的关系[88]。

由于监测 CTC 是相对无创的，只需要血液样本，因此相比于更加侵袭性的方法，如分子影像，这种方法将会更有优势。然而，现阶段仍不清楚将 CTC 的检出作为癌症复发的早期信号是否能让患者获益，而且也不清楚，通过 CTC 增加而检测到的癌症是否比基于现有临床实践的癌症复发更容易治疗。在没有其他证据显示疾病持续存在的癌症幸存者中，CTC 的出现提示这些个体在其身体的某个部位存在休眠的癌症，它们不断地释放和补充 CTC 群体。从生物学上来说，这种有持续存在的证据但是没有症状的疾病提供了很多了解癌症转移和休眠的重要机会，包括它们逐渐的生长是如何被控制的。通过维持休眠的状态和（或）提高关于如何消灭休眠癌症的认识，这些信息可以提供控制癌症的新方法。

6.9 结论及未来前景

在经过长期貌似没有肿瘤的状态之后，几种癌症类型都会复发。CTC 的分析可能会有潜在的价值，用于检测患者的癌症复发风险，尤其是延迟性复发。然而从临床上来说，如果在健康个体中发现 CTC 可能会导致治疗的困境而且可能伤害这些人或对其没有临床获益。治疗不能够散播到远端位置的癌症通常以治愈为目的，而远处转移疾病一般认为是不能治愈的，至少以现有的治疗是不可以的。关于转移性复发性疾病的早期发现是否能为患者带来临床获益，这是一个很重要但是尚未回答的问题。因此，转移性疾病的早期发现会导致无症状个体以数量有限的抗转移疗法进行早期治疗，这些药物都会有内在的毒性，而且尚未有经过证实的专业知识认为"早期的"转移性疾病比晚期有症状的转移性疾病具有更好的治疗。近期，Jochelson 等在乳腺癌中讨论了这个问题，他们的结论是，对于复发的乳腺癌女性来说，没有证据说明早期诊断对患者有临床益处[113]。

关于这一担忧，一个可能的例外也许在于寡转移疾病的例子，有时候它被定义为仅限于单个第二部位的少数（如 1～3 个）转移。虽然这是个尚在争论的主题，在某些情况下，以局部处理（如手术或立体定向放疗）来治疗寡转移，已经显示可以导致某些患者的长期获益[114]。然而，在另外的情况下，局部寡转移治疗可能在开始时是成功的，但没想到会让其他的转移变得明显起来；在确诊和治疗寡转移的时候，这些可能是以另外的、未被发现的微转移形式出现。相比于后期发现的转移，“早期”发现的转移是否进展得更少，更好治疗，这仍是一个尚未回答的问题。

总之，当通过 CTC 或者其他循环生物标志物发现了癌症持续存在的证据时，这些知识的临床价值要依赖这些生物标志物检测癌症的可靠性，还要依赖在这种情况下有没有让患者临床获益的治疗。从生物学上来说，在人们认识转移性疾病和休眠的过程中，监测患者的复发和转移性疾病将是非常重要的，这些知识在未来可能会引起临床治疗的改善。对于乳腺癌和多数其他的癌症来说，转移性疾病通常认为最终是不可治愈的，因此在临床上应用 CTC 或其他生物标志物来监测肿瘤复发将会因特定癌症的具体情况而有所不同。然而，经过一段时间连续分析 CTC 的出现和波动，以及（可能更为重要）其分子和功能特征，可以收集到大量的生物学信息，这可能会提供机会，从而导致患有持续休眠癌症的患者得到临床获益。

致谢

感谢我们的临床肿瘤学同事 Vivien Bramwell，Nicholas Power，Ted Vandenberg，Eric Winquist，David Palma 及 Robert Bristow 帮助我们讨论 CTC 和肿瘤休眠。A.L.A 受加拿大健康研究协会（Canadian Institutes for Health Research，CIHR）的一个新研究者奖金和安大略研究和创新部的一个早期研究者奖金所资助。A.F.C.是加拿大肿瘤学研究的首席专家。

参考文献

[1] Chambers AF，Groom AC，MacDonald IC（2002）Dissemination and growth of cancer cells in metastatic sites. Nat Rev Cancer 2（8）：563-572

[2] Pantel K，Brakenhoff RH（2004）Dissecting the metastatic cascade. Nat Rev Cancer 4（6）：448-456

[3] Pantel K，Brakenhoff RH，Brandt B（2008）Detection，clinical relevance and specific biological properties of disseminating tumour cells. Nat Rev Cancer 8（5）：329-340

[4] Miller MC，Doyle GV，Terstappen LW（2010）Significance of circulating tumor cells detected by the cell search system in patients with metastatic breast colorectal and prostate cancer. J Oncol 2010：617421

[5] Ashworth TR（1869）A case of cancer in which cells similar to those in the tumours were seen in the blood after death. Aust Med J 14：146-149

[6] Allan AL，Keeney M（2010）Circulating tumor cell analysis：technical and statistical considerations for application to the clinic. J Oncol 2010：426218

[7] Tibbe AG，Miller MC，Terstappen LW（2007）Statistical considerations for enumeration of circulating tumor cells. Cytometry A 71（3）：154-162

[8] Sleijfer S，Gratama JW，Sieuwerts AM，Kraan J，Martens JW，Foekens JA（2007）Circulating

tumour cell detection on its way to routine diagnostic implementation? Eur J Cancer 43（18）：2645-2650

[9] Parkinson DR，Dracopoli N，Petty BG，Compton C，Cristofanilli M，Deisseroth A，Hayes DF，Kapke G，Kumar P，Lee J，Liu MC，McCormack R，Mikulski S，Nagahara L，Pantel K，Pearson-White S，Punnoose EA，Roadcap LT，Schade AE，Scher HI，Sigman CC，Kelloff GJ（2012）Considerations in the development of circulating tumor cell technology for clinical use. J Transl Med 10：138

[10] Lowes LE，Goodale D，Keeney M，Allan AL（2011）Image cytometry analysis of circulating tumor cells. Methods Cell Biol 102：261-290

[11] Alix-Panabieres C，Pantel K（2013）Circulating tumor cells：liquid biopsy of cancer. Clin Chem 59（1）：110-118

[12] Yu M，Stott S，Toner M，Maheswaran S，Haber DA（2011）Circulating tumor cells：approaches to isolation and characterization. J Cell Biol 192（3）：373-382

[13] Pantel K，Alix-Panabieres C（2013）Real-time liquid biopsy in cancer patients：fact or fiction? Cancer Res 73（21）：6384-6388

[14] Cristofanilli M，Budd GT，Ellis MJ，Stopeck A，Matera J，Miller MC，Reuben JM，Doyle GV，Allard WJ，Terstappen LW，Hayes DF（2004）Circulating tumor cells，disease progression，and survival in metastatic breast cancer. N Engl J Med 351（8）：781-791

[15] de Bono JS，Scher HI，Montgomery RB，Parker C，Miller MC，Tissing H，Doyle GV，Terstappen LW，Pienta KJ，Raghavan D（2008）Circulating tumor cells predict survival benefit from treatment in metastatic castration-resistant prostate cancer. Clin Cancer Res 14（19）：6302-6309

[16] Cohen SJ，Punt CJ，Iannotti N，Saidman BH，Sabbath KD，Gabrail NY，Picus J，Morse M，Mitchell E，Miller MC，Doyle GV，Tissing H，Terstappen LW，Meropol NJ（2008）Relationship of circulating tumor cells to tumor response，progression-free survival，and overall survival in patients with metastatic colorectal cancer. J Clin Oncol 26（19）：3213-3221

[17] Neki K，Kawahara H，Watanabe K，Toyama Y，Akiba T，Yanaga K（2013）Usefulness of circulating tumor cells after preliminary chemotherapy for prediction of response to further anticancer therapy in patients with initially unresectable metastatic colorectal cancer. Anticancer Res 33（4）：1769-1772

[18] Hayes DF，Cristofanilli M，Budd GT，Ellis MJ，Stopeck A，Miller MC，Matera J，Allard WJ，Doyle GV，Terstappen LW（2006）Circulating tumor cells at each follow-up time point during therapy of metastatic breast cancer patients predict progression-free and overall survival. Clin Cancer Res 12（14 Pt 1）：4218-4224

[19] Budd GT，Cristofanilli M，Ellis MJ，Stopeck A，Borden E，Miller MC，Matera J，Repollet M，Doyle GV，Terstappen LW，Hayes DF（2006）Circulating tumor cells versus imaging—predicting overall survival in metastatic breast cancer. Clin Cancer Res 12（21）：6403-6409

[20] Maheswaran S，Sequist LV，Nagrath S，Ulkus L，Brannigan B，Collura CV，Inserra E，Diederichs S，Iafrate AJ，Bell DW，Digumarthy S，Muzikansky A，Irimia D，Settleman J，Tompkins RG，Lynch TJ，Toner M，Haber DA（2008）Detection of mutations in EGFR in circulating lung-cancer cells. N Engl J Med 359（4）：366-377

[21] Nieva J，Wendel M，Luttgen MS，Marrinucci D，Bazhenova L，Kolatkar A，Santala R，Whittenberger B，Burke J，Torrey M，Bethel K，Kuhn P（2012）High-definition imaging of circulating tumor cells and associated cellular events in non-small cell lung cancer patients：a longitudinal analysis. Phys Biol 9（1）：016004

[22] Hiltermann TJ，Pore MM，van den Berg A，Timens W，Boezen HM，Liesker JJ，Schouwink JH，Wijnands WJ，Kerner GS，Kruyt FA，Tissing H，Tibbe AG，Terstappen LW，Groen HJ（2012）Circulating tumor cells in small-cell lung cancer：a predictive and prognostic factor. Ann Oncol 23（11）：2937-2942

[23] Huang J，Wang K，Xu J，Huang J，Zhang T（2013）Prognostic significance of circulating tumor cells in non-small-cell lung cancer patients：a meta-analysis. PLoS One 8（11）：e78070

[24] Han L，Chen W，Zhao Q（2014）Prognostic value of circulating tumor cells in patients with pancreatic cancer：a meta-analysis. Tumour Biol 35（3）：2473-2480

[25] Rahbari NN，Aigner M，Thorlund K，Mollberg N，Motschall E，Jensen K，Diener MK，Buchler MW，Koch M，Weitz J（2010）Meta-analysis shows that detection of circulating tumor cells indicates poor prognosis in patients with colorectal cancer. Gastroenterology 138（5）：1714-1726

[26] Zhang L，Riethdorf S，Wu G，Wang T，Yang K，Peng G，Liu J，Pantel K（2012）Meta-analysis of the prognostic value of circulating tumor cells in breast cancer. Clin Cancer Res 18（20）：5701-5710

[27] Wang FB，Yang XQ，Yang S，Wang BC，Feng MH，Tu JC（2011）A higher number of circulating tumor cells（CTC）in peripheral blood indicates poor prognosis in prostate cancer patients--a meta-analysis. Asian Pac J Cancer Prev 12（10）：2629-2635

[28] AJCC（2010）Breast. In：Edge SB，Byrd DR，Compton CC et al（eds）AJCC cancer staging manual，7th edn. Springer，New York，NY，pp 347-376

[29] King JD，Casavant BP，Lang JM（2014）Rapid translation of circulating tumor cell biomarkers into clinical practice：technology development，clinical needs and regulatory requirements. Lab Chip 14（1）：24-31

[30] Plaks V，Koopman CD，Werb Z（2013）Cancer. Circulating tumor cells. Science 341（6151）：1186-1188

[31] Cho EH，Wendel M，Luttgen M，Yoshioka C，Marrinucci D，Lazar D，Schram E，Nieva J，Bazhenova L，Morgan A，Ko AH，Korn WM，Kolatkar A，Bethel K，Kuhn P（2012）Characterization of circulating tumor cell aggregates identified in patients with epithelial tumors. Phys Biol 9（1）：016001

[32] Kuhn P，Bethel K（2012）A fluid biopsy as investigating technology for the fluid phase of solid tumors. Phys Biol 9（1）：010301

[33] Marrinucci D，Bethel K，Kolatkar A，Luttgen MS，Malchiodi M，Baehring F，Voigt K，Lazar D，Nieva J，Bazhenova L，Ko AH，Korn WM，Schram E，Coward M，Yang X，Metzner T，Lamy R，Honnatti M，Yoshioka C，Kunken J，Petrova Y，Sok D，Nelson D，Kuhn P（2012）Fluid biopsy in patients with metastatic prostate，pancreatic and breast cancers. Phys Biol 9（1）：016003

[34] Wendel M，Bazhenova L，Boshuizen R，Kolatkar A，Honnatti M，Cho EH，Marrinucci D，Sandhu A，Perricone A，Thistlethwaite P，Bethel K，Nieva J，Heuvel M，Kuhn P（2012）Fluid biopsy for circulating tumor cell identification in patients with early-and late-stage non-small cell lung cancer：a glimpse into lung cancer biology. Phys Biol 9（1）：016005

[35] Miyamoto DT，Lee RJ，Stott SL，Ting DT，Wittner BS，Ulman M，Smas ME，Lord JB，Brannigan BW，Trautwein J，Bander NH，Wu CL，Sequist LV，Smith MR，Ramaswamy S，Toner M，Maheswaran S，Haber DA（2012）Androgen receptor signaling in circulating tumor cells as a marker of hormonally responsive prostate cancer. Cancer Discov 2（11）：995-1003

[36] Nagrath S，Sequist LV，Maheswaran S，Bell DW，Irimia D，Ulkus L，Smith MR，Kwak EL，

Digumarthy S，Muzikansky A，Ryan P，Balis UJ，Tompkins RG，Haber DA，Toner M（2007）Isolation of rare circulating tumour cells in cancer patients by microchip technology. Nature 450（7173）：1235-1239

[37] Ozkumur E，Shah AM，Ciciliano JC，Emmink BL，Miyamoto DT，Brachtel E，Yu M，Chen PI，Morgan B，Trautwein J，Kimura A，Sengupta S，Stott SL，Karabacak NM，Barber TA，Walsh JR，Smith K，Spuhler PS，Sullivan JP，Lee RJ，Ting DT，Luo X，Shaw AT，Bardia A，Sequist LV，Louis DN，Maheswaran S，Kapur R，Haber DA，Toner M（2013）Inertial focusing for tumor antigen-dependent and -independent sorting of rare circulating tumor cells. Sci Transl Med 5（179）：179ra147

[38] Sequist LV，Nagrath S，Toner M，Haber DA，Lynch TJ（2009）The CTC-chip：an exciting new tool to detect circulating tumor cells in lung cancer patients. J Thorac Oncol 4(3)：281-283

[39] Stott SL，Hsu CH，Tsukrov DI，Yu M，Miyamoto DT，Waltman BA，Rothenberg SM，Shah AM，Smas ME，Korir GK，Floyd FP Jr，Gilman AJ，Lord JB，Winokur D，Springer S，Irimia D，Nagrath S，Sequist LV，Lee RJ，Isselbacher KJ，Maheswaran S，Haber DA，Toner M（2010）Isolation of circulating tumor cells using a microvortex-generating herringbone-chip. Proc Natl Acad Sci U S A 107（43）：18392-18397

[40] Stott SL，Lee RJ，Nagrath S，Yu M，Miyamoto DT，Ulkus L，Inserra EJ，Ulman M，Springer S，Nakamura Z，Moore AL，Tsukrov DI，Kempner ME，Dahl DM，Wu CL，Iafrate AJ，Smith MR，Tompkins RG，Sequist LV，Toner M，Haber DA，Maheswaran S（2010）Isolation and characterization of circulating tumor cells from patients with localized and metastatic prostate cancer. Sci Transl Med 2（25）：25ra23

[41] Yu M，Bardia A，Wittner BS，Stott SL，Smas ME，Ting DT，Isakoff SJ，Ciciliano JC，Wells MN，Shah AM，Concannon KF，Donaldson MC，Sequist LV，Brachtel E，Sgroi D，Baselga J，Ramaswamy S，Toner M，Haber DA，Maheswaran S（2013）Circulating breast tumor cells exhibit dynamic changes in epithelial and mesenchymal composition. Science 339（6119）：580-584

[42] Yu M，Ting DT，Stott SL，Wittner BS，Ozsolak F，Paul S，Ciciliano JC，Smas ME，Winokur D，Gilman AJ，Ulman MJ，Xega K，Contino G，Alagesan B，Brannigan BW，Milos PM，Ryan DP，Sequist LV，Bardeesy N，Ramaswamy S，Toner M，Maheswaran S，Haber DA（2012）RNA sequencing of pancreatic circulating tumour cells implicates WNT signalling in metastasis. Nature 487（7408）：510-513

[43] Sleijfer S，Foekens JA（2011）Medical oncology：clinical value of circulating tumor cells in breast cancer. Nat Rev Clin Oncol 8（12）：696-698

[44] Baccelli I，Schneeweiss A，Riethdorf S，Stenzinger A，Schillert A，Vogel V，Klein C，Saini M，Bauerle T，Wallwiener M，Holland-Letz T，Hofner T，Sprick M，Scharpff M，Marme F，Sinn HP，Pantel K，Weichert W，Trumpp A（2013）Identification of a population of blood circulating tumor cells from breast cancer patients that initiates metastasis in a xenograft assay. Nat Biotechnol 31（6）：539-544

[45] Cristofanilli M，Mendelsohn J（2006）Circulating tumor cells in breast cancer：advanced tools for “tailored” therapy? Proc Natl Acad Sci U S A 103（46）：17073-17074

[46] Goodale D，Phay C，Postenka CO，Keeney M，Allan AL（2009）Characterization of tumor cell dissemination patterns in preclinical models of cancer metastasis using flow cytometry and laser scanning cytometry. Cytometry A 75（4）：344-355

[47] Meng S，Tripathy D，Shete S，Ashfaq R，Haley B，Perkins S，Beitsch P，Khan A，Euhus D，Osborne C，Frenkel E，Hoover S，Leitch M，Clifford E，Vitetta E，Morrison L，Herlyn

D，Terstappen LW，Fleming T，Fehm T，Tucker T，Lane N，Wang J，Uhr J（2004）HER-2 gene amplification can be acquired as breast cancer progresses. Proc Natl Acad Sci U S A 101（25）：9393-9398

[48] Fehm T，Muller V，Aktas B，Janni W，Schneeweiss A，Stickeler E，Lattrich C，Lohberg CR，Solomayer E，Rack B，Riethdorf S，Klein C，Schindlbeck C，Brocker K，Kasimir-Bauer S，Wallwiener D，Pantel K（2010）HER2 status of circulating tumor cells in patients with metastatic breast cancer：a prospective，multicenter trial. Breast Cancer Res Treat 124（2）：403-412

[49] Kim P，Liu X，Lee T，Liu L，Barham R，Kirkland R，Leesman G，Kuller A，Ybarrondo B，Ng SC，Singh S（2011）Highly sensitive proximity mediated immunoassay reveals HER2 status conversion in the circulating tumor cells of metastatic breast cancer patients. Proteome Sci 9（1）：75

[50] Munzone E，Nole F，Goldhirsch A，Botteri E，Esposito A，Zorzino L，Curigliano G，Minchella I，Adamoli L，Cassatella MC，Casadio C，Sandri MT（2010）Changes of HER2 status in circulating tumor cells compared with the primary tumor during treatment for advanced breast cancer. Clin Breast Cancer 10（5）：392-397

[51] Pestrin M，Bessi S，Galardi F，Truglia M，Biggeri A，Biagioni C，Cappadona S，Biganzoli L，Giannini A，Di Leo A（2009）Correlation of HER2 status between primary tumors and corresponding circulating tumor cells in advanced breast cancer patients. Breast Cancer Res Treat 118（3）：523-530

[52] Riethdorf S，Muller V，Zhang L，Rau T，Loibl S，Komor M，Roller M，Huober J，Fehm T，Schrader I，Hilfrich J，Holms F，Tesch H，Eidtmann H，Untch M，von Minckwitz G，Pantel K（2010）Detection and HER2 expression of circulating tumor cells：prospective monitoring in breast cancer patients treated in the neoadjuvant GeparQuattro trial. Clin Cancer Res 16（9）：2634-2645

[53] Wulfing P，Borchard J，Buerger H，Heidl S，Zanker KS，Kiesel L，Brandt B（2006）HER2-positive circulating tumor cells indicate poor clinical outcome in stage I to III breast cancer patients. Clin Cancer Res 12（6）：1715-1720

[54] Apostolaki S，Perraki M，Pallis A，Bozionelou V，Agelaki S，Kanellou P，Kotsakis A，Politaki E，Kalbakis K，Kalykaki A，Vamvakas L，Georgoulias V，Mavroudis D（2007）Circulating HER2 mRNA-positive cells in the peripheral blood of patients with stage I and II breast cancer after the administration of adjuvant chemotherapy：evaluation of their clinical relevance. Ann Oncol 18（5）：851-858

[55] Hayashi N，Nakamura S，Tokuda Y，Shimoda Y，Yagata H，Yoshida A，Ota H，Hortobagyi GN，Cristofanilli M，Ueno NT（2012）Prognostic value of HER2-positive circulating tumor cells in patients with metastatic breast cancer. Int J Clin Oncol 17（2）：96-104

[56] Attard G，Swennenhuis JF，Olmos D，Reid AH，Vickers E，A'Hern R，Levink R，Coumans F，Moreira J，Riisnaes R，Oommen NB，Hawche G，Jameson C，Thompson E，Sipkema R，Carden CP，Parker C，Dearnaley D，Kaye SB，Cooper CS，Molina A，Cox ME，Terstappen LW，de Bono JS（2009）Characterization of ERG，AR and PTEN gene status in circulating tumor cells from patients with castration-resistant prostate cancer. Cancer Res 69（7）：2912-2918

[57] Jiang Y，Palma JF，Agus DB，Wang Y，Gross ME（2010）Detection of androgen receptor mutations in circulating tumor cells in castration-resistant prostate cancer. Clin Chem 56（9）：1492-1495

[58] Leversha MA，Han J，Asgari Z，Danila DC，Lin O，Gonzalez-Espinoza R，Anand A，Lilja H，Heller G，Fleisher M，Scher HI（2009）Fluorescence in situ hybridization analysis of circulating tumor cells in metastatic prostate cancer. Clin Cancer Res 15（6）：2091-2097
[59] Shaffer DR，Leversha MA，Danila DC，Lin O，Gonzalez-Espinoza R，Gu B，Anand A，Smith K，Maslak P，Doyle GV，Terstappen LW，Lilja H，Heller G，Fleisher M，Scher HI（2007）Circulating tumor cell analysis in patients with progressive castration-resistant prostate cancer. Clin Cancer Res 13（7）：2023-2029
[60] Heitzer E，Auer M，Gasch C，Pichler M，Ulz P，Hoffmann EM，Lax S，Waldispuehl-Geigl J，Mauermann O，Lackner C，Hofler G，Eisner F，Sill H，Samonigg H，Pantel K，Riethdorf S，Bauernhofer T，Geigl JB，Speicher MR（2013）Complex tumor genomes inferred from single circulating tumor cells by array-CGH and next-generation sequencing. Cancer Res 73（10）：2965-2975
[61] Ni X，Zhuo M，Su Z，Duan J，Gao Y，Wang Z，Zong C，Bai H，Chapman AR，Zhao J，Xu L，An T，Ma Q，Wang Y，Wu M，Sun Y，Wang S，Li Z，Yang X，Yong J，Su XD，Lu Y，Bai F，Xie XS，Wang J（2013）Reproducible copy number variation patterns among single circulating tumor cells of lung cancer patients. Proc Natl Acad Sci U S A 110（52）：21083-1088
[62] Swennenhuis JF，Reumers J，Thys K，Aerssens J，Terstappen LW（2013）Efficiency of whole genome amplification of single circulating tumor cells enriched by Cell Search and sorted by FACS. Genome Med 5（11）：106
[63] Ahn JY，Min HY，Jeong JH，Byun Y，Lee HY（2013）A preclinical murine model for the detection of circulating human tumor cells. Anticancer Res 33（11）：4751-4756
[64] Eliane JP，Repollet M，Luker KE，Brown M，Rae JM，Dontu G，Schott AF，Wicha M，Doyle GV，Hayes DF，Luker GD（2008）Monitoring serial changes in circulating human breast cancer cells in murine xenograft models. Cancer Res 68（14）：5529-5532
[65] Ameri K，Luong R，Zhang H，Powell AA，Montgomery KD，Espinosa I，Bouley DM，Harris AL，Jeffrey SS（2010）Circulating tumour cells demonstrate an altered response to hypoxia and an aggressive phenotype. Br J Cancer 102（3）：561-569
[66] Kallergi G，Markomanolaki H，Giannoukaraki V，Papadaki MA，Strati A，Lianidou ES，Georgoulias V，Mavroudis D，Agelaki S（2009）Hypoxia-inducible factor-1alpha and vascular endothelial growth factor expression in circulating tumor cells of breast cancer patients. Breast Cancer Res 11（6）：R84
[67] Bonnomet A，Syne L，Brysse A，Feyereisen E，Thompson EW，Noel A，Foidart JM，Birembaut P，Polette M，Gilles C（2012）A dynamic in vivo model of epithelial-to-mesenchymal transitions in circulating tumor cells and metastases of breast cancer. Oncogene 31（33）：3741-3753
[68] Chen CL，Mahalingam D，Osmulski P，Jadhav RR，Wang CM，Leach RJ，Chang TC，Weitman SD，Kumar AP，Sun L，Gaczynska ME，Thompson IM，Huang TH（2013）Single-cell analysis of circulating tumor cells identifies cumulative expression patterns of EMT-related genes in metastatic prostate cancer. Prostate 73（8）：813-826
[69] Giordano A，Gao H，Anfossi S，Cohen E，Mego M，Lee BN，Tin S，De Laurentiis M，Parker CA，Alvarez RH，Valero V，Ueno NT，De Placido S，Mani SA，Esteva FJ，Cristofanilli M，Reuben JM（2012）Epithelial-mesenchymal transition and stem cell markers in patients with HER2-positive metastatic breast cancer. Mol Cancer Ther 11（11）：2526-2534
[70] He H，Yang X，Davidson AJ，Wu D，Marshall FF，Chung LW，Zhau HE，Wang R（2010）Progressive epithelial to mesenchymal transitions in ARCaP E prostate cancer cells during xenograft tumor formation and metastasis. Prostate 70（5）：518-528

[71] Kasimir-Bauer S，Hoffmann O，Wallwiener D，Kimmig R，Fehm T（2012）Expression of stem cell and epithelial-mesenchymal transition markers in primary breast cancer patients with circulating tumor cells. Breast Cancer Res 14（1）：R15
[72] Mego M，Gao H，Lee BN，Cohen EN，Tin S，Giordano A，Wu Q，Liu P，Nieto Y，Champlin RE，Hortobagyi GN，Cristofanilli M，Ueno NT，Reuben JM（2012）Prognostic value of EMT-circulating tumor cells in metastatic breast cancer patients undergoing high-dose chemotherapy with autologous hematopoietic stem cell transplantation. J Cancer Educ 3：369-380
[73] Rhim AD，Mirek ET，Aiello NM，Maitra A，Bailey JM，McAllister F，Reichert M，Beatty GL，Rustgi AK，Vonderheide RH，Leach SD，Stanger BZ（2012）EMT and dissemination precede pancreatic tumor formation. Cell 148（1-2）：349-361
[74] Nadal R，Ortega FG，Salido M，Lorente JA，Rodriguez-Rivera M，Delgado-Rodriguez M，Macia M，Fernandez A，Corominas JM，Garcia-Puche JL，Sanchez-Rovira P，Sole F，Serrano MJ（2013）CD133 expression in circulating tumor cells from breast cancer patients：potential role in resistance to chemotherapy. Int J Cancer 133（10）：2398-2407
[75] Friedlander TW，Ngo VT，Dong H，Premasekharan G，Weinberg V，Doty S，Zhao Q，Gilbert EG，Ryan CJ，Chen WT，Paris PL（2014）Detection and characterization of invasive circulating tumor cells derived from men with metastatic castration resistant prostate cancer. Int J Cancer 134（10）：2284-2293
[76] Gallant JN，Matthew EM，Cheng H，Harouaka R，Lamparella NE，Kunkel M，Yang Z，Harvey HA，Cream LV，Kumar SM，Robertson GP，Zheng S，Drabick JJ，Truica CI，El-Deiry WS（2013）Predicting therapy response in live tumor cells isolated with the flexible micro spring array device. Cell Cycle 12（13）：2132-2143
[77] Zhang L，Ridgway LD，Wetzel MD，Ngo J，Yin W，Kumar D，Goodman JC，Groves MD，Marchetti D（2013）The identification and characterization of breast cancer CTCs competent for brain metastasis. Sci Transl Med 5（180）：180ra148
[78] Goss PE，Chambers AF（2010）Does tumour dormancy offer a therapeutic target? Nat Rev Cancer 10（12）：871-877
[79] Goss PE，Ingle JN，Martino S，Robert NJ，Muss HB，Piccart MJ，Castiglione M，Tu D，Shepherd LE，Pritchard KI，Livingston RB，Davidson NE，Norton L，Perez EA，Abrams JS，Therasse P，Palmer MJ，Pater JL（2003）A randomized trial of letrozole in postmenopausal women after five years of tamoxifen therapy for early-stage breast cancer. N Engl J Med 349（19）：1793-1802
[80] Goss PE，Ingle JN，Martino S，Robert NJ，Muss HB，Piccart MJ，Castiglione M，Tu D，Shepherd LE，Pritchard KI，Livingston RB，Davidson NE，Norton L，Perez EA，Abrams JS，Cameron DA，Palmer MJ，Pater JL（2005）Randomized trial of letrozole following tamoxifen as extended adjuvant therapy in receptor-positive breast cancer：updated findings from NCIC CTG MA. 17. J Natl Cancer Inst 97（17）：1262-1271
[81] Goss PE，Ingle JN，Pater JL，Martino S，Robert NJ，Muss HB，Piccart MJ，Castiglione M，Shepherd LE，Pritchard KI，Livingston RB，Davidson NE，Norton L，Perez EA，Abrams JS，Cameron DA，Palmer MJ，Tu D（2008）Late extended adjuvant treatment with letrozole improves outcome in women with early-stage breast cancer who complete 5 years of tamoxifen. J Clin Oncol 26（12）：1948-1955
[82] Goss P，Allan AL，Rodenhiser DI，Foster PJ，Chambers AF（2008）New clinical and experimental approaches for studying tumor dormancy：does tumor dormancy offer a

therapeutic target? APMIS 116（7-8）：552-568

[83] Strasser-Weippl K，Badovinac-Crnjevic T，Fan L，Goss PE（2013）Extended adjuvant endocrine therapy in hormone-receptor positive breast cancer. Breast 22（Suppl 2）：S171-S175

[84] Meltzer A（1990）Dormancy and breast cancer. J Surg Oncol 43（3）：181-188

[85] Demicheli R，Retsky MW，Swartzendruber DE，Bonadonna G（1997）Proposal for a new model of breast cancer metastatic development. Ann Oncol 8（11）：1075-1080

[86] Uhr JW，Pantel K（2011）Controversies in clinical cancer dormancy. Proc Natl Acad Sci U S A 108（30）：12396-12400

[87] Townson JL，Chambers AF（2006）Dormancy of solitary metastatic cells. Cell Cycle 5（16）：1744-1750

[88] Kang Y，Pantel K（2013）Tumor cell dissemination：emerging biological insights from animal models and cancer patients. Cancer Cell 23（5）：573-581

[89] Hensel JA，Flaig TW，Theodorescu D（2013）Clinical opportunities and challenges in targeting tumour dormancy. Nat Rev Clin Oncol 10（1）：41-51

[90] Naumov GN，MacDonald IC，Weinmeister PM，Kerkvliet N，Nadkarni KV，Wilson SM，Morris VL，Groom AC，Chambers AF（2002）Persistence of solitary mammary carcinoma cells in a secondary site：a possible contributor to dormancy. Cancer Res 62（7）：2162-2168

[91] Luzzi KJ，MacDonald IC，Schmidt EE，Kerkvliet N，Morris VL，Chambers AF，Groom AC（1998）Multistep nature of metastatic inefficiency：dormancy of solitary cells after successful extravasation and limited survival of early micrometastases. Am J Pathol 153（3）：865-873

[92] O'Reilly MS，Holmgren L，Chen C，Folkman J（1996）Angiostatin induces and sustains dormancy of human primary tumors in mice. Nat Med 2（6）：689-692

[93] Holmgren L，O'Reilly MS，Folkman J（1995）Dormancy of micrometastases：balanced proliferation and apoptosis in the presence of angiogenesis suppression. Nat Med 1（2）：149-153

[94] Naumov GN，Townson JL，MacDonald IC，Wilson SM，Bramwell VH，Groom AC，Chambers AF（2003）Ineffectiveness of doxorubicin treatment on solitary dormant mammary carcinoma cells or late-developing metastases. Breast Cancer Res Treat 82（3）：199-206

[95] Townson JL，Ramadan SS，Simedrea C，Rutt BK，MacDonald IC，Foster PJ，Chambers AF（2009）Three-dimensional imaging and quantification of both solitary cells and metastases in whole mouse liver by magnetic resonance imaging. Cancer Res 69（21）：8326-8331

[96] Townson JL，Macdonald IC，Liby KT，Mackenzie L，Dales DW，Hedley BD，Foster PJ，Sporn MB，Chambers AF（2011）The synthetic triterpenoid CDDO-Imidazolide suppresses experimental liver metastasis. Clin Exp Metastasis 28（3）：309-317

[97] Marshall JC，Collins JW，Nakayama J，Horak CE，Liewehr DJ，Steinberg SM，Albaugh M，Vidal-Vanaclocha F，Palmieri D，Barbier M，Murone M，Steeg PS（2012）Effect of inhibition of the lysophosphatidic acid receptor 1 on metastasis and metastatic dormancy in breast cancer. J Natl Cancer Inst 104（17）：1306-1319

[98] Marino N，Nakayama J，Collins JW，Steeg PS（2012）Insights into the biology and prevention of tumor metastasis provided by the Nm23 metastasis suppressor gene. Cancer Metastasis Rev 31（3-4）：593-603

[99] Giancotti FG（2013）Mechanisms governing metastatic dormancy and reactivation. Cell 155（4）：750-764

[100] Barkan D，Green JE，Chambers AF（2010）Extracellular matrix：a gatekeeper in the transition from dormancy to metastatic growth. Eur J Cancer 46（7）：1181-1188

[101] Nash KT，Phadke PA，Navenot JM，Hurst DR，Accavitti-Loper MA，Sztul E，Vaidya KS，Frost AR，Kappes JC，Peiper SC，Welch DR（2007）Requirement of KISS1 secretion for multiple organ metastasis suppression and maintenance of tumor dormancy. J Natl Cancer Inst 99（4）：309-321

[102] Hedley BD，Chambers AF（2009）Tumor dormancy and metastasis. Adv Cancer Res 102：67-101

[103] Aguirre Ghiso JA，Kovalski K，Ossowski L（1999）Tumor dormancy induced by downregulation of urokinase receptor in human carcinoma involves integrin and MAPK signaling. J Cell Biol 147（1）：89-104

[104] Ossowski L，Aguirre Ghiso J，Liu D，Yu W，Kovalski K（1999）The role of plasminogen activator receptor in cancer invasion and dormancy. Medicina（B Aires）59（5 Pt 2）：547-552

[105] Aguirre-Ghiso JA（2007）Models，mechanisms and clinical evidence for cancer dormancy. Nat Rev Cancer 7（11）：834-846

[106] Allgayer H，Aguirre-Ghiso JA（2008）The urokinase receptor（u-PAR）--a link between tumor cell dormancy and minimal residual disease in bone marrow? APMIS 116（7-8）：602-614

[107] Barkan D，Kleinman H，Simmons JL，Asmussen H，Kamaraju AK，Hoenorhoff MJ，Liu ZY，Costes SV，Cho EH，Lockett S，Khanna C，Chambers AF，Green JE（2008）Inhibition of metastatic outgrowth from single dormant tumor cells by targeting the cytoskeleton. Cancer Res 68（15）：6241-6250

[108] Lee GY，Kenny PA，Lee EH，Bissell MJ（2007）Three-dimensional culture models of normal and malignant breast epithelial cells. Nat Methods 4（4）：359-365

[109] Barkan D，Chambers AF（2011）β1-integrin：a potential therapeutic target in the battle against cancer recurrence. Clin Cancer Res 17（23）：7219-7223

[110] Esposito M，Kang Y（2013）Targeting tumor-stromal interactions in bone metastasis. Pharmacol Ther 141（2）：222-233

[111] Ghajar CM，Peinado H，Mori H，Matei IR，Evason KJ，Brazier H，Almeida D，Koller A，Hajjar KA，Stainier DY，Chen EI，Lyden D，Bissell MJ（2013）The perivascular niche regulates breast tumour dormancy. Nat Cell Biol 15（7）：807-817

[112] Meng S，Tripathy D，Frenkel EP，Shete S，Naftalis EZ，Huth JF，Beitsch PD，Leitch M，Hoover S，Euhus D，Haley B，Morrison L，Fleming TP，Herlyn D，Terstappen LW，Fehm T，Tucker TF，Lane N，Wang J，Uhr JW（2004）Circulating tumor cells in patients with breast cancer dormancy. Clin Cancer Res 10（24）：8152-8162

[113] Jochelson M，Hayes DF，Ganz PA（2013）Surveillance and monitoring in breast cancer survivors：maximizing benefit and minimizing harm. Am Soc Clin Oncol Educ Book 13-18

[114] Weichselbaum RR，Hellman S（2011）Oligometastases revisited. Nat Rev Clin Oncol 8（6）：378-382

第 7 章　防止肿瘤休眠转换为增殖性转移

Dalit Barkan，Ann F. Chambers

摘要　癌症的迟发性复发被认为归咎于休眠性疾病，在貌似成功地治疗原发肿瘤之后，这个过程会持续很长时间。因此，临床肿瘤休眠对癌症患者及其医生都造成了不确定性，他们不能确定其癌症会不会复发。关于哪个患者在经过一段时间的肿瘤休眠之后会有癌症复发的风险，人们知之甚少。因此，尽管肿瘤休眠有非常重要的临床意义，但是关于诱发和解除休眠的相关机制，仍有很多需要去了解。本章阐述了肿瘤休眠这个临床问题，而且讨论了一些正在发展的观点，这些观点是关于如何在体内自然性地和治疗性地调控肿瘤休眠和重启生长。更好地了解休眠调控的机制也许可以提示新的治疗方法，或者消灭休眠的肿瘤细胞，或者促进休眠状态的维持。

关键词　肿瘤休眠；散播的肿瘤细胞；分子分型；肿瘤微环境；细胞休眠；血管发生；免疫调节

7.1　细胞休眠和微转移的概述

肿瘤休眠是一个临床上的重要问题，会阻碍癌症的成功治疗。癌症可能貌似被成功地治疗了，只是在多年甚至是几十年之后才会复发[1]。虽然有报道称，如乳腺癌、肾癌和黑色素瘤之类的癌症在经过最初治疗之后很多年会出现复发，但是有数据提示，休眠的现象并不仅限于这几种肿瘤，有证据显示，肿瘤休眠能够发生于多种癌症类型[1]。然而，关于哪些患者将会有散播的肿瘤细胞且后续会出现复发，人们的预测能力还很有限，这使得很难做出治疗决断。

此外，关于休眠如何调控，什么可以触发休眠的肿瘤细胞重新启动生长，人们的知识也很有限。最近，肿瘤休眠越来越被认识到是一个不断成长的临床问题，激发了很多研究进入到这个现象之中。这里，笔者讨论了一些关于休眠的重要临床问题，考虑了一些正在发展中的机制概念，通过这些机制，也许可以调控休眠和肿瘤重新生长。

转移导致了大多数的癌症死亡。人们已经了解了很多参与转移的步骤，从原发肿瘤散播肿瘤细胞至血液或淋巴循环，转运细胞至身体的远端部位，在新器官中被捕获，在这些新部位开始生长（综述于参考文献[2]）。幸运的是，转移是一个效率低下的过程，实际上只有少数逃逸到循环系统中的肿瘤细胞才可以导致转移肿瘤的形成[3, 4]。很多进入到循环系统的肿瘤细胞或者是死亡或者是进入了一种休眠状态。人们也认识到，在原发肿瘤生长和发展的早期就会有肿瘤细胞从其中释放出来[5-7]。因此，很多癌症患者在其诊断为原发肿瘤的时候可能就有散播的或者隐藏的转移性疾病。预测患者是否带有散播的但是未被诊断的转移性疾病是基于患者具有类似分期/分级疾病的群体特征，而不是基于对一例患者个体的特定了解。因此，有些患者接受了过度的辅助治疗，这种治疗只让一部分患者受益，而其他携带貌似“好”肿瘤的患者可能实际上接受了过度治疗[8, 9]。

癌症可以维持休眠状态很多年甚至是几十年，这个事实证实，至少在某些时候，身体具有抑制肿瘤细胞生长的能力，或者至少在某些微环境下，某个肿瘤细胞有能力抑制其自身的生长。当然，挑战在于要去了解在体内如何对休眠和后续重启生长进行调控。接下来，这些信息可以用于研发新的治疗方法，用于诱发或维持散播的肿瘤细胞的休眠状态，或者用于杀死这些癌细胞。

在这里，笔者讨论了一个不断增加的潜在机制列表，通过这些潜在机制，循环肿瘤细胞（circulating tumor cells，CTC）离开循环系统进入到继发部位，成为散播的肿瘤细胞（disseminated tumor cells，DTC），通过它们在继发器官所遇到的微环境提示，这些细胞可能会被诱导进入一个休眠状态（或者是细胞休眠，或者是血管生长前的微转移休眠[1, 10, 11]）。在经过一段时期的休眠之后，这些提示可能会诱发细胞重新开始活跃地生长。更好地了解肿瘤细胞进入和离开功能性休眠状态的途径，这也许可以形成新的靶向治疗的机会，这些治疗直接针对休眠的肿瘤细胞，或者摧毁它们，或者将其维持在一种不生长的状态。

7.2　休眠肿瘤细胞内在的休眠和生存机制

转移，即肿瘤细胞的扩散，是一个效率低下的过程，只有少数散播的肿瘤细胞将会在其旅程之中成功存活。在血流动力学的力量及免疫监督之下存活的 DTC 可以在继发部位种植，遇上一个新的，将会决定其命运的微环境[1, 12, 13]。DTC 可能会存活，变为休眠，或者逐步生长以形成转移灶[10]。多数 DTC 并不能在最初的定居点生存，而那些适应和生存的 DTC 可能多年都要一直保持一种沉寂的状态（细胞休眠）（综述于参考文献[1, 12, 14]）。在原发肿瘤切除和辅助治疗以后的很多年和几十年，DTC 这种长期的生存和休眠可能会造成潜在的复发[15]。

关于诱导 DTC 的休眠和生存，提出了三种可能的情况[16]。包括：①继发部位的肿瘤微环境；②原发部位的肿瘤微环境；③肿瘤细胞的早期散播。对于每一种情况，我们都考虑了相关的支持证据。

7.2.1 继发部位的肿瘤微环境

继发部位的组织微环境可能会决定散播到身体各部位的癌细胞的命运，这一观点是在一个多世纪以前由 Stephen Paget 提出的。Paget 认为，只有在肿瘤细胞（“种子”）和某个器官的微环境（“土壤”）相适合的时候，转移才会发生[17]。Willis 和 Hadfield 进一步发展了这一观点[18]。他们创造了“肿瘤休眠”的术语，并且将肿瘤休眠定义为一个过程，该过程涉及异位组织所施加的生长抑制，从而引发可逆的有丝分裂阻滞（综述于参考文献[13]）。Hadfield 指出，“当这个间隔（手术切除到出现继发肿瘤之间）被延长到 6 年或更长时间，似乎不可能逃脱这样的结论，即不管这个过程有多长，生长休眠的细胞都是处在一种暂时的有丝分裂阻滞状态之中”[18]。与这一观念相一致的是，在实验模型中已经证实，肿瘤细胞可以在全身各处种植，在这些位置他们可能保持休眠，只有在特定“适合的”器官中才会生长[19, 20]。因此，一个外来的，异位的微环境可能会促进一些 DTC 的沉寂（细胞休眠）。

近期提出了几种 DTC 休眠和长期生存的内在机制。之前已证实了微环境可能调节肿瘤休眠的潜在机制[21-23]。采用由生长因子缩减的基底膜提取物（basement membrane extract，BME）所构成的一个 3D 体外培养系统来模仿细胞外基质（extracellular matrix，ECM）成分，在体外重演了单个肿瘤的休眠及向增殖的转化。研究结果揭示，在 3D 培养系统中，体内具有休眠行为的细胞会保持其细胞周期阻滞，p16 和 p27 细胞核表达上调。ECM 可以给肿瘤细胞施加生长抑制信号，这个发现与之前的研究报道是一致的[24, 25]（图 7.1）。有意思的是，休眠的肿瘤细胞展示出了独特的细胞骨架结构，有证据表明，其与 ECM 只有暂时的黏附力[21]。然而，从休眠向增殖性转移生长的转化受到了与 ECM 相互作用的强烈影响，是细胞骨架重构和肌动蛋白应力纤维形成的结果。在这个转化过程中，肿瘤细胞通过β1 整联蛋白信号通路和下游的肌球蛋白轻链磷酸化（通过肌球蛋白轻链激酶）而形成肌动蛋白应力纤维[21, 26]。这些发现与之前的工作是一致的，提示β1 整联蛋白参与了细胞行为的微环境调节[27]，随后这些发现又被他人所证实[28]，强调作为逃离肿瘤休眠的机制，休眠的肿瘤与 ECM 之间的全面接触具有重要的作用[21, 23]。

这些发现也与之前的一些研究相一致，这些研究显示，尿激酶受体的下调可以通过α5β1 整联蛋白调节信号通路，强迫细胞进入休眠[29, 30]。此外，在乳房和胰腺β细胞癌的转基因小鼠模型中，β1 整联蛋白的敲除会导致乳房肿瘤细胞增殖的抑制及胰腺β肿瘤细胞的衰老[31, 32]。因此，多线证据都提示，通过整联蛋白，肿瘤细胞与 ECM 之间会缺乏黏附性，这会导致肿瘤细胞进入休眠期。在这些应激环境之下，不能正确的黏附于 ECM 的单个休眠肿瘤细胞能够启动导致其长期生存的机制。由 Aguirre-Ghiso 实验室所做的开拓性工作证实，内质网（endoplasmic reticulum，ER）应激信号通路在肿瘤细胞休眠中参与了生长阻滞和存活的程序。研究结果显示，鳞状癌细胞（HEp3）不能与 ECM 结合将会导致 ERK1/2 信号通路的抑制及 p38α/β信号通路的活化。ERK/p38 信号比值的减少会诱发被称为未折叠蛋白反应（unfolded protein response，UPR）的应激适应反应[33-35]；综述于参考文献[16]。这些信号会导致表观遗传的重编程，通过 RNA 依赖的蛋白激酶样 ER 激酶（protein kinase-like ER kinase，PERK）的活化而诱导细胞休眠[33，34]，通过不依赖 Akt 信号通路的 ATF6alpha-Rheb-mTOR 信号通路的活化而在体内诱导休眠 HEp3（D-HEp3）细胞的存活和适应[36]。有几个选择性抑制继发部位生长的转移抑制基因，如 MKK4 和 MKK6，会被应激信号活化，是 p38 的上游活化因子[37]。转录因子 BHLHB3/41/Sharp1 和 NR2F1 受 p38α/β调控，是肿瘤细胞体内休眠所必需的[37]。因此，不断增加的转移抑制基因家族，包括 KISS1、MKK6、BHLHLB3/Sharp-1 和 Nm23-H1 等，也许可以抑制 DTC 在继发部位的生长（综述于参考文献[38]），进而支持如下观点，即微环境指示可以调节 DTC 的休眠。

确实，在患者的骨髓（bone marrow，BM）中可以找到休眠的 DTC[39]。几个近期的研究已经证实，BM 如何产生了一些因子以迫使位居其中的 DTC 进入休眠（图 7.1）。有研究显示，通过活化 p38 信号通路，上调转移抑制基因 NRDG1，以及由此诱导可逆的生长阻滞，BM 中的骨形态形成蛋白 7（bone morphogenic protein 7，BMP7）可以引起前列腺 DTC 的休眠[40]。有研究显示，通过成骨细胞和肿瘤细胞释放生长阻滞特异 6（growth arrest-specific 6，GAS6）蛋白可以诱导前列腺癌细胞的休眠[41]。近期，Bragado 等证实，在骨髓中高表达的转化生长因子受体β2（transforming growth factor-beta2，TGF-β2）诱导了 ERK/p38 的低信号比率，导致高度恶性的 DTC 进入休眠[42]。更吸引人的是，除了在 BM 中调节肿瘤休眠的生长因子之外，一项近期的报道证实，从 BM 间质转运 miRNA 到乳腺癌细胞中会诱导乳腺癌细胞休眠[43]。因此，BM 中的微环境因素也许可以定义 DTC 中限制转移微环境的活化应激信号，从而导致其休眠（图 7.1）。

总之，在继发部位定居的 DTC 不能正确地黏附于 ECM，被直接暴露于应激信号之下，和（或）它们暴露于定义限制性微环境的各种因子。这些应激环境也许可以启动促进它们休眠和生存的机制。然而，这些机制能启动一些程序来确保休眠 DTC 的长期生存么？自噬是一个高度调节的自我消化过程，可以通过分解胞质组分来为细胞提供营养和能量，在应激环境下可以导致细胞的长期生存[44]。文献中的证据提示，废除上皮细胞与 ECM 的黏附可以通过生长因子和营养传感通路、能量传感通路及整合应激反应而引起自噬[45]。因此，限制性的微环境和应激信号的诱导也许可以引起自噬，因此促进休眠 DTC 的长期生存[46]。

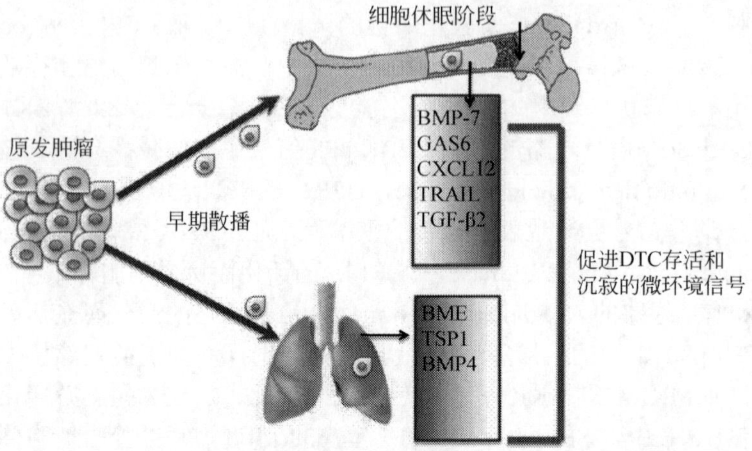

图 7.1 在肺部和骨髓中调节 DTC 存活和休眠的微环境因素。DTC 在骨髓或肺部长期的存活和休眠要依赖其每一个部位的微环境指示。BMP-7、BME 和 TGF-β2 会迫使休眠，而 CXCL12 和 TRAIL 会促进休眠 DTC 的生存

除了由微环境所形成的应激信号可以调节 DTC 的休眠和长期生存之外，还有其他的微环境因素可以促进 DTC 的生存。CXCLl2 和 TRAIL 被证实可以通过 c-Src 上调 Akt 信号通路，从而诱导骨中散布的乳腺癌细胞存活[47]。类似的，研究之前证实，Src 和 ERK 信号通路的活化是乳腺癌细胞由休眠转换为转移性生长所必需的[22]，而 Src 和 MEK 信号通路的联合抑制近期被证实可以减少肺部休眠肿瘤细胞的存活[48]。

总的来说，继发部位的微环境可以促进 DTC 中的应激调节信号，因而直接或间接地决定其命运。

7.2.2 原发部位的肿瘤微环境

原发肿瘤部位的微环境也许可以让散播的肿瘤细胞进入一种休眠状态，这种状态将会一直保持，直到细胞在远端部位遇到匹配的微环境指示并定殖下来。原发肿瘤中所呈现的基因信号已经被证实可以预测长期的转移复发[45, 49, 50]。而且，来自肿瘤近端周围正常组织的基因表达信号也显示可以预测乳腺癌患者的生存[51]。这些基因信号有可能是由原发部位的应激信号（如缺氧）所形成的。这些应激信号被证实可以促进肿瘤细胞的自噬，因此促进了休眠和生存信号的诱导[44, 52, 53]，这也许可以保护肿瘤细胞，使其不会因为脱离了细胞外基质而进行程序化细胞死亡（失巢凋亡）[45]。因此，可以设想，在原发肿瘤中有一群肿瘤细胞在从缺氧的微环境中散播出来的时候就可能已经处在休眠状态了。这些细胞也许已经经过了如自噬和（或）基因表达模式等生存机制的预处理，这可以使其成

功地种植于远端部位并且以一种休眠状态继续生存。

7.2.3　肿瘤细胞的早期散播

早期散播的肿瘤细胞可能不具有启动继发部位增殖所必需的遗传学输入[6, 54, 55]。因此，早期从原发部位散播的肿瘤细胞可能是 DTC 休眠的另一个发起者。有几项报道在实验小鼠模型中证实了肿瘤细胞的早期散播。在具有癌前病变的 MMTV-ErbB2 小鼠中，DTC 早已出现于其 BM 之中[55]。在一个眼色素层黑色素瘤小鼠模型中，证实散播发生于一个非常早期的阶段，而且在几个远端器官都可以检测到休眠的 DTC[56]。在一个乳房增生的模型中，GATA-3 的丢失促进了早期的散播及最终的转移[57]。重要的是，肿瘤细胞的早期散播在临床中也得到了进一步支持。几个报道证实在乳腺癌中，10%～30%具有非侵袭性病灶［如非典型导管增生（atypical ductal hyperplasia，ADH）或原位导管癌（ductal carcinoma in situ，DCIS）］的乳腺癌患者，其 BM 中可以发现 DTC（综述于参考文献[16]）。另外，眼色素层黑色素瘤在肝脏中的迟发性复发（大于 10 年）被证实是由 DTC 造成的，而至少在确诊的五年之前就有了 DTC 的出现[58]。有意思的是，Klein 等证实，在具有不同转移性疾病的患者中，肿瘤细胞具有均一的特征，在基因组水平上展现出了个别的异常[59]。相反，来自于非转移性疾病患者的 DTC 在遗传上却是异质的，而且其染色体的异常与其配对的原发肿瘤相差很大[60]。因此，文献中越来越多的证据提示，早期散播的 DTC 种植到限制性的微环境中之后将会保持休眠，可能需要额外的遗传学或表观遗传学改变才能使它们脱离其休眠的状态。

7.3　介导肿瘤休眠向转移性生长转换的分子机制

关于散播至继发器官的肿瘤细胞的休眠调节，在这里聚焦于已经提出的 3 个机制：①细胞休眠；②由血管生成前的状态所调节的休眠；③由免疫系统特征所维持的休眠。为了能够将这些机制开发为新的治疗策略，加深对它们的了解是很有必要的。

7.3.1　细胞休眠

重新活化休眠 DTC（细胞休眠）的内在机制目前还知之甚少。然而文献中的几个报道证实，DTC 与其周围微环境之间的相互作用会引起肿瘤细胞中的细胞内信号传导，这将重新活化它们的增殖。研究已经证实，在体内和体外将细胞休眠转换为转移性增殖的过程中，β1 整联蛋白（Intβ1）的活化是一个关键调节因子[21, 22, 28, 29]。体外研究采用了一个 3D 的培养体系，由生长因子减少的基底膜（basement membrane，BME）组成，由此来模仿休眠，该研究发现，这个模型中的“休眠 vs. 增殖行为”模仿了多个细胞系在体内的休眠 vs.转移行为[21]。采用这个 3D 体系，证实不管是以纤连蛋白还是以Ⅰ型胶原（Col-Ⅰ）来补充 BME 都会诱导 Intβl 的下游信号通路[21, 22]，导致黏着斑激酶通过 Src 而活化。这个活化会引起细胞外信号调节激酶（extracellular signal regulated kinase，ERK）的下游活化，这是一个细胞周期和细胞骨架重组的重要调节因子。ERK 接着会通过肌球蛋白轻链激酶（myosin light chain kinase，MLCK）诱导肌球蛋白轻链（myosin light chain，MLC）的磷酸化，最后形成丝状肌动蛋白应力纤维，随后将细胞周期依赖激酶抑制剂 p27 转运至细胞质中[21, 22]。随后引起的级联反应最终导致由休眠（静息状态）转变为增殖。此外，之前在头颈和乳腺癌细胞中的研究证实，uPAR 的高表达会诱导α5βl 整联蛋白，随后这一复合物会募集 EGFR 和 FAK，这将以一种纤维连结蛋白依赖的方式来诱导 ERK 的持续活化[30]。因此，在散播的肿瘤细胞与其微环境之间的“交谈”之中，Intβl 发挥了很重要的作用。此外，Intβl 的活化要依赖经过改造的 ECM，其中富含纤连蛋白和（或）Ⅰ型胶原，表明这是一个纤维化的或促结缔组织增生的微环境（图 7.2 和图 7.3）。因此，要想促进突破 DTC 的休眠及它们参与其中的能力，建立一个许可性的微环境是必需的。

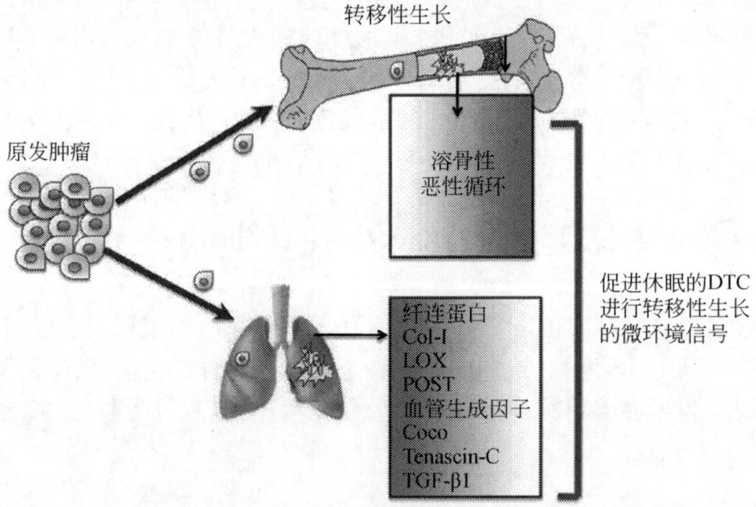

图 7.2 调节休眠和血管生成前的 DTC 进行转移性生长的微环境因素。ECM 的重构和它的生物活性因子的释放是重要的微环境信号，可以促进 DTC 从肿瘤休眠转变为转移性生长。ECM 的重构发生于骨髓中有缺陷的溶骨循环，随后会在肺部建立一个促结缔组织增生的或纤维化样的微环境，其特征是 Col-Ⅰ表达上调及其与 LOX 的交联，纤连蛋白纤维丝的形成及 ECM 因子的释放，如 TGF-β1、POST 和促血管生成因子

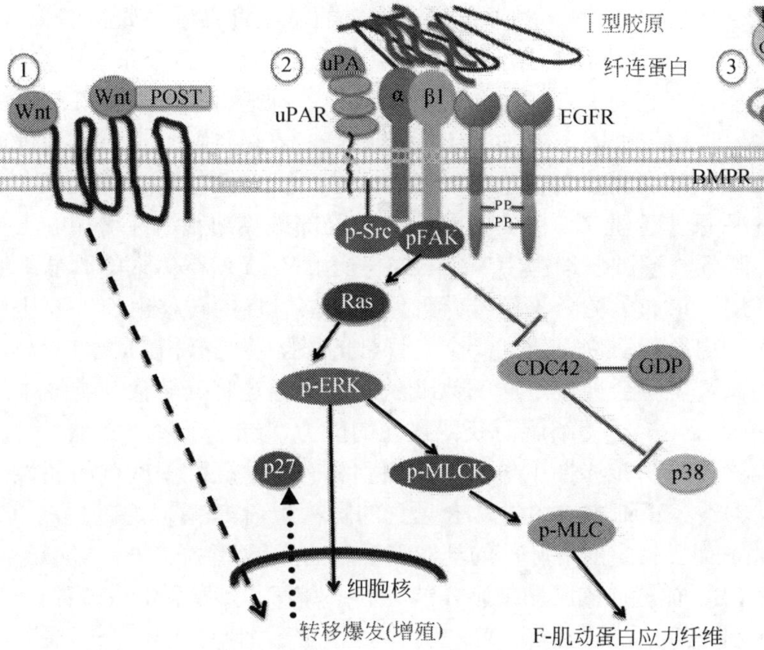

图 7.3　导致肺部休眠的 DTC 开始转移性生长的机制。①间质来源的 POST 相互作用，因此而募集 WNT 配体从而活化 WNT 信号通路。②通过纤连蛋白/Ⅰ型胶原和（或）uPAR 引起的下游信号通路（经由 Src 和 FAK）而引起β1 整联蛋白的活化，诱导 ERK/p38 的高比率，进而活化 MLCK，导致细胞骨架重构和转移性生长。③来源于 DTC 的 COCO 能够对抗 BMP-4 的抑制效果

的确，研究证实，不管是通过定居的 DTC 还是通过外源性的干预，在转移部位如肺部诱导纤维化会导致肺部休眠的肿瘤细胞转换为转移性生长（综述于参考文献[22, 23]；图 7.2 和图 7.3）。此外，Cox 等证实，赖氨酰氧化酶在纤维化的肺部与 Col-Ⅰ的交联可以促进 DTC 的增殖[61]。相应的，通过增加 Col-Ⅰ的沉积和交联诱导了细胞间质的硬化，这在之前被证实可以促进恶性转变和进展[62, 63]，在最近被证实可以调节肿瘤的休眠[64]。因此，细胞间质在机械顺从性及生物化学构成方面的改变可能是治疗和（或）组织衰老的结果（综述于参考文献[23]），这可能会促进形成许可性的微环境以支持休眠的 DTC 转化为转移性生长。重要的是，休眠的 DTC 能够从其休眠的状态中显现出来，即使是在一个限制性的微环境中，如肺部（图 7.2）。Gao 等的研究报道证实，过表达 Coco 的 4T07 乳腺癌休眠细胞可以在肺部从休眠转化为转移性的生长，而 Coco 是转化生长因子β（transforming growth factor beta，TGF-β）配体的一个拮抗剂[65]。Coco 可以阻止微环境的 BMP4 配体与肿瘤细胞上的 BMP 受体结合，因而可以覆盖肺部微环境所产生的限制性指示。相反，在对应的转移性 4T1 乳腺癌细胞中阻止内源性的 Coco 表达会诱导

肿瘤的休眠[65]。按照这个思路，对于定居在稳定的微血管系统（如肺部和BM）中的DTC来说，迫使其休眠的抑制性指示在正在萌芽的新生血管系统中消失了。Ghajar等研究证实，在正在萌芽的新生血管系统中，肿瘤抑制因子如TSP1的表达是下调的，相反，肿瘤促进因子如TGF-β1和细胞外蛋白骨膜素（periostin，POST）的表达却是富集的，这样就会煽动乳腺癌细胞的暴发，否则就保持休眠[66]。在BM中为惰性的乳腺肿瘤建立一个支持龛受到了局部破骨细胞活性增加的支持。Lu等证实，在休眠的乳腺肿瘤细胞中VCAM-1表达的升高使得休眠的肿瘤细胞与破骨细胞相互作用，形成了旁分泌信号并且促进了溶骨性的转移生长[67]。因此，要想支持休眠的肿瘤重新活化，建立一个允许性的微环境是必需的（图7.2）。

转移部位的微环境也会促进定居的休眠肿瘤细胞通过将其转换为肿瘤干细胞（cancer stem cell，CSC）样的细胞而获得致瘤的能力（综述于参考文献[68]）。越来越多的证据提示，启动转移性生长的肿瘤细胞具有一些癌症干细胞的属性（综述于参考文献[68]）。在干细胞龛中经常会见到的腱糖蛋白C可以通过提高Notch和Wnt信号通路从而支持定居在肺部的乳腺癌细胞的生长[69]。另外，Malanchi等证实，只有具有CSC样特征的肿瘤细胞才能定居于肺部并且发展形成转移灶[70]。这些CSC诱导肺部的间质细胞表达POST，这是正常干细胞龛的一个间质因子。在相应的龛内环境中，POST的表达会通过促进Wnt信号通路从而支持转移灶的生长（图7.3）。因此，转移龛的组分可能会诱导或者维持DTC的干细胞相关特征。重要的是，在丢掉上皮表型并且获得间质表型之后（上皮-间质转换，epithelial-mesenchymal transition，EMT），DTC可以在转移部位获得一种干细胞的表型[71]。的确，近期证实，除了赋予DTC以CSC的特征之外，EMT可以通过增加转移性生长所必需的Intβ1的表达从而直接促进休眠肿瘤细胞的爆发[72]（图7.3）。

7.3.2 血管生成前的休眠

癌症增长需要全面展开的血液循环来支持其不断地生长，原发肿瘤和转移灶都是如此（综述于参考文献[73,74]）。血管发生，即新血管的生长，要依赖促血管生成和抗血管生成的分子刺激之间的平衡。血管发生因此被视为抗癌治疗的一个靶点，这种方法的复杂性目前已经得到了充分的了解[75]。血管发生已经被证实参与了癌症生长和休眠的调节。Folkman等研究报道，由原发肿瘤所分泌的抗血管生成因子可以限制远端微转移的生长，使得转移灶保持一种功能性休眠的“活化”状态，在这种状态下，细胞分裂和凋亡保持平衡，转移肿瘤的体积没有净增长[11,76]。因此，处在血管发生前休眠状态的肿瘤与沉寂的休眠肿瘤细胞是完全不同的，可以作为一个独特的治疗靶点[10]。因此，抗血管生成治疗具有抑制肿瘤生长（在原发或转移部位）的潜力，也可以使血管生成前的微转移灶保持一种功能性休眠和不扩张的状态。

Naumov 及其同事近期的工作显示，在原发肿瘤生长的小鼠模型中，生成血管的表型是可以塑造和调节的，这给出了药物研发的希望，这类药物可以将血管化的转移灶逆转为血管生成前的，非生长的状态[77]。按照这个思路，Almog 及其同事近期发现了一套包含 19 个小非编码 RNA 分子（miRNAs）的组合，它们可以控制人类休眠的乳腺癌、胶质母细胞瘤、骨肉瘤及脂肪肉瘤的表型转换，使其变为指数级增长[78]。休眠的肿瘤转换为快速生长的生成血管的肿瘤与 16 个高表达 miRNA 的下调有关。而且，miR-580，miR-588 或 miR-190 的重新组成可以促进肿瘤休眠的延长，否则肿瘤会保持活跃增殖和血管生成。因此，通过之前所证实的抗血管生成治疗[79]，转移灶有望被维持在一个长期的血管生成前的休眠状态，正如近期被 Benzekry 等的数学模型[80]所预测的那样。

7.3.3　由天生的和适应性的免疫系统所调节的休眠

微转移的休眠，其特征是增殖和凋亡之间的活跃平衡。除了血管生成的转换，这个平衡还被提示受到了免疫监督的调节[81]。在一个黑色素瘤的小鼠模型中，远端部位早期 DTC 的生长受到 $CD8^+$ T 细胞的部分调控。$CD8^+$ T 细胞抑制了 DTC 的生长，令人惊讶的是，这个过程不是通过细胞毒性效应而是通过细胞抑制效应，而它们的消失进而导致 DTC 从其休眠状态中出现。相应的，近期的报道证实了 T 细胞作为肿瘤休眠调节者的作用，T 细胞的有效抑制（通过 IFN-γ 或 IL-12 的阻断）能够诱导脱离休眠（综述于参考文献[83]）。

在急性髓性白血病的 DAl-3b 小鼠模型中，通过 B7-H1 和 B7.1 的过表达，休眠的肿瘤细胞对细胞毒淋巴细胞（cytotoxic lymphocytes，CTL）是不敏感的。B7-H1 与 T 细胞上表达的程序性死亡-1（programmed death-1，PD 1）相互作用，抑制 T 细胞的活化和 CTL 介导的细胞溶解[84]。因此，对于 CTL 介导的特异杀伤，休眠的肿瘤细胞可能会变得更加耐受。的确，近期的报道证实，PDL-1（PD-1 的配体）在受辐射的组织中是上调的。相反，服用抗-PD-L1 药物则可以通过一种 CTL 依赖的机制引起小鼠中的抗肿瘤免疫，从而提高电离辐射（ionizing irradiation，IR）的效果[85，86]。按照这个思路，细胞因子信号转导抑制蛋白（suppressor of cytokine signaling，SOCS 1）在休眠肿瘤细胞中的甲基化及下调被报道可以解除 JAK/STAT 信号通路在休眠肿瘤细胞中的作用，因此促进抵抗 CTL 介导的杀伤作用[87]。因此，T 细胞的抑制及阻止休眠的肿瘤细胞抵抗 CTL 介导的杀伤也许可能是导致休眠的肿瘤细胞逃脱免疫反应的机制。

总之，在肿瘤休眠的几个动物模型中所做的上述研究支持免疫系统在长期保持微转移灶的惰性中具有潜在的作用。然而，关于免疫系统在临床中调节肿瘤休眠的作用，还存在争议（综述于参考文献[88]）。而且，关于免疫系统调节肿瘤休眠的作用，Magnus 等近期的一个报道又增添了其他的复杂性[89]。他们证实，在惰性的人类胶质瘤细胞中，组织因子的表达会导致休眠的肿瘤细胞逐步转换为转移性生长，在这个过程之前是血管（$CD105^+$）和骨髓（$CD11b^+$和 $F4/80^+$）细胞的募集，因此证实，免疫系统可能真地促进了肿瘤细胞脱离休眠。

7.4 关于转移性的肿瘤休眠作为临床靶点的结论

尽管人们对肿瘤生物学的了解不断加深，转移一直是绝大多数癌症死亡的主因。当癌症在其扩散前被早期发现时，它很有可能会被成功治愈，而转移性疾病则相当难治。使得这种困难更加复杂的是，在经过一段延长期的肿瘤休眠之后（有时是几年或者几十年），一个貌似成功治疗的癌症还具有复发的能力。在这里，笔者考虑了一些关于肿瘤休眠的临床和生物学问题，以及相对有限的关于休眠如何被调节的认识。

关于参与肿瘤休眠的调节机制，近年来相关研究的增多为休眠提供了不断增加的信息量。很明显，肿瘤休眠是一个复杂且多面的问题，关于休眠如何出现和持续，以及肿瘤细胞如何脱离休眠和重启生长，人们还有很多需要去了解。癌症可以自然地保持一种休眠的状态，这一事实使得有望在未来的治疗之中对这些过程进行研究和利用。然而，参与休眠和脱离休眠的相关因素的复杂性将会使这种方法非常有挑战性。在这里，我们列出了一些目前已经确认的参与肿瘤休眠的因素，并由此建议了一些方法，或者维持癌症休眠状态或者杀死休眠的肿瘤细胞。很明确的是，围绕休眠的转移性疾病的组织微环境在很多方面都会影响休眠的表型。阻止休眠的肿瘤细胞重新启动生长的潜在治疗策略包括阻断促进肿瘤生长的微环境信号，抑制微转移生长的血管生成刺激，以及提高休眠的免疫调节。关于休眠及其调节，还需要了解更多，但是用于实验研究的模型越来越容易获得。而且，越来越认识到，人们需要更多地了解患者中的休眠。哪例患者带有休眠的细胞，哪例患者可以被认为其疾病得到了治愈？在确实一直带有癌症细胞的患者中，哪些因素（或者是肿瘤细胞固有的，或者是在患者中可修改的因素）参与了休眠vs.重启肿瘤生长的维护？为了解决肿瘤休眠的临床问题，需要进行更多的实验来了解肿瘤休眠的生物学，同时需要增加关于患者中散播性疾病临床状态的了解。这种增强的认识对于提高癌症患者的生存来说是至关重要的。

参考文献

[1] Goss PE, Chambers AF (2010) Does tumour dormancy offer a therapeutic target? Nat Rev Cancer 10(12):871-877

[2] Chambers AF, Naumov GN, Varghese HJ, Nadkarni KV, MacDonald IC, Groom AC (2001) Critical steps in hematogenous metastasis an overview. Surg Oncol Clin N Am 10(2):243-255, vii

［3］Weiss L (1990) Metastatic inefficiency. Adv Cancer Res 54:159-211

［4］Tarin D, Vass AC, Kettlewell MG, Price JE (1984) Absence of metastatic sequelae during long-term treatment of malignant ascites by peritoneo-venous shunting. A clinico-pathological report. Invasion Metastasis 4(1):1-12

［5］Klein CA (2003) The systemic progression of human cancer a focus on the individual disseminated cancer cell—the unit of selection. Adv Cancer Res 89:35-67

［6］Klein CA (2009) Parallel progression of primary tumours and metastases. Nat Rev Cancer 9(4):302-312

［7］Oskarsson T, Batlle E, Massague J (2014) Metastatic stem cells sources, niches, and vital pathways. Cell Stem Cell 14(3):306-321

［8］Gnant M, Steger GG (2009) Fighting overtreatment in adjuvant breast cancer therapy. Lancet 374(9707):2029-2030

［9］Albain KS, Barlow WE, Ravdin PM, Farrar WB, Burton GV, Ketchel SJ, Cobau CD, Levine EG, Ingle JN, Pritchard KI, Lichter AS, Schneider DJ, Abeloff MD, Henderson IC, Muss HB, Green SJ, Lew D, Livingston RB, Martino S, Osborne CK (2009) Adjuvant chemotherapy and timing of tamoxifen in postmenopausal patients with endocrine-responsive, node-positive breast cancer a phase 3, open-label, randomised controlled trial. Lancet 374(9707):2055-2063

［10］Chambers AF, Groom AC, MacDonald IC (2002) Dissemination and growth of cancer cells in metastatic sites. Nat Rev Cancer 2(8):563-572

［11］Holmgren L, O'Reilly MS, Folkman J (1995) Dormancy of micrometastases balanced proliferation and apoptosis in the presence of angiogenesis suppression. Nat Med 1(2):149-153

［12］Aguirre-Ghiso JA (2007) Models, mechanisms and clinical evidence for cancer dormancy. Nat Rev Cancer 7(11):834-846

［13］Klein CA (2011) Framework models of tumor dormancy from patient-derived observations. Curr Opin Genet Dev 21(1):42-49

［14］Wells A, Griffith L, Wells JZ, Taylor DP (2013) The dormancy dilemma quiescence versus balanced proliferation. Cancer Res 73(13):3811-3816

［15］Wikman H, Vessella R, Pantel K (2008) Cancer micrometastasis and tumour dormancy. Acta Pathol Microbiol Immunol Scand 116(7-8):754-770

［16］Bragado P, Sosa MS, Keely P, Condeelis J, Aguirre-Ghiso JA (2012) Microenvironments dictating tumor cell dormancy. Recent Results Cancer Res 195:25-39

［17］Paget S (1989) The distribution of secondary growths in cancer of the breast. 1889. Cancer Metastasis Rev 8(2):98-101

［18］Hadfield G (1954) The dormant cancer cell. Br Med J 2(4888):607-610

［19］Suzuki M, Mose ES, Montel V, Tarin D (2006) Dormant cancer cells retrieved from metastasis-free organs regain tumorigenic and metastatic potency. Am J Pathol 169(2):673-681

［20］Nguyen DX, Bos PD, Massague J (2009) Metastasis from dissemination to organ-specific colonization. Nat Rev Cancer 9(4):274-284

［21］Barkan D, Kleinman H, Simmons JL, Asmussen H, Kamaraju AK, Hoenorhoff MJ, Liu ZY, Costes SV, Cho EH, Lockett S, Khanna C, Chambers AF, Green JE (2008) Inhibition of metastatic outgrowth from single dormant tumor cells by targeting the cytoskeleton. Cancer Res 68(15):6241-6250

［22］Barkan D, El Touny LH, Michalowski AM, Smith JA, Chu I, Davis AS, Webster JD, Hoover S, Simpson RM, Gauldie J, Green JE (2010) Metastatic growth from dormant cells induced by a col-I-enriched fibrotic environment. Cancer Res 70(14):5706-5716

[23] Barkan D, Green JE, Chambers AF (2010) Extracellular matrix a gatekeeper in the transition from dormancy to metastatic growth. Eur J Cancer 46(7):1181-1188

[24] Henriet P, Zhong ZD, Brooks PC, Weinberg KI, DeClerck YA (2000) Contact with fibrillar collagen inhibits melanoma cell proliferation by up-regulating p27KIP1. Proc Natl Acad Sci U S A 97(18):10026-10031

[25] Roth JM, Akalu A, Zelmanovich A, Policarpio D, Ng B, MacDonald S, Formenti S, Liebes L, Brooks PC (2005) Recombinant alpha2(IV)NC1 domain inhibits tumor cell-extracellular matrix interactions, induces cellular senescence, and inhibits tumor growth in vivo. Am J Pathol 166(3):901-911

[26] Barkan D, Chambers AF (2011) β1-integrin a potential therapeutic target in the battle against cancer recurrence. Clin Cancer Res 17(23):7219-7223

[27] Roskelley CD, Desprez PY, Bissell MJ (1994) Extracellular matrix-dependent tissue-specific gene expression in mammary epithelial cells requires both physical and biochemical signal transduction. Proc Natl Acad Sci U S A 91(26):12378-12382

[28] Shibue T, Weinberg RA (2009) Integrin beta1-focal adhesion kinase signaling directs the proliferation of metastatic cancer cells disseminated in the lungs. Proc Natl Acad Sci U S A 106(25):10290-10295

[29] Aguirre Ghiso JA, Kovalski K, Ossowski L (1999) Tumor dormancy induced by downregulation of urokinase receptor in human carcinoma involves integrin and MAPK signaling. J Cell Biol 147(1):89-104

[30] Aguirre-Ghiso JA, Liu D, Mignatti A, Kovalski K, Ossowski L (2001) Urokinase receptor and fibronectin regulate the ERK(MAPK) to p38(MAPK) activity ratios that determine carcinoma cell proliferation or dormancy in vivo. Mol Biol Cell 12(4):863-879

[31] White DE, Kurpios NA, Zuo D, Hassell JA, Blaess S, Mueller U, Muller WJ (2004) Targeted disruption of beta1-integrin in a transgenic mouse model of human breast cancer reveals an essential role in mammary tumor induction. Cancer Cell 6(2):159-170

[32] Kren A, Baeriswyl V, Lehembre F, Wunderlin C, Strittmatter K, Antoniadis H, Fassler R, Cavallaro U, Christofori G (2007) Increased tumor cell dissemination and cellular senescence in the absence of beta1-integrin function. EMBO J 26(12):2832-2842

[33] Ranganathan AC, Zhang L, Adam AP, Aguirre-Ghiso JA (2006) Functional coupling of p38-induced up-regulation of BiP and activation of RNA-dependent protein kinase-like endoplasmic reticulum kinase to drug resistance of dormant carcinoma cells. Cancer Res 66(3):1702-1711

[34] Ranganathan AC, Ojha S, Kourtidis A, Conklin DS, Aguirre-Ghiso JA (2008) Dual function of pancreatic endoplasmic reticulum kinase in tumor cell growth arrest and survival. Cancer Res 68(9):3260-3268

[35] Adam AP, George A, Schewe D, Bragado P, Iglesias BV, Ranganathan AC, Kourtidis A, Conklin DS, Aguirre-Ghiso JA (2009) Computational identification of a p38SAPK-regulated transcription factor network required for tumor cell quiescence. Cancer Res 69(14):5664-5672

[36] Schewe DM, Aguirre-Ghiso JA (2008) ATF6alpha-Rheb-mTOR signaling promotes survival of dormant tumor cells in vivo. Proc Natl Acad Sci U S A 105(30):10519-10524

[37] Taylor J, Hickson J, Lotan T, Yamada DS, Rinker-Schaeffer C (2008) Using metastasis suppressor proteins to dissect interactions among cancer cells and their microenvironment. Cancer Metastasis Rev 27(1):67-73

[38] Hedley BD, Allan AL, Chambers AF (2006) Tumor dormancy and the role of metastasis

suppressor genes in regulating ectopic growth. Future Oncol 2(5):627-641
[39] Alix-Panabieres C, Riethdorf S, Pantel K (2008) Circulating tumor cells and bone marrow micrometastasis. Clin Cancer Res 14(16):5013-5021
[40] Kobayashi A, Okuda H, Xing F, Pandey PR, Watabe M, Hirota S, Pai SK, Liu W, Fukuda K, Chambers C, Wilber A, Watabe K (2011) Bone morphogenetic protein 7 in dormancy and metastasis of prostate cancer stem-like cells in bone. J Exp Med 208(13):2641-2655
[41] Shiozawa Y, Pedersen EA, Patel LR, Ziegler AM, Havens AM, Jung Y, Wang J, Zalucha S, Loberg RD, Pienta KJ, Taichman RS (2010) GAS6/AXL axis regulates prostate cancer invasion, proliferation, and survival in the bone marrow niche. Neoplasia 12(2):116-127
[42] Bragado P, Estrada Y, Parikh F, Krause S, Capobianco C, Farina HG, Schewe DM, Aguirre-Ghiso JA (2013) TGF-beta2 dictates disseminated tumour cell fate in target organs through TGF-beta-RIII and p38alpha/beta signalling. Nat Cell Biol 15(11):1351-1361
[43] Lim PK, Bliss SA, Patel SA, Taborga M, Dave MA, Gregory LA, Greco SJ, Bryan M, Patel PS, Rameshwar P (2011) Gap junction-mediated import of microRNA from bone marrow stromal cells can elicit cell cycle quiescence in breast cancer cells. Cancer Res 71(5):1550-1560
[44] Gewirtz DA (2009) Autophagy, senescence and tumor dormancy in cancer therapy. Autophagy 5(8):1232-1234
[45] Lock R, Debnath J (2008) Extracellular matrix regulation of autophagy. Curr Opin Cell Biol 20(5):583-588
[46] Sosa MS, Bragado P, Debnath J, Aguirre-Ghiso JA (2013) Regulation of tumor cell dormancy by tissue microenvironments and autophagy. Adv Exp Med Biol 734:73-89
[47] Zhang XH, Wang Q, Gerald W, Hudis CA, Norton L, Smid M, Foekens JA, Massague J (2009) Latent bone metastasis in breast cancer tied to Src-dependent survival signals. Cancer Cell 16(1):67-78
[48] El Touny LH, Vieira A, Mendoza A, Khanna C, Hoenerhoff MJ, Green JE (2014) Combined SFK/MEK inhibition prevents metastatic outgrowth of dormant tumor cells. J Clin Invest 124(1):156-168
[49] Villanueva A, Hoshida Y, Toffanin S, Lachenmayer A, Alsinet C, Savic R, Cornella H, Llovet JM (2010) New strategies in hepatocellular carcinoma genomic prognostic markers. Clin Cancer Res 16(19):4688-4694
[50] Kim RS, Avivar-Valderas A, Estrada Y, Bragado P, Sosa MS, Aguirre-Ghiso JA, Segall JE (2012) Dormancy signatures and metastasis in estrogen receptor positive and negative breast cancer. PLoS One 7(4):e35569
[51] Troester MA, Lee MH, Carter M, Fan C, Cowan DW, Perez ER, Pirone JR, Perou CM, Jerry DJ, Schneider SS (2009) Activation of host wound responses in breast cancer microenvironment. Clin Cancer Res 15(22):7020-7028
[52] Levine B, Kroemer G (2008) Autophagy in the pathogenesis of disease. Cell 132(1):27-42
[53] Lu Z, Luo RZ, Lu Y, Zhang X, Yu Q, Khare S, Kondo S, Kondo Y, Yu Y, Mills GB, Liao WS, Bast RC Jr (2008) The tumor suppressor gene ARHI regulates autophagy and tumor dormancy in human ovarian cancer cells. J Clin Invest 118(12):3917-3929
[54] Pantel K, Brakenhoff RH (2004) Dissecting the metastatic cascade. Nat Rev Cancer 4(6):448-456
[55] Husemann Y, Geigl JB, Schubert F, Musiani P, Meyer M, Burghart E, Forni G, Eils R, Fehm T, Riethmuller G, Klein CA (2008) Systemic spread is an early step in breast cancer. Cancer Cell 13(1):58-68

108(30):12396-12400

[89] Magnus N, Garnier D, Meehan B, McGraw S, Lee TH, Caron M, Bourque G, Milsom C, Jabado N, Trasler J, Pawlinski R, Mackman N, Rak J (2014) Tissue factor expression provokes escape from tumor dormancy and leads to genomic alterations. Proc Natl Acad Sci U S A 111(9):3544-3549

第 8 章　通过上皮-间质转换形成循环肿瘤细胞是远处散播的一个机制

Bee Luan Khoo，Prashant Kumar，Chwee Teck Lim，Jean Paul Thiery

摘要　肿瘤的进展与上皮-间质转换（epithelial-mesenchymal transition，EMT）有关，这是一个发育的过程，上皮细胞由此丢掉其特征性的顶面-底侧极性并且获得了单个移行细胞的形态。EMT 可能参与了癌症干细胞的形成，免疫监督的逃逸，以及化疗和靶向治疗耐药的诱导。转移受一系列复杂进程的控制，这些进程还远未得到充分地了解，并且很难通过现有的体外实验组件来重演。外周血中的循环肿瘤细胞（circulating tumor cells，CTCs）最近受到了很多的关注，因为它们可能代表了癌症散播的第一个关键阶段，而它们在转移患者中的盛行与不良预后有关。CTC 在 EMT 的幅度上表现出了相当程度的表型异质性，而且初步的研究提示有必要解释产生 CTC 的机制及在原发肿瘤中是如何获得这种多样性的。如此，就需要一些经过优化的方法，对 CTC 完整的表型谱进行充分的分型及鉴别这些克隆源性的细胞。对 CTC 中 EMT 表型的了解将会有助于设计更加合适的靶向治疗以清除 CTC 的恶性潜能。

关键词　上皮-间质转换；循环肿瘤细胞；表型

缩略词

缩写	全拼	翻译
ALDH 1	aldehyde dehydrogenase-1	乙醛脱氢酶 1
BMP	bone morphogenetic protein	骨形态生成蛋白
CEpC	circulating epithelial cell	循环上皮细胞
CGH	comparative genomic hybridization	比较基因组杂交
CK	cytokeratin	细胞角蛋白
CTC	circulating tumor cell	循环肿瘤细胞
CTLs	cytotoxic T lymphocytes	细胞毒 T 淋巴细胞

续表

缩写	全拼	翻译
DEP	dielectrophoresis	介电电泳
DTC	disseminating tumor cell	散播的肿瘤细胞
E-cad	E-cadherin	E-钙黏蛋白
ECM	extracellular matrix	细胞外基质
EGF	epithelial growth factor	表皮生长因子
EGFR	epidermal growth factor receptor	表皮生长因子受体
EMT	epithelial-mesenchymal transition	上皮-间质转换
EMTed	epithelial-mesenchymal transitioned	已发生上皮-间质转换
EpCAM	epithelial cell adhesion molecule	上皮细胞黏附分子
FACS	fluorescence-activated cell sorting	荧光激活的细胞分选
FDA	Food and Drug Administration	食品与药品监督管理局
FGF	fibroblast growth factor	成纤维细胞生长因子
FISH	fluorescence in situ hybridization	荧光原位杂交
Gsk	glycogen synthase kinase	糖原合成酶激酶
H&E	hematoxylin and eosin	苏木精和伊红
HDAC	histone deacetylases	组蛋白脱乙酰基酶类
HER2	human epidermal growth factor receptor 2	人表皮生长因子受体 2
HGF	hepatocyte growth factor	肝细胞生长因子
HMLE	human mammary epithelial cell line	人乳房上皮细胞系
HMLR	Ras-transformed human mammary cells	Ras 转化的人乳房细胞
ILC	invasive lobular carcinoma	浸润性小叶癌
IVVM	intravital videomicroscopy	活体视频显微镜
JNK	Janus kinase	Janus 激酶
KLF4	Kruppel-like family member 4	Kruppel 样家族成员 4
LOXL2	lysyl oxidase-like 2	赖氨酰氧化酶类似物 2
MACS	magnetic-activated cell sorting	磁性激活的细胞分选
MAPK	Mitogen-activated protein kinase	丝裂原活化蛋白激酶
MDCK	Madin-Darby canine kidney	Madin-Darby 犬肾
MET	mesenchymal-epithelial transition	间质-上皮转换
MMPs	matrix metalloproteases	基质金属蛋白酶
MSCs	mesenchymal stem cells	间质干细胞

续表

缩写	全拼	翻译
mTOR	mammalian target of rapamycin	雷帕霉素的哺乳动物靶点
NF-κB	nuclear factor kappa-light-chain-enhancer of activated B cells	核因子活化 B 细胞 κ 轻链增强子
PI3K	phosphoinositide 3-kinase	磷酸肌醇酯 3-激酶
PRC	polycomb repressor complex	多梳抑制物复合体
PTEN	phosphatase and tensin homolog	磷酸酶和张力蛋白同系物
RBCs	red blood cells	红细胞
RTK	receptor tyrosine kinase	受体酪氨酸激酶
RT-PCR	reverse-transcriptase polymerase chain reaction	反转录多聚酶链式反应
SH2	Src-homology 2	Src 同源区 2
TGF-β	transforming growth factor	转化生长因子
TMEM	tumor microenvironment of metastasis	转移的肿瘤微环境
TNF	tumor necrosis factor	肿瘤坏死因子
TRAF	TNF receptor associated factor	TNF 受体相关因子
Vim	vimentin	波形蛋白
WBCs	white blood cells	白细胞
WISP2	Wnt1-inducible signaling pathway protein 2	Wnt1 诱导信号通路蛋白 2
ZO-1	Zonula occludens-1	封闭小带-1

8.1　上皮-间质转换概述

8.1.1　发育中的上皮-间质转换

上皮-间质转换（epithelial-mesenchymal transition，EMT）是后生动物形态发生和组织形成中具有极其重要的作用的一个独特的发育过程[1, 2]。EMT 是整个进化过程中高度保守的机制之一，从上皮层形成了间质细胞。在大量无脊椎动物和脊椎动物胚胎原肠胚形成中的 EMT 导致了外胚层、中胚层和内胚层这 3 个原胚层的形成。尽管在原肠胚形成中的形态发生在各个物种之中各不相同，但诱导上皮层细胞分层这一总体原则仍是适用的。这些机制是在精确的胚胎定位上发生的，包括果蝇中的腹沟，海胆中的植物极，以及鸡、小鼠和人类胚胎中的原条。导致某群特定上皮细胞 EMT 的事件顺序已经得到了部分解答。在果蝇中，信号是通过 Spatzle 而活化的，它是 Toll 受体的配体，会诱导 Twist 的表达，这是一个基本的环状螺旋转录因子及在 EMT 中得到很多研究的主导基因。Snail 是另一个控制

EMT 的转录因子，也是在腹沟被诱导，而且与 Twist 协作，参与了 EMT 程序的执行，包括囊胚层中内陷上皮细胞的顶端收缩及其后续的分层。在哺乳动物中，原肠胚形成中的 EMT 是通过局部生长因子的生成而诱导的，包括成纤维细胞生长因子（fibroblast growth factor，FGF）、转化生长因子（transforming growth factor，TGF-β）及 Wnt 家族的成员。这些独特的信号转导系统将会参与 E-钙黏蛋白的下调，部分是通过 Snail1 抑制其转录而实现的。神经脊是脊椎动物的一个独特、短暂的神经外胚层结构，在胚胎内参与迁移并定居在独特的区域之前，以及在更进一步分化成黑色素细胞、神经元及周围神经系统的胶质细胞之前，这个结构经历了 EMT。有多个信号通路被报道参与了神经脊前体和 EMT 的诱导，形成了 FGF 和维甲酸的对立梯度。信号转导通路中的后续步骤包括 Snail 的表达（受 Sox9 的自我调节）、骨形态生成蛋白（bone morphogenetic protein，BMP）4- Noggin 的对立梯度，以及 Wnt1。另外，Wnt1 通过β-连环蛋白和细胞周期蛋白 D1 在细胞循环中控制 G_1/S 期的转换。作为一个参与钙依赖的细胞-细胞黏附的蛋白，神经元（neuronal，N）-钙黏蛋白通过伽马分泌酶的蛋白水解参与β-连环蛋白共转录活性的活化。非常有意思的是，Sox9 和 Snail2 的过表达可以促进 EMT 异位性的贯穿神经管。最后，由组蛋白-脱甲基酶 Jumonji2A 所介导的表观遗传机制也参与了 Snail 和 Sox10（保持神经脊前体未分化状态的一个 SoxE 家族成员）的表达调控。

心脏的形态发生也非常明显地受到四波连续的 EMT 和间质-上皮转换（mesenchymal-epithelial transition，MET）的调控。其中一个 EMT 步骤涉及内皮细胞的分层，在房室瓣起源的部位形成心脏垫，因而被指定“结束 EMT”。这个步骤在心脏发育的过程中是至关重要的，涉及 TGF-β成员与 Notch-Jagged 之间的相互作用。另外，这些信号通路的失调会导致心脏瓣膜的畸形。

在胚胎发育的不同阶段会涉及多个信号通路。在所有情况下，转录因子都参与了细胞间黏附和细胞骨架重构的调控。多个诱导物和表观遗传控制完善了 EMT 的时空调节，而 EMT 最初的目标是顶面-底侧细胞极性。在后续步骤中，极化间质细胞的形成包括连接复合体的下调，细胞骨架的广泛重构，以及细胞-基质黏附的活化。

8.2 肿瘤进展过程中的上皮-间质转换

占肿瘤绝大多数的癌无一例外都是来自于组织和器官的上皮层。经过一个长期的潜伏期之后，暴露于诱变剂的上皮细胞会逐渐丢掉其顶面-底侧极性和生长控制，从而导致腺瘤的形成。然而，原位癌的转变发生之后还有一些致癌事件。原位癌是可以通过手术获得临床治愈的，这是因为恶性细胞依然局限在基底膜中。

最关键的事件是由原位癌转变为微侵袭的阶段，在这个过程中，某些癌细胞被暴露于一种间质龛中[3]。包绕原位癌的这种间质与正常组织和器官在是否存在活化的肌纤维母细胞、炎性细胞、新生血管及新的细胞外基质（extracellular matrix，ECM）成分等方面都是不一样的。最初的癌症相关龛的形成是一个长期的过程，在上皮层获得第一个突变的早期就启动了。一旦接触到活化的间质，侵袭性的癌细胞就会开始与定居的巨噬细胞，炎性细胞及其他间质细胞进行相互作用，以增加其侵袭性表型并且内渗进入血管。直到最近，采用传统的组织病理染色依然很难在肿瘤样品中捕捉到内渗进入血管的癌细胞；现在，已经可以鉴别靠近内皮细胞和巨噬细胞的乳腺癌细胞，而这些内皮细胞和巨噬细胞特指为“转移的肿瘤微环境”（tumor microenvironment of metastasis，TMEM）[4]。然而，这么做的预后价值有限，因为与内皮细胞和巨噬细胞相互作用的癌细胞的鉴定只在 ER 阳性的肿瘤得到了建立[5]。

一旦进入血液或淋巴，循环肿瘤细胞（circulating tumor cells，CTCs）会被动转移至远端部位。CTC 会以单细胞或聚集体（特指微栓）的形式出现，有或没有黏附的血小板[6]。在 1975 年，每克肿瘤所释放的癌细胞被估计为每天 100 万个[7]；然而，基于血液中 CTC 的计数及其预计的半衰期，这个数量似乎相当被高估了[8, 9]。而且，在血液中驻留的时间也一直是一个有争议的问题，估计可能是几个小时到几天[8]。实验模型提示，超过 80%的注射细胞可以到达远端器官，如肝脏。而且有研究显示，大多数癌细胞之后能够在薄壁组织中定居一段延长的时期；然而，只有一少部分能够产生临床可检测的转移，而其他的将会多年保持休眠[8, 10]。乳腺癌的尸体解剖导致了器官位置特异转移的命名及“种子和土壤”的理论，这个转移理论于 1889 年提出，认为特定微环境中的一个肿瘤细胞（即种子），不管它是保持休眠还是茁壮生长，决定了某个器官（即土壤）转移前的生态位[11, 12]。

这些 CTC 的最终定位要依赖多种因素，包括有孔血管的存在，如在骨髓中所见到的那样，但是也包括在转移前生态位起作用的趋化因子和其他信号转导系统所驱动的一些活化步骤[3, 13]。

在 10 年前，提出了一种假说，认为癌细胞可以在转移的级联步骤中“劫持”那些 EMT 和 MET 的发育步骤[14]（图 8.1，彩图 6）。然而，并不是所有的癌细胞都将获得一种充分的已发生上皮-间质转换（EMTed）表型，而是表现出一种表明每一个都处于各不相同的 EMT 中间阶段的表型[15, 16]，相比于完全的上皮或间质阶段，这会呈现出不同的特征。某些中间阶段也许是相对稳定的[17]：在很多癌细胞中都观察到了这一点，而这些癌细胞在其形态学、运动性和集落形成等方面都展现出了相当程度的异质性，正如近期在腺癌细胞系 A549 中所描述的那样[16, 17]。

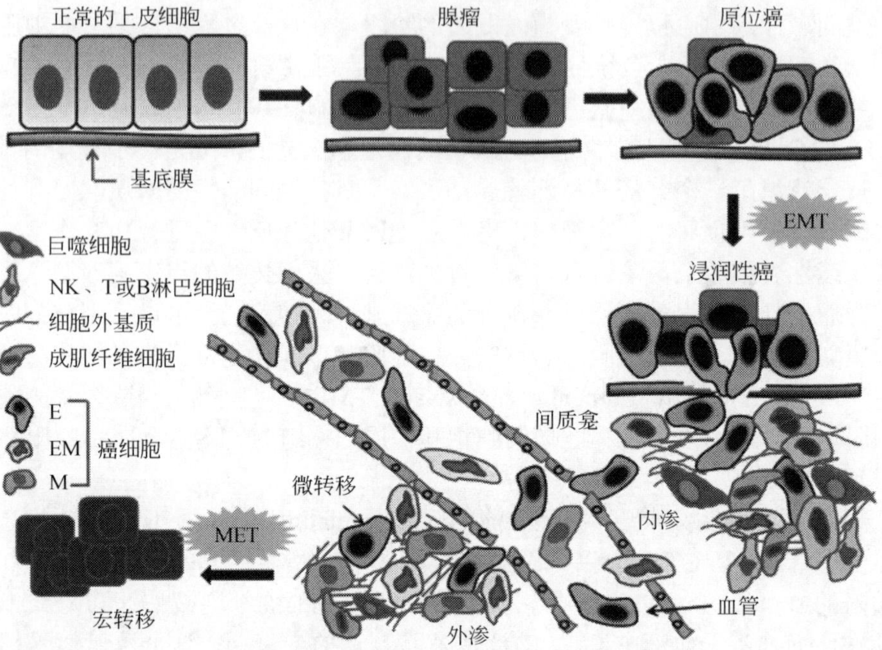

图 8.1 癌细胞散播的上皮-间质/间质-上皮（the epithelial-mesenchymal/mesenchymal-epithelial，EMT/MET）假说。腺瘤细胞丢掉了它们的顶面-底侧极性和生长控制，在原位癌中经历了一个细胞间连接复合体的渐进式重构。有些癌细胞经历了 EMT 的过程，导致了它们与周围癌细胞的逐渐分层。分离的癌细胞通过持续的彼此相互作用侵入到间质之中。有些癌细胞遇到小血管并且内渗入其中，这些血管通常是来源于一个血管新生和淋巴管新生的过程。循环的癌细胞，特指循环肿瘤细胞，可以在远端器官被捕获并且最终外渗出血管形成微转移灶。在经过一个 MET 的过程之后，定居的微转移细胞可以重新恢复生长

8.2.1 EMT 的诱因

在一种来自于培养成纤维细胞的条件培养基中，极性的、上皮的 Madin-Darby 犬肾（Madin-Darby canine kidney，MDCK）细胞可以转换为迁移的、间质样的细胞，这个影响深远的发现引导揭示了首批 EMT 诱导机制的其中之一[18]。后来确认，在成纤维细胞条件培养基中，散射因子（scatter factor，SF）是肝细胞生长因子（hepatocyte growth factor，HGF），这一发现引发了关于 c-Met 受体的大量研究，即它同源的酪氨酸激酶表面受体[19]。在同一时期，HGF 和其他生长因子，如 FGF-1、表皮生长因子（epithelial growth factor，EGF）和 TGF-α，都被发现参与了一个膀胱癌细胞系的 EMT 诱导[20-22]。这些信号通路被发现与整联蛋白α2-β的

活性一起协作，促进了 EMT 和侵袭[23]。很明确的是，不同来源的上皮样癌细胞系会对不同的诱导物有反应[2]。有些癌细胞系被发现对参与 EMT 的 TGFβR 信号通路的反应更为敏感，而其他的细胞系则可能需要 Wnt 信号通路、炎性细胞因子和（或）缺氧的环境[24]。

8.2.2　执行 EMT 过程中的信号转导

很多由细胞外信号所触发的信号通路目前被证实参与了 EMT 的诱导和间质状态的维持，这需要几个信号通路之间的相互合作。这些信号通路包括由受体酪氨酸激酶（receptor tyrosine kinase，RTK）活化所引起的经典的 Ras 和 PI3K 信号通路。TGFβR 的活化可以产生经典的，可调节的 Smad 磷酸化和非经典的信号通路，这些信号通路通过 Smurf1 进行 RhoA 的泛素化并由此引起上皮细胞极性的丢失，而 Smurf1 可以通过 TGFβR 诱导的 Par6 磷酸化而自我活化。其他 TGFβR 非经典的信号通路通过小 GTP 酶类 Rho、Rac 和 Cdc42 的活化而引起肌动蛋白细胞骨架的重构。此外，肿瘤坏死因子（tumor necrosis factor，TNF）受体相关因子（TNF receptor associated factor，TRAF）6 与 TGFβR 的结合将会导致 TGFβ-活化激酶 1（TGFβ-activated kinase 1，TAK 1）的活化，随后，这会活化 p38 促分裂原活化蛋白激酶（Mitogen-activated protein kinase，MAPK）和 Janus 激酶（Janus kinase，JNK）信号通路。TGFβR 也可以活化磷酸肌醇 3-激酶（Phosphoinositide 3-kinase，PI3K）/雷帕霉素的哺乳动物靶点（mammalian target of rapamycin，mTOR）信号通路。这些信号转导通路也会被 RTKs 及整联蛋白（在某种程度上）所活化，这强调了能够最终诱导 EMT 的信号网络相互缠绕的复杂性[24-28]。

RTK、TGFβR 和 Wnt 受体及其他受体的活化，将会汇聚起来诱导 EMT 的主要转录调节子。在上皮细胞中被证实能够靠自己就可以活化 EMT 的最常见蛋白包括锌指蛋白，Snail1 和 Snail2，锌指 E-框结合的同源异形框蛋白，Zebl 和 Zeb2，基本环状螺旋转录因子，E12/47，锌指 Kruppel 样的家族成员 4（Kruppel-like family member 4，KLF4），以及 T-框蛋白，Brachyury。通过与 E-框在其近端启动子的结合，所有这些因子都会抑制 E-钙黏蛋白基因。其他的转录因子也被报道可以诱导 EMT，最知名的一个就是基本环状螺旋因子，Twist1。除了对诸如 E-钙黏蛋白和紧密结合蛋白等上皮基因的转录抑制之外，表观遗传的调控也参与并且稳定了这些基因的抑制状态。组蛋白脱乙酰基酶（histone deacetylases，HDAC）-1，HDAC-2、HDAC-3、SIRT 1 及多梳抑制物复合体（polycomb repressor complex，PRC）2 的甲基转移酶（EZH2、SUZ12 和 SUV39H1）可以确保这种抑制；这些蛋白可以与 BMI1（PRC1 的成员之一）相互协作。例如，当与其 E-框 DNA 同源位点结合的时候，Snail1 可以募集 EZH2 和 SUZl2 对临近 Snail 的组蛋白 3K27 进行三甲基化；随后会有一个与 PRC1 染色质域蛋白及 BMI1 的额外相互作用。

HDAC-1 和 HDAC-2 可以与 NuRD 或 Sin3a 复合体相关联，该复合体结合在 Snail1 的附近，通过组蛋白 H3K9 和 K14 的脱乙酰基作用而抑制染色质。G9a 是另外一个甲基转移酶，还有 LSD1，这是一个组蛋白的脱甲基酶，它们也参与了组蛋白标志的建立。G9a 二甲基化 H3K9，后者接下来被 Suv39h1 三甲基化，这会导致异染色质化，而异染色质化又被 DNA 甲基转移酶类 CpG 岛额外的甲基化所强化[31, 32]。

EMT 的其他控制机制涉及 microRNA 的参与，尤其是 Mir-200 家族成员和 Mir-205，它们与 Zeb 主控基因形成了一个阴性调节闭环。Mir-200 家族成员也可以拮抗 SIRT1 和 SUZ12。近期的研究为 EMT 控制中的复杂调控网络提供了新的证据。很明显，各种主控基因的直接转录控制并不足以建立 EMT 的等级水平和赋予上皮表型的可塑性。如上所示的 E-钙黏蛋白，表观遗传学在 EMT 的范围设定之中起到了中心的作用，但可以形成额外调控闭环的非编码 RNA 则显示出了精致的敏感性[33]。

最后，这些主控基因的半衰期是可以被转录后修饰所调节的。Snail1 可以被糖原合成酶激酶（glycogen synthase kinase，Gsk）-3β磷酸化，随后发生泛素化并被蛋白酶体降解，而 Pak1 的磷酸化和经由赖氨酰氧化酶样-2（lysyl oxidase-like 2，LOXL2）的赖氨酸氧化则可以稳定 Snail1 的核定位[34]。

8.2.3 上皮细胞在转换为间质表型时的分子改变

各种 EMT 的标志物被用来提供存在形态转换的证据。这些标志物最初是在体外通过在正常上皮细胞或胚胎发育早期建立 EMT 而被发现的。在分析癌症中的 EMT 时，需谨慎考虑这些标志物，因为多数癌症可能已经参与了一些 EMT 的进程，如细胞极性的丢失。在正常上皮细胞中，EMT 中的第一个事件是细胞极性的丢失，提示 Crumbs3、Pals1 和 Patj 极性复合体的下调。这个最初的事件直接影响了紧密连接的稳定性，而紧密连接直接与极性复合体相互作用。在这种形态转换的早期阶段，紧密连接的成分，如闭合蛋白、闭锁蛋白及闭合小带-1（zonula occludens-l，ZO-1；细胞质配偶体之一）也会迅速下调。值得注意的是，有研究显示，生长控制也受到了极大影响，因为 Hippo-Yap 信号通路的功能与上皮细胞的极性状态有密切的联系[35-37]。

其他具有非常深刻意义的改变涉及上皮细胞的黏着特性。标准的上皮细胞黏附分子 E-钙黏蛋白的表达是逐步丢失的，而且被 N-钙黏蛋白或者甚至是被很微弱的细胞间 2 型钙黏蛋白如钙黏蛋白-7 或钙黏蛋白-11 所取代[38]。在 EMT 诱导过程中桥粒是解开的，提示桥粒钙黏蛋白–桥粒芯糖蛋白和桥粒胶蛋白的丢失。在上皮细胞中锚着于桥粒黏附斑蛋白的细胞角蛋白网络在细胞核周围崩塌并且被波形蛋白中间丝所取代。肌动蛋白微丝被深度重构并且将其定位从皮质移开以形成细胞质和基底的网络[28, 39]。向间质状态的转变也伴随着 ECM 成分的产生，如胶原、纤连蛋白，以及基质金属蛋白酶（matrix metalloproteases，MMPs）。因此，EMT 程序为细胞迁移和浸润细胞外基质提供了条件。

8.2.4　阻止失巢凋亡和衰老及获得干细胞样特性

失巢凋亡被定义为程序性细胞死亡，发生于上皮细胞从 ECM 脱离的过程之中。作为 ECM 成分的主要受体，整合蛋白因此被认为对失巢凋亡抵抗来说是必不可少的。与 ECM 相互作用的上皮细胞能够通过 FAK 与整联蛋白亚单位的胞质结构域结合而阻止失巢凋亡。在 Y397 上 FAK 是自动磷酸化的，这可以募集 Src 激酶；随后，Src 激酶磷酸化 Y925 上的 FAK，产生一个 Scr-同源体 2（Src-homology 2，SH2）结合位点用于 MAPK 信号通路的活化。FAK 和 Src 之间这种最初的合作会导致 Akt 和 MAPK 信号通路的活化，二者通过磷酸化作用造成促凋亡蛋白的失活[40]。在转移部位的侵袭过程中适应不同环境时，通过改变整联蛋白的表达谱，可以避免失巢凋亡，因为一些整联蛋白异二聚体更适合用于强化抗细胞凋亡程序。正如皮肤鳞状癌的例子，αvβ5 整联蛋白被αvβ6 整联蛋白所取代[41]。一些整联蛋白，如αvβ3 整联蛋白，具有更加模棱两可的功能，或者促进或者取消失巢凋亡[40]。除了整联蛋白的活化或与整联蛋白信号通路的协作之外，EMT 中所涉及的很多其他的信号通路也能保护癌细胞不进行失巢凋亡。由肿瘤间质细胞所产生的配体而激发的很多表面受体能够诱导 EMT 和失巢凋亡的抵抗。例如，神经营养性的酪氨酸激酶受体 TrKB，一旦被活化就会通过 MAPK 的活化而调节 EMT，伴随下游转录抑制子 Twist Snail1 和 Zeb1 的表达，而失巢凋亡则是通过 PI3K-AKT 信号通路来调节[42]。

细胞间钙黏蛋白介导的黏附对上皮细胞的生存来说也是必要的。不管是通过抗体与 E-钙黏蛋白的直接结合还是通过 shRNA 的抑制翻译，E-钙黏蛋白黏附的废除会导致细胞凋亡。然而，Ras-转化的人乳房细胞（HMLR）在 E-钙黏蛋白下调之后会变得很难凋亡。这些 E-钙黏蛋白阴性的细胞表达 Zeb1 和 Twist1，这会导致一种可以促进侵袭和转移的 EMT 表型[43]。另外，有研究显示，在一种 p53-无效的小鼠乳房肿瘤模型中靶向敲除 E-钙黏蛋白会导致浸润性腺癌、浸润性小叶癌（invasive lobular carcinoma，ILC）和癌肉瘤的形成。尤其是在携带 ILC 的动物中会发现转移灶，来自于原发肿瘤的 E-钙黏蛋白殆尽的癌细胞在非黏附的基质中培养时，可以发现失巢凋亡的抵抗[44]。在另外一项研究中，采用 E-钙黏蛋白（E-cad），泛-细胞角蛋白（CK），以及波形蛋白（Vim）抗体，一大批卵巢癌细胞系标本被分为 4 种表型的其中之一：上皮型（$E\text{-}cad^+/CK^+/Vim^-$），中间上皮型（$E\text{-}cad^+/CK^+/Vim^+$），中间间质型（$E\text{-}cad^-/CK^+/Vim^+$），或间质型（$E\text{-}cad^-/CK^-/Vim^+$）[16]。以上 4 种表型的每一种都显示出了上皮和间质特异基因的独特表达模式，包括经典的 EMT 驱动子。值得注意的是，不同细胞系在悬浮的超低黏附基质中生长的活力指数显示，中间间质表型比它们所对应的中间上皮表型更能抵抗失巢凋亡。Src 的抑制剂通过 E-钙黏蛋白的重新表达能够恢复部分凋亡敏感性。

在正常上皮细胞中驱动失巢凋亡的另外一个机制是由 Hippo 信号通路的活化而介导的[45]。细胞的脱离会引起肌动蛋白微丝的迅速解聚，因此可以解放 Hippo 激酶 Lats 1/2，后者可以通过磷酸化作用使 YAP 的核转运失活。然而，作为 EMT 的标志，E-钙黏蛋白表达的丢失改变了顶面-底侧极性并且因此破坏了 Hippo 磷酸酶和激酶的信号转导系统，而后者可以通过极性 Crumbs 和 Par3/Par6 复合体及通过紧密连接和黏着连接进行自我紧密调节[35]。另外，被黏着连接所隐蔽的非活性磷光体-YAP/TAZ 可以被重新释放到细胞质中以促进生存，而且这可能是通过 MAPK 的活化而介导的[46]。在转化细胞中，Yap 促进失巢凋亡抵抗的作用变得更加突出，因为 Hippo 激酶是下调的[45]。这条信号通路被证实与其他几个信号通路相互作用，包括 Wnt 和 TGFβR 信号通路。作为转换过程中的早期步骤，上皮细胞极性的丢失释放出了非磷酸化的 YAP/TAZ 及 Smad3，它们进而可以活化一些基因的转录，这些基因可能影响增殖及 EMT 相关的形态改变。通过允许β-连环蛋白转运至细胞核[47]及从β-连环蛋白破坏复合物中释放出隐藏的 Yap[48]，经典的 Wnt 信号通路能够进一步促进这些表型。

很清楚的是，连接 EMT 和失巢凋亡的其中一个主要机制包括致癌的激酶，如 Ras，以及肿瘤抑制基因的缺失，如磷酸酶和张力蛋白同系物（phosphatase and tensin homolog，PTEN），会导致很强的 AKT 活化[40]。然而，氧化性应激现在被认为在肿瘤进展和 EMT 中处于中心地位[49]。这些机制涉及多个酶系统所产生的氧自由基和过氧化氢。Src 是活性氧（reactive oxygen species，ROS）的靶点之一，可以与 EGFR 一起协作，促进癌细胞中失巢凋亡的抵抗。缺氧，是在肿瘤生长过程中运行的一种非常突出的机制，可以通过经典的 Snail、Zeb 和 Twist，以及通过核因子κB（nuclear factor kappa light-chain-enhancer of activated B cell，NF-κB）来诱导 EMT 和失巢凋亡抵抗。NF-κB 是另一个 EMT 驱动子，在通过 Akt 的活化促进失巢凋亡的抵抗中起中心作用，因为它可以促进抗-细胞凋亡蛋白的表达及抑制促-细胞凋亡蛋白的表达。缺氧还可以触发自噬并且解救细胞免于失巢凋亡[40]。

近期的研究已经揭示，在 EMT 和失巢凋亡中有一个 miR 的复杂网络。miR-200 家族成员与 Zeb1 和 Zeb2 建立了一个双调节负反馈闭环，这一发现为理解如何调节细胞的 EMT 状态提供了新的机会[33, 50, 51]。很多实验都显示，miR-200 家族成员是 p53 的直接靶点，能使细胞对失巢凋亡敏感[52, 53]。在没有 p53 的情况下，通过恢复 Zeb 及这些 miRNA 的其他靶点（如致癌的酪氨酸，Trk）的表达，细胞可以被呈递凋亡抵抗[54]。相反，其他一些 miRNA，如 miR-155，miR-30a 和 miR-181，则被确认为是 EMT 的促进因子。例如，miR-181 的失活引出了一种显著的效应，使得乳腺癌细胞有能力去获得并保持一种 EMTed 的、转移的和抗失巢凋亡的表型。高水平的 miR-181 抑制了 Bim 的表达，这是在失去细胞基质相互作用之后的失巢凋亡所必需的[55]。

现在很明确的是，一个 EMT 转录诱导物的复杂网络，miRNA，以及氧化应激和缺氧的效应分子可以影响自噬和能量代谢。这些错综复杂的网络使得癌细胞得以逃脱凋亡并获得一种 EMTed 的表型[40]。逃避失巢凋亡是癌细胞要实现转移而必须克服的关键障碍。

8.2.5　衰老

衰老是正常细胞耗尽其增殖潜能时所发生的一种生物学程序。然而，细胞并不经历凋亡或失巢凋亡，而是达到一种静止的休眠样状态，尽管它们还保持代谢的活性。保持一种故障保险程序的恶化前细胞可以达到一种衰老的状态，这可以避免发生更进一步的致癌事件。典型的是，表达一个癌基因的细胞可能会通过 Br-或 p53-驱动的信号通路废除细胞增殖从而经历衰老。近期的研究已经证实，通过 Twist 或 Zeb1，这种衰老的程序如何能够回避一种 EMT 表型的获得[56]。通过一个机制可以避免故障保险程序，该机制通过一个 Twist-介导的多梳蛋白 BMI1 的转录而完成，而 BMI1 则直接靶向细胞周期抑制剂 INK4A[57]。

8.2.6　干细胞特性

细胞在获得一种 EMT 表型之时能够获得干细胞特性，这一假说最初在永生的人类乳房上皮细胞系 HMLE 细胞中得到了展示[58, 59]。Ras 转化，或 TWIST1 或 SNAIL1 的强迫性或诱导性的表达（这诱导了在 EMT 中所观察到的典型的形态学转换）会导致成球和致瘤特性的获得及一种特殊表型的表达。Snail 或 Twist 诱导的 EMT 细胞能够自我更新，但也能形成来自于乳腺基底层和 luminal 层的分化细胞。从正常小鼠和人类乳腺所分离的这类细胞会展现出一种 EMTed 的表型。

值得注意的是，从癌症中所分离的 $CD44^{high}/CD24^{low}$ 干细胞也会展现出一种 EMTed 的表型。$CD44^{high}/CD24^{low}$ 干细胞能够在体外形成 $CD44^{low}/CD24^{high}$ 非干细胞的癌细胞。然而，在经过一个被称为从单层细胞“漂浮（floating）”细胞的自发脱离过程之后，一个非干细胞能够形成干细胞，与原来的 HMLE 细胞群体相比，这里面富集了干细胞[60]。在表现出致瘤性的 HMLE 细胞中会观察到类似的一种逆转。在一项后续的研究中，SLUG 和 SOX9 的表达被证实在乳房上皮细胞中足以诱导干细胞特性，而且这两个转录因子也能使 MCF7 细胞呈现出高度的克隆源性[61]。

然而，最近的一项研究指向了乳腺癌中两个独特的癌症干细胞[62]。经典的 $CD44^{high}/CD24^{low}$ 干细胞展现出了一种间质样的表型，而乙醛脱氢酶-1（aldehyde dehydrogenase-1，ALDH1）阳性的细胞则展示出了一种上皮样的表型，尽管这些细胞最初是位于肿瘤的核心部位；很可能是在一个缺氧的区域。从乳腺癌细胞系中可以分离出两种类似的干细胞群体。经过富集的 $CD44^{high}/CD24^{low}$ 和 ALDH1 组分可以形成一个异质性的群体。在培养中包含了这两种干细胞的组分，因此显示了这两种干细胞成分的可塑性。正常的乳腺同时拥有这两种干细胞。确实，一个 MET 的 ALDH1-阳性的组分能够重构一个导管和小泡叠层的结构；这些 MET 的 ALDH1-阳性细胞位于小叶泡的结构之中，而 EMT 的 $CD44^{high}/CD24^{low}$ 组分位于基底层并且也展示出自我更新的能力。

8.3 上皮–间质转换能够改变免疫反应

EMT 也参与了免疫逃逸。一个先驱研究显示，组成性表达 SNAIL1 的黑色素瘤细胞 B16F10 在体外经历了 EMT[63]。而且，将脾细胞与表达 Snail 的 B16F10 细胞在体外共培养，显示 CD4 和 CD8 阳性细胞的比例出现了明显的降低，尽管在 $CD4^{+}CD25^{-}$调节细胞群体中诱导出了 FOXP3 的表达。研究显示，FOXP3 的免疫抑制功能受黑色素瘤细胞凝血酶敏感蛋白的产生所控制。在体内，表达 Snail 的细胞组成了原发肿瘤和转移灶，这诱导了 $CD4^{+}FOXP^{3+}$ T-调节（T-regulatory，Treg）细胞并且取消了树突细胞反应。这项研究证实了 EMT 在免疫逃逸中的重要作用，这个过程是通过一个复杂的机制而完成的，涉及生成特异性的 Treg 细胞及阻止细胞毒性的 T 淋巴细胞（cytotoxic T lymphocytes，CTLs）侵袭并溶解肿瘤细胞。

在一个人类乳腺癌细胞系中也发现 CTL 的溶解受到了抑制。在强迫表达野生型，组成性活化 SNAIL 之后，或者长期暴露于 TNF-α之后，展现出一种强健上皮表型的 MCF7 细胞能够经历 EMT[64]。一个能够引起 MCF7 特异溶解的 CTL 克隆在与间质样 MCF-7 细胞共培养时，其杀伤活性显著减少。免疫突触似乎并未成熟，而且，间质样的 MCF7 处于一种自噬程序之中，这将有可能促进存活。不成熟的免疫突触可能是因为皮质肌动蛋白的动力不足以到达主要组织相容性 1 类抗原及相关黏附和调节蛋白的位置而导致的。当 MCF7 中的一个分泌蛋白 WISP2（Wnt1-inducible signaling pathway protein 2，Wnt1-可诱导的信号通路蛋白 2）被下调的时候，也会观察到类似的结果。通过 TGF-βR 信号通路的活化，shRNA 结合 WISP2 可以导致细胞获得一种强大的间质表型。在这些培养中，WISP2 下调的细胞显示出了更低水平的 miR-7-5b 和更高水平的干细胞转录因子 KLF4（它的靶点基因之一）。基底样乳腺癌中的癌簇也被发现表达 KLF4、TGF-β、Smad2/3 和 Twist[65]。在 WISP2 低表达的细胞中，CTL 溶解是受损的，因为它们不能建立一个有功能的免疫突触，这在部分上归因于抗原提呈的减少，但也有可能是突触后的胞质区域缺乏皮质结构所导致的；这一点与上面所描述的间质型 MCF7 细胞的机制是类似的。

8.4　癌症进展中的 CTC

在血液中和骨髂嵴的骨髓中可以见到来自原发肿瘤的散播的恶性细胞，骨髂嵴是唯一一个方便进行活检却不会给患者造成重大威胁的组织。的确，在许多欧洲的机构都进行骨髓抽吸，这导致了 2005 年一篇具有里程碑意义的荟萃分析文章的发表，该文章显示，对于携带散播肿瘤细胞（disseminated tumor cells，DTCs）的患者，乳腺癌特异的死亡风险是 2.44[66]。骨髓中 DTC 的出现与转移负担的增加、侵袭性疾病及复发时间的缩短有关。然而，血液中 CTC 的研究现在开始变得流行起来，截至 2014 年 10 月已经有超过 15 600 篇关于这个主题的文章。

CTC 为临床医师提供了一个有前景的信息来源，也能通过“液体活检”进行很方便的分离。在 177 例乳腺癌患者的外周血样品中基于 CellSearch 的 CTC 计数揭示，在每 7.5ml 血液中有 5 个或更多 CTC 的转移性乳腺癌患者相比于没有这么多 CTC 的患者有更短的中位无进展生存期和总生存期[67]。该数据后来得到了一项近期的荟萃分析的支持，该研究采用了相同的检索参数和阈值（≥5 个 CTCs/7.5ml），分析了 1944 例转移性乳腺癌患者治疗之前的 CTC，发现总体生存的风险比是 2.78[68]。更重要的是，CTC 可以来自于同一肿瘤的不同区域，因此有可能代表了肿瘤的异质性。对于理解肿瘤细胞如何在血液循环的严苛环境下生存，它们也可提供一种样品来源。尽管有近期的一些进展，但是仍需对 CTC 进行更好的分型以支持其临床应用[69, 70]。因为如今，要想鉴别具有转移潜能的 CTC，可用的指标还非常少。在免疫缺陷的小鼠中进行 CTC 的异种移植似乎是一个有前景的策略，但是其成功率依然很低[71]。除了鼠类的模型之外[10]，人们并不知道哪部分 CTC 可以定殖到一个靶器官。尤其是，大的 CTC（直径 20～30μm）或微栓在理论上应该被小的毛细血管（～8μm）所捕获，从而被清除出外周血液循环。然而，通过各种 CTC 富集技术[72-75]，尤其是那些要求极微操作的技术，它们能以完整的 CTC 簇的形式被检测到。但不知道这些簇是如何逃避了捕获并且存在于循环之中。有一项研究显示，来自于局部乳腺癌患者的 CTC，其半衰期是 1～2.4 小时[76]。CTC 能够在血流中生存的一个潜在机制是与血小板形成混合的聚集物[6]；的确，在所有的实验模型中，在注射黑色素瘤细胞之后，血小板缺陷的小鼠是最不易于形成转移灶的[77]。此外，CTC-血小板的混合聚集物能够被保护从而免受自然杀手（natural killer，NK）细胞的溶解[78]。CTC 通过形成微栓和（或）通过获得一种 EMTed 的表型而不容易被 CTL 溶解，由此而免疫逃逸[79, 80]，关于 CTC 的这种能力，人们迫切地需要去做更多的了解。最后，但同样重要的，在经过治疗且没有临床可检测疾病的癌症患者中也能检测到 CTC，这提示了癌症的休眠[76]，这是一个需要做更好界定的状态，因为它可能反映了一种稳态，在这种状态下，细胞数目的增加伴随着同等数目的细胞死亡[81]。

如上所述，CTC 会展示出一定范围的 EMT 表型，这个近期的发现提示，以现有的技术所分离的 CTC 群体可能远远不具有代表性，这促使了能够稳定检测大多数 CTC 的方法学的研发，以便加深人们对 CTC 生物学的认识。

8.4.1 CTC 检测和分离的方法

现有的 CTC 富集方法的特异性和选择性受到了技术局限及 CTC 生物学理解不足的影响。这些策略多数依赖细胞表面抗原的识别或细胞的大小。笔者批判性地分析了现有技术在富集这些异质性 CTC（它们会展现出一定范围的 EMT 表型）方面的不足（表 8.1）。

8.4.2 CTC 的免疫分选

通常采用包被了抗体的免疫磁珠或其他支持物来进行 CTC 的富集，该抗体与上皮细胞黏附分子（epithelial cell adhesion molecule，EpCAM）直接结合，而 EpCAM 是一个细胞表面蛋白，并非只在上皮细胞表达，其功能仍有待做全面地界定。其他的细胞膜或细胞质抗原，包括上皮的、间质的或者中间表型的，也都可以作为 CTC 检测的靶点。可以通过目标 CTC 与抗体包被特征的相互作用来介导 CTC 的分离方法，这些特征包括微柱[37，74，82，83]、微通道[84]、纳米管[85]或者在精确控制的层状条件下具有可靠效率的纳米多孔表面[86]。近期，免疫磁性技术的兴起为 CTC 的富集提供了简化的富集方法，这种技术采用了基于荧光和磁性激活细胞分选（magnetic-activated cell sorting，MACS）的商业系统。免疫磁性技术包括普通的流式细胞术[87]和 MACS 细胞分离系统及更为高级地采用了宏铁（macro-iron）颗粒、磁珠、铁磁流体（胶体铁）的系统[88-90]，以及纤维光学阵列扫描技术[83，91]。在基于磁性的细胞检测和分离中，全血或单个核细胞与结合了抗体的颗粒（磁珠或铁磁流体颗粒）相互作用。通过应用一种磁力，被标记的细胞得以收集，而非标记的细胞仍会保留在上清之中并被丢弃。由于仍有大量的白细胞会与目的细胞一起被捕获[92]，有些技术在用上皮细胞特异的抗体进行“阳性”筛选之后又引入了一个白细胞的“阴性”筛选（如采用抗 CD45 的抗体）[93，94]。而且，还应该通过免疫染色、基因位点的扩增或者单细胞的分析来做进一步的分型，以便确定 CTC 的恶性特征。此外，一些未被 EMT 过程所影响的新标志物，如丝束蛋白 3（plastin 3，PLS3）[95]，正在被研究用于取代这些传统生物标志物的应用，以便更可靠地检测 CTC。

表 8.1　CTC 检测和分离的方法

类型	名称	富集概念	临床试验	每次检测的平均血量(ml)	预估 CTC 范围(ml)	检测到微栓	CTC 检测阈值(ml)	特异性（疾病检出）	纯度	参考文献
免疫分型	CTC-chip	微流控，抗体包被的微柱	有	2.7	5 ~ 1 281	无	ND	ND	9.2% ±0.1%	[83]
	HB-chip		有	4	12 ~ 3 167	有	10	14/15(93%)	14.0% ±0.1%	[74]
	整合了扰流微混器的纳米结构硅基质		有	1	1 ~ 33	无	ND	20/26(76.9%)	ND	[37]
	几何增强的差异免疫捕获(GEDI)		有	1	27±4	无	ND	18/20(90%)	62% ±2%	[82]
	微电子机械系统	微流控，抗体包被的微通道	无	NA	NA	NA	NA	NA	ND	[84]
	纳米管-抗体生物传感器列阵	微流控，抗体包被的纳米管	无	NA	NA	NA	NA	NA	ND	[85]
	磁性活化细胞分离系统	免疫磁珠	有	5 ~ 15	1 ~ 571	无	5	24/49(49%)	ND	[94]
	CellSearch	微流控，抗体偶联的铁磁流体	有	7.5	1 ~ 1 491	无	0	66/92(70%)	ND	[90]
	MagSweeper	抗体偶联的铁磁流体	有	9	1±3	无	0	47/47(100%)	100%	[199]
	CTC-chip ephesia	微流控，抗体偶联的铁磁流体	无	NA	NA	NA	NA	NA	ND	[200]
	纤维光学列阵扫描技术(FAST)	流式细胞术	无	NA	NA	NA	NA	NA	ND	[91]
	多光子活体流式细胞术		有	0.5	1 ~ 153	No	6	10/12(83.3%)	ND	[87]
	多参数流式细胞术		无	NA	NA	NA	NA	NA	0.01%	[88]
			无	NA	NA	NA	NA	NA	0.01% ~ 0.001%	[89]
	抗体功能化的流体可渗透性表面	微流控，过滤	无	NA	NA	NA	NA	NA	NA	[86]
	AdnaTset	抗体偶联的微珠	有	5	NA	无	1/3 标志物 >0.15ng/μl	29/55(53%)	NA	[201]

续表

类型	名称	富集概念	临床试验	每次检测的平均血量(ml)	预估 CTC 范围(ml)	检测到微栓	CTC 检测阈值(ml)	特异性（疾病检出）	纯度	参考文献
大小和可变形性	3D 微滤器	过滤	无	NA	NA	NA	NA	NA	ND	[113]
	ISET		有	6	1 ~ 4	有	0	3/7(42.9%)	ND	[163]
	微洞列阵	微流控,过滤	无	NA	NA	NA	NA	NA	ND	[202]
	CT-chip		无	5	NA	NA	NA	NA	80%~90%	[96]
	螺旋惯性生物芯片	微流控(惯性聚焦)	有	7.5	5 ~ 100	有	5	20/20(100%)	~10%	[73]
	倾斜芯片		有	7.5	3 ~ 125	无	4	10/10(100%)	0.6% ~25%	[114]
	CTC-iChip	微流控,(惯性聚焦),铁磁流体	有	10	0.5 ~610	有	0.5	37/41(90%)	7.80%	[100]
	涡旋芯片	微流控(惯性聚焦)	有	7.5	23 ~ 317	有	5	12/12(100%)	57% ~94%	[104,203]
电学特性	双向电泳–场流分离(DEP-FFF)	膜电容	无	NA	NA	NA	NA	NA	ND	[106]
		形态学和电导差异	无	NA	NA	NA	NA	NA	ND	[204]
侵袭特性	Vita-Assay™/ 胶原黏附基质(CAM)技术	摄取荧光的 CAM 碎片	有	1	18 ~ 256	无	0	38/64(59.4%)	0.5% ~35%	[205]

8.4.3　基于细胞大小、变形性及其他物理特性的 CTC 富集

无细胞标记的分选方法经常被提出用于克服免疫分型方法所遇到的问题（见 2.2.1 部分）。有一种方法是采用轨道蚀刻的膜或微焊接的平面均孔滤器进行全血或者裂红血液的过滤[96]。在低血细胞比容水平和低血量的情况下，过滤提供了一种分离 CTC 的敏感方法[97]。其他物理性的无细胞标记方法也在被使用，包括密度梯度离心[98]和根据光学特征的分离[99, 100]。基于密度的分离是采用聚蔗糖（Ficoll）或其他试剂来进行操作，以从红细胞（red blood cells，RBCs）和血浆中分离密度高的、有核的细胞［CTC、上皮细胞和白细胞（white blood cell，WBCs）］。这个分离技术可以与其他方法互补以形成强化的方法，如 OncoQuick[98]，该方法采用一个额外的过滤步骤去除掺杂的 WBCs。微流控也适合 CTC 的检测，因为它可以通过调整液流来区分细胞[101]。基于不同流体参数和原理的几个系统已经被开发用于全血或裂红血液中的 CTC 分离[73, 96]。近期报道了高通量的，基于离心力的无标记细胞分选，这种分选加上了在曲线型微通道中对颗粒转运的惯性聚焦微流控效果（Dean 液流分级）[102]。这个过程是被动的并且选择的阈值可以通过变化微通道尺寸、流体力（如惯性升力和 Dean 阻力）及颗粒尺寸而加以调整，从而获得高产出和高纯度的分离[103, 104]。然而，CTC 可能会展现出不同的细胞大小，因此其他的非标记方法，如光声流式细胞术[105]或涉及介电电泳（dielectrophoresis，DEP）的技术[106]，被建议用于提高 CTC 的捕获效率。

8.4.4　基于增殖能力的技术

CTC 是稀有细胞，CTC 样品缺乏有意义的数目，这为 CTC 的表型和基因型特征的鉴定提出了真正的挑战。之前在传统的培养条件下（常氧，2D 基质表面，5%的 CO_2，高湿度）扩增这些细胞的尝试并未成功；这些技术通常是从荧光激活的细胞分选（fluorescence-activated cell sorting，FACS）[107]，阴性富集[108]，或者其他基于亲和性的微流控方法[109]所预富集的 CTC 中形成永生化的细胞系。到目前为止，现有技术获得一个阳性 CTC 培养的效率非常低下［FACS 富集，3/28（7.9%）；CTC-iChip 富集，6/36（16.7%）；Rosette Sep，6/32（18.8%）］，对于可重复性地形成 CTC 的培养及对于临床治疗中的实际应用来说，形成一个新颖的，高通量的方法是至关重要的。之前的这些方法也要求采用大容量的样品来进行检测（FACS 富集，25～40ml；CTC-iChip 富集，20ml；Rosette Sep，8ml）。原代的细胞培养而不是永生化的细胞系可以反映最初的疾病，因为后者可能经历了筛选，会出现一些不再代表原发疾病的表型[110, 111]。最近研发了一种微孔板检测的技术，在早期乳腺癌中能产生 50%的阳性率，而在转移性乳腺癌中的阳性率大概是 80%[79]。

8.5 CTC 生物学及其对现有 CTC 富集技术的影响

8.5.1 出现的稀有性

据估计，在每 10^9 个血细胞中才有少至 1 个 CTC[112]。可以采用各种方法来检测每 1ml 全血中的 CTC 数目，而这个数值会随着癌症类型的不同而变化。CellSearch 系统是目前唯一通过食品与药品监督管理局（Food and Drug Administration，FDA）批准在临床上进行 CTC 检测和分离的技术，据报道，对于某种癌症类型，每 7.5ml 全血，CellSearch 系统检测的 CTC 数值会有一个范围（例如，每 7.5ml 乳腺癌全血，2；前列腺癌，8；肺癌，0）[72]。这个技术是基于 CTC 上 EpCAM 的鉴定，而计数方面的结果相比于每 1ml 全血中 5×10^9 的 RBCs 和（5～10）$\times10^6$ 的有核 WBCs 来说是非常低的。很多过滤的设备，如 ISET（Rarecells 美国公司，奥斯汀，得克萨斯），显示出了相同水平的敏感性（例如，每 7.5ml 全血中的中位 CTC 数值：乳腺癌，2；前列腺癌，17；肺癌，6）。此外，由于凝血和处理速度的原因，很多这类设备的最低工作血量[113]是受到限制的。因此，新的技术还是很有必要的。近期，螺旋微流控的发展伴随产生了一系列可以高通量检测 CTC 的设备，每 7.5ml 血液的 CTC 数值范围从十几个到上百个细胞不等[73，102，114]。基于来自微量血液的增殖潜能，一个用于精确富集和扩增 CTC 的培养方法也已被研发出来[79]。对于 CTC 表型和基因型特征的鉴定来说，CTC 的低数值是一个巨大的技术挑战，尤其是当采用的技术需要最低工作浓度时更是如此（如 PCR 和核型分型）。对于癌症早期检测和治疗预后来说，能够检测和富集较低数量 CTC 的这类方法是非常必要的，因为 CTC 的数值和增殖能力与疾病进展和治疗效果是有关联的[67，115，116]。

8.5.2 CTC 的异质性

8.5.2.1 生物标志物的表达

CTC 的稀有性妨碍了用于诊断和治疗的独特 CTC 标志物的发现。目前，只有有限数量的标志物被用于 CTC 的检测，而且一个独特抗原的组合用于 CTC 的检测和富集必须要经过鉴定[72，117]。迄今为止，多数 CTC 鉴定都是采用了并非专属于 CTC 的上皮标志物（EpCAM 和细胞角蛋白）或组织特异标志物（表 8.2）。EpCAM 作为一个结直肠癌的抗原被 Koprowski 及其同事首次报道于 1979 年[118]，它具有广泛的功能，如干细胞的增殖和细胞周期蛋白表达的调控，其过表达会导致细胞具有强化的上皮特征。EpCAM 敲除的小鼠会显示出异常的胚外组织发育，

表 8.2　用于 CTC 阳性筛选或血细胞阴性筛选（消除掺杂细胞）的生物标志物列表

筛选	标志物类型	组织类型	A/B[a]	标志物	参考文献
阳性	上皮标志物	所有	A	EpCAM	[72]
			A	细胞角蛋白 7，8，18，19 和 20	[72，73]
			A	EGP-2	[206]
	mRNAs		B	端粒酶	[207]
			B	人端粒酶反转录酶（hTERT）	[208]
	肿瘤相关标志物		B	甲胎蛋白（AFP）	[209]
			B	癌胚抗原（CEA）	[210]
			B	鳞状细胞癌（SCCA）	[211]
	组织特异标志物	乳腺	B	乳房珠蛋白	[212]
			B	HER2-neu	[117]
			B	Mucin-1	[213]
		前列腺	B	前列腺特异抗原（PSA）	[214]
			B	前列腺特异膜抗原（PSMA）	[74]
阴性	白细胞标志物		CD45		各种文献

a：A 上皮细胞；B 发生改变的与恶性有关的表达水平。

导致早期胚胎致死表型[119]。与常规的认识相反的是，EpCAM 黏附特征的证据却很少，而且其生物学仍很初级。据报道，EpCAM 可以导致成纤维细胞具有钙-非依赖的黏附特性[120]，而且可以调节连接蛋白的表达[75]。因此，EpCAM 并不是一定反映一种上皮的状态，可能不是 CTC 检测和分析的最可靠候选。另一方面，这个所谓的肿瘤标志物也表达于良性细胞；因此，由于循环上皮细胞（circulating epithelial cells，CEpC）在血液中的出现，或者由于非特异的或假阳性的标记，在检测和鉴定过程中，非 CTC 可能会被误认为癌症细胞。非特异的结合通常与携带 Fc 受体的 WBCs 或正常浆细胞或造血干细胞前体中 EpCAM 的非正常表达有关[117]。每种 CTC 检测方法的假阳性检出范围各不相同，这些数值是通过处理健康血样作为对照来进行评估的（0～20%）[121-123]。所报道的常见假阳性是 WBCs，而且这种数值可以通过 WBC 生物标志物（如 CD45）的阴性筛选而有所降低。实际上，在癌症患者的血样中，活化的白细胞的数值很高，甚至可能被包被或表达上皮标志物（EpCAM 或细胞角蛋白）[124，125]。然而，采用 CD45 抗体进行阴性筛选以去除白细胞并不能去除 CEpCs 和其他的造血细胞前体[126]。这些 CEpCs 通常与良性上皮增殖性疾病或炎症有关[122]。与 CTC 一起被分离到的有掺杂的 WBCs、间质骨髓来源的细胞、间质干细胞（mesenchymal stem cells，MSCs）及 CEpCs，这些细胞的出现将会影响所收集到的细胞群体的下游分析。CTC 样品中的这种杂质水平产生了不一致的结果，妨碍了数据解读和分析。

更复杂的是，由于部分或完全的 EMT，上皮抗原（EpCAM 和细胞角蛋白）在最可能有侵袭性的 CTC 亚群中经常是下调的。因此，基于亲和结合原则的方法丢掉了大量不表达上皮标志物的 CTC[121，127，128]。乳腺癌细胞是高度异质性的，目前可以大致分为 6 种主要的分子亚型，即正常样、luminal A 和 luminal B、人表皮生长因子受体 2（human epidermal growth factor receptor 2，HER2）-阳性、基底型和低连接蛋白型[129，130]。每一种亚型都展现出不同的表达模式，因此，基于亲和性的方法将不可避免的丢掉那些不表达兴趣抗原的乳腺癌 CTC。例如，由于缺乏抗原的表达，三阴性乳腺癌中的 CTC 可能会逃脱检测。对于其他具有基底、上皮和脂肪细胞特征的乳腺癌亚型来说[131]，这一点也是一样的。此外，间质抗原可能单独的或者与其他上皮标志物联合（双阳性）表达于 CTC 上。因此，癌症的复杂性及特异癌症抗原的缺乏降低了基于抗原的 CTC 检测方法的特异性。

目前为止，特异 CTC 生物标志物的缺乏意味着现有的只是基于引物和抗体的 CTC 鉴定并不特异，只能说明有存在 CTC 的“可能”。传统的 CTC 分离过程也需要较长的流程和环境，这可能会导致在血液处理所必需的时间间隔内，生物标志物的表达会发生改变。因此，CTC 检测和分离需要高通量的方法。

8.5.2.2 细胞和细胞核的形态

通过免疫细胞化学方法在骨髓中检测乳腺癌细胞的标准于 1999 年建立[132]。乳腺癌细胞被定义为具有“一个明显扩大的细胞核”，出现细胞簇（≥2 个细胞）并且具有一个“高核质比”。之前通过研究骨髓中的 DTC 数目，对这个检测方法做了标准化[132]。进而，细胞病理学的评估被用做识别 CTC 的免疫化学方法的补充（图 8.2，彩图 7）。在不同阶段的 CTC 形态分析也使得肿瘤学家能够监测疾病的发展并且追踪治疗的效果。为了避免通过亲和结合方法进行 CTC 分离的不足，开始转而采用 CTC 的物理特性（密度和大小）来进行富集。过滤的概念遵循之前的免疫细胞化学定义[132]，根据细胞的大小来选择细胞。通过多个处理步骤，过滤通常可以减少 CTC 的丢失，但是根据其孔径只能分离大的细胞。另一个局限是在滤孔变堵塞时，操作的血量会有所减少。对于过滤来说，微流控是一个新出现的选择，而且它有潜力在高水平的血细胞比容下处理大量的血液，因此使这个体积丢失的问题得以最小化。生物芯片的参数也可以灵活地进行改变以分离不同尺寸的细胞群体。

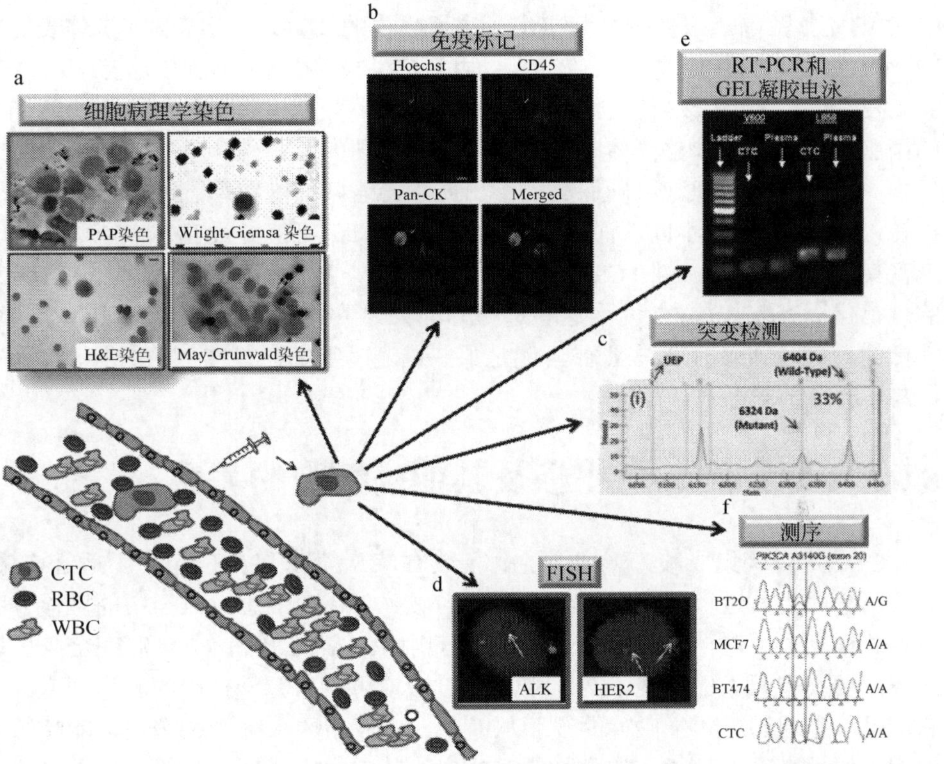

图 8.2　循环肿瘤细胞（circulating tumor cell，CTC）检测方法。细胞和细胞核的形态。（a）采用巴氏染色剂（papanicolaou stain，PAP）[102]，赖特-吉姆萨染色剂（wright-giemsar stain）[133]，苏木精-伊红染色剂（hematoxylin and eosin stain，H&E）[195]，或迈格林华染色剂（May-Grunwald stain）[196]对所富集的 CTC 进行细胞病理学染色。（b）免疫标记肿瘤细胞相关的抗原。CTC 的上皮样亚群可以被定义为细胞角蛋白阳性/CD45 阴性及烟酸己可碱（hoechst）阳性[102]。（c）突变检测方法（如 MassArray spectra）可以用于从富集的 CTC 中检测已知的癌症突变，如 EGFR 的 L747_P753＞S。（d）荧光原位杂交通常被用于检测在癌症基因拷贝数上表现出改变的 CTC，如 ALK（采用一个分离探针）[102]和 HER2[114]。（e）实时逆转录多聚酶链式反应（real-time RT-PCR），加上凝胶电泳方法，有助于发现单个或混合细胞样品中的基因表达改变。（f）单个或混合细胞样品的测序可以检测到致病性的突变，如乳腺癌中的 PIK3CA[94]。（a）赖特-吉姆萨染色剂，版权所有 © 2010 Dena Marrinucci 等；H&E 染色剂，经 Macmillan 出版公司的《皮肤病学研究杂志》允许后重印，版权所有 © 2010；迈格林华染剂，经 John Wiley & Sons 的允许，从 Hofman 等处重印，版权所有 © 2010；（d）HER2 染色，经皇家化学学会允许，从 Majid 等的 Analyst（2014）中复制；（f）版权所有 © 2014 Deng 等

然而，由近期的发现来看，在 1999 年所建立的严格定义也许不能充分描述

CTC 的完整范围。很多研究都报道了患者体内的 CTC 在形态学和抗体表达方面的变异性[72, 73, 79, 97, 102, 133]。的确，有些 CTC 在大小和细胞核形态上与 WBCs 和上皮细胞很相似，这使它们很难从掺杂细胞中鉴别出来。没有一个“明确增大的细胞核”或没有非整倍体的细胞也可能是恶性的。此外，骨髓的癌细胞更容易包含高比例的侵袭细胞以确保其外渗出血管，这些细胞在形态上可能与大部分正在转运的 CTC 完全不同，而这些正在转运的 CTC 可能并没有恶性或侵袭性。关于富集 CTC 的鉴定，这种 CTC 异质性的认识缺乏导致了一个受限制的定义（1999 的规范化标准；见上文）[72]。这些选择标准会导致丢失一些小的、WBC 样的和良性样的 CTC 亚群，而这些亚群可能是那些逃避了毛细血管扣押的细胞，可能直接参与了转移的扩散。

8.6 与血细胞、血小板及其他癌细胞的关系

CTC 可以聚集成簇，形成微栓。多数 CTC 富集设备的应用并不适合 CTC 簇的检出，因为其过程通常会导致细胞团的破碎。在观察患者血样中的微栓方面，培养和根据大小进行分离的方法是非常有用的。然而，这些 CTC 簇在全身扩散中的作用及其起源仍不清楚。据推测，CTC 微栓可能来源于扯碎的肿瘤细胞簇，而它们可能是通过对新生血管的侵袭从而进入血液循环系统[2]。它们可能起源于单细胞，随后在黏附分子（如各种钙黏蛋白的其中之一或更多）的介导之下这个细胞进行了增殖。然而，一项最近的研究揭示，这些微栓是由寡克隆的肿瘤细胞组成的，在进入血管之前，它们可以通过一种斑珠蛋白介导的机制而成簇[134]。

CTC 簇更为隐蔽，从而免受外部剪切力的作用及免疫细胞的检测[135, 136]，这使得它们能够在外周循环中持续存在并黏附到远端位置。CTC 微栓的检出也与更差的疾病预后有关[137, 138]，而 CTC 簇被认为不需要外渗出血管即能够独立地（在血管内）形成转移[139]。此外，血小板也被观察到通过组织因子或选择素而与 CTC 有关，被认为有可能是通过 TGF-β 来促进黏附和一种部分的 EMTed 表型，而 TGF-β 是由这些血小板[6]先于或者随着受限的血流释放的[2]。

目前为止，微栓参与转移的机制还不清楚。微栓能够执行集合性的迁移[140]，这是与生存和增殖优势有关的一个现象；有些研究已经报道在血管壁的限定区域（如小动脉或者微血管）有 CTC 簇的黏附，这可以促进增殖并且最终突破毛细血管壁从而形成微转移[134, 139]。

8.6.1 CTC 的循环和活性

CTC 的精确计数很难实现，现有的方法可能明显地低估了它们的数量。CTC 在循环之中有一个短暂的过渡阶段[141]，据估计只需要一个 5 分钟的时间框就可

以去除 85%最初释放进入血流中的 CTC[142, 143]。一个 CTC 的寿命及导致它释放进入血流之中所需要的刺激因素尚存争论。有研究发现，在医源性的操作之后可以在血液中检测到大量带有上皮（EpCAM 或细胞角蛋白）标志物的细胞[144]，而动物研究中的结果提示，这些细胞能够在循环系统中持续存在超过 1 个月[145]。根据其来源和表型的不同，这些细胞的循环各不相同[76, 144]，但是由于缺乏肿瘤特异的生物标志物，文献中所报道的这种快速周转是否真的对应 CTCs 或 CEpCs，这一点仍然没有定论。在来自于健康捐献者的痕量血样之中也可以检测到上皮（EpCAM 或细胞角蛋白）标志物阳性的细胞，这也可能对应循环上皮细胞或 CEpC 亚群。要想解释在健康捐献者样品之中循环的痕量“CTC”，或者重新界定这些细胞的鉴定标准，这将需要做进一步的特异分析。

目前，现存的所有 CTC 分离方法都受到了用于富集 CTC 的严格筛选流程的限制，这会导致检测到特定的 CTC 亚群，这是血液中整个 CTC 群体的一部分。由于处理时间较长或者在处理过程中会产生细胞应力，这些经过富集的 CTC 多数没有活性。然而，在过去两年中的一些尝试已经导致了多个成功建立 CTC 细胞系的报道。这些细胞系来自于预富集 CTC 的自发永生化，体外扩增了至少 6 个月，它们在药物筛选或预后判断方面可能有潜在的用途。前列腺癌 CTC 的克隆生长也会产生类器官，相比于培养之前原始的异质性样品，这些类器官会保留各种形态学的特征[108]。不需要基于亲和性的预富集方法就可以在体外扩增 CTC 的新方法目前正在研发之中[79]。

8.7　CTC 中的上皮-间质转换表型

CTC 表型的异质性为 CTC 的鉴定和分型带来了极大的困难。这种表型的变化被归因于一种部分完成的 EMT。在外周循环中的整个运送时间中，CTC 也可能会展现出一种或多种表型，如果与血小板一起聚集则尤其如此。

EMT 的过程已经与细胞的侵袭潜能密切地联系在一起。采用引物和抗体来鉴定诸如 E-钙黏蛋白、细胞角蛋白、EpCAM、N-钙黏蛋白、波形蛋白、Snail、Zeb 和 Twist 等生物标志物已被常规用于 EMTed 细胞的鉴定。EMT 过程会导致产生具有干细胞样特性和强化侵袭能力的癌细胞。

8.7.1　体内分析

目前还没有在体内追踪人类 CTC 演化的数据。现有的体内研究是基于动物模型，聚焦于 CTC 检测和分离方法，或者通过肿瘤细胞的免疫标记聚焦于外渗出血管的过程[87, 88]。支持建立体内模型的常规技术，包括采用活体视频显微镜（intravital videomicroscopy，IVVM）和流式细胞术（图 8.3，彩图 8）。肿瘤的局部侵犯和内渗入血管的过程通常不做检测，因为它们很难在动物模型中复制[146]。

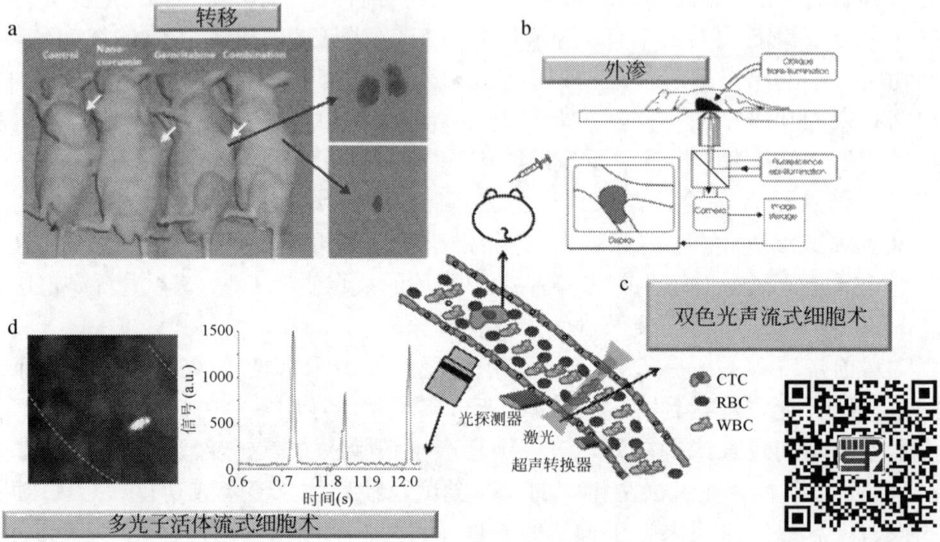

图 8.3 循环肿瘤细胞（CTC）潜在的和现有的体内分析或检测方法。（a，b）可以与 CTC 领域匹配的现有癌症模型，以便更好地理解癌症生物学。（a）左侧，原位移植或异种移植肿瘤模型在 CTC 分析中的潜在应用[197]。（b）外渗出血管模型[198]。（c）采用双色光声流式细胞术[105]和（d）多光子活体流式细胞术[87]进行 CTC 的体内检测。翻印于 Cancer Cell，Vol. 15（3），Ebos JML et al.，Accelerate Metastasis after Short-Term treatment with a potent inhibitor of tumor angiogenesis P232-239. 版权所有（2009），经 Elsevier 允许。（b）翻印于 MacDonald 等，经 Wiley 期刊公司的允许，版权所有 © 2002。（c，左侧）复制于 He 等，经美国国立科学院允许

通常是采用注射了荧光标记的癌细胞系的鼠类模型来研究 CTC 如何建立转移[147]。之前的研究采用 IVVM 证实，根据其大小，CTC 可被小动脉或微血管扣押。当被扣押的时候，CTC 可能会感受到微环境，这会进而触发促进其侵袭和增殖的 EMT 过程，最终导致微血管的破裂和转移的加速[139，148，149]。然而，根据 Groom 等的研究，CTC 并不表现为周而复始的运行而是变得停滞并且通过膜变形来改变其形态[150]。这与转移的起始有关，从而使细胞能够从血管外渗出去。

需要再次强调的是，CTC 具有高度的异质性，只有一小部分亚群被推测具有转移或致瘤潜能。现有的研究已经确定，2.5%种植的后富集 CTC（1/40）能够在动物模型中建立微转移，只有 0.01%具有致瘤性，能够增殖为宏转移[143]。然而，这些数值并不能真实地反映转移性或致瘤性细胞的比例；相反，CTC 形成转移的低效率可能归因于细胞的休眠、凋亡及需要“伴随细胞”来引起肿瘤的增长和血管发生以便进行肿瘤的维持[143]。的确，在“不利”的微环境下，单个癌细胞或

微转移可能很多年都会停滞在细胞周期之中[151]并逃避免疫反应[152]。根据癌症类型的不同，详细的机制可能各不相同，而且并未被充分了解。

尽管缺乏体内模型的进展来阐明 CTC 在肿瘤发展中的作用，这些模型将会继续作为最可靠的手段来研究这些系统的复杂性，直到可以通过体外模型忠实地复制这个微环境。

8.7.2　体外分析

通过分离和富集方法或设备所获得的 CTC 通常会做进一步处理用于下游的分析。现有的研究聚焦于新的生物标志物的发现，或者对所提出的 CTC 通过 EMT 过程参与癌症进展的作用，聚焦于加深其认识。如前所述，一大群 CTC 会显示出上皮标志物（EpCAM，细胞角蛋白）的下调，这也是常见的“EMT 标签”。EpCAM 的出现只与 70%的各类型肿瘤有关[153]，而在某些情况下可以观察到绝大多数 CTC 是由细胞角蛋白阴性的细胞群体组成的[154]。而且，来自于 DTCs 或 CTCs 的培养细胞会表现出表型的改变，包括上皮标志物的丢失[155]，而且有报道称，培养的 CTC 在大小、形态和抗原表达方面都是高度异质性的。上皮生物标志物是一组蛋白的一部分，这些蛋白负责细胞的黏附。这些生物标志物在癌症细胞中的下调或缺失会形成一种促进脱离和散播的表型[2]。

CTC 的异质性要高度归功于参与不同阶段 EMT 进程的癌细胞。其他研究已经证实了在 EMT 生物标志物组合表达方面的进一步变化，形成了 CTC 群体中推定的干细胞亚群（乳腺癌，$CD44^{high}/CD24^{low}$；肺癌，$CDl66^{high}/CDl33^{high}$）[102]，它们符合一个癌症干细胞（cancer stem cell，CSC）的表型。CSCs 是来源于肿瘤的另一个癌细胞稀有亚群[156]，具有肿瘤起始的特性[2]和某种水平的药物抵抗性[157]。这些细胞可以被人工诱导，迫使正常的上皮细胞进入一个 CSC 样的阶段[58, 59]。EMT 进程下的癌细胞会被赋予强化的药物抵抗性，这会有助于它们的转移能力[158]。然而，关于这些肿瘤起始亚群的起源及 EMT 在诱导第一个 CSC 中是否有重要作用，很难予以推测。此外，各种细胞亚型（如 luminal 型的乳腺癌）与成熟细胞的表型和 CSC 的低数量有关[130, 159]。触发 EMT 进程的信号也不清楚。有研究证实，通过 LOX 和 Snail 的诱导，缺氧参与促进了 EMT 进程[160, 161]。始终有可能还存在其他的信号通路，与 EMT 进程一起携手工作，形成了 CTCs 和 CSCs 的独特性。

8.8　诊断确认 CTC 的方法

确定 CTC 的存在通常需要细胞学分析的支持，包括核质比和细胞核大小不均。细胞病理学方法采用了最简单的血涂片来从少量全血中发现 CTC。随着各种技术的发展，现在已经可以从有临床意义容量的血液中富集 CTC。因此，假设原始的细胞形态在完成血液处理技术之后并未受损，则细胞病理学分析就能提供可靠和一致的数据。这样的测试也能突出显示细胞微转移及其与不良预后的关系。而且，可以对同一例患者来源的CTC和肿瘤来源细胞进行比较，以便获得形态相似性并且在这些CTC群体中将非肿瘤细胞与肿瘤细胞区分开来。

但是到底在什么时候才能确定血液上皮细胞中的CTC比例？现有的诊断方法并不能独立地获得一个明确的诊断，而之前的方法（亲和性结合）则受到了分离之中所使用的非特异性标志物的极大限制。用于CTC分离的多标志物、实时RT-PCR、过滤及免疫化学技术之间的简要比较表明，敏感性最高的是实时RT-PCR[162]。尽管来自RT-PCR方法的数据并不能成为“计数”，它们可以将一个样品标记为CTC阳性，而其数据的可靠性要依赖方法的敏感性及所采集的血液量。然而，由于技术方面的局限，基于基因组的分析会更普遍地应用于分型[92，154，162，163]而不是常规的诊断。根据其方法学，由于较低的细胞样品数量或者为了提高信号背景比而采用了不同类型的试剂，RT-PCR在CTC检测中的敏感性可能会有所降低[164]。RT-PCR方法的特异性也与每毫升血液中的CTC比例有关，而这个比例在每个样品中是不一样的。荧光原位杂交（fluorescence in situ hybridization，FISH）探针并不能与所有细胞中的靶基因杂交，而这个不足会造成假阴性，尤其是当CTC以较低纯度被富集的时候更是如此。在各个研究之中及出于更好地进行评估的需求，FISH“阳性”样品的定义也各不相同。其他的技术，如比较基因组杂交（comparative genomic hybridization，CGH）和突变检测都比较昂贵，需要做单细胞分析[163]，而且不能在“实时”的基础之上来评估标本。对于这些方法，可以通过手动吸取或显微切割来特异性地挑选CTC。多个研究团队已经展示了如何通过FISH或其他基因组分析来进行单细胞CTC的评估[165-167]。然而，很少有特征性的基因改变与实体瘤的所有癌细胞有关，因此使得这种技术的敏感性有所降低。

与诊断方法准确性有关的另外一个基本问题涉及每一例患者在不同时期血液中CTC数值的波动[168]。几个基因组和免疫化学的分析已经证实，当重复的血样是来自进行检测的同一例患者时，检测方法的敏感性（检测阳性的病例数）有所提升。CTC释放进入循环系统的起源和机制仍不清楚。CTC是如何、何时及以怎样的比例从肿瘤释放？很明显，这些未知使得临床医师很难获得一天之中最佳时间的最佳血样数量。一项新的技术（http：//www.gilupi.de/）能够采用一根EpCAM包被的医疗金属丝插入到血管中进行CTC收集，一旦能够得以优化进行重复性的分析，这个设备也许可以回答一些这类的问题[169]。

8.9 上皮-间质转换作为干细胞特征的一个入口

关于癌症之中干细胞的证据来自于20世纪60年代的Stevens和Bunker，他们凭此报道了原始生殖细胞中畸胎瘤的产生[170]。这个假设受到了很多其他工作的支持，这些工作证实了 CSCs 的多潜能性[171, 172]。进而，在 1994 年，通过重症联合免疫缺陷（severe combined immune-deficient，SCID）小鼠的移植，从急性髓性白血病（acute myeloid leukemia，AML）患者中发现了 AML-起始细胞群体[173]。在那时，各种癌症之中都成功地发现了人类 CSCs[174, 175]。从那时开始，多个标志物被用于从各种肿瘤之中分离和富集 CSC。$CD44^{+}CD24^{-/low}Lineage^{-}$和 $ALDH^{+}$是乳腺癌中 CSCs 的特征性标志物[176, 177]；结肠、脑和肺中特征性标志物是 $CD133^{+}$；白血病中特征性标志物是 $CD34^{+}CD38^{-}$；头颈癌中特征性标志物是 $CD44^{+}$；肝脏中特征性标志物是 $CD90^{+}$；胰脏中特征性标志物是 $CD44^{+}/CD24^{+}/ESA^{+}$。CSCs 有能力产生更多的干细胞，这些细胞可以通过不对称细胞分裂进行分化。在一个子代仍保留干细胞身份的同时，其他的子代经历了多轮的细胞分裂和后续的有丝分裂后分化。关于 CSCs 起源的解释有多个不同的理论。最流行的是它们起源于正常的干/祖细胞，在遇到单个或多个遗传突变和（或）环境改变后，获得了产生肿瘤的能力。在乳腺癌患者中采用 $CD44^{+}CD24^{-/low}Lineage^{-}$细胞群体来鉴别 CSCs 让人想起 $CD44^{+}CD24^{-/low}$ 细胞群体其实是公认的乳腺祖细胞[178]。另外一个理论提示，CSC 起源于体细胞，这些细胞通过遗传改变获得了干细胞特性和恶性行为。关于乳腺癌 CSCs 是否起源于正常乳房干细胞的致癌性转变，还是起源于癌细胞的去分化和干细胞特征的获得，还是两种机制都参与了乳腺癌 CSCs 的形成，这点仍未得到充分的了解。EMT 参与了癌细胞中干细胞样特征的获得，而且 EMT 在人类乳房上皮细胞中造成了间质的特征及干细胞标志物的表达。此外，这些细胞具有形成乳腺球的强化能力[58]，而且很多研究也已证实，乳腺球含有干细胞样的细胞，这些细胞在移植入一个清洁的小鼠乳房脂肪垫中时，能够生成整个乳房导管树。通过获得一些间质的特征，CSCs 也许促进了肿瘤的侵袭和转移。当肿瘤细胞与某个环境龛中的成纤维细胞、粒细胞、巨噬细胞及其他细胞相互作用时，这些细胞可能会释放信号来诱导 EMT，这会导致肿瘤细胞侵袭性的增加。最近的研究显示，不能致瘤的乳房上皮细胞 MCF-10A 在经过 OCT4、SOX2、Klf-4 和 c-MYC 的重编程之后可以生成乳腺 CSCs[179]。

EMT 的诱导促进了自我更新和 CSC 特征的获得。越来越多的证据提示，乳腺癌干细胞和 EMT 相互协助以形成 CTC。在转移性疾病患者的血流之中已经发现了 CTC 和 CSCs。患者中 CTC 的特征是具有 EMT 标志的细胞，这提供了一些证据，证实细胞在从原发肿瘤散播的时候也会发生 EMT[80]。在循环系统中，上皮细胞容易发生失巢凋亡，因此可以断定，在最初的转移侵袭过程中，EMT 的先行活化使得细胞能够抵抗失巢凋亡。的确，在转移性癌细胞中由 EMT-诱导的细胞极性丢失下调了 Hippo 信号通路，导致了这样的抵抗性[45]。

8.10 上皮-间质转换通路元件作为治疗靶点的潜在临床应用

EMT 相关的信号通路可以提供新药研发的靶点。一项最近的生物信息学分析解释了如何利用这种 EMT 表型来指导药物干预[180]。EMT 在肿瘤进展，患者生存，以及癌症对治疗的耐药性等方面都有重要的影响。因此，采用了遗传毒性药物或 EMT 信号通路抑制剂的新治疗组合，有望避免这些癌症所展示出来的化疗耐药。所以，靶向几个 EMT 信号通路汇聚点的关键协调器，如 NF-κB、AKT/mTOR、MAPK、β-连环蛋白、蛋白激酶 C、SMAD 因子、microRNA 家族成员等，将可能具有临床价值。

在一项寻找癌症中的 EMT 抑制因子的研究中，建立了一个 EMT 抑制因子的筛查方法来进行小分子化合物的高通量/高含量筛选。可药化靶点 ALK5、MEK、SRC 以及某种程度上的 PI3K，都可能在 EMT 的调节和癌症进展中发挥了重要的作用[181]。促进 EMT 的基因表达的敲低被发现是恢复 EMT 表型的一个有效方法，随着 Snail 或 Twist 的敲低，细胞能够恢复其对顺铂的敏感性[182]。当有证据表明存在 EMT 介导的耐药时，靶向 miRNA 是另外一个有意思的方法，它将可以对传统或靶向治疗形成补充。的确，miR-221 和 miR-222 的下调可以恢复对他莫昔芬的敏感性[183]，而且有证据表明，姜黄素、表没食子儿茶素-3-没食子酸盐、吲哚-3-甲醇以及黄酮类化合物，它们每一个都能调节 miRNA 的表达和 EMT[184]。

索拉非尼（sorafenib）是一个能够抑制 Raf-1 和 B-Raf 激酶活性的小分子，可以在肝细胞癌中抑制 HGF-介导的 EMT[185]。塞来昔布（celecoxib）是一个化学预防和治疗性药物，在体内和体外的结直肠癌实验模型中都可以使 EMT 失活，因此可以通过调节β-连环蛋白来参与抑制癌细胞生长[186]。二甲双胍（metformin）与化疗有关，可以逆转多个药物的耐药及 TGF-β诱导的 EMT 表型，导致人类乳腺癌细胞的死亡。二甲双胍也能抑制黑色素瘤和人类结肠癌细胞的生长[187]。最后，一项体外研究发现，结肠癌细胞对 5-氟尿嘧啶紫杉醇和依托泊苷是敏感的。达沙替尼（dasatinib）是一个小分子的酪氨酸激酶抑制剂，靶向很多个酪氨酸激酶，也可以在一些不同的癌症中抑制肿瘤细胞的迁移和侵袭。达沙替尼也还被报道可以在小鼠模型中抑制转移的发展[188]。总而言之，这些临床前的数据强调，通过干扰导致 EMT 的信号通路有可能会增加细胞的敏感性并逆转耐药[189]。

各种研究都揭示，具有上皮表型的卵巢癌细胞对化疗更敏感。上皮形成素（epimorphin）也被称为突触融合蛋白-2（syntaxin-2），是一个形态发生蛋白，之前研究过它在 MET 中作用。它也是卵巢癌细胞中的一个促上皮因子，被证实可以促进间质型的癌细胞向一种更上皮样的表型转换，其特征是间质表型特征的丢失和上皮表型特征的获得[190]。因此，上皮形成素在卵巢癌细胞中诱导了 MET 有关的形态学改变，这会导致它们提高对卡铂的敏感性。榄香烯（elemene）是草药姜黄属温郁金的活性成分，已在临床上被用于白血病、脑部、乳腺、肝脏及其他组织肿瘤的治疗。研究显示，榄香烯通过 Smad3 介导的核转录因子下调可以在 MCF-7 细胞中阻止和逆转 EMT 进程[107]。另外一个被报道的化合物维泰醇（alternol），来自于红豆杉树皮中所培养的微生物，被证实对小鼠淋巴细胞性白血病和人胃癌和前列腺癌来源的细胞有抑制效果。维泰醇也可以通过逆转 EMT 的进程而抑制人肝癌细胞的转移和侵袭[191]。最后，Nutlin-3 被发现是一个有效的和选择性的小分子 MDM2 拮抗物，具有抑制转移的效果。Nutlin-3 被证实可以阻止 TGF-β1 诱导的 E-钙黏蛋白下调，在 p53 缺陷的癌细胞中可以废除间质标志物的增加[192]。

8.11 总结和前景

关于 CTC 的广泛研究已经充分证实它们对于转移性乳腺癌患者生存的独立预后意义[68]，但是在这个预后价值之上做进一步扩大的现有尝试却并不成功，这提示急需要研发新的策略来进行 CTC 的回收和分型[193]。在人类癌症中对 EMT 的研究越来越多，以便能够更清楚地定义其如何参与了癌症的进展和转移，以及耐药的出现或治疗的复发[194]。对 CTC 进行培养的初步尝试已经证实了在临床上应用扩增的原代细胞群体的可能性，如监测疗效、患者总体生存及早期阶段癌症的发现。也有人努力去形成一些新的治疗组合，如利用小分子化合物来对抗这些稀有的细胞群体，而这些群体在经过 EMT 之后具有强化的抗药性或耐药性（如 CSCs）。关于针对这些细胞的治疗性干预，对 EMT 的完全了解是其研发和成功的关键。另外，EMT 标记的发现将会为直接的靶向治疗及具有特殊优势的新诊断方法打开一扇门。从基础研究到临床研究的真正转变强烈要求研究新的治疗靶点及研发新的药物。的确，EMT 的抑制或干细胞通过 MET 逆转为一种更加分化的上皮表型将会促进细胞的死亡或者使癌症干细胞对传统治疗变得敏感。对于发现新的策略以阻止转移来说，EMT 对现有治疗的作用及新药物的进展都将会至关重要。

致谢

我们要感谢 Dr. R A Jackson 对原稿的编辑。这项工作受到了新加坡科学技术和研究机构（A*STAR），新加坡国立大学生物化学系 Start-up 基金及新加坡国家癌症研究所 Core Grant 基金的资助。

参考文献

[1] Acloque H，Ocana OH，Matheu A，Rizzoti K，Wise C，Lovell-Badge R，Nieto MA（2011）Reciprocal repression between Sox3 and snail transcription factors defines embryonic territories at gastrulation. Dev Cell 21：546-558
[2] Thiery JP，Lim CT（2013）Tumor dissemination an EMT affair. Cancer Cell 23：272-273
[3] Barcellos-Hoff MH，Lyden D，Wang TC（2013）The evolution of the cancer niche during multistage carcinogenesis. Nat Rev Cancer 13：511-518
[4] Robinson BD，Sica GL，Liu YF，Rohan TE，Gertler FB，Condeelis JS，Jones JG（2009）Tumor microenvironment of metastasis in human breast carcinoma a potential prognostic marker linked to hematogenous dissemination. Clin Cancer Res 15：2433-2441
[5] Rohan TE，Xue X，Lin HM，D'Alfonso TM，Ginter PS，Oktay MH，Robinson BD，Ginsberg M，Gertler FB，Glass AG，Sparano JA，Condeelis JS，Jones JG（2014）Tumor microenvironment of metastasis and risk of distant metastasis of breast cancer. J Natl Cancer Inst 106（8），pii dju136
[6] Labelle M，Begum S，Hynes RO（2011）Direct signaling between platelets and cancer cells induces an epithelial-mesenchymal-like transition and promotes metastasis. Cancer Cell 20：576-590
[7] Butler TP，Gullino PM（1975）Quantitation of cell shedding into efferent blood of mammary adenocarcinoma. Cancer Res 35：512-516
[8] Coumans FA，Siesling S，Terstappen LW（2013）Detection of cancer before distant metastasis. BMC Cancer 13：283
[9] Riethdorf S，Pantel K（2009）Clinical relevance and current challenges of research on disseminating tumor cells in cancer patients. Breast Cancer Res 11（Suppl 3）：S10
[10] Chambers AF，Groom AC，MacDonald IC（2002）Dissemination and growth of cancer cells in metastatic sites. Nat Rev Cancer 2：563-572
[11] Paget S（1989）The distribution of secondary growths in cancer of the breast. 1889. Cancer Metastasis Rev 8：98-101
[12] Talmadge JE，Fidler IJ（2010）AACR centennial series the biology of cancer metastasis historical perspective. Cancer Res 70：5649-5669
[13] Nguyen DX，Bos PD，Massague J（2009）Metastasis from dissemination to organ-specific colonization. Nat Rev Cancer 9：274-284
[14] Thiery JP（2002）Epithelial-mesenchymal transitions in tumour progression. Nat Rev Cancer 2：442-454
[15] Davidson B，Holth A，Hellesylt E，Tan TZ，Huang RY，Tropé C，Nesland J，Thiery J（2015）The clinical role of epithelial-mesenchymal transition and stem cell markers in advanced-stage ovarian serous carcinoma effusions. Hum Pathol 46（1）：1-8
[16] Huang RY，Wong MK，Tan TZ，Kuay KT，Ng AH，Chung VY，Chu YS，Matsumura N，Lai HC，Lee YF，Sim WJ，Chai C，Pietschmann E，Mori S，Low JJ，Choolani M，Thiery JP（2013）An EMT spectrum defines an anoikis-resistant and spheroidogenic intermediate mesenchymal state that is sensitive to E-cadherin restoration by a src-kinase inhibitor，saracatinib（AZD0530）. Cell Death Dis 4：e915
[17] Jordan NV，Johnson GL，Abell AN（2011）Tracking the intermediate stages of epithelial-mesenchymal transition in epithelial stem cells and cancer. Cell Cycle 10：2865-2873
[18] Stoker M，Gherardi E，Perryman M，Gray J（1987）Scatter factor is a fibroblast-derived

modulator of epithelial cell mobility. Nature 327：239-242

[19] Naldini L，Weidner KM，Vigna E，Gaudino G，Bardelli A，Ponzetto C，Narsimhan RP，Hartmann G，Zarnegar R，Michalopoulos GK et al（1991）Scatter factor and hepatocyte growth factor are indistinguishable ligands for the MET receptor. EMBO J 10：2867-2878

[20] Bellusci S，Moens G，Thiery JP，Jouanneau J（1994）A scatter factor-like factor is produced by a metastatic variant of a rat bladder carcinoma cell line. J Cell Sci 107（Pt 5）：1277-1287

[21] Gavrilovic J，Moens G，Thiery JP，Jouanneau J（1990）Expression of transfected transforming growth factor alpha induces a motile fibroblast-like phenotype with extracellular matrix-degrading potential in a rat bladder carcinoma cell line. Cell Regul 1：1003-1014

[22] Valles AM，Boyer B，Badet J，Tucker GC，Barritault D，Thiery JP（1990）Acidic fibroblast growth factor is a modulator of epithelial plasticity in a rat bladder carcinoma cell line. Proc Natl Acad Sci U S A 87：1124-1128

[23] Tucker GC，Delouvee A，Jouanneau J，Gavrilovic J，Moens G，Valles AM，Thiery JP（1991）Amplification of invasiveness in organotypic cultures after NBT-II rat bladder carcinoma stimulation with in vitro scattering factors. Invasion Metastasis 11：297-309

[24] Lamouille S，Xu J，Derynck R（2014）Molecular mechanisms of epithelial-mesenchymal transition. Nat Rev Mol Cell Biol 15：178-196

[25] Massague J，Seoane J，Wotton D（2005）Smad transcription factors. Genes Dev 19：2783-2810

[26] Moustakas A，Heldin CH（2009）The regulation of TGFbeta signal transduction. Development 136：3699-3714

[27] Padua D，Massague J（2009）Roles of TGFbeta in metastasis. Cell Res 19：89-102

[28] Thiery JP，Sleeman JP（2006）Complex networks orchestrate epithelial-mesenchymal transitions. Nat Rev Mol Cell Biol 7：131-142

[29] Ahringer J（2000）NuRD and SIN3 histone deacetylase complexes in development. Trends Genet 16：351-356

[30] Peinado H，Ballestar E，Esteller M，Cano A（2004）Snail mediates E-cadherin repression by the recruitment of the Sin3A/histone deacetylase 1（HDAC1）/HDAC2 complex. Mol Cell Biol 24：306-319

[31] De Craene B，Berx G（2013）Regulatory networks defining EMT during cancer initiation and progression. Nat Rev Cancer 13：97-110

[32] Tam WL，Weinberg RA（2013）The epigenetics of epithelial-mesenchymal plasticity in cancer. Nat Med 19：1438-1449

[33] Tian XJ，Zhang H，Xing J（2013）Coupled reversible and irreversible bistable switches underlying TGFbeta-induced epithelial to mesenchymal transition. Biophys J 105：1079-1089

[34] Peinado H，Olmeda D，Cano A（2007）Snail，Zeb and bHLH factors in tumour progression an alliance against the epithelial phenotype? Nat Rev Cancer 7：415-428

[35] Gumbiner BM，Kim NG（2014）The Hippo-YAP signaling pathway and contact inhibition of growth. J Cell Sci 127：709-717

[36] Huang JM，Nagatomo I，Suzuki E，Mizuno T，Kumagai T，Berezov A，Zhang H，Karlan B，Greene MI，Wang Q（2013）YAP modifies cancer cell sensitivity to EGFR and survivin inhibitors and is negatively regulated by the non-receptor type protein tyrosine phosphatase 14. Oncogene 32：2220-2229

[37] Wang S，Liu K，Liu J，Yu ZT，Xu X，Zhao L，Lee T，Lee EK，Reiss J，Lee YK，Chung LW，Huang J，Rettig M，Seligson D，Duraiswamy KN，Shen CK，Tseng HR（2011）Highly efficient capture of circulating tumor cells by using nanostructured silicon substrates with

integrated chaotic micromixers. Angew Chem Int Ed Engl 50：3084-3088
[38] Wheelock MJ，Shintani Y，Maeda M，Fukumoto Y，Johnson KR（2008）Cadherin switching. J Cell Sci 121：727-735
[39] Huang J，Huang Y，Yu H，Subramanian D，Padmanabhan A，Thadani R，Tao Y，Tang X，Wedlich-Soldner R，Balasubramanian MK（2012）Nonmedially assembled F-actin cables incorporate into the actomyosin ring in fission yeast. J Cell Biol 199：831-847
[40] Paoli P，Cirri P，Caselli A，Ranaldi F，Bruschi G，Santi A，Camici G（2013）The insulin-mimetic effect of Morin a promising molecule in diabetes treatment. Biochim Biophys Acta 1830：3102-3111
[41] Janes SM，Watt FM（2004）Switch from alphavbeta5 to alphavbeta6 integrin expression protects squamous cell carcinomas from anoikis. J Cell Biol 166：419-431
[42] Smit MA，Peeper DS（2011）Zeb1 is required for TrkB-induced epithelial-mesenchymal transition，anoikis resistance and metastasis. Oncogene 30：3735-3744
[43] Onder TT，Gupta PB，Mani SA，Yang J，Lander ES，Weinberg RA（2008）Loss of E-cadherin promotes metastasis via multiple downstream transcriptional pathways. Cancer Res 68：3645-3654
[44] Derksen PW，Liu X，Saridin F，van der Gulden H，Zevenhoven J，Evers B，van Beijnum JR，Griffioen AW，Vink J，Krimpenfort P，Peterse JL，Cardiff RD，Berns A，Jonkers J（2006）Somatic inactivation of E-cadherin and p53 in mice leads to metastatic lobular mammary carcinoma through induction of anoikis resistance and angiogenesis. Cancer Cell 10：437-449
[45] Zhao B，Li L，Wang L，Wang CY，Yu J，Guan KL（2012）Cell detachment activates the Hippo pathway via cytoskeleton reorganization to induce anoikis. Genes Dev 26：54-68
[46] Schlegelmilch K，Mohseni M，Kirak O，Pruszak J，Rodriguez JR，Zhou D，Kreger BT，Vasioukhin V，Avruch J，Brummelkamp TR，Camargo FD（2011）Yap1 acts downstream of alpha-catenin to control epidermal proliferation. Cell 144：782-795
[47] Varelas X，Wrana JL（2012）Coordinating developmental signaling novel roles for the Hippo pathway. Trends Cell Biol 22：88-96
[48] Azzolin L，Panciera T，Soligo S，Enzo E，Bicciato S，Dupont S，Bresolin S，Frasson C，Basso G，Guzzardo V，Fassina A，Cordenonsi M，Piccolo S（2014）YAP/TAZ incorporation in the beta-catenin destruction complex orchestrates the Wnt response. Cell 158：157-170
[49] Chiarugi P，Pani G，Giannoni E，Taddei L，Colavitti R，Raugei G，Symons M，Borrello S，Galeotti T，Ramponi G（2003）Reactive oxygen species as essential mediators of cell adhesion the oxidative inhibition of a FAK tyrosine phosphatase is required for cell adhesion. J Cell Biol 161：933-944
[50] Bracken CP，Gregory PA，Kolesnikoff N，Bert AG，Wang J，Shannon MF，Goodall GJ（2008）A double-negative feedback loop between ZEB1-SIP1 and the microRNA-200 family regulates epithelial-mesenchymal transition. Cancer Res 68：7846-7854
[51] Burk U，Schubert J，Wellner U，Schmalhofer O，Vincan E，Spaderna S，Brabletz T（2008）A reciprocal repression between ZEB1 and members of the miR-200 family promotes EMT and invasion in cancer cells. EMBO Rep 9：582-589
[52] Chang CJ，Chao CH，Xia W，Yang JY，Xiong Y，Li CW，Yu WH，Rehman SK，Hsu JL，Lee HH，Liu M，Chen CT，Yu D，Hung MC（2011）p53 regulates epithelial-mesenchymal transition and stem cell properties through modulating miRNAs. Nat Cell Biol 13：317-323
[53] Kim T，Veronese A，Pichiorri F，Lee TJ，Jeon YJ，Volinia S，Pineau P，Marchio A，Palatini J，Suh SS，Alder H，Liu CG，Dejean A，Croce CM（2011）p53 regulates epithelial-mesenchymal

transition through microRNAs targeting ZEB1 and ZEB2. J Exp Med 208：875-883
[54] Howe EN，Cochrane DR，Richer JK（2011）Targets of miR-200c mediate suppression of cell motility and anoikis resistance. Breast Cancer Res 13：R45
[55] Taylor MA，Sossey-Alaoui K，Thompson CL，Danielpour D，Schiemann WP（2013）TGF-beta upregulates miR-181a expression to promote breast cancer metastasis. J Clin Invest 123：150-163
[56] Ansieau S，Courtois-Cox S，Morel AP，Puisieux A（2011）Failsafe program escape and EMT a deleterious partnership. Semin Cancer Biol 21：392-396
[57] Yang MH，Hsu DS，Wang HW，Wang HJ，Lan HY，Yang WH，Huang CH，Kao SY，Tzeng CH，Tai SK，Chang SY，Lee OK，Wu KJ（2010）Bmi1 is essential in Twist1-induced epithelial-mesenchymal transition. Nat Cell Biol 12：982-992
[58] Mani SA，Guo W，Liao MJ，Eaton EN，Ayyanan A，Zhou AY，Brooks M，Reinhard F，Zhang CC，Shipitsin M，Campbell LL，Polyak K，Brisken C，Yang J，Weinberg RA（2008）The epithelial-mesenchymal transition generates cells with properties of stem cells. Cell 133：704-715
[59] Morel AP，Lievre M，Thomas C，Hinkal G，Ansieau S，Puisieux A（2008）Generation of breast cancer stem cells through epithelial-mesenchymal transition. PLoS One 3：e2888
[60] Chaffer CL，Brueckmann I，Scheel C，Kaestli AJ，Wiggins PA，Rodrigues LO，Brooks M，Reinhardt F，Su Y，Polyak K，Arendt LM，Kuperwasser C，Bierie B，Weinberg RA（2011）Normal and neoplastic nonstem cells can spontaneously convert to a stem-like state. Proc Natl Acad Sci U S A 108：7950-7955
[61] Guo W，Keckesova Z，Donaher JL，Shibue T，Tischler V，Reinhardt F，Itzkovitz S，Noske A，Zurrer-Hardi U，Bell G，Tam WL，Mani SA，van Oudenaarden A，Weinberg RA（2012）Slug and Sox9 cooperatively determine the mammary stem cell state. Cell 148：1015-1028
[62] Liu S，Cong Y，Wang D，Sun Y，Deng L，Liu Y，Martin-Trevino R，Shang L，McDermott SP，Landis MD，Hong S，Adams A，D'Angelo R，Ginestier C，Charafe-Jauffret E，Clouthier SG，Birnbaum D，Wong ST，Zhan M，Chang JC，Wicha MS（2014）Breast cancer stem cells transition between epithelial and mesenchymal states reflective of their normal counterparts. Stem Cell Reports 2：78-91
[63] Kudo-Saito C，Shirako H，Takeuchi T，Kawakami Y（2009）Cancer metastasis is accelerated through immunosuppression during Snail-induced EMT of cancer cells. Cancer Cell 15：195-206
[64] Akalay I，Janji B，Hasmim M，Noman MZ，Andre F，De Cremoux P，Bertheau P，Badoual C，Vielh P，Larsen AK，Sabbah M，Tan TZ，Keira JH，Hung NT，Thiery JP，Mami-Chouaib F，Chouaib S（2013）Epithelial-to-mesenchymal transition and autophagy induction in breast carcinoma promote escape from T-cell-mediated lysis. Cancer Res 73：2418-2427
[65] Akalay I，Tan TZ，Kumar P，Janji B，Mami-Chouaib F，Charpy C，Vielh P，Larsen AK，Thiery JP，Sabbah M，Chouaib S（2015）Targeting WNT1-inducible signaling pathway protein 2 alters human breast cancer cell susceptibility to specific lysis through regulation of KLF-4 and miR-7 expression. Oncogene 34（17）：2261-2271
[66] Braun S，Vogl FD，Naume B，Janni W，Osborne MP，Coombes RC，Schlimok G，Diel IJ，Gerber B，Gebauer G，Pierga JY，Marth C，Oruzio D，Wiedswang G，Solomayer EF，Kundt G，Strobl B，Fehm T，Wong GY，Bliss J，Vincent-Salomon A，Pantel K（2005）A pooled analysis of bone marrow micrometastasis in breast cancer. N Engl J Med 353：793-802
[67] Cristofanilli M，Budd GT，Ellis MJ，Stopeck A，Matera J，Miller MC，Reuben JM，Doyle

GV，Allard WJ，Terstappen LW，Hayes DF（2004）Circulating tumor cells，disease progression，and survival in metastatic breast cancer. N Engl J Med 351：781-791

[68] Bidard FC，Peeters DJ，Fehm T，Nole F，Gisbert-Criado R，Mavroudis D，Grisanti S，Generali D，Garcia-Saenz JA，Stebbing J，Caldas C，Gazzaniga P，Manso L，Zamarchi R，de Lascoiti AF，De Mattos-Arruda L，Ignatiadis M，Lebofsky R，van Laere SJ，Meier-Stiegen F，Sandri MT，Vidal-Martinez J，Politaki E，Consoli F，Bottini A，Diaz-Rubio E，Krell J，Dawson SJ，Raimondi C，Rutten A，Janni W，Munzone E，Caranana V，Agelaki S，Almici C，Dirix L，Solomayer EF，Zorzino L，Johannes H，Reis-Filho JS，Pantel K，Pierga JY，Michiels S（2014）Clinical validity of circulating tumour cells in patients with metastatic breast cancer a pooled analysis of individual patient data. Lancet Oncol 15：406-414

[69] Alix-Panabieres C，Pantel K（2014）Challenges in circulating tumour cell research. Nat Rev Cancer 14：623-631

[70] Pantel K，Alix-Panabieres C，Riethdorf S（2009）Cancer micrometastases. Nat Rev Clin Oncol 6：339-351

[71] Krebs MG，Metcalf RL，Carter L，Brady G，Blackhall FH，Dive C（2014）Molecular analysis of circulating tumour cells-biology and biomarkers. Nat Rev Clin Oncol 11：129-144

[72] Farace F，Massard C，Vimond N，Drusch F，Jacques N，Billiot F，Laplanche A，Chauchereau A，Lacroix L，Planchard D，Le Moulec S，Andre F，Fizazi K，Soria JC，Vielh P（2011）A direct comparison of CellSearch and ISET for circulating tumour-cell detection in patients with metastatic carcinomas. Br J Cancer 105：847-853

[73] Hou HW，Warkiani ME，Khoo BL，Li ZR，Soo RA，Tan DS，Lim WT，Han J，Bhagat AA，Lim CT（2013）Isolation and retrieval of circulating tumor cells using centrifugal forces. Sci Rep 3：1259

[74] Stott SL，Hsu CH，Tsukrov DI，Yu M，Miyamoto DT，Waltman BA，Rothenberg SM，Shah AM，Smas ME，Korir GK，Floyd FP Jr，Gilman AJ，Lord JB，Winokur D，Springer S，Irimia D，Nagrath S，Sequist LV，Lee RJ，Isselbacher KJ，Maheswaran S，Haber DA，Toner M（2010）Isolation of circulating tumor cells using a microvortex-generating herringbone-chip. Proc Natl Acad Sci U S A 107：18392-18397

[75] Wu CJ，Mannan P，Lu M，Udey MC（2013）Epithelial cell adhesion molecule（EpCAM）regulates claudin dynamics and tight junctions. J Biol Chem 288：12253-12268

[76] Meng S，Tripathy D，Frenkel EP，Shete S，Naftalis EZ，Huth JF，Beitsch PD，Leitch M，Hoover S，Euhus D，Haley B，Morrison L，Fleming TP，Herlyn D，Terstappen LW，Fehm T，Tucker TF，Lane N，Wang J，Uhr JW（2004）Circulating tumor cells in patients with breast cancer dormancy. Clin Cancer Res 10：8152-8162

[77] Camerer E，Qazi AA，Duong DN，Cornelissen I，Advincula R，Coughlin SR（2004）Platelets，protease-activated receptors，and fibrinogen in hematogenous metastasis. Blood 104：397-401

[78] Nieswandt B，Hafner M，Echtenacher B，Mannel DN（1999）Lysis of tumor cells by natural killer cells in mice is impeded by platelets. Cancer Res 59：1295-1300

[79] Khoo BL，Lee SC，Kumar P，Tan TZ，Warkiani ME，Ow SGW，Nandi S，Lim CT，Thiery JP（2015）Expansion of breast circulating cancer cells predicts response to anti-cancer therapy. Oncotarget 6（17）：15578-15593

[80] Yu M，Bardia A，Wittner BS，Stott SL，Smas ME，Ting DT，Isakoff SJ，Ciciliano JC，Wells MN，Shah AM，Concannon KF，Donaldson MC，Sequist LV，Brachtel E，Sgroi D，Baselga J，Ramaswamy S，Toner M，Haber DA，Maheswaran S（2013）Circulating breast tumor cells exhibit dynamic changes in epithelial and mesenchymal composition. Science 339：

580-584

[81] Sosa MS，Bragado P，Aguirre-Ghiso JA（2014）Mechanisms of disseminated cancer cell dormancy an awakening field. Nat Rev Cancer 14：611-622

[82] Gleghorn JP，Pratt ED，Denning D，Liu H，Bander NH，Tagawa ST，Nanus DM，Giannakakou PA，Kirby BJ（2010）Capture of circulating tumor cells from whole blood of prostate cancer patients using geometrically enhanced differential immunocapture（GEDI）and a prostate-specific antibody. Lab Chip 10：27-29

[83] Nagrath S，Sequist LV，Maheswaran S，Bell DW，Irimia D，Ulkus L，Smith MR，Kwak EL，Digumarthy S，Muzikansky A，Ryan P，Balis UJ，Tompkins RG，Haber DA，Toner M（2007）Isolation of rare circulating tumour cells in cancer patients by microchip technology. Nature 450：1235-1239

[84] Du Z，Cheng KH，Vaughn MW，Collie NL，Gollahon LS（2007）Recognition and capture of breast cancer cells using an antibody-based platform in a microelectromechanical systems device. Biomed Microdevices 9：35-42

[85] Shao N，Wickstrom E，Panchapakesan B（2008）Nanotube-antibody biosensor arrays for the detection of circulating breast cancer cells. Nanotechnology 19：465101

[86] Mittal S，Wong IY，Deen WM，Toner M（2012）Antibody-functionalized fluid-permeable surfaces for rolling cell capture at high flow rates. Biophys J 102：721-730

[87] He W，Wang H，Hartmann LC，Cheng JX，Low PS（2007）In vivo quantitation of rare circulating tumor cells by multiphoton intravital flow cytometry. Proc Natl Acad Sci U S A 104：11760-11765

[88] Allan AL，Vantyghem SA，Tuck AB，Chambers AF，Chin-Yee IH，Keeney M（2005）Detection and quantification of circulating tumor cells in mouse models of human breast cancer using immunomagnetic enrichment and multiparameter flow cytometry. Cytometry A 65：4-14

[89] Cruz I，Ciudad J，Cruz JJ，Ramos M，Gomez-Alonso A，Adansa JC，Rodriguez C，Orfao A（2005）Evaluation of multiparameter flow cytometry for the detection of breast cancer tumor cells in blood samples. Am J Clin Pathol 123：66-74

[90] Riethdorf S，Fritsche H，Muller V，Rau T，Schindlbeck C，Rack B，Janni W，Coith C，Beck K，Janicke F，Jackson S，Gornet T，Cristofanilli M，Pantel K（2007）Detection of circulating tumor cells in peripheral blood of patients with metastatic breast cancer a validation study of the CellSearch system. Clin Cancer Res 13：920-928

[91] Krivacic RT，Ladanyi A，Curry DN，Hsieh HB，Kuhn P，Bergsrud DE，Kepros JF，Barbera T，Ho MY，Chen LB，Lerner RA，Bruce RH（2004）A rare-cell detector for cancer. Proc Natl Acad Sci U S A 101：10501-10504

[92] Smirnov DA，Zweitzig DR，Foulk BW，Miller MC，Doyle GV，Pienta KJ，Meropol NJ，Weiner LM，Cohen SJ，Moreno JG，Connelly MC，Terstappen LW，O'Hara SM（2005）Global gene expression profiling of circulating tumor cells. Cancer Res 65：4993-4997

[93] Allard WJ，Matera J，Miller MC，Repollet M，Connelly MC，Rao C，Tibbe AG，Uhr JW，Terstappen LW（2004）Tumor cells circulate in the peripheral blood of all major carcinomas but not in healthy subjects or patients with nonmalignant diseases. Clin Cancer Res 10：6897-6904

[94] Deng G，Herrler M，Burgess D，Manna E，Krag D，Burke JF（2008）Enrichment with anti-cytokeratin alone or combined with anti-EpCAM antibodies significantly increases the sensitivity for circulating tumor cell detection in metastatic breast cancer patients. Breast Cancer Res 10：R69

[95] Yokobori T，Iinuma H，Shimamura T，Imoto S，Sugimachi K，Ishii H，Iwatsuki M，Ota D，

Ohkuma M，Iwaya T，Nishida N，Kogo R，Sudo T，Tanaka F，Shibata K，Toh H，Sato T，Barnard GF，Fukagawa T，Yamamoto S，Nakanishi H，Sasaki S，Miyano S，Watanabe T，Kuwano H，Mimori K，Pantel K，Mori M（2013）Plastin3 is a novel marker for circulating tumor cells undergoing the epithelial-mesenchymal transition and is associated with colorectal cancer prognosis. Cancer Res 73：2059-2069

[96] Tan SJ，Lakshmi RL，Chen P，Lim WT，Yobas L，Lim CT（2010）Versatile label free biochip for the detection of circulating tumor cells from peripheral blood in cancer patients. Biosens Bioelectron 26：1701-1705

[97] Vona G，Sabile A，Louha M，Sitruk V，Romana S，Schutze K，Capron F，Franco D，Pazzagli M，Vekemans M，Lacour B，Brechot C，Paterlini-Brechot P（2000）Isolation by size of epithelial tumor cells a new method for the immunomorphological and molecular characterization of circulating tumor cells. Am J Pathol 156：57-63

[98] Gertler R，Rosenberg R，Fuehrer K，Dahm M，Nekarda H，Siewert JR（2003）Detection of circulating tumor cells in blood using an optimized density gradient centrifugation. Recent Results Cancer Res 162：149-155

[99] Moon HS，Kwon K，Kim SI，Han H，Sohn J，Lee S，Jung HI（2011）Continuous separation of breast cancer cells from blood samples using multi-orifice flow fractionation（MOFF）and dielectrophoresis（DEP）. Lab Chip 11：1118-1125

[100] Ozkumur E，Shah AM，Ciciliano JC，Emmink BL，Miyamoto DT，Brachtel E，Yu M，Chen PI，Morgan B，Trautwein J，Kimura A，Sengupta S，Stott SL，Karabacak NM，Barber TA，Walsh JR，Smith K，Spuhler PS，Sullivan JP，Lee RJ，Ting DT，Luo X，Shaw AT，Bardia A，Sequist LV，Louis DN，Maheswaran S，Kapur R，Haber DA，Toner M（2013）Inertial focusing for tumor antigen-dependent and independent sorting of rare circulating tumor cells. Sci Transl Med 5：179ra147

[101] Bhagat AA，Bow H，Hou HW，Tan SJ，Han J，Lim CT（2010）Microfluidics for cell separation. Med Biol Eng Comput 48：999-1014

[102] Khoo BL，Warkiani ME，Tan DS，Bhagat AA，Irwin D，Lau DP，Lim AS，Lim KH，Krisna SS，Lim WT，Yap YS，Lee SC，Soo RA，Han J，Lim CT（2014）Clinical validation of an ultra high-throughput spiral microfluidics for the detection and enrichment of viable circulating tumor cells. PLoS One 9：e99409

[103] Bhagat AA，Kuntaegowdanahalli SS，Papautsky I（2008）Continuous particle separation in spiral microchannels using Dean flows and differential migration. Lab Chip 8：1906-1914

[104] Di Carlo D，Irimia D，Tompkins RG，Toner M（2007）Continuous inertial focusing，ordering，and separation of particles in microchannels. Proc Natl Acad Sci U S A 104：18892-18897

[105] Galanzha EI，Shashkov EV，Spring PM，Suen JY，Zharov VP（2009）In vivo，noninvasive，label-free detection and eradication of circulating metastatic melanoma cells using two-color photoacoustic flow cytometry with a diode laser. Cancer Res 69：7926-7934

[106] Gascoyne PR，Noshari J，Anderson TJ，Becker FF（2009）Isolation of rare cells from cell mixtures by dielectrophoresis. Electrophoresis 30：1388-1398

[107] Zhang L，Ridgway LD，Wetzel MD，Ngo J，Yin W，Kumar D，Goodman JC，Groves MD，Marchetti D（2013）The identification and characterization of breast cancer CTCs competent for brain metastasis. Sci Transl Med 5：180ra148

[108] Gao D，Vela I，Sboner A，Iaquinta PJ，Karthaus WR，Gopalan A，Dowling C，Wanjala JN，Undvall EA，Arora VK，Wongvipat J，Kossai M，Ramazanoglu S，Barboza LP，Di W，Cao Z，Zhang QF，Sirota I，Ran L，MacDonald TY，Beltran H，Mosquera JM，Touijer KA，

Scardino PT，Laudone VP，Curtis KR，Rathkopf DE，Morris MJ，Danila DC，Slovin SF，Solomon SB，Eastham JA，Chi P，Carver B，Rubin MA，Scher HI，Clevers H，Sawyers CL，Chen Y（2014）Organoid cultures derived from patients with advanced prostate cancer. Cell 159：176-187

[109] Yu M，Bardia A，Aceto N，Bersani F，Madden MW，Donaldson MC，Desai R，Zhu H，Comaills V，Zheng Z，Wittner BS，Stojanov P，Brachtel E，Sgroi D，Kapur R，Shioda T，Ting DT，Ramaswamy S，Getz G，Iafrate AJ，Benes C，Toner M，Maheswaran S，Haber DA（2014）Cancer therapy. Ex vivo culture of circulating breast tumor cells for individualized testing of drug susceptibility. Science 345：216-220

[110] Lacroix M，Leclercq G（2004）Relevance of breast cancer cell lines as models for breast tumours an update. Breast Cancer Res Treat 83：249-289

[111] van Staveren WC，Solis DY，Hebrant A，Detours V，Dumont JE，Maenhaut C（2009）Human cancer cell lines：experimental models for cancer cells in situ? For cancer stem cells? Biochim Biophys Acta 1795：92-103

[112] Racila E，Euhus D，Weiss AJ，Rao C，McConnell J，Terstappen LW，Uhr JW（1998）Detection and characterization of carcinoma cells in the blood. Proc Natl Acad Sci U S A 95：4589-4594

[113] Zheng S，Lin HK，Lu B，Williams A，Datar R，Cote RJ，Tai YC（2011）3D microfilter device for viable circulating tumor cell（CTC）enrichment from blood. Biomed Microdevices 13：203-213

[114] Warkiani ME，Khoo BL，Tan DS，Bhagat AA，Lim WT，Yap YS，Lee SC，Soo RA，Han J，Lim CT（2014）An ultra-high-throughput spiral microfluidic biochip for the enrichment of circulating tumor cells. Analyst 139：3245-3255

[115] Cohen SJ，Punt CJ，Iannotti N，Saidman BH，Sabbath KD，Gabrail NY，Picus J，Morse M，Mitchell E，Miller MC，Doyle GV，Tissing H，Terstappen LW，Meropol NJ（2008）Relationship of circulating tumor cells to tumor response，progression-free survival，and overall survival in patients with metastatic colorectal cancer. J Clin Oncol 26：3213-3221

[116] Hayes DF，Cristofanilli M，Budd GT，Ellis MJ，Stopeck A，Miller MC，Matera J，Allard WJ，Doyle GV，Terstappen LW（2006）Circulating tumor cells at each follow-up time point during therapy of metastatic breast cancer patients predict progression-free and overall survival. Clin Cancer Res 12：4218-4224

[117] Riethdorf S，Muller V，Zhang L，Rau T，Loibl S，Komor M，Roller M，Huober J，Fehm T，Schrader I，Hilfrich J，Holms F，Tesch H，Eidtmann H，Untch M，von Minckwitz G，Pantel K（2010）Detection and HER2 expression of circulating tumor cells prospective monitoring in breast cancer patients treated in the neoadjuvant GeparQuattro trial. Clin Cancer Res 16：2634-2645

[118] Herlyn M，Steplewski Z，Herlyn D，Koprowski H（1979）Colorectal carcinoma-specific antigen detection by means of monoclonal antibodies. Proc Natl Acad Sci U S A 76：1438-1442

[119] Nagao K，Zhu J，Heneghan MB，Hanson JC，Morasso MI，Tessarollo L，Mackem S，Udey MC（2009）Abnormal placental development and early embryonic lethality in EpCAM-null mice. PLoS One 4：e8543

[120] Litvinov SV，Velders MP，Bakker HA，Fleuren GJ，Warnaar SO（1994）Ep-CAM a human epithelial antigen is a homophilic cell-cell adhesion molecule. J Cell Biol 125：437-446

[121] Pantel K，Woelfle U（2005）Detection and molecular characterisation of disseminated tumour cells implications for anti-cancer therapy. Biochim Biophys Acta 1756：53-64

[122] Goeminne JC，Guillaume T，Symann M（2000）Pitfalls in the detection of disseminated non-hematological tumor cells. Ann Oncol 11：785-792
[123] Ring A，Smith IE，Dowsett M（2004）Circulating tumour cells in breast cancer. Lancet Oncol 5：79-88
[124] Jung R，Kruger W，Hosch S，Holweg M，Kroger N，Gutensohn K，Wagener C，Neumaier M，Zander AR（1998）Specificity of reverse transcriptase polymerase chain reaction assays designed for the detection of circulating cancer cells is influenced by cytokines in vivo and in vitro. Br J Cancer 78：1194-1198
[125] Kowalewska M，Chechlinska M，Markowicz S，Kober P，Nowak R（2006）The relevance of RT-PCR detection of disseminated tumour cells is hampered by the expression of markers regarded as tumour-specific in activated lymphocytes. Eur J Cancer 42：2671-2674
[126] Fehm T，Solomayer EF，Meng S，Tucker T，Lane N，Wang J，Gebauer G（2005）Methods for isolating circulating epithelial cells and criteria for their classification as carcinoma cells. Cytotherapy 7：171-185
[127] Spizzo G，Went P，Dirnhofer S，Obrist P，Simon R，Spichtin H，Maurer R，Metzger U，von Castelberg B，Bart R，Stopatschinskaya S，Kochli OR，Haas P，Mross F，Zuber M，Dietrich H，Bischoff S，Mirlacher M，Sauter G，Gastl G（2004）High Ep-CAM expression is associated with poor prognosis in node-positive breast cancer. Breast Cancer Res Treat 86：207-213
[128] Sun YF，Yang XR，Zhou J，Qiu SJ，Fan J，Xu Y（2011）Circulating tumor cells advances in detection methods，biological issues，and clinical relevance. J Cancer Res Clin Oncol 137：1151-1173
[129] Perou CM，Sorlie T，Eisen MB，van de Rijn M，Jeffrey SS，Rees CA，Pollack JR，Ross DT，Johnsen H，Akslen LA，Fluge O，Pergamenschikov A，Williams C，Zhu SX，Lonning PE，Borresen-Dale AL，Brown PO，Botstein D（2000）Molecular portraits of human breast tumours. Nature 406：747-752
[130] Prat A，Parker JS，Karginova O，Fan C，Livasy C，Herschkowitz JI，He X，Perou CM（2010）Phenotypic and molecular characterization of the claudin-low intrinsic subtype of breast cancer. Breast Cancer Res 12：R68
[131] Sieuwerts AM，Kraan J，Bolt J，van der Spoel P，Elstrodt F，Schutte M，Martens JW，Gratama JW，Sleijfer S，Foekens JA（2009）Anti-epithelial cell adhesion molecule antibodies and the detection of circulating normal-like breast tumor cells. J Natl Cancer Inst 101：61-66
[132] Borgen E，Naume B，Nesland JM，Kvalheim G，Beiske K，Fodstad O，Diel I，Solomayer EF，Theocharous P，Coombes RC，Smith BM，Wunder E，Marolleau JP，Garcia J，Pantel K（1999）Standardization of the immunocytochemical detection of cancer cells in BM and blood：I. Establishment of objective criteria for the evaluation of immunostained cells. Cytotherapy 1：377-388
[133] Marrinucci D，Bethel K，Lazar D，Fisher J，Huynh E，Clark P，Bruce R，Nieva J，Kuhn P（2010）Cytomorphology of circulating colorectal tumor cells：a small case series. J Oncol 2010：861341
[134] Aceto N，Bardia A，Miyamoto DT，Donaldson MC，Wittner BS，Spencer JA，Yu M，Pely A，Engstrom A，Zhu H，Brannigan BW，Kapur R，Stott SL，Shioda T，Ramaswamy S，Ting DT，Lin CP，Toner M，Haber DA，Maheswaran S（2014）Circulating tumor cell clusters are oligoclonal precursors of breast cancer metastasis. Cell 158：1110-1122
[135] Christiansen JJ，Rajasekaran AK（2006）Reassessing epithelial to mesenchymal transition as

a prerequisite for carcinoma invasion and metastasis. Cancer Res 66：8319-8326
[136] Joyce JA，Pollard JW（2009）Microenvironmental regulation of metastasis. Nat Rev Cancer 9：239-252
[137] Friedl P，Wolf K（2003）Tumour-cell invasion and migration diversity and escape mechanisms. Nat Rev Cancer 3：362-374
[138] Wittekind C，Neid M（2005）Cancer invasion and metastasis. Oncology 69（Suppl 1）：14-16
[139] Al-Mehdi AB，Tozawa K，Fisher AB，Shientag L，Lee A，Muschel RJ（2000）Intravascular origin of metastasis from the proliferation of endothelium-attached tumor cells：a new model for metastasis. Nat Med 6：100-102
[140] Friedl P，Gilmour D（2009）Collective cell migration in morphogenesis，regeneration and cancer. Nat Rev Mol Cell Biol 10：445-457
[141] Glinsky VV，Glinsky GV，Glinskii OV，Huxley VH，Turk JR，Mossine VV，Deutscher SL，Pienta KJ，Quinn TP（2003）Intravascular metastatic cancer cell homotypic aggregation at the sites of primary attachment to the endothelium. Cancer Res 63：3805-3811
[142] Berezovskaya O，Schimmer AD，Glinskii AB，Pinilla C，Hoffman RM，Reed JC，Glinsky GV（2005）Increased expression of apoptosis inhibitor protein XIAP contributes to anoikis resistance of circulating human prostate cancer metastasis precursor cells. Cancer Res 65：2378-2386
[143] Luzzi KJ，MacDonald IC，Schmidt EE，Kerkvliet N，Morris VL，Chambers AF，Groom AC（1998）Multistep nature of metastatic inefficiency dormancy of solitary cells after successful extravasation and limited survival of early micrometastases. Am J Pathol 153：865-873
[144] Pachmann K（2005）Longtime recirculating tumor cells in breast cancer patients. Clin Cancer Res 11：5657，author reply 5657-5658
[145] Barrier A，Olaya N，Chiappini F，Roser F，Scatton O，Artus C，Franc B，Dudoit S，Flahault A，Debuire B，Azoulay D，Lemoine A（2005）Ischemic preconditioning modulates the expression of several genes，leading to the overproduction of IL-1Ra，iNOS，and Bcl-2 in a human model of liver ischemia-reperfusion. FASEB J 19：1617-1626
[146] Yang J，Mani SA，Weinberg RA（2006）Exploring a new twist on tumor metastasis. Cancer Res 66：4549-4552
[147] Kim MY，Oskarsson T，Acharyya S，Nguyen DX，Zhang XH，Norton L，Massague J（2009）Tumor self-seeding by circulating cancer cells. Cell 139：1315-1326
[148] Ito S，Nakanishi H，Ikehara Y，Kato T，Kasai Y，Ito K，Akiyama S，Nakao A，Tatematsu M（2001）Real-time observation of micrometastasis formation in the living mouse liver using a green fluorescent protein gene-tagged rat tongue carcinoma cell line. Int J Cancer 93：212-217
[149] Sahai E（2007）Illuminating the metastatic process. Nat Rev Cancer 7：737-749
[150] Chambers AF，MacDonald IC，Schmidt EE，Koop S，Morris VL，Khokha R，Groom AC（1995）Steps in tumor metastasis new concepts from intravital videomicroscopy. Cancer Metastasis Rev 14：279-301
[151] Holmgren L，O'Reilly MS，Folkman J（1995）Dormancy of micrometastases balanced proliferation and apoptosis in the presence of angiogenesis suppression. Nat Med 1：149-153
[152] Schirrmacher V（2001）T-cell immunity in the induction and maintenance of a tumour dormant state. Semin Cancer Biol 11：285-295
[153] Went PT，Lugli A，Meier S，Bundi M，Mirlacher M，Sauter G，Dirnhofer S（2004）Frequent EpCam protein expression in human carcinomas. Hum Pathol 35：122-128

[154] Fehm T，Sagalowsky A，Clifford E，Beitsch P，Saboorian H，Euhus D，Meng S，Morrison L，Tucker T，Lane N，Ghadimi BM，Heselmeyer-Haddad K，Ried T，Rao C，Uhr J（2002）Cytogenetic evidence that circulating epithelial cells in patients with carcinoma are malignant. Clin Cancer Res 8：2073-2084
[155] Willipinski-Stapelfeldt B，Riethdorf S，Assmann V，Woelfle U，Rau T，Sauter G，Heukeshoven J，Pantel K（2005）Changes in cytoskeletal protein composition indicative of an epithelial-mesenchymal transition in human micrometastatic and primary breast carcinoma cells. Clin Cancer Res 11：8006-8014
[156] Clevers H（2011）The cancer stem cell premises，promises and challenges. Nat Med 17：313-319
[157] Singh A，Settleman J（2010）EMT，cancer stem cells and drug resistance an emerging axis of evil in the war on cancer. Oncogene 29：4741-4751
[158] Gal A，Sjoblom T，Fedorova L，Imreh S，Beug H，Moustakas A（2008）Sustained TGF beta exposure suppresses Smad and non-Smad signalling in mammary epithelial cells，leading to EMT and inhibition of growth arrest and apoptosis. Oncogene 27：1218-1230
[159] Lim E，Vaillant F，Wu D，Forrest NC，Pal B，Hart AH，Asselin-Labat ML，Gyorki DE，Ward T，Partanen A，Feleppa F，Huschtscha LI，Thorne HJ，Fox SB，Yan M，French JD，Brown MA，Smyth GK，Visvader JE，Lindeman GJ（2009）Aberrant luminal progenitors as the candidate target population for basal tumor development in BRCA1 mutation carriers. Nat Med 15：907-913
[160] Erler JT，Bennewith KL，Nicolau M，Dornhofer N，Kong C，Le QT，Chi JT，Jeffrey SS，Giaccia AJ（2006）Lysyl oxidase is essential for hypoxia-induced metastasis. Nature 440：1222-1226
[161] Sahlgren C，Gustafsson MV，Jin S，Poellinger L，Lendahl U（2008）Notch signaling mediates hypoxia-induced tumor cell migration and invasion. Proc Natl Acad Sci U S A 105：6392-6397
[162] Ring AE，Zabaglo L，Ormerod MG，Smith IE，Dowsett M（2005）Detection of circulating epithelial cells in the blood of patients with breast cancer comparison of three techniques. Br J Cancer 92：906-912
[163] Vona G，Estepa L，Beroud C，Damotte D，Capron F，Nalpas B，Mineur A，Franco D，Lacour B，Pol S，Brechot C，Paterlini-Brechot P（2004）Impact of cytomorphological detection of circulating tumor cells in patients with liver cancer. Hepatology 39：792-797
[164] Gala JL，Heusterspreute M，Loric S，Hanon F，Tombal B，Van Cangh P，De Nayer P，Philippe M（1998）Expression of prostate-specific antigen and prostate-specific membrane antigen transcripts in blood cells implications for the detection of hematogenous prostate cells and standardization. Clin Chem 44：472-481
[165] Fischer JC，Niederacher D，Topp SA，Honisch E，Schumacher S，Schmitz N，Zacarias Fohrding L，Vay C，Hoffmann I，Kasprowicz NS，Hepp PG，Mohrmann S，Nitz U，Stresemann A，Krahn T，Henze T，Griebsch E，Raba K，Rox JM，Wenzel F，Sproll C，Janni W，Fehm T，Klein CA，Knoefel WT，Stoecklein NH（2013）Diagnostic leukapheresis enables reliable detection of circulating tumor cells of nonmetastatic cancer patients. Proc Natl Acad Sci U S A 110：16580-16585
[166] Pinzani P，Salvadori B，Simi L，Bianchi S，Distante V，Cataliotti L，Pazzagli M，Orlando C（2006）Isolation by size of epithelial tumor cells in peripheral blood of patients with breast cancer correlation with real-time reverse transcriptase-polymerase chain reaction results and

feasibility of molecular analysis by laser microdissection. Hum Pathol 37：711-718
[167] Polzer B，Medoro G，Pasch S，Fontana F，Zorzino L，Pestka A，Andergassen U，Meier-Stiegen F，Czyz ZT，Alberter B，Treitschke S，Schamberger T，Sergio M，Bregola G，Doffini A，Gianni S，Calanca A，Signorini G，Bolognesi C，Hartmann A，Fasching PA，Sandri MT，Rack B，Fehm T，Giorgini G，Manaresi N，Klein CA（2014）Molecular profiling of single circulating tumor cells with diagnostic intention. EMBO Mol Med 6：1371-1386
[168] Mocellin S，Keilholz U，Rossi CR，Nitti D（2006）Circulating tumor cells the 'leukemic phase' of solid cancers. Trends Mol Med 12：130-139
[169] Theil G，Haubold K，Fornara P，Stresemann A，Schmitz A，Krahn T，Lücke K（2014）Comparison of CTC capture efficiency of the CellCollector™ technology versus CellSearch® in prostate cancer patients at multiple time points（Abstract）. Proceedings of the 105th annual meeting of the American Association for Cancer Research 7419
[170] Stevens LC，Bunker MC（1964）Karyotype and sex of primary testicular teratomas in mice. J Natl Cancer Inst 33：65-78
[171] Kahan BW，Ephrussi B（1970）Developmental potentialities of clonal in vitro cultures of mouse testicular teratoma. J Natl Cancer Inst 44：1015-1036
[172] Kleinsmith LJ，Pierce GB Jr（1964）Multipotentiality of single embryonal carcinoma cells. Cancer Res 24：1544-1551
[173] Lapidot T，Sirard C，Vormoor J，Murdoch B，Hoang T，Caceres-Cortes J，Minden M，Paterson B，Caligiuri MA，Dick JE（1994）A cell initiating human acute myeloid leukaemia after transplantation into SCID mice. Nature 367：645-648
[174] Bui M，Reiter RE（1998）Stem cell genes in androgen-independent prostate cancer. Cancer Metastasis Rev 17：391-399
[175] Singh SK，Clarke ID，Terasaki M，Bonn VE，Hawkins C，Squire J，Dirks PB（2003）Identification of a cancer stem cell in human brain tumors. Cancer Res 63：5821-5828
[176] Al-Hajj M，Wicha MS，Benito-Hernandez A，Morrison SJ，Clarke MF（2003）Prospective identification of tumorigenic breast cancer cells. Proc Natl Acad Sci U S A 100：3983-3988
[177] Ginestier C，Hur MH，Charafe-Jauffret E，Monville F，Dutcher J，Brown M，Jacquemier J，Viens P，Kleer CG，Liu S，Schott A，Hayes D，Birnbaum D，Wicha MS，Dontu G（2007）ALDH1 is a marker of normal and malignant human mammary stem cells and a predictor of poor clinical outcome. Cell Stem Cell 1：555-567
[178] Charpentier M，Martin S（2013）Interplay of stem cell characteristics，EMT，and microtentacles in circulating breast tumor cells. Cancers（Basel）5：1545-1565
[179] Nishi M，Akutsu H，Kudoh A，Kimura H，Yamamoto N，Umezawa A，Lee SW，Ryo A（2014）Induced cancer stem-like cells as a model for biological screening and discovery of agents targeting phenotypic traits of cancer stem cell. Oncotarget 5：8665-8680
[180] Tan TZ，Miow QH，Huang RY，Wong MK，Ye J，Lau JA，Wu MC，Bin Abdul Hadi LH，Soong R，Choolani M，Davidson B，Nesland JM，Wang LZ，Matsumura N，Mandai M，Konishi I，Goh BC，Chang JT，Thiery JP，Mori S（2013）Functional genomics identifies five distinct molecular subtypes with clinical relevance and pathways for growth control in epithelial ovarian cancer. EMBO Mol Med 5：983-998
[181] Chua KN，Sim WJ，Racine V，Lee SY，Goh BC，Thiery JP（2012）A cell-based small molecule screening method for identifying inhibitors of epithelial-mesenchymal transition in carcinoma. PLoS One 7：e33183
[182] Zhuo WL，Wang Y，Zhuo XL，Zhang YS，Chen ZT（2008）Short interfering RNA directed

against TWIST，a novel zinc finger transcription factor，increases A549 cell sensitivity to cisplatin via MAPK/mitochondrial pathway. Biochem Biophys Res Commun 369：1098-1102

[183] Gan R，Yang Y，Yang X，Zhao L，Lu J，Meng QH（2014）Downregulation of miR-221/222 enhances sensitivity of breast cancer cells to tamoxifen through upregulation of TIMP3. Cancer Gene Ther 21：290-296

[184] Bao B，Ahmad A，Li Y，Azmi AS，Ali S，Banerjee S，Kong D，Sarkar FH（2012）Targeting CSCs within the tumor microenvironment for cancer therapy a potential role of mesenchymal stem cells. Expert Opin Ther Targets 16：1041-1054

[185] Nagai T，Arao T，Furuta K，Sakai K，Kudo K，Kaneda H，Tamura D，Aomatsu K，Kimura H，Fujita Y，Matsumoto K，Saijo N，Kudo M，Nishio K（2011）Sorafenib inhibits the hepatocyte growth factor-mediated epithelial mesenchymal transition in hepatocellular carcinoma. Mol Cancer Ther 10：169-177

[186] Bocca C，Bozzo F，Cannito S，Parola M，Miglietta A（2012）Celecoxib inactivates epithelial-mesenchymal transition stimulated by hypoxia and/or epidermal growth factor in colon cancer cells. Mol Carcinog 51：783-795

[187] Qu C，Zhang W，Zheng G，Zhang Z，Yin J，He Z（2014）Metformin reverses multidrug resistance and epithelial-mesenchymal transition（EMT）via activating AMP-activated protein kinase（AMPK）in human breast cancer cells. Mol Cell Biochem 386：63-71

[188] Karim SA，Creedon H，Patel H，Carragher NO，Morton JP，Muller WJ，Evans TR，Gusterson B，Sansom OJ，Brunton VG（2013）Dasatinib inhibits mammary tumour development in a genetically engineered mouse model. J Pathol 230：430-440

[189] Foroni C，Broggini M，Generali D，Damia G（2012）Epithelial-mesenchymal transition and breast cancer role，molecular mechanisms and clinical impact. Cancer Treat Rev 38：689-697

[190] Yew KH，Crow J，Hirst J，Pessetto Z，Godwin AK（2013）Epimorphin-induced MET sensitizes ovarian cancer cells to platinum. PLoS One 8：e72637

[191] Zhu XL，Wang YL，Chen JP，Duan LL，Cong PF，Qu YC，Li-Ling J，Zhang MX（2013）Alternol inhibits migration and invasion of human hepatocellular carcinoma cells by targeting epithelial-to-mesenchymal transition. Tumour Biol 35（2）：1627-1635

[192] Wu Y，Fu Y，Zheng L，Lin G，Ma J，Lou J，Zhu H，He Q，Yang B（2014）Nutlin-3 inhibits epithelial-mesenchymal transition by interfering with canonical transforming growth factor-beta1-Smad-Snail/Slug axis. Cancer Lett 342：82-91

[193] Smerage JB，Barlow WE，Hortobagyi GN，Winer EP，Leyland-Jones B，Srkalovic G，Tejwani S，Schott AF，O'Rourke MA，Lew DL，Doyle GV，Gralow JR，Livingston RB，Hayes DF（2014）Circulating tumor cells and response to chemotherapy in metastatic breast cancer SWOG S0500. J Clin Oncol 32：3483-3489

[194] Tan TZ，Miow QH，Miki Y，Noda T，Mori S，Huang RY，Thiery JP（2014）Epithelial-mesenchymal transition spectrum quantification and its efficacy in deciphering survival and drug responses of cancer patients. EMBO Mol Med 6：1279-1293

[195] De Giorgi V，Pinzani P，Salvianti F，Panelos J，Paglierani M，Janowska A，Grazzini M，Wechsler J，Orlando C，Santucci M，Lotti T，Pazzagli M，Massi D（2010）Application of a filtration- and isolation-by-size technique for the detection of circulating tumor cells in cutaneous melanoma. J Invest Dermatol 130：2440-2447

[196] Hofman V，Ilie MI，Long E，Selva E，Bonnetaud C，Molina T，Venissac N，Mouroux J，Vielh P，Hofman P（2011）Detection of circulating tumor cells as a prognostic factor in patients undergoing radical surgery for non-small-cell lung carcinoma comparison of the

efficacy of the CellSearch Assay and the isolation by size of epithelial tumor cell method. Int J Cancer 129：1651-1660

[197] Ebos JM，Lee CR，Cruz-Munoz W，Bjarnason GA，Christensen JG，Kerbel RS（2009）Accelerated metastasis after short-term treatment with a potent inhibitor of tumor angiogenesis. Cancer Cell 15：232-239

[198] MacDonald IC，Groom AC，Chambers AF（2002）Cancer spread and micrometastasis development quantitative approaches for in vivo models. Bioessays 24：885-893

[199] Talasaz AH，Powell AA，Huber DE，Berbee JG，Roh KH，Yu W，Xiao W，Davis MM，Pease RF，Mindrinos MN，Jeffrey SS，Davis RW（2009）Isolating highly enriched populations of circulating epithelial cells and other rare cells from blood using a magnetic sweeper device. Proc Natl Acad Sci U S A 106：3970-3975

[200] Saliba AE，Saias L，Psychari E，Minc N，Simon D，Bidard FC，Mathiot C，Pierga JY，Fraisier V，Salamero J，Saada V，Farace F，Vielh P，Malaquin L，Viovy JL（2010）Microfluidic sorting and multimodal typing of cancer cells in self-assembled magnetic arrays. Proc Natl Acad Sci U S A 107：14524-14529

[201] Andreopoulou E，Yang LY，Rangel KM，Reuben JM，Hsu L，Krishnamurthy S，Valero V，Fritsche HA，Cristofanilli M（2012）Comparison of assay methods for detection of circulating tumor cells in metastatic breast cancer AdnaGen AdnaTest BreastCancer Select/Detect versus Veridex CellSearch system. Int J Cancer 130：1590-1597

[202] Hosokawa M，Kenmotsu H，Koh Y，Yoshino T，Yoshikawa T，Naito T，Takahashi T，Murakami H，Nakamura Y，Tsuya A，Shukuya T，Ono A，Akamatsu H，Watanabe R，Ono S，Mori K，Kanbara H，Yamaguchi K，Tanaka T，Matsunaga T，Yamamoto N（2013）Size-based isolation of circulating tumor cells in lung cancer patients using a microcavity array system. PLoS One 8：e67466

[203] Sollier E，Go DE，Che J，Gossett DR，O'Byrne S，Weaver WM，Kummer N，Rettig M，Goldman J，Nickols N，McCloskey S，Kulkarni RP，Di Carlo D（2014）Size-selective collection of circulating tumor cells using Vortex technology. Lab Chip 14：63-77

[204] Gupta V，Jafferji I，Garza M，Melnikova VO，Hasegawa DK，Pethig R，Davis DW（2012）ApoStream（TM），a new dielectrophoretic device for antibody independent isolation and recovery of viable cancer cells from blood. Biomicrofluidics 6：24133

[205] Lu J，Fan T，Zhao Q，Zeng W，Zaslavsky E，Chen JJ，Frohman MA，Golightly MG，Madajewicz S，Chen WT（2010）Isolation of circulating epithelial and tumor progenitor cells with an invasive phenotype from breast cancer patients. Int J Cancer 126：669-683

[206] Molloy TJ，Bosma AJ，van't Veer LJ（2008）Towards an optimized platform for the detection，enrichment，and semi-quantitation circulating tumor cells. Breast Cancer Res Treat 112：297-307

[207] Xu T，Lu B，Tai YC，Goldkorn A（2010）A cancer detection platform which measures telomerase activity from live circulating tumor cells captured on a microfilter. Cancer Res 70：6420-6426

[208] Wu YL，Dudognon C，Nguyen E，Hillion J，Pendino F，Tarkanyi I，Aradi J，Lanotte M，Tong JH，Chen GQ，Segal-Bendirdjian E（2006）Immunodetection of human telomerase reverse-transcriptase（hTERT）re-appraised nucleolin and telomerase cross paths. J Cell Sci 119：2797-2806

[209] Hautkappe AL，Lu M，Mueller H，Bex A，Harstrick A，Roggendorf M，Ruebben H（2000）Detection of germ-cell tumor cells in the peripheral blood by nested reverse

transcription-polymerase chain reaction for alpha-fetoprotein-messenger RNA and beta human chorionic gonadotropin-messenger RNA. Cancer Res 60：3170-3174

[210] Wu CH，Lin SR，Yu FJ，Wu DC，Pan YS，Hsieh JS，Huang SY，Wang JY（2006）Development of a high-throughput membrane-array method for molecular diagnosis of circulating tumor cells in patients with gastric cancers. Int J Cancer 119：373-379

[211] Kaganoi J，Shimada Y，Kano M，Okumura T，Watanabe G，Imamura M（2004）Detection of circulating oesophageal squamous cancer cells in peripheral blood and its impact on prognosis. Br J Surg 91：1055-1060

[212] Kruger WH，Jung R，Detlefsen B，Mumme S，Badbaran A，Brandner J，Renges H，Kroger N，Zander AR（2001）Interference of cytokeratin-20 and mammaglobin-reverse-transcriptase polymerase chain assays designed for the detection of disseminated cancer cells. Med Oncol 18：33-38

[213] Mehes G，Witt A，Kubista E，Ambros PF（2001）Circulating breast cancer cells are frequently apoptotic. Am J Pathol 159：17-20

[214] de Bono JS，Scher HI，Montgomery RB，Parker C，Miller MC，Tissing H，Doyle GV，Terstappen LW，Pienta KJ，Raghavan D（2008）Circulating tumor cells predict survival benefit from treatment in metastatic castration-resistant prostate cancer. Clin Cancer Res 14：6302-6309

第Ⅲ部分

CTC 分 析

第 9 章　CTC 分析：FISH、ISH、aCGH 及其他分子方法

Verena Tiran，Marija Balic，Nadia Dandachi

摘要　近期的研究结果揭示，在癌症背后有着不同寻常的异质性和复杂性。特别是，肿瘤内的异质性已经与治疗失败和耐药联系在一起，这为寻找有效的治疗方法提出了相当大的临床挑战。因此，为了研发新的和有效的靶向治疗方案，肿瘤异质性的评价在临床上非常重要。循环肿瘤细胞（circulating tumor cells，CTCs）的分子分型可能是一个令人兴奋和有前景的评价肿瘤异质性的替代生物标志物。随着近期在分子分析方面的发展，单细胞分型已经成为可能，这可以评价单个细胞之间的异质性程度。CTC 的分子谱也许有助于发现具有致瘤潜能的特异 CTC 亚群并且为研发特异靶向这些细胞的治疗铺平道路。本章将聚焦于目前正在使用的分子方法，包括（荧光）原位杂交、aCGH、二代测序、定性和定量 RT-PCR，以及微阵列。本章展示了这些技术所获取的信息如何帮助我们更好地了解肿瘤和 CTC 生物学，以及这些知识如何转化为有意义的临床获益。

关键词　癌症；转移；循环肿瘤细胞；分子谱；肿瘤异质性；预后，预测；分子方法

9.1　引言

实体肿瘤的大规模测序研究已经揭示在个体的原发癌症中存在广泛的肿瘤异质性，这为恶性肿瘤不同寻常的基因复杂性提供了证据[1, 2]。这种肿瘤内的异质性可能造成了癌症中的治疗失败和耐药，为设计有效的治疗方案提出了相当大的临床挑战。重要的是，肿瘤内的异质性并不仅限于原发肿瘤，也会被发现于远处转移灶中。这一点尤其重要，因为远处转移灶造成了最主要的癌症相关死亡，而治疗决策则通常是基于原发肿瘤的分析[3]。的确，多个研究已经阐述了原发和转移肿瘤在诊断标志物方面的不一致性[4]。因此，对于癌症患者的正确治疗及研发新的和有效的治疗方案来说，肿瘤异质性的评价在临床上非常重要[3]。

循环肿瘤细胞的分子分析可能是评价肿瘤异质性的一个有价值的潜在替代生

物标志物。而且，对于预测性靶点的发现和疾病进展的监测来说，CTC 的分子谱可能会被证实是一个有前景的替代或补充性生物标志物。随着近期在分子分析方面的进展，单细胞分型已经成为可能，这可以评价单个细胞之间的异质性程度[5-7]。

近期的研究发现提示，治疗的失败和肿瘤的复发可能要归因于肿瘤细胞中一个被称为癌症干细胞（cancer stem cells，CSCs）的小亚群，这群细胞支持肿瘤生长、种植转移，并抵抗传统的治疗[8, 9]。CTCs 和 CSCs 共享了几种特性，这导致了循环 CSCs 启动转移的假说。通过癌症类型相关的细胞表面标志物如 CD44、ALDH 或者通过上皮-间质转换（epithelial-mesenchymal transition，EMT）蛋白表达谱或干细胞特异因子表达谱，可以对 CSCs 进行鉴定[10]。此外，癌细胞在疾病进展和药物治疗过程中会改变它们的遗传表型，这使得更难靶向它们[11, 12]。CTC 的分子分型也许可以更好地反映疾病的异质性，也许有助于发现新的治疗靶点并且了解这些细胞中的治疗耐药机制。

9.2 CTC 的富集和分子分析

即使是转移性疾病也只会有很少的 CTC 出现在患者之中，估计其频率只有 1 个细胞每毫升血液。因为 CTC 与循环血细胞相比是如此稀少，其检测和分型就需要非常特异和敏感的富集方法[13]。因此，很多富集技术得以被应用。总的来说，它们都是基于 CTC 区别于非肿瘤细胞的物理或生物学特性。这里将提供一个简短的概要并且提供几篇关于这个主题的全面综述供读者参考[14-16]。

基于抗体的方法是使用最广泛的策略，依靠的是差异表达于 CTC 上而不是血液细胞上的抗原。CTC 上最常用的靶向抗原是上皮细胞黏附分子（epithelial cell adhesion molecule，EpCAM，也被称为 HEA 或 Ber-Ep4）。半自动化的 CellSearch® 平台是最为成功和最被认可的基于抗体的富集技术，采用的是连接 EpCAM 抗体的磁珠[13]。尽管 EpCAM 表达于大多数上皮来源的癌症，但是采用这样一种富集技术可能会漏掉那些低表达或没有表达 EpCAM 的 CTC。例如，EpCAM 通常并不表达于某些上皮肿瘤，如肾细胞癌、泌尿道上皮癌及鳞状细胞癌[17]。很明显，非上皮的癌症如黑色素瘤并不能采用这样的方法来进行分析。在乳腺癌中，也可以观察到 EpCAM 异质性表达，小叶癌亚型没有或只有很弱的表达[17-19]。也有一些证据表明，有一小群 CTC 经历了 EMT，其特征是上皮标志物如 EpCAM 的下调[20, 21]。依赖 EpCAM 的富集技术可能无法捕获 CTCs 中的一个重要亚群。

其他的富集方法是基于物理特性，如细胞密度的差异。这种方法的例子是蔗聚糖泛影酸（ficoll hypaque）分离[22]和 OncoQuick[23]。另外一个肿瘤细胞特性是细胞大小，这一点已经被成功地应用于 CTC 的富集[24-28]。因为这种富集方法并不依赖 CTC 上的抗原表达，所以它可以应用于更广泛的肿瘤类型，并有可能富集不同的 CTC 亚群，这使得肿瘤异质性的评价成为可能。目前很清楚的是，不同的富集技术并不一定能检测到相同的 CTC 亚群，这可能会限制后续结果的意义。

目前，没有一个现有的富集平台能够提供纯的肿瘤细胞群体，因此所有的分离技术都要求做后续分析以便从非特异性捕获的细胞中鉴别出 CTC，其中所涉及的最常用方法或者是通过免疫细胞化学或免疫荧光来检测肿瘤特异的抗原如细胞角蛋白（图 9.1，彩图 9）或者是各种分子方法[15]。

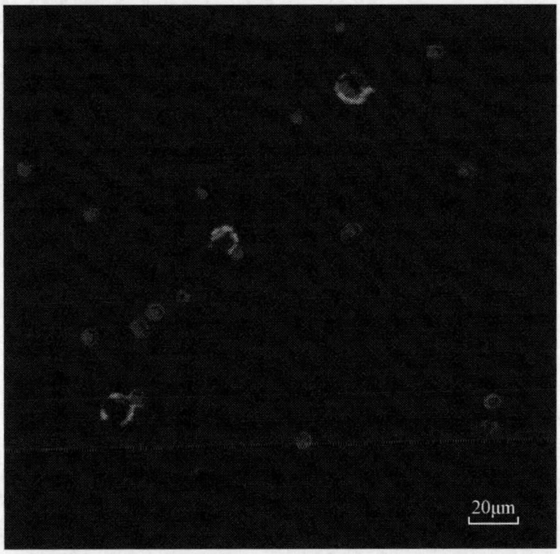

图 9.1　表达 CK（绿色）的捕获肿瘤细胞和表达 CD45（红色）的外周血单个核细胞的免疫荧光染色。DAPI（蓝色）用于细胞核显影

分子方法是基于核酸序列的鉴定和分型，具有很多优势，包括高敏感性和多重能力。在 CTC 的 DNA 和 RNA 分析方面的新技术进展引起了科学知识的激增，导致了对肿瘤和 CTC 生物学及肿瘤异质性的更好地了解。特别是单细胞的基因组分析现在使得肿瘤异质性的评价成为可能。而且，关于治疗过程之中 CTC 分子谱变化的研究变得越来越重要，因为这可以作为治疗反应或耐药的生物标志物，并可能会导致设计新的分子治疗，特异靶向那些具有致瘤潜能的 CTCs[29, 30]。有几项研究已经证实了 CTC 分子分析的可行性，目的是将基因组改变与癌症的进展联系在一起，并且检测靶向治疗的反应[29, 30]。然而，CTC 分子分析的临床价值仍然还需要大规模前瞻性试验的确认。

这里聚焦于 CTC 分析目前所使用的分子检测技术及相应的发现如何帮助我们更好地了解肿瘤和 CTC 生物学，及这些知识如何转化为有意义的临床获益。

9.3 原位杂交技术

原位杂交（in situ hybridization，ISH）方法被用于定位核酸的信息或者在一个形态学的背景下显示基因表达的产物。这些方法依赖于一个标记的核苷酸序列与一条互补的 RNA 或 DNA 靶序列的杂交。与检测细胞蛋白含量的免疫组化（immunohistochemistry，IHC）方法相比，ISH 能够在异质性的组织之中对 RNA 或 DNA 进行细胞学水平定位[31]。而且，如果不能通过商业购买获得抗体，RNA 的 ISH 就是一种可选择的方法，因为实际上所有的序列都可以进行标记定制。

通常，序列探针会做荧光标记以便显示癌细胞中的染色体异常，有可能会同时标记几个靶点[32]。通过细胞学确认来显示染色体异常的能力是 ISH 技术最重要的优势之一。荧光原位杂交（fluorescence in situ hybridization，FISH）的其他优势还包括可以采用自动化的 FISH 计数系统及能够根据突变与亲本染色体的定量比率来制订阈值[29]。

另外，探针还可以标记放射性同位素或者可以采用 IHC 所使用的类似的生色底物来进行显影。这种生色的 ISH 方法能够方便使用显微镜的明场并且在组织学的背景下显示基因的改变[33]。

FISH 可以成功地应用于原发和转移肿瘤中的 HER2 扩增状态评价[34]。HER2 扩增与肿瘤侵袭性增强、治疗抵抗及患者的不良预后有关[35]。HER2 靶向药物的治疗，如曲妥珠单抗、拉帕替尼及帕妥珠单抗，可以显著延长无疾病生存期[36-38]。近期的研究揭示，原发灶和转移灶的 HER2 状态存在不一致性，提示一组有望从 HER2 靶向治疗之中获益的患者可能被错过了[39, 40]。检测 CTC 的 HER2 状态可能会提供一种补充性的或备选的替代方法。例如，Flores 等采用 FISH 来检测乳腺癌患者中的 CTC[41]。他们发现在 CTC 和相应的原发和转移乳腺肿瘤之间存在不一致的 HER2 扩增。类似的，Punnoose 等在接受赫赛汀治疗的转移性乳腺癌患者中通过 FISH 来检测 CTC 的 HER2 状态[42]。尽管多数患者显示出了与其肿瘤组织一致的 HER2 状态，但是在一组患者中（11%），CTC 的 HER2 状态与原发的 HER2 状态并不一致。Meng 等报道了一组患者，于疾病进展的过程中在其 CTC 上获得了 HER2 基因的扩增。相反，另外一项研究发现在 CTC 和原发肿瘤的 HER2 状态之间存在高度的一致性[43]。综上所述，这些结果提示，CTC 的分子分析可以作为治疗反应或耐药的生物标志物。

在其他肿瘤实体中也证实了 FISH 检测 CTC 中拷贝数变化的可能性。一项研究分离了转移性前列腺癌患者的 CTC，将细胞与雄激素受体（androgen receptor，AR）和 MYC 探针杂交。携带超过 10 个 CTC 的患者表现出了 AR 扩增的增加，此外还有 MYC 拷贝的增加，这是一个之前所报道的转移性前列腺肿瘤的分子特征。这些发现证实对晚期前列腺癌患者是有用的，而且作者建议将这个方法作为一个非侵袭性的手段用于常规的肿瘤分型[44]。Attard 等成功地将 FISH 技术应用于 CTC 的分型，进行前列腺癌患者中 PTEN 杂合子和纯合子缺失的检测[45]。在 Swennenhuis 等的研究中，他们采用荧光标记的 DNA 探针靶向特异的染色体来对转移性去势抵抗前列腺癌患者的 CTC 进行分型[46]。这可以显示非正常数量的染色体并且因而鉴别肿瘤细胞。再一次，这些结果显示异质性并不仅限于患者之间，而且还存在于同一患者的 CTC 之间。所有这些研究都强调采用 FISH 技术进行 CTC 的分子分型是可行的，并且提供了重要的证据，说明 CTC 上的基因组改变在将来有可能被用于疾病进展的评价。

最近，Yu 等研发了一个荧光 RNA-ISH 技术来显示胰腺癌患者 CTC 的 WNT2 表达。他们发现 CTC 中 WNT2 的过表达可以促进成球的能力（这是一个明确的证实 CSC 自我更新活性的体外标志物）和转移的潜能。这个研究提示，在胰腺癌的血源性扩散过程中存在非经典的 WNT 表达，因为与原发肿瘤相比，CTC 显示出了在转移细胞中的那种 WNT2 高表达[47]。Payne 等的研究是另一个例子，证实多重荧光 RNA ISH 对 CTC 进行检测和分子分型是可行的[48]。他们证实采用 RNA ISH 检测到 CTC 可以在转移性乳腺癌患者中预测较短的无进展生存期，这强调了采用这种方法检测 CTC 的实用价值。

9.4 aCGH

虽然多色 FISH 可以在一个肿瘤细胞中同时检测几个染色体变异，但阵列比较基因组杂交（array comparative genomic hybridization，aCGH）却能提供每一条染色体拷贝数变化的全基因组信息（图 9.2，彩图 10）。在一个典型的 aCGH 实验中，来自患者和健康对照的 DNA 之间的竞争性杂交被用于发现这两个样品之间的拷贝数变化。然而，根据相应的实验，对照会有所变化，也会获得不同的信息。例如，CTC 与原发或转移灶的差别，或治疗有效患者对比无效患者的 CTC 差别[29]。随着近期在 aCGH 技术方面的进展，现在甚至有可能分析单细胞的基因组。采用 aCGH 进行 CTC 的基因谱研究为肿瘤进展及肿瘤异质性的程度提供了重要的见解[49]。然而，像所有的分子技术一样，采用 aCGH 所检测到的遗传改变并不一定能够在功能蛋白的水平上反映 CTC 的表型[29]。

Holcomb 等采用稀有细胞基因组扩增和 aCGH 对前列腺癌患者中所分离的少量 CTC 的基因组进行了检测。他们建立了一个操作流程，该流程具有持续低水平的实验噪声，检测染色体异常可接受的动态范围，以及生物复制体之间的可重复性[50]。采用这个原理验证研究，他们证实，与原发肿瘤细胞相比，非转移性前列腺癌患者中的 CTC 有更少的基因组改变，而晚期和局限性疾病患者的 CTC 在一

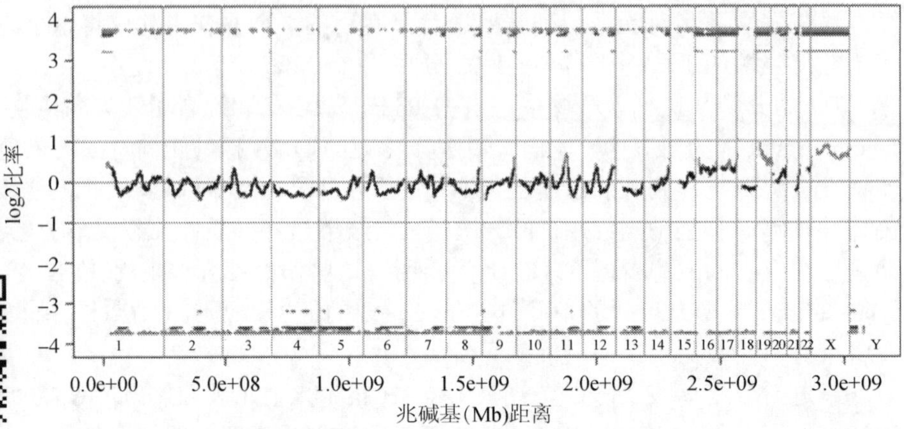

图 9.2 一个 aCGH 谱的例子，显示的是从一例乳腺癌患者胸水中富集的肿瘤细胞中的拷贝数变化。颜色代表拷贝数的状态：红色是丢失的区域；绿色是增加的区域；黑色是平衡的区域

些异常方面是相同的，包括细胞黏附基因的丢失及与进展性疾病相关的改变（译者注：此处原文有疑义，根据参考文献[50]做了相应修改）。

在一项后来的研究中，Paris 等证实在去势抵抗前列腺癌患者中所检测到的 CTC 拷贝数谱与它们所配对的实体瘤 DNA 是相似的，但是与经过 EpCAM 富集 CTC 之后剩余废弃的单个核血液细胞的相应 DNA 相比却完全不同[51]。类似的，Magbanua 等在去势抵抗前列腺癌患者所分离到的 CTC 上面进行了拷贝数谱的分析，他们发现在多数 CTC 的雄激素受体基因座上有高水平的拷贝数增加，但在匹配的原发肿瘤中则没有[52]。在更近期的一项研究中，同一研究团队成功地将 aCGH 应用于转移性乳腺癌患者 CTC 的分型[53]。在这项研究中他们也发现，连续检测 CTC 可以提示基因组随时间的改变，提示这个方法也许可以用于探索与癌症进展相关的基因组改变并且在临床试验中检测靶向治疗的疗效。

在另外一项近期的研究中，Heitzer 等从转移性结直肠癌患者中分离到了单个 CTC 并且应用了 aCGH 和二代测序（采用了包含 68 个结直肠癌相关基因的组合）。在对比原发肿瘤和转移灶的结果时，他们发现多个拷贝数变化也出现在原发肿瘤之中。在 CTC 中所证实的一些突变也出现在肿瘤中但是表现为亚克隆水平。其他一些遗传变异是 CTC 独有的，也许可以作为特异治疗的靶点[54]。

9.5 二代测序

鉴定那些导致不可控的细胞生长和（或）调控的致癌基因改变目前是在原发肿瘤上完成的而且已经成功地导致了癌症治疗的发展。这方面的例子是一些突变，如非小细胞肺癌（NSCLC）中的 EGFR[55]和 ALK[56]或结直肠癌中的 BRAF/KRAS[57]。

然而，与原发肿瘤相比，转移灶中的突变可能有所不同，因此靶向所有的细胞类型是不可能的[4]。

NGS 技术已经转变了分子肿瘤遗传学，因为它提供了肿瘤基因组全貌的综合分析，展现了对肿瘤异质性的重要认识。虽然 aCGH 检测的是更大的改变，但二代测序方法则能够提供更小的遗传改变信息，包括点突变、重排及小的插入/缺失。测序技术可以应用于基因组 DNA 和转录的 RNA 序列，目前已经广泛地应用于各种用途，包括 CTC 分析。目前有多个可用的 NGS 平台，表 9.1 提供了最常用的几个平台的概述[29，58-61]。

表 9.1　NGS 平台的例子

测序平台	机制	反应的读长	时间	模板准备
Roche 454	焦磷酸测序	400bp～400Mb/反应	10 小时	乳液状 PCR
Illumina/Solexa	可逆终止	2×100bp/反应	11.5 天	固相
ABI-SOLiD	连接法测序	2×60bp/天	8 天	乳液状 PCR
Ion torrent	H^+-离子敏感晶体管	320Mb/反应	8 小时	乳液状 PCR

第一个 NGS 平台由 454 生命科学公司建立于 21 世纪初，由罗氏公司商业化。这个 NGS 方法采用了 PCR 扩增，基于焦磷酸测序进行边合成边测序[62]。另外一项技术是由应用生物系统公司所研发的 SOLiD™ 系统，这是一种采用了寡核苷酸连接技术的测序。这个测序平台有很高的测序通量但是单次测序的读长却相对较短[63]。最近，Illumina 公司研发了一种相关的测序技术。他们的 Solexa 系统具有更大的测序通量但是相对更小的单个测序读长。目前，对于沿着基因组产生大量的短读数来说，Illumina 是最便宜的方法之一。与微列阵分析相比的一个优势就是样品可以标上条码并且混合集中在一个反应管中。通过这种方法，目前在一个 Illumina 反应中可以对多达 200 个单细胞进行测序[64]。

有些研究首次显示了单细胞 RNA 测序的可能性，这种测序具有更好的转录本覆盖度，这使得 CTC 转录组的详细研究成为可能[65]。采用这种技术，研究者们能够发现一些独特的基因表达模式，包括黑色素瘤循环肿瘤细胞的候选生物标志物。一项类似的研究在转移性前列腺癌患者的 EpCAM-阳性 CTC 上进行了 RNA 测序[66]。Hardt 等的另一项研究通过 NGS 结果与微阵列结果的对比，证实了 NGS 的技术可行性。他们从雌激素阳性乳腺癌患者中分离 CTC 并且采用两种方法进行基因表达谱分析。与微阵列相比，NGS 的优势是它可以检测新的转录本，而且并不仅限于已知基因[67]。然而，转录谱分析却受到 RNA 不稳定本性的影响，这个问题在单细胞 RNA 测序研究中尤其常见[65，66]。在 RNA 保存和稳定方面的技术进展将有助于克服这种局限。

首批 CTC 综合基因组谱分析，其中之一由 Heitzer 等完成[54]。结直肠原发肿瘤和转移灶的超深度测序揭示在亚克隆水平存在驱动突变，这些突变最初被错失掉了但是在 CTC 中却可以找到。另外，他们也捕捉到了专属于单个 CTC 的新突变，为细胞与细胞间的异质性提供了证据。这项研究为 CTC 基因组测序最重要的临床获益提供了坚实的基础，在这里，这个方法可以用于在一例患者中不断地监测基因组的肿瘤进展，后续也许有助于提高治疗的决策。

最近 Marchetti 等采用超深度 NGS 在 NSCLC 患者的 CTC 中评价了 EGFR 突变。他们提示在 CTC 中存在 EGFR 突变的遗传异质性，并且确认了之前的发现，即原发肿瘤和转移部位之间的 EGFR 突变是不一样的。肿瘤异质性也能够解释这些结果，而且在治疗的耐药方面可能起了很重要的作用[68]。在另外一项最近的研究中，研究者采用全基因组、全外显子组、转录组测序分析了肾细胞癌患者的原发肿瘤和转移灶活检。相比于原发肿瘤，转移细胞在分子水平显示出了高度的差异性，这在某种程度上解释了患者的不良预后[69]。

关于其他的基因组技术，目前还不清楚基因组测序是否能提供功能相关的信息以用于预测患者转归和治疗反应。为了得到有意义的信息和结论以提高临床治疗决策，将这种方法与其他的分型平台一起联合也许有助于克服这种不足[29]。而且，通过提高测序技术系统和研发第三代和第四代的测序技术，这种方法学将有可能成为临床条件下更有吸引力和更经济的方法[63]。

需要重点指出的是，测序技术也已经成功地应用于细胞游离循环肿瘤 DNA（circulating tumor DNA，ctDNA）的分析。目前，ctDNA 的基因分型是一个快速增长的领域，由于其高特异性和技术的简化，在临床应用中具有巨大的潜能。然而，这个主题超过了本章的范围。尽管有这些优势，CTC 提供了研究活的肿瘤细胞的独特能力并且能够获得有关肿瘤生物学和转移的功能信息。

9.6 PCR 技术和其他的分子方法

基于 mRNA 进行 CTC 检测的最常用方法是反转录聚合酶链反应（reverse-transcriptase polymerase chain reaction，RT-PCR）或定量实时 RT-PCR（qRT-PCR）。高敏感性及多重检测的能力使得这些方法非常灵活，有很好的成本效益和时效性。基于 mRNA 的方法的主要不足在于其不能获得形态学方面的信息，无法估计 CTC 的准确数值[15]。

在乳腺癌中，CK19 最常被用于 CTC 的检测[70, 71]。除了细胞角蛋白之外，还研究了其他几个潜在的标志物，如黏蛋白-1（mucin 1）、癌胚抗原（CEA）、乳腺球蛋白、HER2[15, 29]。

多重 qRT-PCR 有助于解决肿瘤异质性和标志物异质性表达的问题[72-74]。Powell 等在其研究中确认了 CTC 的异质性，但更重要的是，他们发现单个 CTC

并不因患者或疾病分期而聚类[75]。他们的发现支持这样的观点，即 CTCs 属于一个细胞亚组，它们的表型与肿瘤组织中的混合细胞完全不同，而单靠原发肿瘤的分型可能会导致并非最佳的治疗决定。一个可商业购买的分子方法，AdnaTest™（AdnaGen），采用了多重 RT-PCR 在乳腺癌患者的 CTC 中检测肿瘤相关基因的表达。这个方法与其他分子方法有很好的一致性，与 CellSearch 系统有相等的敏感性[76]。

Smirnov 等是首批在结直肠癌、前列腺癌和乳腺癌患者中进行 CTC 全基因表达谱分析的团队之一。他们列出了一个 CTC-特异基因的清单并且采用 qRT-PCR 在患者和正常对照中比较这些基因集的表达水平。他们的研究首次证实，在 CTC 中进行全基因表达谱分析是可行的[77]。

Barbazan 等在通过 EpCAM 富集从转移性结直肠癌患者中分离到的 CTC 上应用了全转录组扩增和基因表达分析。他们发现了一个 410 基因标志可以鉴定 CTCs。在一个独立的患者组中，采用定量 RT-PCR 进行了多个基因的验证[78]。Sieuwerts 等报道，少量 CTC 的分析可能会导致与原发肿瘤不一致的雌激素受体和 HER2 状态，这个发现也许可以影响现有治疗策略在乳腺癌中的使用[79]。

基因表达谱研究，如那些评价 EMT 相关表达谱和 CTC 中 CSC 特征的研究[20，21，80-82]，使得对 CTC 和癌症转移相关的生物学事件进行更详细的评价成为可能。这些研究提供了重要的证据，证实 CTC 的基因组评价可以作为一种研究工作来探索转移的生物学。

目前为止，只有少数研究分析了 CTC 中的表观遗传改变。DNA 甲基化是控制基因表达的一个重要表观遗传标志，DNA 甲基化模式的改变是人类癌症的特征[83]。Chimonidou 等首次提供了在 CTC 中可以发生肿瘤抑制基因和转移抑制基因甲基化的证据。在他们的研究中，检测了来自乳腺癌患者的 EpCAM 阳性 CTC，通过甲基化-特异的 PCR 发现，半胱氨酸蛋白酶抑制剂 M（CST6）、乳腺癌转移抑制因子 1（breast cancer metastasis suppressor 1，BRMS1）及包含 SRY-盒的基因 17（SRY-box containing gene 17，SOX17），这些基因的启动子都是高度甲基化的[84-86]。进而，他们在表观遗传水平证实了 CTCs 之间的异质性，其结果显示在不同的患者个体中有不同的甲基化谱。Sieuwerts 等首次在 CTC 中研究了 miRNA 的表达，证实在转移性乳腺癌患者所分离的 CTC 中有 10 个 miRNAs 的特异表达[79]。相比于单细胞转录组分析，由于方法学更为复杂，在单细胞中研究 DNA 的甲基化模式受到了很大的制约。随着研究单细胞表观遗传改变的新技术的出现，这样的研究将会变得更加频繁[87]。

9.7　结论和未来方向

技术方面的进步促进了 CTC 的分子分型，而近期的研究强调了 CTC 作为预后和预测标志物，以及最终作为一个研究工具用于发现新的治疗靶点的潜力。然而，相关的发现也揭示癌症背后不同寻常的异质性和复杂性。不足为奇的是，这种异质性也发现于 CTC 之中。例如，基于 EpCAM 的技术只能富集一个 CTC 的亚群，提示一群具有 EMT 表型并导致转移的 CTC 将会被错失掉，因为这些细胞并不表达上皮标志物。遗传肿瘤异质性与治疗失败和耐药有关，这提出了重要的临床挑战。CTC 也许可以提供一个理想的机会来评价肿瘤的异质性并且发现那些具有转移和耐药表型的细胞以便指导和提高患者的治疗干预。在分子检测方法方面快速的技术进展为 CTC 生物学中令人兴奋的新见解铺平了道路。同时，CTC 的富集仍然是最大的技术挑战，限制了在一例患者中可以分析的 CTC 数目。虽然已经可以进行单细胞的分析，但是准确地描述 CTC 的异质性依然很困难。很明显，要想解决这些局限就必须要研发新的、能够提高 CTC 捕获的技术。未来的巨大挑战将是从这些数据之中提取出有临床意义的信息并且将其转化为患者的临床获益。

参考文献

[1] Bedard PL，Hansen AR，Ratain MJ，Siu LL（2013）Tumour heterogeneity in the clinic. Nature 501（7467）：355-364. doi:10. 1038/nature12627

[2] Gerlinger M，Rowan AJ，Horswell S，Larkin J，Endesfelder D，Gronroos E，Martinez P，Matthews N，Stewart A，Tarpey P，Varela I，Phillimore B，Begum S，McDonald NQ，Butler A，Jones D，Raine K，Latimer C，Santos CR，Nohadani M，Eklund AC，Spencer-Dene B，Clark G，Pickering L，Stamp G，Gore M，Szallasi Z，Downward J，Futreal PA，Swanton C（2012）Intratumor heterogeneity and branched evolution revealed by multiregion sequencing. N Engl J Med 366（10）：883-892. doi:10. 1056/NEJMoa1113205

[3] Marusyk A，Almendro V，Polyak K（2012）Intra-tumour heterogeneity a looking glass for cancer? Nat Rev Cancer 12（5）：323-334. doi:10. 1038/nrc3261

[4] Stoecklein NH，Klein CA（2010）Genetic disparity between primary tumours，disseminated tumour cells，and manifest metastasis. Int J Cancer 126（3）：589-598. doi:10. 1002/ijc. 24916

[5] Allard WJ（2004）Tumor cells circulate in the peripheral blood of all major carcinomas but not in healthy subjects or patients with nonmalignant diseases. Clin Cancer Res 10：6897-6904

[6] Hayes DF（2006）Circulating tumor cells at each follow-up time point during therapy of metastatic breast cancer patients predict progression-free and overall survival. Clin Cancer Res 12：4218-4224

[7] Krebs MG，Metcalf RL，Carter L，Brady G，Blackhall FH，Dive C（2014）Molecular analysis of circulating tumour cells-biology and biomarkers. Nat Rev Clin Oncol 11（3）：129-144. doi:10. 1038/nrclinonc. 2013. 253

[8] Medema JP（2013）Cancer stem cells：the challenges ahead. Nat Cell Biol 15：338-344

[9] Clevers H（2011）The cancer stem cell premises，promises and challenges. Nat Med 17（3）：313-319. doi:10. 1038/nm. 2304

[10] Yu Z（2012）Cancer stem cells. Int J Biochem Cell Biol 44：2144-2151

[11] Aitken SJ，Thomas JS，Langdon SP，Harrison DJ，Faratian D（2010）Quantitative analysis

of changes in ER，PR and HER2 expression in primary breast cancer and paired nodal metastases. Ann Oncol 21（6）：1254-1261. doi:10. 1093/annonc/mdp427

[12] Burrell RA，McGranahan N，Bartek J，Swanton C（2013）The causes and consequences of genetic heterogeneity in cancer evolution. Nature 501（7467）：338-345. doi:10. 1038/nature12625

[13] Yu M，Stott S，Toner M，Maheswaran S，Haber DA（2011）Circulating tumor cells approaches to isolation and characterization. J Cell Biol 192（3）：373-382. doi:10. 1083/jcb. 201010021

[14] Alix-Panabieres C，Pantel K（2013）Circulating tumor cells liquid biopsy of cancer. Clin Chem 59（1）：110-118. doi:10. 1373/clinchem. 2012. 194258

[15] Balic M，Williams A，Dandachi N，Cote RJ（2010）Micrometastasis detection methods and clinical importance. Cancer Biomark 9（1-6）：397-419. doi:10. 3233/CBM-2011-0161

[16] Lin H，Balic M，Zheng S，Datar R，Cote RJ（2011）Disseminated and circulating tumor cells：role in effective cancer management. Crit Rev Oncol Hematol 77（1）：1-11. doi:10. 1016/j. critrevonc. 2010. 04. 008

[17] Spizzo G，Fong D，Wurm M，Ensinger C，Obrist P，Hofer C，Mazzoleni G，Gastl G，Went P（2011）EpCAM expression in primary tumour tissues and metastases an immunohistochemical analysis. J Clin Pathol 64（5）：415-420. doi:10. 1136/jcp. 2011. 090274

[18] Went PT，Lugli A，Meier S，Bundi M，Mirlacher M，Sauter G，Dirnhofer S（2004）Frequent EpCam protein expression in human carcinomas. Hum Pathol 35（1）：122-128

[19] Gottschalk J，Jautzke G，Zimmer C，Cervos-Navarro J（1993）HEA 125 and Ber EP4 two monoclonal anti-epithelial，non-cytokeratin antibodies distinguishing metastatic carcinomas from glial tumors. Clin Neuropathol 12（2）：68-72

[20] Raimondi C，Gradilone A，Naso G，Vincenzi B，Petracca A，Nicolazzo C，Palazzo A，Saltarelli R，Spremberg F，Cortesi E，Gazzaniga P（2011）Epithelial mesenchymal transition and stemness features in circulating tumor cells from breast cancer patients. Breast Cancer Res Treat 130（2）：449-455. doi:10. 1007/s10549-011-1373-x

[21] Yu M，Bardia A，Wittner BS，Stott SL，Smas ME，Ting DT，Isakoff SJ，Ciciliano JC，Wells MN，Shah AM，Concannon KF，Donaldson MC，Sequist LV，Brachtel E，Sgroi D，Baselga J，Ramaswamy S，Toner M，Haber DA，Maheswaran S（2013）Circulating breast tumor cells exhibit dynamic changes in epithelial and mesenchymal composition. Science 339（6119）：580-584. doi:10. 1126/science. 1228522

[22] Rosenberg R，Gertler R，Friederichs J，Fuehrer K，Dahm M，Phelps R，Thorban S，Nekarda H，Siewert JR（2002）Comparison of two density gradient centrifugation systems for the enrichment of disseminated tumor cells in blood. Cytometry 49（4）：150-158. doi:10. 1002/cyto. 10161

[23] Balic M（2005）Comparison of two methods for enumerating circulating tumor cells in carcinoma patients. Cytometry B Clin Cytom 68：25-30. doi:10. 1002/cyto. b. 20065

[24] Lin HK，Zheng S，Williams AJ，Balic M，Groshen S，Scher HI，Fleisher M，Stadler W，Datar RH，Tai YC，Cote RJ（2010）Portable filter-based microdevice for detection and characterization of circulating tumor cells. Clin Cancer Res 16（20）：5011-5018. doi:10. 1158/1078-0432. CCR-10-1105

[25] Zheng S（2007）Membrane microfilter device for selective capture，electrolysis and genomic analysis of human circulating tumor cells. J Chromatogr A 1162：154-161

[26] Vona G（2000）A new method for the immunomorphological and molecular characterization of circulating tumor cells. Am J Pathol 156：57-63

[27] Farace F，Massard C，Vimond N，Drusch F，Jacques N，Billiot F，Laplanche A，Chauchereau A，Lacroix L，Planchard D，Le Moulec S，Andre F，Fizazi K，Soria JC，Vielh P（2011）A direct comparison of CellSearch and ISET for circulating tumour-cell detection in patients with metastatic carcinomas. Br J Cancer 105（6）：847-853. doi:10. 1038/bjc. 2011. 294
[28] Desitter I，Guerrouahen BS，Benali-Furet N，Wechsler J，Janne PA，Kuang Y，Yanagita M，Wang L，Berkowitz JA，Distel RJ，Cayre YE（2011）A new device for rapid isolation by size and characterization of rare circulating tumor cells. Anticancer Res 31（2）：427-441
[29] Lowes LE，Allan AL（2014）Recent advances in the molecular characterization of circulating tumor cells. Cancers 6（1）：595-624. doi:10. 3390/cancers6010595
[30] Magbanua MJ，Park JW（2014）Advances in genomic characterization of circulating tumor cells. Cancer Metastasis Rev 33（2-3）：757-769. doi:10. 1007/s10555-014-9503-7
[31] Jin L（1997）In situ hybridization methods and applications. J Clin Lab Anal 11：2-9
[32] Reichard KK（2006）Automated analysis of fluorescence in situ hybridization on fixed, paraffin-embedded whole tissue sections in B-cell lymphoma. Mod Pathol 19：1027-1033. doi:10. 1038/modpathol. 3800630
[33] Tanner M，Gancberg D，Di Leo A，Larsimont D，Rouas G，Piccart MJ，Isola J（2000）Chromogenic in situ hybridization a practical alternative for fluorescence in situ hybridization to detect HER-2/neu oncogene amplification in archival breast cancer samples. Am J Pathol 157（5）：1467-1472. doi:10. 1016/S0002-9440（10）64785-2
[34] Wolff AC，Hammond ME，Schwartz JN，Hagerty KL，Allred DC，Cote RJ，Dowsett M，Fitzgibbons PL，Hanna WM，Langer A，McShane LM，Paik S，Pegram MD，Perez EA，Press MF，Rhodes A，Sturgeon C，Taube SE，Tubbs R，Vance GH，van de Vijver M，Wheeler TM，Hayes DF，American Society of Clinical Oncology，College of American Pathologists（2007）American Society of Clinical Oncology/College of American Pathologists guideline recommendations for human epidermal growth factor receptor 2 testing in breast cancer. J Clin Oncol 25（1）：118-145. doi:10. 1200/JCO. 2006. 09. 2775
[35] Ross JS，Gray GS（2003）Targeted therapy for cancer the HER-2/neu and Herceptin story. Clin Leadersh Manag Rev 17（6）：333-340
[36] Carney WP（2007）HER-2/neu diagnostics in breast cancer. Breast Cancer Res 9：207. doi:10. 1186/bcr1664
[37] Tolaney S（2014）New HER2-positive targeting agents in clinical practice. Curr Oncol Rep 16（1）：359. doi:10. 1007/s11912-013-0359-8
[38] Pegram MD（2013）Treating the HER2 pathway in early and advanced breast cancer. Hematol Oncol Clin North Am 27（4）：751-765. doi:10. 1016/j. hoc. 2013. 05. 007
[39] Gancberg D，Di Leo A，Cardoso F，Rouas G，Pedrocchi M，Paesmans M，Verhest A，Bernard-Marty C，Piccart MJ，Larsimont D（2002）Comparison of HER-2 status between primary breast cancer and corresponding distant metastatic sites. Ann Oncol 13（7）：1036-1043
[40] Amir E，Miller N，Geddie W，Freedman O，Kassam F，Simmons C，Oldfield M，Dranitsaris G，Tomlinson G，Laupacis A，Tannock IF，Clemons M（2012）Prospective study evaluating the impact of tissue confirmation of metastatic disease in patients with breast cancer. J Clin Oncol 30（6）：587-592. doi:10. 1200/JCO. 2010. 33. 5232
[41] Flores LM，Kindelberger DW，Ligon AH，Capelletti M，Fiorentino M，Loda M，Cibas ES，Janne PA，Krop IE（2010）Improving the yield of circulating tumour cells facilitates molecular characterisation and recognition of discordant HER2 amplification in breast cancer. Br J Cancer 102（10）：1495-1502. doi:10. 1038/sj. bjc. 6605676

[42] Punnoose EA，Atwal SK，Spoerke JM，Savage H，Pandita A，Yeh RF，Pirzkall A，Fine BM，Amler LC，Chen DS，Lackner MR（2010）Molecular biomarker analyses using circulating tumor cells. PLoS One 5（9）：e12517. doi:10. 1371/journal. pone. 0012517

[43] Mayer JA，Pham T，Wong KL，Scoggin J，Sales EV，Clarin T，Pircher TJ，Mikolajczyk SD，Cotter PD，Bischoff FZ（2011）FISH-based determination of HER2 status in circulating tumor cells isolated with the microfluidic CEE platform. Cancer Genet 204（11）：589-595. doi:10. 1016/j. cancergen. 2011. 10. 011

[44] Leversha MA（2009）Fluorescence in situ hybridization analysis of circulating tumor cells in metastatic prostate cancer. Clin Cancer Res 15：2091-2097

[45] Attard G，Swennenhuis JF，Olmos D，Reid AH，Vickers E，A' Hern R，Levink R，Coumans F，Moreira J，Riisnaes R，Oommen NB，Hawche G，Jameson C，Thompson E，Sipkema R，Carden CP，Parker C，Dearnaley D，Kaye SB，Cooper CS，Molina A，Cox ME，Terstappen LW，de Bono JS（2009）Characterization of ERG，AR and PTEN gene status in circulating tumor cells from patients with castration-resistant prostate cancer. Cancer Res 69（7）：2912-2918. doi:10. 1158/0008-5472. CAN-08-3667

[46] Swennenhuis JF（2009）Characterization of circulating tumor cells by fluorescence in situ hybridization. Cytometry A 75：520-527. doi:10. 1002/cyto. a. 20718

[47] Yu M（2012）RNA sequencing of pancreatic circulating tumour cells implicates WNT signalling in metastasis. Nature 487：510-513. doi:10. 1038/nature11217

[48] Payne RE，Wang F，Su N，Krell J，Zebrowski A，Yague E，Ma XJ，Luo Y，Coombes RC（2012）Viable circulating tumour cell detection using multiplex RNA in situ hybridisation predicts progression-free survival in metastatic breast cancer patients. Br J Cancer 106（11）：1790-1797. doi:10. 1038/bjc. 2012. 137

[49] Fiegler H（2007）High resolution array-CGH analysis of single cells. Nucleic Acids Res 35：e15. doi:10. 1093/nar/gkl1030

[50] Holcomb IN（2008）Genomic alterations indicate tumor origin and varied metastatic potential of disseminated cells from prostate cancer patients. Cancer Res 68：5599-5608

[51] Paris PL，Kobayashi Y，Zhao Q，Zeng W，Sridharan S，Fan T，Adler HL，Yera ER，Zarrabi MH，Zucker S，Simko J，Chen WT，Rosenberg J（2009）Functional phenotyping and genotyping of circulating tumor cells from patients with castration resistant prostate cancer. Cancer Lett 277（2）：164-173. doi:10. 1016/j. canlet. 2008. 12. 007

[52] Magbanua MJM（2012）Isolation and genomic analysis of circulating tumor cells from castration resistant metastatic prostate cancer. BMC Cancer 12：78

[53] Magbanua MJ，Sosa EV，Roy R，Eisenbud LE，Scott JH，Olshen A，Pinkel D，Rugo HS，Park JW（2013）Genomic profiling of isolated circulating tumor cells from metastatic breast cancer patients. Cancer Res 73（1）：30-40. doi:10. 1158/0008-5472. CAN-11-3017

[54] Heitzer E（2013）Complex tumor genomes inferred from single circulating tumor cells by array-CGH and next-generation sequencing. Cancer Res 73：2965-2975. doi:10. 1158/0008-5472. CAN-12-4140

[55] Paez JG（2004）EGFR mutations in lung cancer correlation with clinical response to gefitinib therapy. Science 304：1497-1500. doi:10. 1126/science. 1099314

[56] Steuer CE，Ramalingam SS（2014）. ALK-positive non-small cell lung cancer：mechanisms of resistance and emerging treatment options. Cancer 120（16）：2392-2402

[57] Yokota T（2011）BRAF mutation is a powerful prognostic factor in advanced and recurrent colorectal cancer. Br J Cancer 104：856-862

[58] Gullapalli RR，Desai KV，Santana-Santos L，Kant JA，Becich MJ（2012）Next generation sequencing in clinical medicine challenges and lessons for pathology and biomedical informatics. J Pathol Inform 3：40. doi:10. 4103/2153-3539. 103013
[59] Shendure J，Ji H（2008）Next-generation DNA sequencing. Nat Biotechnol 26（10）：1135-1145. doi:10. 1038/nbt1486
[60] Shendure J，Lieberman Aiden E（2012）The expanding scope of DNA sequencing. Nat Biotechnol 30（11）：1084-1094. doi:10. 1038/nbt. 2421
[61] Metzker ML（2010）Sequencing technologies—the next generation. Nat Rev Genet 11（1）：31-46. doi:10. 1038/nrg2626
[62] Margulies M，Egholm M，Altman WE，Attiya S，Bader JS，Bemben LA，Berka J，Braverman MS，Chen YJ，Chen Z，Dewell SB，Du L，Fierro JM，Gomes XV，Godwin BC，He W，Helgesen S，Ho CH，Irzyk GP，Jando SC，Alenquer ML，Jarvie TP，Jirage KB，Kim JB，Knight JR，Lanza JR，Leamon JH，Lefkowitz SM，Lei M，Li J，Lohman KL，Lu H，Makhijani VB，McDade KE，McKenna MP，Myers EW，Nickerson E，Nobile JR，Plant R，Puc BP，Ronan MT，Roth GT，Sarkis GJ，Simons JF，Simpson JW，Srinivasan M，Tartaro KR，Tomasz A，Vogt KA，Volkmer GA，Wang SH，Wang Y，Weiner MP，Yu P，Begley RF，Rothberg JM（2005）Genome sequencing in microfabricated high-density picolitre reactors. Nature 437（7057）：376-380. doi:10. 1038/nature03959
[63] Schweiger MR（2011）The power of NGS technologies to delineate the genome organization in cancer from mutations to structural variations and epigenetic alterations. Cancer Metastasis Rev 30：199-210. doi:10. 1007/s10555-011-9278-z
[64] Navin N（2011）Future medical applications of single-cell sequencing in cancer. Genome Med 3：31
[65] Ramskold D，Luo S，Wang YC，Li R，Deng Q，Faridani OR，Daniels GA，Khrebtukova I，Loring JF，Laurent LC，Schroth GP，Sandberg R（2012）Full-length mRNA-Seq from single-cell levels of RNA and individual circulating tumor cells. Nat Biotechnol 30（8）：777-782. doi:10. 1038/nbt. 2282
[66] Cann GM，Gulzar ZG，Cooper S，Li R，Luo S，Tat M，Stuart S，Schroth G，Srinivas S，Ronaghi M，Brooks JD，Talasaz AH（2012）mRNA-Seq of single prostate cancer circulating tumor cells reveals recapitulation of gene expression and pathways found in prostate cancer. PLoS One 7（11）：e49144. doi:10. 1371/journal. pone. 0049144
[67] Hardt O（2012）Highly sensitive profiling of CD44+/CD24−breast cancer stem cells by combining global mRNA amplification and next generation sequencing evidence for a hyperactive PI3K pathway. Cancer Lett 325：165-174
[68] Marchetti A，Del Grammastro M，Felicioni L，Malatesta S，Filice G，Centi I，De Pas T，Santoro A，Chella A，Brandes AA，Venturino P，Cuccurullo F，Crino L，Buttitta F（2014）Assessment of EGFR mutations in circulating tumor cell preparations from NSCLC patients by next generation sequencing toward a real-time liquid biopsy for treatment. PLoS One 9（8）：e103883. doi:10. 1371/journal. pone. 0103883
[69] Huang Y（2014）Multilayered molecular profiling supported the monoclonal origin of metastatic renal cell carcinoma. Int J Cancer 135：78-87. doi:10. 1002/ijc. 28654
[70] Lianidou ES，Markou A（2011）Circulating tumor cells in breast cancer detection systems，molecular characterization，and future challenges. Clin Chem 57（9）：1242-1255. doi:10. 1373/clinchem. 2011. 165068
[71] Pantel K，Brakenhoff RH，Brandt B（2008）Detection，clinical relevance and specific biological

properties of disseminating tumour cells. Nat Rev Cancer 8（5）：329-340. doi:10. 1038/nrc2375
[72] Obermayr E（2010）Assessment of a six gene panel for the molecular detection of circulating tumor cells in the blood of female cancer patients. BMC Cancer 10：666
[73] Lianidou ES（2012）Molecular assays for the detection and characterization of CTCs. Recent Results Cancer Res 195：111-123. doi:10. 1007/978-3-642-28160-0_10
[74] Strati A，Markou A，Parisi C，Politaki E，Mavroudis D，Georgoulias V，Lianidou E（2011）Gene expression profile of circulating tumor cells in breast cancer by RT-qPCR. BMC Cancer 11：422. doi:10. 1186/1471-2407-11-422
[75] Powell AA，Talasaz AH，Zhang H，Coram MA，Reddy A，Deng G，Telli ML，Advani RH，Carlson RW，Mollick JA，Sheth S，Kurian AW，Ford JM，Stockdale FE，Quake SR，Pease RF，Mindrinos MN，Bhanot G，Dairkee SH，Davis RW，Jeffrey SS（2012）Single cell profiling of circulating tumor cells transcriptional heterogeneity and diversity from breast cancer cell lines. PLoS One 7（5）：e33788. doi:10. 1371/journal. pone. 0033788
[76] Strati A（2013）Comparison of three molecular assays for the detection and molecular characterization of circulating tumor cells in breast cancer. Breast Cancer Res 15：R20
[77] Smirnov DA（2005）Global gene expression profiling of circulating tumor cells. Cancer Res 65：4993-4997
[78] Barbazan J，Alonso-Alconada L，Muinelo-Romay L，Vieito M，Abalo A，Alonso-Nocelo M，Candamio S，Gallardo E，Fernandez B，Abdulkader I，de Los Angeles Casares M，Gomez-Tato A，Lopez-Lopez R，Abal M（2012）Molecular characterization of circulating tumor cells in human metastatic colorectal cancer. PLoS One 7（7）：e40476. doi:10.1371/journal. pone. 0040476，PONE-D-12-01581 [pii]
[79] Sieuwerts AM，Mostert B，Bolt-de Vries J，Peeters D，de Jongh FE，Stouthard JM，Dirix LY，van Dam PA，Van Galen A，de Weerd V，Kraan J，van der Spoel P，Ramirez-Moreno R，van Deurzen CH，Smid M，Yu JX，Jiang J，Wang Y，Gratama JW，Sleijfer S，Foekens JA，Martens JW（2011）mRNA and microRNA expression profiles in circulating tumor cells and primary tumors of metastatic breast cancer patients. Clin Cancer Res 17（11）：3600-3618. doi:10. 1158/1078-0432. CCR-11-0255，1078-0432. CCR-11-0255 [pii]
[80] Wicha MS（2006）Cancer stem cells and metastasis lethal seeds. Clin Cancer Res 12（19）：5606-5607. doi:10. 1158/1078-0432. CCR-06-1537
[81] Reuben JM，Lee BN，Gao H，Cohen EN，Mego M，Giordano A，Wang X，Lodhi A，Krishnamurthy S，Hortobagyi GN，Cristofanilli M，Lucci A，Woodward WA（2011）Primary breast cancer patients with high risk clinicopathologic features have high percentages of bone marrow epithelial cells with ALDH activity and CD44（+）CD24lo cancer stem cell phenotype. Eur J Cancer 47（10）：1527-1536. doi:10. 1016/j. ejca. 2011. 01. 011
[82] Mimeault M，Batra SK（2014）Molecular biomarkers of cancer stem/progenitor cells associated with progression，metastases，and treatment resistance of aggressive cancers. Cancer Epidemiol Biomarkers Prev 23（2）：234-254. doi:10. 1158/1055-9965. EPI-13-0785
[83] Jones PA，Baylin SB（2007）The epigenomics of cancer. Cell 128（4）：683-692. doi:10. 1016/j. cell. 2007. 01. 029
[84] Chimonidou M，Kallergi G，Georgoulias V，Welch DR，Lianidou ES（2013）Breast cancer metastasis suppressor-1 promoter methylation in primary breast tumors and corresponding circulating tumor cells. Mol Cancer Res 11（10）：1248-1257. doi:10. 1158/1541-7786. MCR-13-0096
[85] Chimonidou M，Strati A，Tzitzira A，Sotiropoulou G，Malamos N，Georgoulias V，Lianidou

ES（2011）DNA methylation of tumor suppressor and metastasis suppressor genes in circulating tumor cells. Clin Chem 57（8）：1169-1177. doi:10. 1373/clinchem. 2011. 165902

[86] Chimonidou M，Tzitzira A，Strati A，Sotiropoulou G，Sfikas C，Malamos N，Georgoulias V，Lianidou E（2013）CST6 promoter methylation in circulating cell-free DNA of breast cancer patients. Clin Biochem 46（3）：235-240. doi:10. 1016/j. clinbiochem. 2012. 09. 015

[87] Kantlehner M，Kirchner R，Hartmann P，Ellwart JW，Alunni-Fabbroni M，Schumacher A（2011）A high-throughput DNA methylation analysis of a single cell. Nucleic Acids Res 39（7）：e44. doi:10. 1093/nar/gkq1357

第10章　循环肿瘤细胞全基因组基因拷贝数分析

Mark Jesus M. Magbanua，John W. Park

摘要　关于 CTC 的分子生物学知之甚少。信息的匮乏在很大程度上要归因于分离这些极稀有细胞的技术障碍。尽管有这些挑战，但仍然有迫切的需要来阐明这些肿瘤细胞的分子特征。本章中重点介绍了 CTC 全基因组基因拷贝数分析及与原发肿瘤相比较的近期研究。对于努力在未来去发现和研发新的基于 CTC 的基因组生物标志物来说，这些最初的研究是重要的基础。CTC 进一步的分子分型可以为疾病进展和肿瘤演化的机制提供新的认识，并且为个体化治疗开启新的道路。

关键词　循环肿瘤细胞；分子分型；拷贝数分析；阵列比较基因组杂交；基因组不稳定性；荧光激活的细胞分选；基因组分析；拷贝数变异；转移

10.1　引言

转移的扩散涉及肿瘤细胞从原发肿瘤逃脱进入血流之中。这些肿瘤细胞也被称为循环肿瘤细胞（circulating tumor cells，CTCs），可以迁移到远端部位并且引发转移性疾病。自从可以敏感地检测和计数 CTC 的技术出现以来，目前已经证实实体瘤患者血液中 CTC 数值的升高可以预示生存不佳[1-5]。

CTC 本身内在的生物学依然没有被很好地了解。原则上来说，CTC 的分子分型能够为癌症转移生物学及个体化治疗的新标志物提供新的认识。然而，在有效分离这些极稀少细胞（大约每 10 亿个有核血细胞中有 1 个 CTC）方面棘手的技术挑战阻碍了相关的进展。

癌症的一个标志是基因组不稳定性[6, 7]。可以采用微阵列（如阵列比较基因组杂交，aCGH）[8]及最近可以采用二代（大规模平行）测序[9]对基因组拷贝数异常进行评价。涉及原发肿瘤基因组拷贝数分析的研究已经显示，在不同的癌症类型中，某些染色体区域可能会被优先扩增或删除[7, 10-12]。

CTC 中基因组改变的研究，包括与原发肿瘤的比较分析，近期已有报道。在本章中，讨论了不同实体瘤中 CTC 基因组拷贝数分析的结果，包括前列腺癌、结直肠癌和肺癌。

10.2 CTC的富集和分离

10.2.1 基于EpCAM的分离

分离CTC最常用的策略包括基于EpCAM的免疫磁性富集技术（如使用最广泛的CellSearch系统[13]），该技术通过偶联了EpCAM抗体的磁珠来进行CTC的捕获。然而，富集的群体仍然会保留相当数量的白细胞，这需要额外的步骤来做CTC的进一步纯化[14]。我们研发了一个被称为“IE/FACS”的方案来从血液中分离高纯度的CTC群体[15-17]。IE/FACS包括一个与CellSearch系统类似的初始免疫磁性富集步骤。随后加入与白细胞（CD45）和上皮细胞（EpCAM）特异结合的荧光标记单克隆抗体，在分选过程中通过荧光激活的细胞分选（fluorescence-activated cell sorting，FACS）将CTCs从白细胞中鉴别出来。

10.2.2 基于非EpCAM的分离

CTC收集的其他策略包括那些基于物理特性的方法，如大小和密度，这可以从患者外周血的正常细胞中分离CTC[18]。而另外的富集方法是基于转移细胞对胶原黏附基质（collagen adhesion matrix，CAM）的黏附和侵袭能力[19]。采用一个特殊的管子（Vita-Cap™），CTC会黏附到CAM包被的内管壁上，而非黏附的血液细胞则被洗脱。胶原酶的处理可以释放CTC及非特异性结合到基质上的白细胞[20，21]。

关于CTC富集和分离方法的详细讨论已呈现于第2章和第3章。

10.3 CTC的基因组拷贝数分析

10.3.1 早期乳腺癌

由于早期乳腺癌中的CTC比转移性乳腺癌少很多，所以检测这些稀有细胞的常规筛查需要更大量的血液[22]。为了解决这一局限，一项近期的研究证实，在早期乳腺癌患者中通过白细胞去除的样品来捕获CTC是可行的[23]。检查全部循环血可以实质性提高CTC的检出，大约为90%，而相比于10～30ml血样，检出率则是5%～24%[22，24]。通过中期CGH对捕获的CTC单细胞进行基因组谱分析可以检测到一组细胞中的基因组异常。这些异常与乳腺癌中的异常是一致的，例如，8p的丢失和8q的增加。此外，高水平的基因组改变与复发风险的增加是有关系的。

10.3.2　转移性乳腺癌

我们团队联合使用了 IE/FACS 和 aCGH 来对乳腺癌患者的 CTC 进行基因组拷贝数分析[16]。这个方法包括有效和完整地分离 CTCs 用于分子谱分析；相反，单独采用细胞黏附、微流控或免疫磁性分离 CTC 的捕获方法通常会牵涉实质性的白细胞掺杂，这会影响进行全基因组分析的能力。我们的方法可以产生 CTC 的基因组谱，并没有受到白细胞或非恶性上皮细胞的明显污染。

最初将乳腺癌细胞掺入到健康血液中的方法学验证确认，从少量细胞，包括单细胞中可以获得准确的 aCGH 谱，并且没有显示出白细胞污染的证据。我们随后将这个方法应用于 181 例转移性乳腺癌患者的血样，其中 102 例得到了成功的分析。CTC 的基因组谱分析揭示存在大量拷贝数的改变，包括很多之前已经在原发乳腺肿瘤中所报道的改变，确认了 CTC 的恶性本质。

在我们 102 个 CTC 样本的序列中所发现的常见拷贝数异常包括 lq 和 8q 的增加及 1p、2q、4q、8p、11q、13q、15q、16q 和 18q 的丢失（图 10.1a，彩图 11）。局部的扩增包括 8p11—12（FGFR1）、8q24（MYC）、11q13（CCND1）、17q12（HER2）和 20q13（ZNF217）。这个研究中的 CTC 谱与 Fridlyand 等[10]（n=62）（图 10.1b）和 Chin 等[25]（n=137）（图 10.1c）之前所发表的 aCGH 数据集中的原发乳腺肿瘤谱进行对比分析发现，增加和丢失存在高度的一致性。在 CTC 中重复的局部扩增也经常发现了 Fridlyand 和 Chin 的数据集中，如 8p（包括 FGFR1）、8q（MYC）、11q13（包括 CCND1）、17q（ERBB2）和 20q 上的区域（包括 ZNF217）。

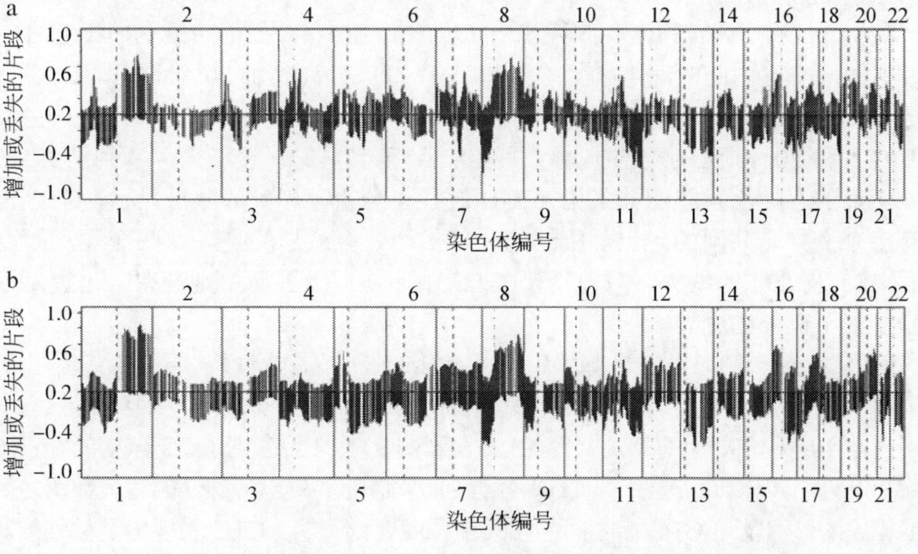

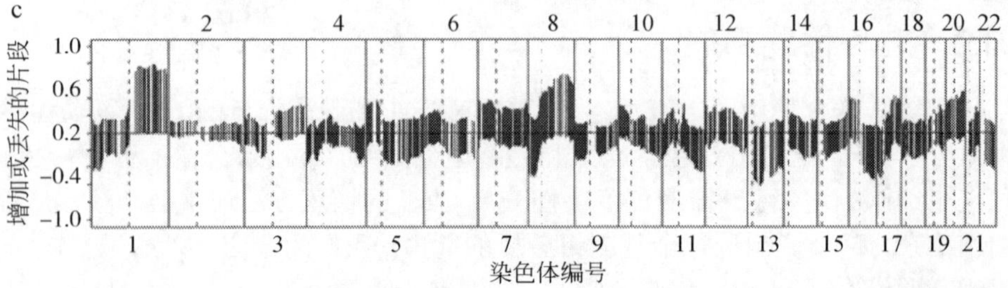

图 10.1　乳腺 CTC 和原发肿瘤的拷贝数分析。（a）102 例转移性乳腺癌患者的 CTC[16] 和（b）62 例原发乳腺肿瘤[10] 和（c）137 例原发乳腺肿瘤[25] 中重复的基因拷贝数变异。增加和丢失分别显示为红色和蓝色（翻印于 Magbanua et al. 2013，Cancer research 73（1）：30-40）

之后，比较了我们 CTC 的 CGH 数据集和 Fridlyand 等的数据集[10]，以寻找特异出现在 CTC 中而不是原发肿瘤中的基因组变异。这个探索性比较分析的结果显示，包括 10q22 和 8p23 的丢失及 5q13（包括 CCNB1）、7q22（包括 MUC12 和 MUC17）、9p13 和 9q31 的增加在内的这些特异变异在 CTC 中明显比原发肿瘤中更为常见（表 10.1）。因为这两个数据集是完全独立的（如 CTC 和原发肿瘤并不是来自于同一例患者），我们在一个 5 例病例的序列中也展示了将 CTC 中的 aCGH 谱与匹配的原发肿瘤进行比较的可行性。

CTCs 与匹配的存档原发肿瘤的比较确认了一些共有的谱系及一些分歧。结果提示，原发肿瘤和后来的 CTCs 之间，新出现的和保守的基因组改变之间，有一种清晰的克隆关系。下面讨论两个例子：

病例 1：从一个转移性乳腺癌患者（#4013，50 岁，女性，ER/PR 阳性，HER2 阳性）的两个不同的时间点（第 1 天和第 42 天）分离到了 20 个 CTC。CTC 谱的比较揭示了高度的一致性。在两个样品中都可以观察到在 8q24、12q15、17q12（HER2）和 20q13 上的局部扩增（图 10.2a，彩图 12）。接下来，拿到了 CTC 分析 6 年前的存档原发肿瘤并采用 aCGH 进行了分析。拷贝数分析显示，CTC 样本中有多个变异是共同的，包括相同的局部扩增。有意思的是，一些变异，如 6q、13q、18q 及 20p 的缺失，只发现于 CTC 中而在原发肿瘤中则没有，这提示这些细胞获得了额外的变异。

病例 2：从一例转移性乳腺癌患者（#4015，54 岁，女性，三阴性疾病）中分离到了 20 个 CTC。CTC 拷贝数分析显示在 3p、5q 和 6q 中有缺失，在 8q24 上有局部扩增，在 10p 和 19q 上有增加（图 10.2b，彩图 9）。之后拿到了 2.5 年前的存档原发肿瘤和淋巴结转移灶并进行了 aCGH 分析。原发肿瘤和淋巴转移灶的拷贝数谱之间是高度相关的，但是与 CTC 谱之间的相关性程度要低一些。CTC 表现出了额外的基因组变异。例如，20q 的增加及 3p 的丢失，这些都没有发现于原发肿瘤和淋巴转移灶。

表 10.1　CTCs 与原发肿瘤相比较的基因组变异

区域	染色体区段定位	事件	基因	本研究 CTC 中的频率（%）	Fridlyand 2006 原发肿瘤中的频率（%）	差异	*P*	*q*-界限	代表基因
chr1：201,992,107-202,349,947	1q32.1	增加	18	41.2	74.2	−33.0	4.75E−05	4.06E−03	CDK18，ELK-4
chr5：68,169,016-71,536,626	5q13.1—q13.2	增加	53	35.3	4.8	30.5	3.14E−06	5.66E−04	CCNB1，CENPH，CDK7，RAD17，BIRC1，NAIP
chr7：100,186,769-100,368,731	7q22.1	增加	6	40.2	8.1	32.1	4.79E−06	7.61E−04	MUC12，MUC17，SERPINE1
chr8：5,847,273-5,941,302	8p23.2	丢失	0	65.7	35.5	30.2	2.00E−04	7.39E−03	
chr9：33,837,365-34,550,533	9p13.3	增加	30	45.1	8.1	37.0	2.51E−07	8.47E−05	UBE2R2，KIF24，DNAI1
chr9：110,909,453-111,137,992	9q31.3	增加	0	39.2	3.2	36.0	3.59E−08	1.62E−05	
chr10：72,533,114-72,838,622	10q22.1	丢失	7	32.4	1.6	30.7	2.74E−07	6.42E−05	CDH23
chr13：47,964,202-49,047,825	13q14.2	丢失	17	15.7	50.0	−34.3	5.22E−06	5.25E−04	RCBTB2，RCBTB1
chr17：68,538,604-69,170,211	17q25.1	增加	15	6.9	37.1	−30.2	2.10E−06	4.73E−04	COG1，SDK2

注：CTC（Magbanua et al. 2013 Cancer Res）和原发肿瘤（Fridlyand et al. 2006 BMC Cancer）之间频率差异≥30%的增加和丢失，*P* 和 *q* 值（为多重测试矫正过的）<0.05 被认为差异有统计学意义［翻印自 Magbanua et al. 2013，Cancer Research 73（1）：30-40］。

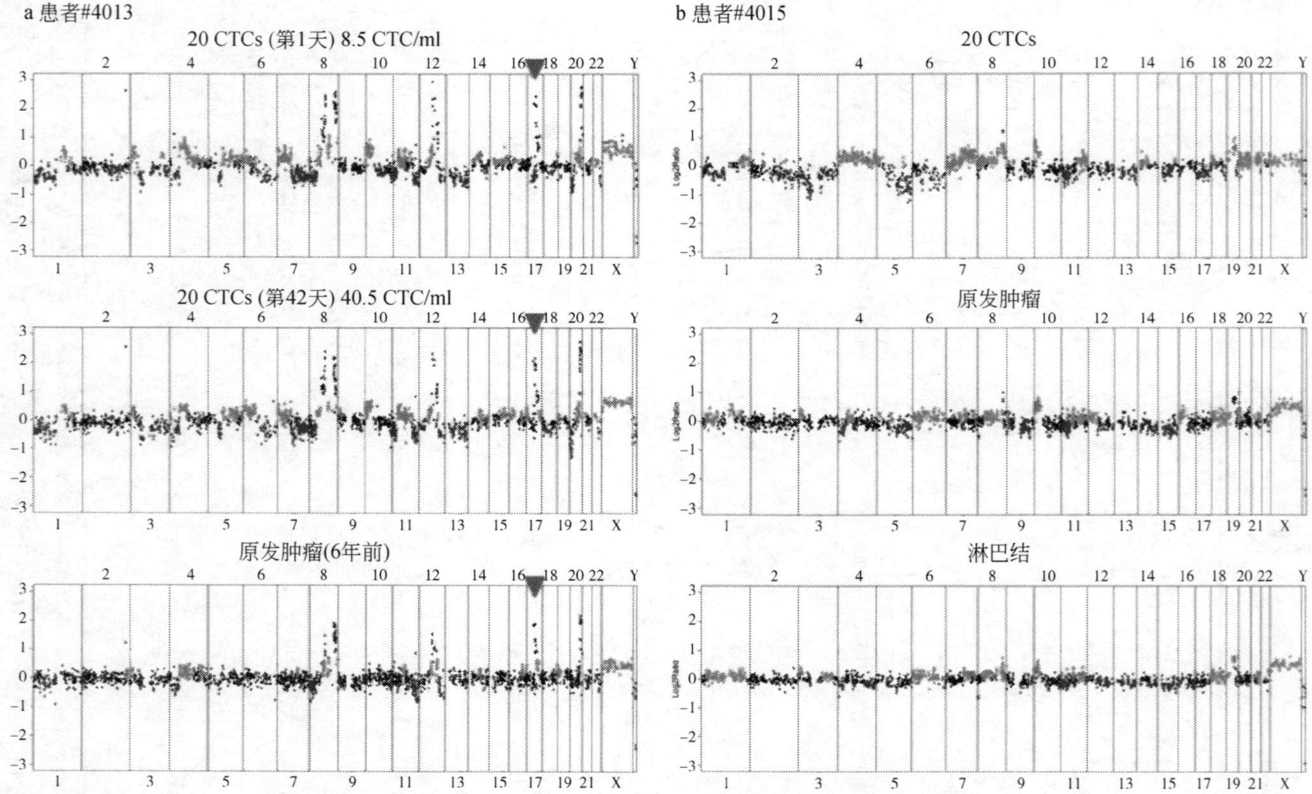

图10.2 针对乳腺癌CTC和匹配的原发肿瘤基因组谱的个案研究。（a）#4013患者两次独立抽血（第1天和第42天）所分离到的20个CTC及其原发肿瘤的基因组谱。在CTC检测6年前通过手术切除了患者的原发肿瘤。箭头指示的是在17号染色体上的HER2扩增。（b）#4015患者的20个CTC，原发肿瘤及淋巴转移灶的基因组谱。在CTC检测2.5年前通过手术切除了患者的原发肿瘤及淋巴结。每一个BAC克隆的log2比率值标绘在*Y*轴。*X*轴代表的是这个列阵中每一个BAC克隆的基因组位置，同时显示了染色体的编号。垂直实线表示的是染色体的边界，垂直的红色虚线代表的是将每一个染色体分为p或短臂（着丝粒的左侧）及q或长臂（着丝粒的右侧）的着丝粒区域。颜色代表的基因拷贝数的状态，红色为丢失，绿色为增加，蓝色为扩增，黑色为没有变化 [改编自Magbanua et al. 2013, Cancer research 73(1): 30–40]

10.3.3　前列腺癌

我们团队也采用IE/FACS对来自去势抵抗前列腺癌患者的CTC进行了分离和分析[17]。9 例患者 CTC 的拷贝数分析证实存在大范围的拷贝数变异，包括之前已经在前列腺肿瘤中所报道的那些变异，如在 8p 中的丢失和 8q 中的增加[11, 26]（图 10.3，彩图 13）。然而，与原发肿瘤不同的是，在 7/9（78%）的病例中都观察到了在 X 染色体上包含雄激素受体（androgen receptor，AR）基因区域的高水平增加，而在另外 2 个（22%）病例中则观察到了低水平的增加。在 CTC 中 AR 的扩增与去势抵抗前列腺实体肿瘤中观察到的结果一致[22]。另外，两例患者的 CTC 与对应的治疗之前的原发肿瘤之间的基因组谱的比较显示存在有一定差异的克隆相关性，包括含有 AR 区域的位点扩增存在于 CTC 中但并不存在于匹配的原发组织。这项研究确认了采用 FISH 分析[27, 28]的其他发现，即去势抵抗前列腺癌患者的 CTC 中有 AR 基因的扩增，这与激素抵抗有关。

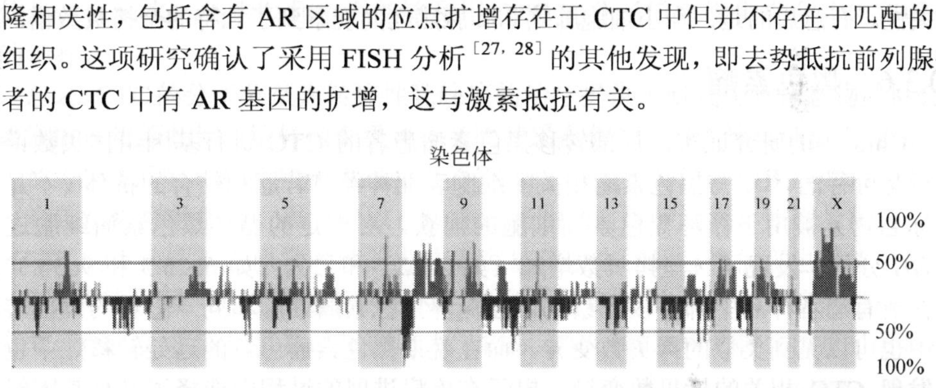

图 10.3　转移性去势抵抗前列腺癌患者 CTC 的拷贝数分析。9 例患者的 CTC 中重复出现的基因拷贝数变异；增加和丢失分别显示为绿色和红色。染色体 Y 没有包含在这个分析之中［经允许后翻印自 Magbanua et al. 2012，BMC Cancer 12（1）：78］

Paris 等采用一种 CAM 黏附的方法从 13 例转移性前列腺癌患者的血液中富集 CTCs[21]。CAM 捕获的细胞，包括被共同纯化的背景白细胞被用于 aCGH 分析。在 9 例患者的 CTC 中成功地进行了重复变异分析，在一些癌症相关基因（如 POTE15 和 GSTT1）中发现了拷贝数变异。与 IE/FACS 所分离的 CTC（上面已做讨论）不同的是，经常在前列腺癌中见到的 AR 基因的扩增和异常（如 8p 的丢失和 8q 的增加）并未发现于 CAM-富集的细胞中。两例患者的 CTC 与原发和转移肿瘤之间的基因组谱比较显示出了高度的一致性。

10.3.4　结直肠癌

在一项研究中纳入了 6 例转移性结直肠癌患者。采用 CellSearch 方法进行 CTC 的富集，之后采用显微操作分离单个细胞并进行 aCGH 分析[29]。基因组谱分析显

doi:10. 1158/1078-0432. CCR-08-0872，14/19/6302［pii］

［6］Hanahan D，Weinberg RA（2011）Hallmarks of cancer the next generation. Cell 144（5）：646-674. doi:10. 1016/j. cell. 2011. 02. 013

［7］Albertson DG，Collins C，McCormick F，Gray JW（2003）Chromosome aberrations in solid tumors. Nat Genet 34（4）：369-376

［8］Pinkel D，Albertson DG（2005）Comparative genomic hybridization. Annu Rev Genomics Hum Genet 6：331-354

［9］Wood HM，Belvedere O，Conway C，Daly C，Chalkley R，Bickerdike M，McKinley C，Egan P，Ross L，Hayward B，Morgan J，Davidson L，MacLennan K，Ong TK，Papagiannopoulos K，Cook I，Adams DJ，Taylor GR，Rabbitts P（2010）Using next-generation sequencing for high resolution multiplex analysis of copy number variation from nanogram quantities of DNA from formalin-fixed paraffin-embedded specimens. Nucleic Acids Res 38（14）：e151. doi:10. 1093/nar/gkq510

［10］Fridlyand J，Snijders AM，Ylstra B，Li H，Olshen A，Segraves R，Dairkee S，Tokuyasu T，Ljung BM，Jain AN，McLennan J，Ziegler J，Chin K，Devries S，Feiler H，Gray JW，Waldman F，Pinkel D，Albertson DG（2006）Breast tumor copy number aberration phenotypes and genomic instability. BMC Cancer 6：96

［11］Liu W，Laitinen S，Khan S，Vihinen M，Kowalski J，Yu G，Chen L，Ewing CM，Eisenberger MA，Carducci MA，Nelson WG，Yegnasubramanian S，Luo J，Wang Y，Xu J，Isaacs WB，Visakorpi T，Bova GS（2009）Copy number analysis indicates monoclonal origin of lethal metastatic prostate cancer. Nat Med 15（5）：559-565. doi:10. 1038/nm. 1944

［12］Nakao K，Mehta KR，Fridlyand J，Moore DH，Jain AN，Lafuente A，Wiencke JW，Terdiman JP，Waldman FM（2004）High-resolution analysis of DNA copy number alterations in colorectal cancer by array-based comparative genomic hybridization. Carcinogenesis 25（8）：1345-1357. doi:10. 1093/carcin/bgh134

［13］Attard G，de Bono JS（2011）Utilizing circulating tumor cells challenges and pitfalls. Curr Opin Genet Dev 21（1）：50-58. doi:10. 1016/j. gde. 2010. 10. 010

［14］Pantel K，Brakenhoff RH，Brandt B（2008）Detection，clinical relevance and specific biological properties of disseminating tumour cells. Nat Rev Cancer 8（5）：329-340. doi:10. 1038/nrc2375

［15］Magbanua MJ，Park JW（2013）Isolation of circulating tumor cells by immunomagnetic enrichment and fluorescence-activated cell sorting（IE/FACS）for molecular profiling. Methods 64（2）：114-118. doi:10. 1016/j. ymeth. 2013. 07. 029

［16］Magbanua MJ，Sosa EV，Roy R，Eisenbud LE，Scott JH，Olshen A，Pinkel D，Rugo HS，Park JW（2013）Genomic profiling of isolated circulating tumor cells from metastatic breast cancer patients. Cancer Res 73（1）：30-40. doi:10. 1158/0008-5472. CAN-11-3017

［17］Magbanua MJ，Sosa EV，Scott JH，Simko J，Collins C，Pinkel D，Ryan CJ，Park JW（2012）Isolation and genomic analysis of circulating tumor cells from castration resistant metastatic prostate cancer. BMC Cancer 12：78. doi:10. 1186/1471-2407-12-78

［18］Alix-Panabieres C，Pantel K（2013）Circulating tumor cells liquid biopsy of cancer. Clin Chem 59（1）：110-118. doi:10. 1373/clinchem. 2012. 194258

［19］Yamada KM，Cukierman E（2007）Modeling tissue morphogenesis and cancer in 3D. Cell 130（4）：601-610. doi:10. 1016/j. cell. 2007. 08. 006

［20］Lu J，Fan T，Zhao Q，Zeng W，Zaslavsky E，Chen JJ，Frohman MA，Golightly MG，Madajewicz S，Chen WT（2010）Isolation of circulating epithelial and tumor progenitor cells with an invasive phenotype from breast cancer patients. Int J Cancer 126（3）：669-683. doi:10.

1002/ijc. 24814

[21] Paris PL，Kobayashi Y，Zhao Q，Zeng W，Sridharan S，Fan T，Adler HL，Yera ER，Zarrabi MH，Zucker S，Simko J，Chen WT，Rosenberg J（2009）Functional phenotyping and genotyping of circulating tumor cells from patients with castration resistant prostate cancer. Cancer Lett 277（2）：164-173

[22] Lucci A，Hall CS，Lodhi AK，Bhattacharyya A，Anderson AE，Xiao L，Bedrosian I，Kuerer HM，Krishnamurthy S（2012）Circulating tumour cells in non-metastatic breast cancer a prospective study. Lancet Oncol 13（7）：688-695. doi:10. 1016/S1470-2045（12）70209-7

[23] Fischer JC，Niederacher D，Topp SA，Honisch E，Schumacher S，Schmitz N，Zacarias Fohrding L，Vay C，Hoffmann I，Kasprowicz NS，Hepp PG，Mohrmann S，Nitz U，Stresemann A，Krahn T，Henze T，Griebsch E，Raba K，Rox JM，Wenzel F，Sproll C，Janni W，Fehm T，Klein CA，Knoefel WT，Stoecklein NH（2013）Diagnostic leukapheresis enables reliable detection of circulating tumor cells of nonmetastatic cancer patients. Proc Natl Acad Sci U S A 110（41）：16580-16585. doi:10. 1073/pnas. 1313594110

[24] Franken B，de Groot MR，Mastboom WJ，Vermes I，van der Palen J，Tibbe AG，Terstappen LW（2012）Circulating tumor cells，disease recurrence and survival in newly diagnosed breast cancer. Breast Cancer Res 14（5）：R133. doi:10. 1186/bcr3333

[25] Chin K，DeVries S，Fridlyand J，Spellman PT，Roydasgupta R，Kuo WL，Lapuk A，Neve RM，Qian Z，Ryder T，Chen F，Feiler H，Tokuyasu T，Kingsley C，Dairkee S，Meng Z，Chew K，Pinkel D，Jain A，Ljung BM，Esserman L，Albertson DG，Waldman FM，Gray JW（2006）Genomic and transcriptional aberrations linked to breast cancer pathophysiologies. Cancer Cell 10（6）：529-541

[26] Visakorpi T，Hyytinen E，Koivisto P，Tanner M，Keinanen R，Palmberg C，Palotie A，Tammela T，Isola J，Kallioniemi OP（1995）In vivo amplification of the androgen receptor gene and progression of human prostate cancer. Nat Genet 9（4）：401-406. doi:10. 1038/ng0495-401

[27] Attard G，Swennenhuis JF，Olmos D，Reid AH，Vickers E，A'Hern R，Levink R，Coumans F，Moreira J，Riisnaes R，Oommen NB，Hawche G，Jameson C，Thompson E，Sipkema R，Carden CP，Parker C，Dearnaley D，Kaye SB，Cooper CS，Molina A，Cox ME，Terstappen LW，de Bono JS（2009）Characterization of ERG，AR and PTEN gene status in circulating tumor cells from patients with castration-resistant prostate cancer. Cancer Res 69（7）：2912-2918. doi:10. 1158/0008-5472. CAN-08-3667

[28] Leversha MA，Han J，Asgari Z，Danila DC，Lin O，Gonzalez-Espinoza R，Anand A，Lilja H，Heller G，Fleisher M，Scher HI（2009）Fluorescence in situ hybridization analysis of circulating tumor cells in metastatic prostate cancer. Clin Cancer Res 15（6）：2091-2097

[29] Heitzer E，Auer M，Gasch C，Pichler M，Ulz P，Hoffmann EM，Lax S，Waldispuehl-Geigl J，Mauermann O，Lackner C，Hofler G，Eisner F，Sill H，Samonigg H，Pantel K，Riethdorf S，Bauernhofer T，Geigl JB，Speicher MR（2013）Complex tumor genomes inferred from single circulating tumor cells by array-CGH and next-generation sequencing. Cancer Res 73（10）：2965-2975. doi:10. 1158/0008-5472. CAN-12-4140

[30] Ni X，Zhuo M，Su Z，Duan J，Gao Y，Wang Z，Zong C，Bai H，Chapman AR，Zhao J，Xu L，An T，Ma Q，Wang Y，Wu M，Sun Y，Wang S，Li Z，Yang X，Yong J，Su XD，Lu Y，Bai F，Xie XS，Wang J（2013）Reproducible copy number variation patterns among single circulating tumor cells of lung cancer patients. Proc Natl Acad Sci U S A. doi:10. 1073/pnas. 1320659110

[31] Chiu CG，Nakamura Y，Chong KK，Huang SK，Kawas NP，Triche T，Elashoff D，Kiyohara

E，Irie RF，Morton DL，Hoon DS（2014）Genome-wide characterization of circulating tumor cells identifies novel prognostic genomic alterations in systemic melanoma metastasis. Clin Chem 60：875-885. doi:10. 1373/clinchem. 2013. 213611

[32] Engel H，Kleespies C，Friedrich J，Breidenbach M，Kallenborn A，Schondorf T，Kolhagen H，Mallmann P（1999）Detection of circulating tumour cells in patients with breast or ovarian cancer by molecular cytogenetics. Br J Cancer 81（7）：1165-1173

[33] Fehm T，Sagalowsky A，Clifford E，Beitsch P，Saboorian H，Euhus D，Meng S，Morrison L，Tucker T，Lane N，Ghadimi BM，Heselmeyer-Haddad K，Ried T，Rao C，Uhr J（2002）Cytogenetic evidence that circulating epithelial cells in patients with carcinoma are malignant. Clin Cancer Res 8（7）：2073-2084

[34] Meng S，Tripathy D，Shete S，Ashfaq R，Haley B，Perkins S，Beitsch P，Khan A，Euhus D，Osborne C，Frenkel E，Hoover S，Leitch M，Clifford E，Vitetta E，Morrison L，Herlyn D，Terstappen LW，Fleming T，Fehm T，Tucker T，Lane N，Wang J，Uhr J（2004）HER-2 gene amplification can be acquired as breast cancer progresses. Proc Natl Acad Sci U S A 101（25）：9393-9398

[35] Park JW（2011）Disseminated tumor cells the method is the message. Breast Cancer Res Treat 125（3）：739-740. doi:10. 1007/s10549-010-1107-5

第 11 章　循环肿瘤细胞功能分型及体外培养的前景

Anthony Williams，Ramdane Harouaka，Siyang Zheng，Chris Albanese，Richard Schlegel，Yu-Chong Tai，Ram H. Datar，Richard J. Cote

摘要　从原发肿瘤脱离并迁移的循环肿瘤细胞（circulating tumor cells，CTCs）参与了癌症的转移扩散。在外周血样品中检测到 CTC 与很多癌种的不良生存转归有关。作为一个容易获得的肿瘤组织来源，将 CTC 开发为一种生物标志物具有巨大的潜力，可以促进癌症的诊断、预后判断及新的靶向治疗的研发。CTC 在全血中的出现是非常稀有的事件，这个事实对于分型来说是一个技术挑战，这需要同时具备高敏感性和足够特异性的富集技术。CTC 的培养和扩增是一种理想的手段，能够产生一个适合综合功能分析和药物测试的群体。体外成功培养 CTC 的报道很少，但是已经尝试了很多种方法，也取得了一些重要的进展。建立可靠和有效培养活 CTC 的流程将会促进我们对癌症转移的生物学理解并且有助于个体化治疗的研发。

关键词　循环肿瘤细胞（CTC）；CTC 培养；CTC 功能分型；个体化治疗；化疗反应

11.1　引言

转移性疾病造成了 90%的癌症相关死亡，是癌症患者临床管理之中最重要的决定因素。转移过程是一个高度复杂的系列事件，涉及恶性细胞从其原发部位脱离，侵袭外周组织，以及在第二部位种植肿瘤。通过肿瘤细胞经由淋巴系统和（或）进入循环系统的广泛散播也可以发生转移。肿瘤通过循环的淋巴和血液进行转移扩散需要肿瘤细胞获得侵袭进入血管结构，在循环之中生存并且在继发部位从血管系统渗出的能力。此外，有研究显示，转移步骤的效率不高，绝大多数从原发肿瘤部位脱离的肿瘤细胞都不能形成继发肿瘤。这种低效率据推测是一些相关机制作用的结果，包括失巢凋亡（从上皮基质脱离之后而活化的接触-依赖性凋亡机制），以及由循环压力所导致的细胞剪切力。因此，为了能够成功地形成继发肿瘤，恶性细胞必须在其原发部位经历一系列分子改变，以使它们有能力迁移和内渗入血管，作为贴壁-非依赖的细胞生存，克服循环系统的剪切压力和氧化环境，最终靶向并定殖于继发器官，这样的推理是符合逻辑的。

CTC是已经获得进入循环系统能力的细胞群体，因此是导致最终形成远处转移的细胞群体。所以，CTC在近几年成为一种具有强大预后和诊断潜能的生物标志物，在各种恶性肿瘤之中都广泛报道了CTC计数与无进展生存期，总体生存期及治疗反应的相关性[1-6]。与肿瘤细胞转移的其他部位相比，如淋巴结、骨髓、腹水和胸水，检测CTC只需要一个简单微创的抽血，这为需要实时监测转移性疾病和治疗反应的患者提供了独一无二的重复采样机会。除了计数之外，这个领域近期的进展也提示，在恶性细胞向继发部位的转运中，通过对其所表达的药物靶点进行直接评价，这样的CTC分子分型也许可以提高治疗反应的预测[7]。尽管很有益，但是目前为止在CTCs上所做的分析类型大部分还是在静止的细胞群体中；这在某种程度上要归因于这样的事实，即从历史上来说，很多CTC的富集方法并不维持细胞的活性。没有方便可用的方法来富集活的CTC，就不可能进行CTC的功能分型。能够进行蛋白质组和转录组的分析，以及能够在体外和体内进行CTC致瘤能力的评价，这种能力可以为进一步阐明转移的进程提供非常重要的见解。而且，在培养中维持活CTC的能力不仅在研究领域非常重要，还能够提高CTC通过药物敏感性分析进行治疗监测的临床用途。本章计划阐述：①提供一个活CTC富集技术最新进展的全面综述；②讨论这些技术在目前如何应用于CTC的功能分型；③介绍稀有细胞培养方法的进展，以及在体外扩增活CTC这个挑战性工作的局限和新进展（图11.1，彩图14）。

11.2 活CTC富集、功能分型和培养的技术

11.2.1 基于采用动物模型和人类血液样品中的CTC来建立

CTC是血液中的稀有细胞，发生频率大约是一百万个有核细胞之中有一个。人们非常希望能够富集CTC的群体以便使得下游的分型和培养方法更为简便和有效。现在已经开发了很多种技术来选择CTC并去除血细胞背景。目前，CTC分离和鉴定的最常用策略包括：根据密度梯度离心来分离CTC[8, 9]，基于RT-PCR来检测CTC[10-12]，采用感兴趣的恶性细胞特异表达的细胞表面标志物来进行基于亲和性的CTC捕获[1-6, 13]，以及通过细胞大小和变形性从非肿瘤的血液细胞中差异分离CTC[14, 15]。

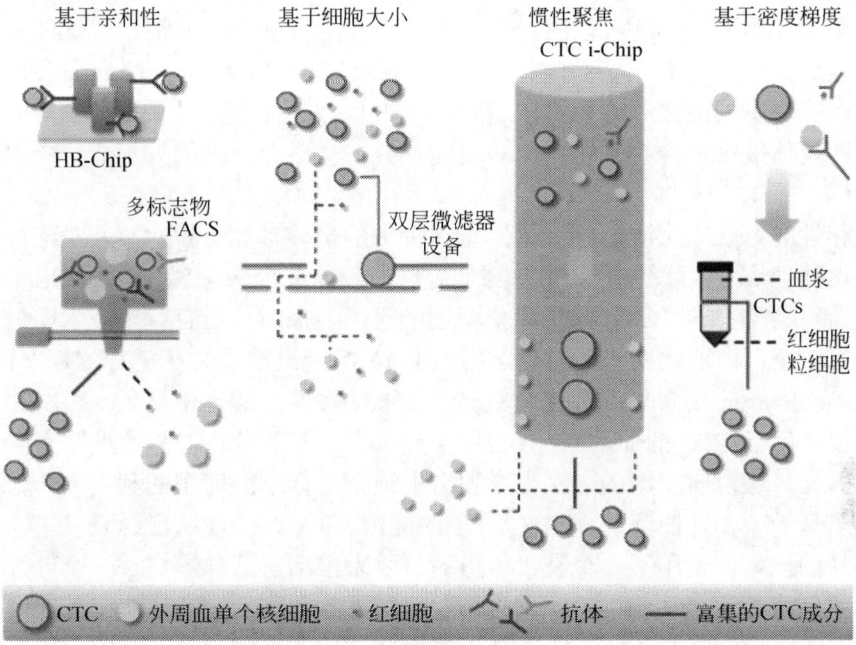

图 11.1　活 CTC 富集的方法。采用密度梯度离心，去除了红细胞的成分被加入到蔗聚糖分离介质上并离心。在蔗聚糖上面的血沉棕黄层中收集 CTC 的成分，而较低密度的血浆和较高密度，丸片化的，与非肿瘤血细胞结合的四聚体抗体复合物则会被丢弃。尽管基于大小的 CTC 富集方法通常要求在过滤之前对样品进行固定，但是新的设备结构已经在构思，即血液不保持固定就能获得感兴趣的活细胞。采用一个双层过滤设备，如上部和侧面视角所示，非肿瘤血细胞被允许通过两层滤器上的大孔和小孔，然后随液流被丢弃。相反，通过两个过滤层之间精确设计的一个间隙距离，活的 CTC 在被陷在孔的边缘。基于免疫亲和性的技术采用了 CTC 上所表达的表面抗原的抗体，或者通过功能化的固相支持（如 HB-Chip），或者通过荧光标记的抗体检测特定波长的释放来进行有效的细胞分选。CTC-iChip 是基于非亲和性富集技术（被称为惯性聚焦）的一个例子，在这个技术中，红细胞被去除，然后差异的惯性特征会将更大的 CTC 排列到微流控管道的中间进行收集，而更小的非肿瘤血细胞则被推到周边，之后从设备之中流出

采用密度梯度离心，来自癌症患者的全血样本被 1×PBS 稀释，加入到一个分离介质上（如蔗聚糖-泛影酸钠）并离心。离心之后，含有外周血单核细胞（peripheral blood mononucleated cells，PBMCs）和 CTC（与 PBMCs 有类似的浮力密度）的血沉棕黄层被分离出来，被放置到玻璃载玻片上进行免疫组化和显微镜下鉴定。最近，一个附加技术的研发使得这个方法得到了进一步的提升，如 OncoQuick（Grenier Bio-One），它采用了一个 50ml 的聚丙烯管，在分离介质的上

层插入了一个多孔的屏障，这可以阻止不同密度血液成分的不必要混合，这能够更好地识别分层并更高效地回收 CTC；还有 RossetteSep（Stemcell Technologies）这个方法可以在密度梯度离心之前将血细胞成分去除，具体方法是采用识别非肿瘤血细胞的四聚体抗体复合物来靶向这些细胞，并在高浮力密度的丸片成分中将其去除。

基于亲和性的方法采用肿瘤和（或）组织特异的抗体（如 EpCAM）对支持系统做功能化处理，由该系统实现 CTC 与非肿瘤血细胞成分的分离，该方法通常是最普遍的，而关于它们在 CTC 富集和分型之中应用的报道是所有可用技术中最为广泛的。第一个可商业化购买的，也是目前 FDA 唯一批准在临床进行 CTC 分型的技术是 CellSearch 平台。尽管其效率已经在一些恶性肿瘤之中得到了证实，但是它只是设计用于 CTC 的计数，而且在用于更深入的分子分型时只有非常有限的灵活性。因此，通过研发新的方法来增加富集细胞进行下游应用的利用率，很多团队拓展了基于亲和性捕获进行 CTC 分型的能力。Toner 的团队已经研发了一系列基于芯片的技术，使用了一个空气压力调节泵来推动血液样本穿过一个硅蚀刻的微柱阵列，而微柱通过 EpCAM 抗体进行了功能化处理。当血流穿过这个“CTC-Chip”时，目的细胞会与微柱结合，随后能被用于分子分型[13，16]。尽管最初被认为缺乏富集稀有细胞群体所必需的敏感性，但是多标志物荧光激活细胞分选（fluorescence-activated cell sorting，FACS）的方法已经做了优化并成功应用于 CTC 的分离和分型。ImageStream（X）就是一个这样的技术，它结合了流式细胞术和荧光显微镜的优势，在 CTC 流过一个探测器的时候对其进行分离并同时成像[17，18]。

其他非标记的方法也被研发出来，它们基于物理特性从血细胞中分离 CTC。微孔过滤采用有孔的膜来捕获大的 CTC 而允许血细胞穿过。一般来说，基于滤膜的 CTC 富集系统要求血液样本在处理之前进行部分固定，可以给目的细胞提供一定的保护以对抗过滤过程中的剪切力，但这也使它们无法进行功能检测[19]。为了克服这种不足，我们研发了一种微滤器，该滤器具有精确设计的孔和设备结构修改，不需要任何的预固定即可进行活 CTC 的捕获。在一个设计中，孔被焊接为“槽状”而不是圆形，这使得非肿瘤血细胞在纵向上更容易变形和穿过。此外，相比于其他包含圆孔的微滤器，槽状孔的设计有很大的填充系数，这可以极大地减少过滤过程中的液流阻力。采用这个系统，已经证实能够在转移性前列腺癌血样中进行端粒酶活性的评价[20]。在另一项设计中，一个有弹性的微簧片阵列（flexible micro spring array，FMSA）被用作活动的过滤结构来进行活 CTC 的富集[21]。这个厚的弹性结构帮助减少了最初在细胞上的撞击力，将孔隙率提高至 30%～50%，减少了处理压力并提高了可分析的样本体积。同时，通过在这个结构中增加一个第二层膜，开发了一个可分离的（separable）、双层（bilayer）的 CTC 捕获设备（SB

微滤器）[22]。在单层膜的上部增加第二层膜，两层膜之间有精确控制的间隙距离，而上层膜的孔稍大并偏离底层膜的孔位置，小的非肿瘤血细胞能够通过上层膜，从两层膜之间横向迁移并通过底层膜。对比而言，大的肿瘤细胞不能从两层膜之间横向迁移，会留在设备之上。我们团队近期证实，采用 SB 微滤器能够敏感和有效的从小鼠乳腺肿瘤模型系统的血样中富集活的 CTC，在芯片上还可以直接建立起可持续的细胞培养［Williams A 等，稿件在评审中］。此外，SB 微滤膜结构做了相应设计使得两个膜能够被物理分离，这可以把捕获的细胞机械释放至其他的平台（如贴壁培养瓶或基质胶），进行后续的培养和分子分析。

除了这些策略之外，采用微流控液流还研发了其他一些富集 CTC 的技术。Tan 等在一个微流控腔室中采用了一系列月牙形的捕捉器，根据 CTC 的大小和可变形性来对其进行捕获[23]。通过在专门设计的微流控腔道中应用流体动力学，惯性微流体方法可以获得高产出的细胞分选。这个原理被应用于开发一种紧缩液流伴随剪切力调整的惯性微流控设备以进行 CTC 的分离[14]。这个微流控设备包括一个细胞聚焦区域，一个稀有细胞收缩区域，以及一个串联的收集出口。由于有剪切力调整的惯性力，细胞沿着管道的侧壁移动，当它们到达紧缩区域的时候，这个区域的直径与 CTC 类似，使具有不同惯性的大细胞沿着微通道的中心轴聚焦，而小的非肿瘤细胞仍然沿着管道的侧壁。之后从轴中心收集 CTC，而小的非肿瘤细胞从侧出口管道流出并去除。另外还报道了一个通过产生微量涡旋来捕获肿瘤细胞的设计[24，25]。惯性液流聚焦也被应用于螺旋形的微流控管道中，通过拖拽力来分离 CTCs[26-28]。Ozkumur 等在基于芯片进行 CTC 富集（由 Toner 等最先报道）的第三代技术中，将微流控液流分离与基于亲和性的捕获合为一体。采用具有微流控减积术步骤的惯性聚焦，根据细胞大小从红细胞和血小板中分离 CTC，以及使磁性标记的白细胞偏转至一个与 CTC 管道所不同的收集管道，通过以上两个方面的结合，“CTC-iChip”被设计用于克服抗体依赖的富集系统所存在的不足[15]。Gleghorn 等也研发了一个 CTC 富集的新平台，这与最初由 Toner 团队首次研发的微柱阵列“CTC-Chip”有些相似。然而，通过几何学增强的差异免疫捕获（geometrically enhanced differential immunocapture，GEDI），在芯片上排列的肿瘤特异抗体功能化的微柱具有某种形状和特异的方式，这有助于增加大的 CTCs 的碰撞频率而同时减少小的非肿瘤血细胞的碰撞概率，因此可以分别提高目的细胞的阳性和阴性分离[29]。

除了采用这些技术进行 CTC 的计数和分子分型之外，最近的报道提示它们还有望用于活 CTC 的富集，这将可以对 CTC 进行功能分型。采用他们之前所报道的基于亲和性进行 CTC 捕获的 ^{HB}CTC-Chip 的改进版[13]，Yu 等从一个内源性小鼠胰腺癌模型中成功地富集到了 CTC，其中的活 CTC 可以适用于完成RNA测序。这样的分析发现在小鼠的CTC之中，Wnt2是一个上调的基因[30]。Yu等进而发现在胰脏细胞中Wnt2的表达与失巢凋亡的抑制，体内转移潜能增加及贴壁非依赖成球的增强有关，在已检测的11例病例的5例之中，这个结果被发现与人类胰腺CTC上的WNT2表达同样相关[30]。同一个团队已经拓展了他们的研究能力，在转移性乳腺癌患者的转录组水平进行了活CTC的分子分析，除了RNA原位杂交（RNA in-situ hybridization，RNA-ISH）之外，RNA测序的结果揭示，与相应的原发肿瘤相比，CTC所有间质特征的增加与疾病进展有关，而且在整个治疗实时进行过程中，间质主导和上皮主导的细胞命运会发生可逆的转变[31]。采用基于梯度离心的CTC富集联合RossetteSep人类循环肿瘤细胞混合剂（stem cell technologies），Hodgkinson等能够得以从小细胞肺癌（small-cell lung cancer，SCLC）患者中成功地分离活CTC，直接注射入免疫缺陷的小鼠，建立起了CTC来源的移植体（CTC-derived explants，CDXs）[32]。Hodgkinson等进一步的CDX分子分析发现，CDX反映了患者供体对铂类和依托泊苷化疗的疗效反应，而CTC的基因组分析证实其与对应的CDX有显著的相似性[32]。类似的，Baccelli等采用RossetteSep试剂盒与MACS结合，在转移性乳腺癌患者的样品中富集活CTC，在大量luminal乳腺CTC的群体之中发现了转移起始细胞（metastasis-initiating cell，MICs）亚群的存在，并且完美地证实它们在被注射入免疫缺陷的小鼠中时可以形成骨、肺和肝的转移[33]。

除了活CTC富集之后的一系列功能分析之外，一些团队已经报道能够采用动物模型系统从活CTC中建立起细胞培养。通过注射GFP标记的永生化的PC3前列腺癌细胞到免疫缺陷的小鼠之中，Howard等能够通过体外维持来拓展CTC的功能分析。Howard等从注射了前列腺癌细胞并经过了30天肿瘤生长的小鼠中抽取了血样，采用低渗裂解缓冲液去除红细胞成分，收集细胞团，将重悬的有核细胞种植到RPMI-1640的培养皿中。采用这种方法，Howard等建立了一个新的CTC来源的细胞系，与相应的原发肿瘤移植物相比，该细胞系明确具有完全不同的一系列分子特征[34]。与亲代的PC3细胞所建立的原发肿瘤相比较，PC3 CTC的黏附性降低，E-钙黏蛋白、β4-整联蛋白和γ-连环蛋白的表达下调，而BCL-2的表达上调，GRP94则被抑制[34]。在第二个小鼠模型中，通过密度梯度离心，随后进行红细胞裂解，以及通过抗-CD45的免疫磁珠分离去除白细胞，Carvahlo等从转基因前列腺癌（transgenic adenocarcinoma of the prostate，TRAMP）小鼠的血样中富集到了活CTC（通过细胞角蛋白8和EpCAM免疫染色确认）[35]。采用这种方法，Carvahlo等后来证实了富集的TRAMP CTC在体内的致瘤性和侵袭性，9只免疫缺陷的小鼠有2只形成了大范围的肝转移[35]（图11.2）。

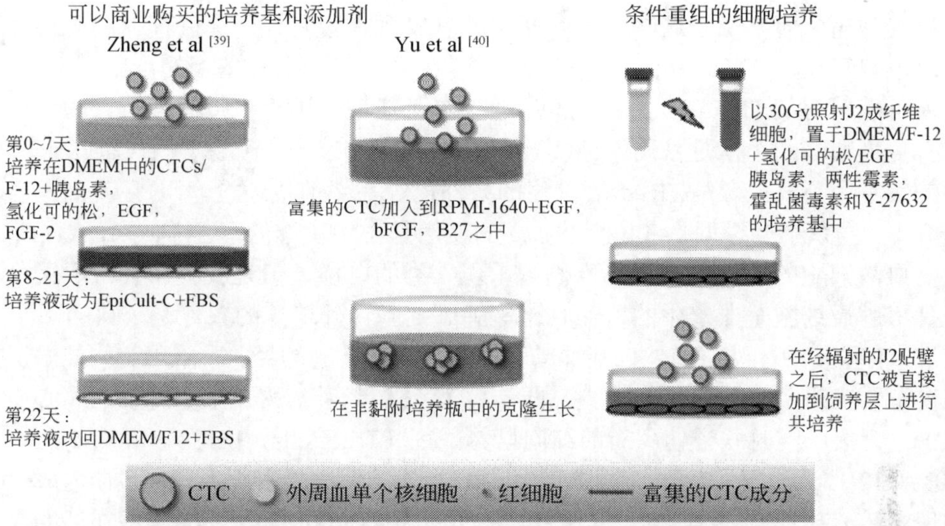

图 11.2　体外维持活 CTC 的方法。由上述方法所富集的活 CTC 后来可用于功能分型和扩增培养，或者采用经过修改的商业化试剂，或者通过新的试剂系统。重要的是，到目前为止，Yu 等所使用的系统是迄今为止唯一限于使用到非黏附环境进行活 CTC 培养的技术

尽管对于研发可在人类血样中应用的方法学来说是至关重要的，但是采用所介绍的动物模型系统进行活 CTC 的富集和培养却有着天生的不足。相比于小鼠模型，在人类血样中完成活 CTC 的捕获和培养显然是更为复杂的任务。除了有活 CTC 分离相关的困难之外，也必须对 CTC 扩增的最佳培养环境（后面将做更详细的讨论）做出实验性界定，很可能是建立在一个疾病特异的基础之上。当使用具有异种移植物的小鼠模型系统时，用于建立原发肿瘤的肿瘤经常是来自于之前永生化的、已经建立好的细胞系，这些细胞系的培养条件已经是非常明确的。而且，要想证明来自于异种移植物的 CTC 在体内具有致瘤性通常要求富集的细胞被引入到免疫缺陷的小鼠中。然而，人类血液样本中的免疫细胞是一个能够明显影响稀有 CTC 富集的因素，无法对其进行控制或消除。此外，大量越来越多的证据提示，通过骨髓来源抑制因子的免疫抑制活性或 T 调节细胞保护 CTC 免受免疫监督的功能，免疫系统在 CTC 的存活过程中发挥了核心作用[36]。而且，我们团队已经提出在患者血样中存在 CTC-免疫细胞的团簇，推测这些团簇具有一个直接的机械功能，在这里，CTC 可以在循环系统中“搭便车”，利用免疫细胞的能力，从循环系统外渗至继发部位，通过它们与选择素和整合素的相互作用，迁移穿过血管的阻碍[36]。因此，免疫缺陷小鼠的使用去掉了 CTC 富集的一个重要技术局限，也消除了研究免疫功能潜在参与转移进程的任何可能性。Howard 等的研究采用了荧光标记的 PC3 细胞，该研究就展示了这些不足，即一个公认的细胞系被用

于建立原发肿瘤，而来源于这些原发肿瘤的 CTCs 则在没有任何非肿瘤血细胞环绕的情况下被富集。在 Carvahlo 等所做的研究中，采用了一个转基因的小鼠模型，因此有人可能以为从 TRAMP 小鼠中富集的 CTC 可能适合用于免疫活性小鼠的接种。然而，免疫缺陷的小鼠是被用于证实致瘤性的。进而，尽管 CTC 来自于 Carvahlo 研究中的转基因小鼠，培养 TRAMP 肿瘤的条件已经在之前描述过[37]。在我们自己的研究中，同系小鼠模型（4T1 和 4T07）的使用是特别挑选的，这样一来，CTC 中非肿瘤血液细胞的出现就可以更准确地重现人类的血样，但是我们研究中所采用小鼠乳房肿瘤细胞是非永生的，而且这些肿瘤细胞体外培养的条件是公认的。

首次，有少量的团队报道他们能够借鉴其他人成功实验的经验，采用这些技术对小鼠模型系统到人的血液样本中富集的活 CTC 进行培养。采用基于梯度的离心进行 CTC 富集，同时联合使用新的细胞培养试剂（TrueCells，LLC），McGregor 等在 80%（12/15）的Ⅲ期（n=4）和Ⅳ期（n=11）转移性黑色素瘤患者中短期内成功地实现了活 CTC 的体外扩增[38]。采用 GEDI 设备，Kirby 等采用紫杉醇在活的富集 CTC 上进行了芯片上的治疗，他们报道了 CTCs 中微管结构的改变[39]。Zhang 等采用多参数 FACS 技术进行了转移性乳腺癌活 CTC 的富集，建立了 3 个人类 CTC 的培养并可以在体外维持[40]。在这个研究中，发现了一个推测的具有乳腺癌脑转移倾向的标志物，从每一例患者中富集得到的一个 $HER2^{+}/EGFR^{+}/HPSE^{+}/Notch1^{+}$ CTC 亚群具有高度侵袭性，在接种到裸鼠中时能够形成脑转移[40]。上面提到 Yu 等采用 CTC-iChip 可以富集活 CTC，他们从 6 个不同的转移性雌激素受体阳性乳腺癌患者中成功地建立了 CTC 来源的培养，其中 3 个在小鼠中具有致瘤性[41]。CTC 来源细胞系的基因组测序证实了之前存在的及新获得的突变，包括在 ESR1、PIK3CA 和 FGFR2 基因上的变异[41]。有意思的是，只有当患者在治疗之中发生活跃进展的时候，Yu 等才能够建立 CTCs 细胞系，而 CTC 来源细胞系的体外药敏结果与相应患者既往的药物耐药和反应史也是相一致的[41]。

11.3 用于体外敏感细胞扩增的下一代培养技术

随着 1951 年人类第一个癌细胞系 HeLa 的建立，人类肿瘤细胞系在癌症研究中具有了重要的影响，使得各种癌症治疗成为可能。然而，尽管有多年来不断地改进，要想从人类原发肿瘤中可重复地高效地常规建立长期永生的细胞系仍然极其困难。在传统的培养系统中，原发的人类肿瘤细胞通常在几个星期之后就会生长停滞，超过 90%都是在这个时间。在其他稀少的情况下，肿瘤细胞系最终可以在标准的培养基中建立起来，总体来说可以观察到 4 个连续的生长期；短期快速生长几周，之后经历一个生长停滞，然后是广泛扩散的细胞死亡，最后会偶然出现稀有的、快速生长的肿瘤细胞克隆。当焦点转向于扩增活的富集 CTC 时，建立长期原代肿瘤细胞培养中所面临的问题只会变得更为恶化，到目前为止，这一点不仅是受限于敏感和有效富集活 CTC 的技术局限，也是对推动 CTC 体外扩增所需要的培养基添加剂的正确组合缺乏了解的结果。在这一节中，将对一些最常用的补充和促进肿瘤细胞体外增长的手段，以及为了培养活 CTC 的方法所采用的调整方式进行综述。

自从哺乳动物细胞开始体外培养以来，胎牛血清（fetal bovine serum，FBS）一直就是培养基中的标准添加剂。尽管它非常普及，但是很多文献都记载了在细胞培养中使用 FBS 的不足，包括批次性能差异，以及可能造成培养的污染，带来来源于动物的真菌、病毒和细菌。针对这些限制，很多人转而使用有效的无血清培养基添加剂来培养哺乳动物细胞。为此，无血清的培养基混合剂，如 Ham's F-12 得以研发，进而添加了经过纯化的生长促进分子的提取物，如白蛋白、表皮生长因子（epidermal growth factor，EGF）、血小板来源的生长因子（platelet-derived growth factor，PDGF）、基础成纤维细胞生长因子（basal fibroblast growth factor，bFGF）及其他一些动物来源的成分，以恢复因为不使用 FBS 而导致的增殖特性的丢失。

选择性抑制 rho 相关蛋白激酶（rho-associated protein kinase，ROCK）的活性是支持人类胚胎干细胞（human embryonic stem cells，hESCs）和人类诱导多能干细胞（human induced pluripotent stem cells，hiPSCs）生长的常用方法。尽管可以通过 shRNA 靶向作用实现 ROCK 的抑制[42]，首选的方法还是利用合成来源的小分子抑制剂在 rho 激酶的 p160 催化结构域竞争 ATP 的结合位点。对于化学抑制来说，Y-27632 是最常用的化合物，也很容易商业购买。当用于细胞培养时，由 Y-27632 的功能所导致的 ROCK 抑制可以阻止失巢凋亡，这是接触依赖的细胞通过从局部组织环境或培养基质的脱离而被诱导的一种程序性细胞死亡。因此 Y-27632 及类似的化合物可以提高单细胞在悬液中的存活，也被发现能够通过对细胞骨架网络的调节效果而提高原代培养中的细胞黏附特性。进而，有些报道提示，将 Y-27632 添加到细胞培养悬液中增加了冷藏保存细胞的存活，也增加了从液氮中复苏细胞培养的冻融后存活率[43]。Pipparelli 等评价了 Y-27632 添加剂在人类角膜上皮细胞培养中的效果，发现 ROCK 抑制在体内和体外显著增强了细胞的黏附和伤口愈合，但是并没有诱发的毒性，细胞活性的减少，或者诱导角膜上皮细胞增殖[44]。

由 Rheinwald 和 Green 所报道的延长培养上皮细胞生存的长期方法是通过使用“滋养”细胞，通常是永生化的鼠类成纤维细胞[45]。通过这种方法，目的细胞与接近融合的一层促有丝分裂失活的小鼠或人类成纤维细胞进行共培养。通过化学处理可以发生促有丝分裂失活，如通过添加丝裂霉素 C，但是最常用的促有丝分裂失活方法是通过辐射。化学处理或高能量的伽马辐射（通常大约是 3000rad）

的作用是去除成纤维细胞层的细胞分化能力，同时保留其代谢活性，这样就能使它们为需要刺激其增殖的非辐射细胞“供应”营养。目的细胞与滋养层细胞的共培养不仅为培养基提供了一系列自然产生的因子（而这些因子在其他培养方法中可能需要人工添加），而且，用于建立饲养层的间质细胞与目的细胞有直接的物理接触，可以用来产生一种与体内环境非常相似的微环境，而这种方式是标准的2D培养系统所不能做到的。被辐射的饲养层也被用于协助从原发上皮肿瘤组织中建立细胞培养。由于原发肿瘤中的人类乳房上皮细胞选择性培养的最大不足就是肿瘤相关间质的过度增殖，使用辐射过的饲养层细胞可以形成一个特异的细胞基质，这可以组成一个物理障碍，阻止不需要的成纤维细胞附着[46]。

最近有研究证实，相比于任何一种成分的单独使用，添加了Y-27632的培养基与经过辐射的滋养层细胞的联合使用可以协同提高人类角化细胞的增殖能力。Chapman等首次证实，经过辐射的永生化J2小鼠成纤维滋养层细胞与添加了ROCK抑制剂Y-27632的DMEM/F12培养基联合使用提高了角蛋白细胞的长期增殖并意外地使其有效地避免了衰老，变为不死细胞且没有可检测到的细胞危机[47]。Schlegel和Albanese等进一步明确，使用经辐射的滋养层细胞和Y-27632可以从脊椎动物上皮组织中建立所谓的条件重编程细胞（conditionally reprogrammed cells，CRCs），而且他们证实，目前为止所测试的所有上皮类型都能够高效地建立起细胞培养，正常的和恶性的细胞都可以，跨越多个物种，包括人类、小鼠、大鼠和狗[48]。采用这种方法从原代上皮细胞中建立CRCs，Suprynowicz等证实，CRCs的诱导是快速、可逆的，而且能够重编程一个完整的细胞群体，而不是有所选择的一个小亚群[49]。重要的是，Yuan等证实，针对一个有20年复发性呼吸系乳头状瘤病史的患者，其原发肿瘤活检所建立的CRCs的体外化学敏感分析可以准确地预测其对药物治疗的阳性反应[50]，而Pollock等则成功地使用了原发前列腺CRCs来提高早期临床前药物开发研究的生物学相关性[51]。Chapman等后来证实，他们所观察到的Y-27632培养基添加剂对角蛋白细胞的作用是快速和有条件的，这支持了之前的发现，即CRC的环境并不是可逆地影响细胞培养的基因型和表型，因此能够模拟那些分子活动，其效率与采用传统细胞培养方法所建立的其他体外模型系统中所观察到的类似[52]。能够在体外保存一个异质性细胞群体的遗传特征，能够从多种组织类型非常少量的生成细胞中可靠地建立细胞培养，以及能够在体外保存对细胞毒药物治疗的体内特征，这使得使用条件细胞重编程成为CTC培养的一个特别吸引人的方法。尽管我们团队，以及其他团队[41]目前都未曾成功，但是用于CTC培养的条件细胞重编程的适当优化正在进行之中。

其他团队调整了商业购买的细胞培养方法用于CTC的体外培养和研究。如上所述，Zhang等采用了一种相对复杂的方法[40]，成功地从3个不同转移性乳腺癌患者中建立了3个CTC培养，收集CTC后放入DEME/F12培养基中进行前7天的培养，在其中添加胰岛素、氢化可的松、表皮生长因子（epidermal growth factor，EGF）、成纤维细胞生长因子-2（fibroblast growth factor-2，FGF-2），之后的 8～21 天转换为添加了 FBS 的 EpiCult-C 培养基（可以从 Stemcell Technologies Inc.商业购买）。从第 22 天开始，已经建立的克隆又换回添加了 FBS 的 DMEM/F12 培养基。采用一个相对简单的办法，Yu 等采用超低吸附培养皿及添加了 EGF、bFGF 和 B27 的 RPMI-1640 的培养基从转移性乳腺癌患者的血样中建立了 CTC 的培养[41]。有意思的是，Yu 等报道了其他一些在相似的血样中不成功的培养条件，包括上面提到的 Zhang 等团队的乳房上皮细胞生长液（mammary epithelial cell growth medium，MEGM：Lonza），由 Sato 等所报道的一种上皮细胞培养液[53]，以及其他一些培养液。McGregor 等已经研发了一种新的细胞培养试剂体系用于 CTC 的体外扩增，目前已经应用于临床试验中（NCT01528774），该试验的患者正在募集，但是他们这个培养液的成分已申请专利，因此不能做进一步的介绍。

11.4　在活 CTC 中进行功能分型和培养的考虑：已知和未知

整合新的富集和细胞培养策略进行活 CTC 的功能分析和培养具有高度的挑战性。在设计新的系统或试验进行活 CTC 的富集和后续的功能分型时，有两个首要的物理学和生物学因素必须要考虑到，即选择一个合适的技术进行敏感和有效的 CTC 富集，以及选择一个方法能够可靠地在体外刺激多种肿瘤类型所富集的活 CTC 的生长。例如，所有不敏感或无效的技术用于活 CTC 的富集将会造成负面的影响，即使是采用了从稀有细胞群体建立培养的最好方法，反之亦然，即使是采用了最敏感和最有效的 CTC 富集平台，采用不好的方法和试剂来建立培养也不会成功。目前为止最矛盾的关系之一就是，用于捕获 CTC 的最好的方法历来要么要求做细胞固定，要么使细胞承受高剪切力，这些都会导致活性的减少。相反，能够最好地保留细胞活性的方法在富集 CTC 时的效率和效果并不好。这两个关键的因素（细胞活性和 CTC 的有效捕获）一直是这个领域重要进展的一个棘手的障碍。在本节中，强调了之前所讨论的富集和细胞培养策略相关的一些不足。

多数成功地进行活 CTC 富集和功能分析的研究都采用了一种基于密度梯度的富集方法，但是由于其敏感性不高，据报道只有 10%～65%[8, 9]，采用聚蔗糖-泛影葡胺富集 CTC 进行任何形式的分子研究都非常有限：主要因为肿瘤细胞可能会丢失，或者迁移到了血浆层，或者因为形成聚集物而沉到了梯度的底部。另外，如果离心步骤不是立即进行的话，全血会与密度梯度相混合。尽管 RosetteSep 和 OncoQuick 的引入被设计用于减轻这些技术问题，通过基于密度的离心来富集

CTC 仍然要求在血样中有较高的 CTC 负荷，以便足够进行功能分型和成功地引发细胞培养。Bacelli 等和 Hodgkinson 等主导的研究就生动地展示了这种局限，在 Bacelli 的研究中，每 7.5ml 血液中有至少需要 1109 个富集的 CTC 才能在小鼠中建立肿瘤[33]，而在 Hodgkinson 的研究中，这个数值是至少 509 个 CTCs/7.5ml 血液[32]。Carvahlo 等在 TRAMP 小鼠模型中所主导的研究采用了一个基于梯度的方法结合了非肿瘤血细胞的阴性去除，该研究也报道不能将相同的方法用于人类转移性前列腺癌的血样，这进一步证实了这种局限[35]。即使是采用敏感性和效率极高的富集技术，通常也是在确诊时是晚期疾病的患者中才能观察到 CTC 的高负荷，这些患者的治疗策略通常是姑息而不是治愈，因此应用这种技术的临床获益将会受限。

虽然基于亲和性的富集策略进行活 CTC 分析的功效已经得到了证实[40, 41]，但是该方法要求目的细胞要有肿瘤特异标志物的强健表达以用于它们的分离。因此，基于亲和性的富集技术通常会局限于非常特异的疾病设定，而即使是在某个特定的疾病中，要想确定一个合适的生物标志物组合来准确地反映 CTC 的生物异质性也非常困难。在 Zhang 等的研究中，EpCAM（基于亲和性的 CTC 富集最常用的标志物）表达阴性的 CTC 亚群含有最高比例的一些 CTC，它们具有所描述的脑转移标志及最高水平的体内成瘤，这进一步强调了为基于亲和性的 CTC 富集选择适合的生物标志物的重要性[40]。

基于过滤的策略（包括我们团队所设计的那些），一直在证实它们有望能够以一种抗体-非依赖的方式来富集活 CTC，有可能会克服以上所讨论的基于亲和性的富集系统的局限。但是到目前，还没有研究被报道成功地应用基于过滤的富集方法进行人类 CTC 的功能分型和培养。我们所讨论的其他基于非亲和性的平台，如 CTC-iChip，也展现出了一些前景，目前是对活 CTC 进行富集、功能分型及建立培养的最成功的方法。即使是有这些成功，CTC-iChip 也有其不足。虽然 Toner 团队所建立的 CTC 来源的细胞系已经并且将要继续产出无价的数据，为研究界提供有关转移机制、药物抵抗及潜在新药靶点的深入见解，但 CTC 培养最初的倍增时间跨度为 1～3 周，即使是每 6ml 血液中含有多达 3000 个 CTC 也是如此[41]。尽管这在研究条件下是可以接受的，但是，要想通过这种方法建立细胞培养用于体外药物敏感实验以预测治疗效果，这么做所需要的时间在临床条件下将是不能承受的。

11.5 结论

能够对活的 CTC 进行分离，功能分型，以及更重要的，建立原代和长期的细胞培养，这将有望转化癌症患者的管理。这样一个便利将会为研究者提供机会，通过建立体内和体外的转移模型系统（这个系统与转移到继发部位的疾病更为相似），以拓展我们对于转移进程的了解。具有临床重要性的是，一旦充分优化之后，我们就可以想象，CTC 培养的建立可以允许进行药物敏感性检测的研发，对于一个治疗开始前的患者来说，可以做这样一个评价来预测一个疗程的辅助全身治疗是否适合该患者，以及可以在治疗过程中通过连续的抽血富集活的 CTC，实时监测一项正在进行的治疗的效果。这样一个便利也将可以从床旁转化到实验台，因为研究者将能够揭开患者对某个治疗的耐药机制，而这样的患者，其 CTC 尽管暴露于药物之中，仍能在体外存活。尽管还未得到广泛接受，在活 CTC 的富集能力方面已经取得了实质性的进步，而优化的且符合临床应用的操作流程将是迈向循证的、个体化的癌症患者管理的一大步。

参 考 文 献

[1] Bidard FC，Vincent-Salomon A，Sigal-Zafrani B，Dieras V，Mathiot C，Mignot L，Thiery JP，Sastre-Garau X，Perga JY（2007）Prognosis of women with stage IV breast cancer depends on detection of CTC rather than disseminated tumor cells. Ann Oncol 19：496-500

[2] Cristofanilli M，Budd T，Ellis MJ，Stopeck A，Matera J，Miller C et al（2004）Circulating tumor cells，disease progression，and survival in metastatic breast cancer. N Engl J Med 351：781-791

[3] Cristofanilli M，Hayes DF，Budd GT，Ellis MJ，Stopeck A，Reuben JM et al（2005）Circulating tumor cells A novel prognostic factor for newly diagnosed metastatic breast cancer. J Clin Oncol 23：1420-1430

[4] Danila DC，Heller G，Gignac GA，Gonzalez-Espinoza R，Anand A，Tanaka E et al（2007）Circulating tumor cell number and prognosis in progressive castration-resistant prostate cancer. Clin Cancer Res 13：7053-7058

[5] Hayes DF，Cristofanilli M，Budd GT，Ellis MJ，Stopeck A，Miller MC et al（2006）Circulating tumor cells at each follow-up time point during therapy of metastatic breast cancer patients predict progression-free and overall survival. Clin Cancer Res 12：4218-4224

[6] Cohen SJ，Punt CJA，Iannotti N，Saidman BH，Sabbath KD，Gabrail NY et al（2009）Prognostic significance of circulating tumor cells in patients with metastatic colorectal cancer. Ann Oncol 20（7）：1223-1229

[7] Maheswaran S，Sequist LV，Nagrath S，Ulkus L，Brannigan B，Collura CV et al（2008）Detection of mutations in EGFR in circulating lung cancer cells. N Engl J Med 359：366-377

[8] Choesmel V，Pierga JY，Nos C，Vincent-Salomon A，Sigal-Safrani B，Thiery JP et al（2004）Enrichment methods to detect bone marrow micrometastases in breast carcinoma patients Clinical relevance. Breast Cancer Res 6：R556-R570

[9] Rolle A，Gunzel R，Pachmann U，Willen B，Hoffken K，Pachmann K（2005）Increase in number of circulating disseminated epithelial cells after surgery for non-small cell lung cancer monitored by MAINTRAC® is a predictor for relapse A preliminary report. World J Surg Oncol 3：18

[10] Tewes M，Aktas B，Welt A，Muelller S，Hauch S，Kimmig R et al（2009）Molecular profiling and predictive value of circulating tumor cells in patients with metastatic breast cancer an option for monitoring response to breast cancer related therapies. Breast Cancer Res Treat 115：581-590

[11] Lankiewicz S，Zimmermann S，Hollmann C，Hillemann T，Greten TF（2008）Circulating tumour cells as a predictive factor for response to chemotherapy in patients with advanced colorectal cancer. Mol Oncol 2（4）：349-355
[12] Aktas B，Tewes M，Fehm T，Hauch S，Kimmig R，Kasimir-Bauer S（2009）Stem cell and epithelial-mesenchymal transition markers are frequently overexpressed in circulating tumor cells of metastatic breast cancer patients. Breast Cancer Res 11：R46
[13] Stott SL，Hsu CH，Tsukrov DI，Yu M，Miyamoto DT，Waltman BA et al（2010）Isolation of circulating tumor cells using a microvortex-generating herringbone-chip. Proc Natl Acad Sci 107（43）：18292-18297
[14] Bhagat AAS，Hou HW，Li LD，Lim CT，Han J（2011）Pinched flow coupled shear-modulated inertial microfluidics for high-throughput rare blood cell separation. Lab Chip 11：1870-1878
[15] Ozkumur E，Shah AM，Ciciliano JC，Emmink BL，Miyamoto DT，Brachtel E et al（2013）Inertial Focusing for Tumor Antigen-Dependent and-Independent Sorting of Rare Circulating Tumor Cells. Sci Transl Med 5（179）：179ra47
[16] Nagrath S，Sequist LV，Maheswaran S，Bell DW，Irimina D，Ulkus L et al（2007）Isolation rare circulating tumor cells in cancer patients by microchip technology. Nature 450（7173）：1235-1239
[17] Lopez-Riquelme N，Minguela A，Villar-Permuy F，Ciprian D，Castillejo A，Alveraez-Lopez MR et al（2013）APMIS 121（12）：1139-1143
[18] Samsel L，Dagur PK，Raghavachari N，Seamon C，Kato GJ，McCoy JP（2013）Imaging flow cytometry for morphologic and phenotypic characterization of rare circulating endothelial cells. Cytometry B Clin Cytom 84（6）：379-389
[19] Zheng S，Lin HK，Lu B，Williams A，Datar R，Cote RJ et al（2011）3D microfilter device for viable circulating tumor cell（CTC）enrichment from blood. Biomed Microdevices 13（1）：203-213
[20] Xu T，Lu B，Tai YC，Goldkorn A（2010）A cancer detection platform which measures telomerase activity from live circulating tumor cells captured on a microfilter. Cancer Res 70（16）：6420-6426
[21] Harouaka RA，Zhou MD，Yeh YT，Khan WJ，Das A，Liu X et al（2014）Flexible micro spring array device for high-throughput enrichment of viable circulating tumor cells. Clin Chem 60（2）：323-333
[22] Zhou M-D，Hao S，Williams A，Haraouaka R，Schrand B，Rawal S et al（2014）Separable bilayer microfiltration device for viable label-free enrichment of circulating tumor cells. Sci Rep 4：7392
[23] Tan SJ，Yobas L，Lee GYH，Ong CN，Lim CT（2009）Microdevice for the isolation and enumeration of cancer cells from blood. Biomed Microdevices 11：883-892
[24] Hur SC，Mach AJ，Di Carlo D（2011）High-throughput size-based rare cell enrichment using microscale vortices. Biomicrofluidics 5（2）：022206
[25] Sollier E，Go DE，Che J，Gossett DR，O'Byrne S，Weaver WM et al（2014）Size-selective collection of circulating tumor cells using Vortex technology. Lab Chip 14：63-77
[26] Sun J，Li M，Liu C，Zhang Y，Liu D，Liu W，Hu G，Jiang X（2012）Double spiral microchannel for label-free tumor cell separation and enrichment. Lab Chip 12：3952-3960
[27] Sun J，Liu C，Li M，Wang J，Xianyu Y，Hu G，Jiang X（2013）Size-based hydrodynamic rare tumor cell separation in curved microfluidic channels. Biomicrofluidics 7：011802
[28] Hou HW，Warkiani ME，Khoo BL，Li ZR，Soo RA，Tan DSW，Lim WT，Han J，Bhagat

AAS，Lim CT（2013）Isolation and retrieval of circulating tumor cells using centrifugal forces. Sci Rep 3，1259

[29] Gleghorn JP，Pratt ED，Denning D，Liu H，Bander N，Tagawa ST et al（2009）Capture of circulating tumor cells from whole blood of prostate cancer patients using geometrically enhanced differential immunocapture（GEDI）and a prostate-specific antibody. Lab Chip 10：27-29

[30] Yu M，Ting DT，Stott SL，Wittner BS，Ozsolak F，Paul S et al（2012）RNA sequencing of pancreatic circulating tumor cells implicates WNT signaling in metastasis. Nat Lett 487：510-513

[31] Yu M，Bardia A，Wittner BS，Stott SL，Smas ME，Ting DT et al（2013）Circulating breast tumor cells exhibit dynamic changes in epithelial and mesenchymal composition. Science 339（6119）：580-584

[32] Hodkinson CL，Morrow CJ，Li Y，Metcalf RL，Rothwell DG，Trapani F et al（2014）Tumorigenicity and genetic profiling of circulating tumor cells in small-cell lung cancer. Nat Med 20：897-903

[33] Bacelli I，Schneeweiss A，Riethdorf S，Stenzinger A，Schillert A，Vogel V et al（2013）Identification of a population of blood circulating tumor cells from breast cancer patients that initiates metastasis in a xenograft assay. Nat Biotechnol 31（6）：539-544

[34] Howard EW，Leung SCL，Yuen HF，Chua CW，Lee DT，Chan KW et al（2008）Decreased adhesiveness，resistance to anoikis and suppression of GRP94 are integral to the survival of circulating tumor cells in prostate cancer. Clin Exp Metastasis 25：497-508

[35] Carvalho FLF，Simons BW，Antonarakis ES，Rasheed Z，Douglas N，Villegas D et al（2013）Tumorigenic potential of circulating prostate tumor cells. Oncotarget 4（3）：413-421

[36] Balic M，Williams A，Lin H，Datar R，Cote RJ（2013）Circulating tumor cells from bench to bedside. Annu Rev Med 64：31-44

[37] Foster BA，Gingrich JR，Kwon ED，Madias C，Greenberg NM（1997）Characterization of prostatic epithelial cell lines derived from transgenic adenocarcinoma of the mouse prostate（TRAMP）model. Cancer Res 57：3325-3330

[38] McGregor JR，Samlowski WE，Tharkar S，Donepudi S，Ferrone S（2012）Isolation and expansion of circulating tumor cells（CTC）from melanoma patients using novel cell culture technique. J Clin Oncol 30（suppl），abstr 10614

[39] Kirby BJ，Jodari M，Loftus MS，Gakhar G，Pratt ED，Chanel-Vos C et al（2012）Functional characterization of circulating tumor cells with a prostate-cancer-specific microfluidic device. PLoS One 7（4）：e35976

[40] Zhang L，Ridgway LD，Wetzel MD，Ngo J，Yin W，Kumar D et al（2013）The identification and characterization of breast cancer CTCs competent for brain metastasis. Sci Transl Med 5（180）：180ra48

[41] Yu M，Bardia A，Aceto N，Bersani F，Madden MW，Donaldson MC et al（2014）Ex-vivo culture of circulating breast tumor cells for individualized testing of drug susceptibility. Science 345（6193）：216-220

[42] Xu XT，Song QB，Yao Y，Ruan P，Tao ZZ（2012）Inhibition of RhoA/ROCK signaling pathways promotes the apoptosis of gastric cancer cells. Hepatogastroenterology 59（120）：2523-2526

[43] Li X，Meng G，Krawetz R，Liu S，Rancourt DE（2008）The ROCK inhibitor Y-27632 enhances the survival rate of human embryonic stem cells following cryopreservation. Stem Cells Dev 17（6）：1079-1085

[44] Pipparelli A，Arsenijevic Y，Thuret G，Gain P，Nicolas M，Majo F（2013）Rock inhibitor enhances adhesion and wound healing of human corneal epithelial cells. PLoS One 8（4）：e62095

[45] Rheinwald JG，Green H（1975）Formation of a keratinizing epithelium in culture by a cloned cell line derived from a teratoma. Cell 6：317-330

[46] Wang CS，Goulet F，Tremblay N，Germain L，Auger F，Tetu B（2001）Selective culture of epithelial cells from primary breast carcinomas using irradiated 3T3 cells as a feeder layer. Pathol Res Pract 197（3）：175-181

[47] Chapman S，Liu X，Meyers C，Schlegel R，McBride AA（2010）Human keratinocytes are efficiently immortalized by a Rho kinase inhibitor. J Clin Invest 120（7）：2619-2626

[48] Liu X，Ory V，Chapman S，Yuan H，Albanese C，Kallakury B et al（2012）ROCK inhibitor and feeder cells induce the conditional reprogramming of epithelial cells. Am J Pathol 180（2）：599-607

[49] Suprynowicz FA，Upadhyay G，Krawczyk E，Kramer SC，Herbert JD，Liu X et al（2012）Conditionally reprogrammed cells represent a stem-like state of adult epithelial cells. Proc Natl Acad Sci 109（49）：20035-20040

[50] Yuan H，Myers S，Wang J，Zhou D，Woo JA，Kallakury B et al（2012）Use of reprogrammed cells to identify therapy for respiratory papillomatosis. N Engl J Med 367（13）：1220-1227

[51] Pollock CB，McDonough S，Wang VS，Lee H，Ringer L，Li X et al（2014）Strigolactone analogues induce apoptosis through activation of p38 and the stress response pathway in cancer cell lines and in conditionally reprogrammed primary prostate cancer cells. Oncotarget 5（6）：1683-1698

[52] Chapman S，McDermott DH，Shen K，Jang MK，McBride AA（2014）The effect of Rho kinase inhibition on long-term keratinocyte proliferation is rapid and conditional. Stem Cell Res Ther 5（60）：scrt449

[53] Sato T，Clevers H（2013）Primary mouse small intestinal epithelial cell cultures. Methods Mol Biol 945：319-328

第 12 章　CTC 在乳腺癌中的预后意义

Jeffrey B. Smerage

摘要　循环肿瘤细胞（circulating tumor cells，CTCs）是连接原发肿瘤和转移性疾病形成的重要概念，在转移性疾病的条件下，对于经历了转移进程及随着时间进展参与了疾病耐药和进展的细胞来说，CTC 有望为其生物学特征和行为提供重要的洞见。在乳腺癌中，CTC 的计数已经被证实对于进展和生存来说都是强大的预后因子。经过一个周期细胞毒性化疗之后的 CTC 升高与特别不好的预后有关，这个发现提示需要创新性的药物和治疗策略。尽管在制订治疗计划时预后是很重要的，但是 CTC 的计数还不能形成预测模型来选择特定的药物或决定何时该停止或更改目前的治疗。在决定何时及多久进行病变范围的放射显影扫描方面，CTC 是有效果的。考虑到 CTC 计数在临床治疗中具有相对中等的影响，聚焦点已成为研发新的平台来提高敏感性，以保证在更大部分的患者中进行这些检测，同时保证对这些细胞进行生物学研究，如此一来，CTC 将会使标志物驱动的治疗选择成为可能。

关键词　循环肿瘤细胞；CTC；乳腺癌；预后；预测；液体活检；肿瘤标志物

12.1　循环肿瘤细胞检测

原发肿瘤向远端部位的血源性扩散一直以来都是肿瘤学教义中的核心[1, 2]。从概念上来说，循环肿瘤细胞是原发肿瘤和转移灶之间的连接。最初的报道发表于 1869 年，当时一位澳大利亚的医生 T. R. Ashworth 在一个死于转移性癌症的患者身上做尸检，他指出在光学显微镜下所观察的细胞在形态上与取自肿瘤的细胞是一致的[3]。他评论道，“如果它们来源于一个现存的癌症结构，那么它们必须是穿过了大部分的循环系统，到达健康大腿的内部隐静脉”。很明显，要想在临床上有用，需要在疾病进程的早期检测到这些细胞，在疾病治疗的管理之中，这些细胞必须至少会有预后的价值，最好有预测的功能。了解 CTC 的生物学将会导致更好地了解转移的进程，而且，在转移性疾病建立之后能够更好地了解其行为。最终的目标是提高癌症患者的临床转归。

循环肿瘤细胞的稀有性一直是 CTC 平台研发的中心挑战。技术局限及关于如何定义和定量这些细胞的假设会影响能够被解决的临床问题类型及相应临床研究的结果。据估计，CTC 发生的平均频率是 10^6 个有核血细胞中有 1 个。分离肿瘤细胞的早期尝试采用的是细胞的物理特性，通过过滤或密度梯度离心来分离 CTC，但是这些方法劳动量比较大，敏感性和特异性也不好。这些早期的方法会有 CTC 的大量丢失，培养的肿瘤细胞掺入到全血之中的回收率只有 10%～65%[4, 5]。仍然还有需要将这些细胞与白细胞区分开来。虽然大多数白细胞在分离过程中都被去除掉了，但是仍然还有很多保留下来。制订识别的特征甚至更具挑战性，因为造血细胞能够短暂表达上皮的标志物，如 EpCAM[5]、细胞角蛋白[6]、MUC-1[7]及 TAG-12[8]。在采用免疫荧光进行细胞鉴定时，这增加了积极地排除一些细胞的重要性（通过使用白细胞特异的标志物如 CD45）。对于采用了 RT-PCR 检测基因表达的平台，目的基因的选择对减少假阳性结果的机会来说是非常重要的，在掺杂的白细胞中短暂表达上皮标志物将会导致这种结果的发生。

免疫选择和自动化影像分析的发展是导致这个领域前进的两大进展。在掺入了培养的上皮细胞的血样中，免疫磁性技术可以使回收率达到大约 85%[9, 10]。采用患者样本的研究在不同的方法学之间差别巨大，但是总体来说 40%～60%的转移性乳腺癌患者可以被这些方法定义为 CTC 阳性（表 12.1）。值得注意的是，有些患者在其疾病的整个进程中，免疫磁性方法的检测结果都是 CTC 阴性，尽管这种现象的生物学意义还没有被充分地了解。

表 12.1 在转移性乳腺癌中选择的一些 CTC 临床研究

参考文献	技术	CTC 阈值	临床方案	N	CTC 升高的患者（%）	mPFS（月）	mOS（月）
Cristofanilli[11]	CellSearch	≥5 个 CTC	PS，任何一线或任何类型的治疗	177	49	2.7（≥5） 7.0（<5）	10.1（≥5） >18（<5）
Budd[12]	CellSearch	≥5 个 CTC	PS，任何一线或任何类型的治疗	138	43	NR	8.5（≥5） 22.6
Cristofanilli[13]	CellSearch	≥5 个 CTC	PS，一线治疗 任何类型的治疗	83	52	4.9（≥5） 9.5（<5）	14.2（≥5） >18（<5）
Cristofanilli[14]	CellSearch	≥5 个 CTC	RS，任何一线或任何类型的治疗	151	44	NR	13.5（≥5） 29.3（<5）
Bidard[15]	密度离心，细胞角蛋白染色	≥1 个 CTC	RS，任何类型或任何一线的治疗	37	41	NR	大约 15（≥1） 22（<1）
Liu[16]	CellSearch	≥5 个 CTC	PS，任何类型或任何一线的治疗	74	35	3.2（≥5） 5.1（<5）	NR

续表

参考文献	技术	CTC 阈值	临床方案	N	CTC 升高的患者（%）	mPFS（月）	mOS（月）
Pierga[17]	CellSearch	≥1 个 CTC	PS，一线，化疗	267	65	大约 8（≥5）	大约 22.5（≥5）
		≥5 个 CTC			44	10（1～4）	0 或 1～4 的 CTC 未达到
						20（0）	
Muller[18]	CellSearch	≥5 个 CTC	PS，任何一线或任何类型的治疗	254	50	9.3（≥5）	18（≥5）
						10.9（<5）	27（<5）
	Anda Test（免疫磁性分离，RT-PCR 检测）	≥0.15ng/μl			40	8.8（+）	19.3（+）
						10.7（-）	23.8（-）
Wallwiener[19]	CellSearch	≥5 个 CTC	PS，任何一线或任何类型的治疗	486	42	4.8（≥5）	18.0（≥5）
						7.6（<5）	未达到
Bidard[20]	CellSearch	≥5 个 CTC	RS（综合分析了 20 项研究），任何一线或任何类型的治疗		47	大约	大约
						6.5（≥5）	16.3（≥5）
						11（<5）	>34（<5）
Smerage[21]	CellSearch	第 1 天和第 22 天≥5 CTC	PS（合作组），一线，化疗	595	54	4.9（≥5，≥5）	13（≥5，≥5）
						8.9（≥5，<5）	23（≥5，<5）
						11.5（<5，<5）	35（<5，<5）

注：在转移性乳腺癌中进行了多个关于 CTC 的研究，但是它们所采用的技术，用于定义患者阳性的 CTC 阈值，是前瞻性研究（prospective studies，PS）还是回顾性研究（retrospective studies，RS），所允许的治疗线数，以及所允许的治疗类型等方面都差别很大。尽管多数都给出了 Kaplan-Meier 生存曲线，但是并不是所有的都报道了实际的中位无进展生存（median progression free survival，mPFS）和中位总生存（median overall survival，mOS）。没有正式报道 mPFS 和 mOS 的情况做了目测的估计，在这里报道为“大约”。NR 代表数据未报道。

这些技术导致了 CellSearch®的研发，这是唯一被 FDA 批准可以在患者管理中进行 CTC 计数的平台。这个系统经过了高度的分析验证[10]。通过添加标记了磁性活化铁颗粒的抗 EpCAM 抗体来准备血液样本。红细胞被裂解，之后管子被置于磁场之中，将 EpCAM 阳性的细胞吸附到管的边缘，这可以移除裂解的红细胞和大多数非标记的白细胞。之后样本被悬浮于一个小体积的溶液中，然后置于一个卡盒中进行观察。针对 DNA（DAPI）、细胞角蛋白和 CD45 的荧光染料被加到样本之中，之后通过自动化的荧光显微镜对样本进行显像观察。计算机所确认的“事件”是 DAPI 阳性、细胞角蛋白阳性和 CD45 阴性，然后将这些图像提供给技术人员判读。这个判读非常重要，需要确认这个影像具有细胞的形态，确保它们不是掺杂的白细胞。由于有分析验证并可以商业购买，它成为临床数据的最大来源。在经过 10～20 年的研究之后，仍然还是只有这一个 FDA 批准的 CTC 设备，这个事实说明创造一个兼具分析和临床验证的平台是多么困难（译者注：上文中有几点不够准确：①血液样本的准备不仅需要抗 EpCAM 的抗体，也包括荧光染色的步骤；②红细胞并未被裂解，而是因为分层而被吸走；③荧光染色先于转移至卡盒之前；④计算机确认的“事件”只是细胞角蛋白阳性。CellSearch 系统正确的操作步骤如下：①7.5ml 血样添加 6.5ml 缓冲液，混匀并离心；②样品和试剂放入 Autopre 系统，按照操作要求设置相应参数，开始处理；③机器自动识别红细胞界面并将其吸走，剩余的细胞添加标记了磁珠的抗 EpCAM 抗体进行孵育；④外加磁场捕获 EpCAM 阳性的细胞，弃去非阳性细胞；⑤细胞重悬，进行荧光染色；⑥转入卡盒之后，黑暗条件下静置至少 20 分钟，转入 Analyzer 系统，分 4 个通道分别进行荧光扫描；⑦细胞角蛋白荧光显色阳性被作为一个“事件”，该“事件”所对应的 4 个通道的图像提供给技术人员判读；⑧DAPI 阳性，CD45 阴性，且符合细胞形态的“事件”判读为 CTC）。

最初是在转移性癌症患者中研究了这个方法，它采用 7.5ml 全血中有大于等于 5 个 CTC 这个阈值来定义一例患者是 CTC 阳性。之所以选择这个阈值是因为它基于中位无进展生存能够最好地区分患者人群。采用 5 个 CTC 这样一个阈值，缓慢和快速进展人群之间对比的 Cox 比例-风险比达到了一个平台期[11]。使用 5 个 CTC 这个阈值也可以使没有癌症的正常对照人群的假阳性率达到最小化。在最初的文章中，只在一小部分个体之中找到了单个上皮细胞，平均每 7.5ml 血只有 0.1 个上皮细胞，而没有一个正常对照有两个或多个上皮细胞。只有极少数没有癌症的人会发现 3 个或更多个上皮细胞。所选择的阈值会同时影响能够回答的问题及所观察的临床转归。例如，在早期乳腺癌患者中，CTC 的频率非常低，如果使用 7.5ml 血中 5 个 CTC 的阈值，只有 3%将会被认为是阳性[22]。为了在早期乳腺癌中获得适当的敏感性，多数研究者开始使用更大容量的血样及一个较低的阈值来定义阳性。

12.2 转移性乳腺癌中的 CTC 和预后

临床决策是风险与获益之间的一种平衡，在癌症患者的治疗中，预后是这个评估之中的一个重要因素。癌症预后之所以重要是因为多个原因。从患者的角度来说，预后非常重要，他/她将会知道应该期望什么，这样就会形成正确的计划；从临床决策的角度来说，预后非常重要，因为它是对风险和获益进行临床评价的一个重要元件；在辅助阶段，治疗的目标是治愈，如果疾病风险高，则医生和患者更愿意接受短期治疗毒性的增加；在不可治愈的转移性疾病阶段，治疗的目的是姑息，如果使用现有药物的预后都非常不好，这可能会促使医生和患者或者转向新药临床试验，或者转向更低毒性的治疗，以便在剩余的时间中让生活质量最大化。

多项研究已经在转移性乳腺癌患者中证实和确认了 CTC 的预后意义。根据 PFS 和 OS 的结果，CTC 升高的患者预后更差（表 12.1）。不同研究之间的结果进行相互比较是很困难的，因为研究者采用了不同的人群，不同的阳性界定阈值，以及不同的方式来报告临床转归。采用 CellSearch 发表的第一个临床研究评价了 177 例患者，代表了各种类型的转移性乳腺癌，包括开始激素治疗和化疗的患者，以及接受一线治疗或更晚线治疗的患者。在一个新的治疗开始之前，CTC 升高的患者，其 mPFS 明显更差。基线时 CTC 升高的患者，其 mPFS 为 2.7 个月，而相比较而言，基线时 CTC 数值低的患者为 7.0 个月（$P<0.001$）。类似的，CTC 升高的患者比 CTC 低的患者的总生存也明显更差，mOS 分别为 10.1 个月 vs. >18 个月（$P<0.001$）。当观察开始新一线化疗的患者亚组时，对于 CTC 升高和较低的患者，mPSF 是 2.3 个月 vs. 6.8 个月，而 mOS 是 8.3 个月 vs. >18 个月。非化疗组最初的解释并不清楚，因为它是一个非常小的亚群（n=54），而且所报道的群体接受了激素治疗、“免疫治疗”或者两种都有。“免疫治疗”最大的组是 HER2 阳性癌症使用曲妥珠单抗组。在这个异质性的小亚组中，PFS 和 OS 的差异并不大，也不具有统计学意义（P=0.44）。然而，在一个后续的分析中[13]发现，开始一线内分泌治疗的患者在 mPFS 上有显著性差异（11.3 个月 vs. >18 个月），由于样本数较小，这个结果依然不显著（P=0.15）。这些数据导致了 FDA 对 CellSearch 的批准。随后，在结直肠癌[23]和前列腺癌[24]中也发表了类似的 CTC 数据，也导致 FDA 的批准拓展到了这些癌症。

对于开始一线化疗的患者来说，CTC 的预后意义也是真实的。最初那项研究的回顾性亚组分析评价了开始一线细胞毒化疗的患者[13]，发现 CTC 升高和较低患者的中位 PFS 和中位 OS 分别是 2.7 个月 vs. 7.0 个月（$P<0.001$）和 10.1 个月 vs. >18 个月（$P<0.001$）。Pierga 等的另外一项研究[17]评价了 267 例开始一线化疗的患者，显示出了类似的结果。在这项分析中，根据 CTC 的水平将患者分成了不同的队列，在 7.5ml 全血中有≥5 个、1～4 个和 0 个 CTC。在这个分析中，mPFS 分别是 8、10 和 20 个月。对于 0 和 1～4 个 CTC 的人群，mOS 尚未达到，所以无法比较 mOS。对于开始一线治疗的患者，预后中的这种差异被前瞻性的 SWOG S0500 研究所确认。在该研究中的 595 例患者中，有 123 例患者在基线时和一个周期的化疗结束之后有 CTC 的升高（≥5 个 CTC/7.5ml），有 165 例患者在基线时 CTC 升高但在一个周期的化疗之后转为降低，而 276 例患者在基线时的 CTC 数值较低。这 3 个组的 mPFS 有显著性差异，分别是 3、9 和 11 个月（$P<0.001$），mOS 也有显著性差异，分别是 13、23 和 35 个月（$P<0.001$）（图 12.1）。在 ER

阳性，HER2 阳性或者三阴性疾病的患者亚组中也观察到了类似的预后差异。

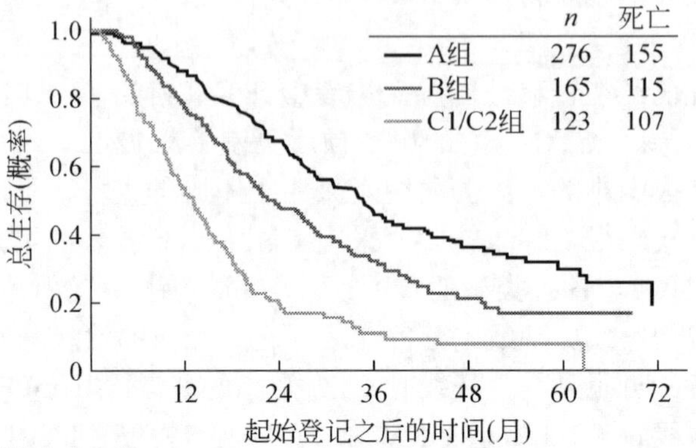

处于风险中的个数

A组	276	240	166	87	42	17	2
B组	165	123	70	38	16	7	0
C组	123	65	21	7	3	2	0

图 12.1 SWOG S0500 中的总生存，根据基线抽血时患者的 CTC 水平进行分组。基线时 CTC 较低的患者（<5 个 CTC/7.5ml 全血）为 A 组。基线时 CTC 升高的患者在第 22 天进行 CTC 水平的重复检测。在一个周期的一线化疗之后转为低 CTC 的那些患者为 B 组。基线和一个周期治疗之后 CTC 都升高的患者随机分为 C1 组和 C2 组，采用不同的策略进行治疗。C1 组和 C2 组的转归之间无显著性差异（图 12.3），这里所呈现的总生存是整合了 C1 和 C2 的人群。来自于 Smerage，J. et al.，JCO（2014）32：3483-3489[21]，经允许后做了相应修改。版权® 2014 Journal of Clinical Oncology。版权所有

与放射影像分期的研究相比，CTC 也许也是一个更好的 OS 预测因素。在一项 138 例转移性乳腺癌患者的研究中[25]，开始新治疗大约 4 周之后的 CTC 与治疗开始之后中位时间为 10 周的影像学结果进行了比较。相比于 CTC，判读者之间的差异在放射学评价中更大。对于放射学，在不确定，疾病稳定或部分有效，或进展性疾病之间来评价放射影像状态时，做解读的放射学家之间存在 15.2%的不一致意见。而在评价 CTC 是<5 个还是 CTC≥5 个的时候，只有 0.7%的不同意见。与扫描为无进展（疾病稳定或有效）但 CTC 升高的患者相比，扫描为无进展但 CTC 较低的患者有更好的 mOS（15.3 个月 vs. 26.9 个月）。值得注意的是，相比于放射影像进展同时 CTC 升高的患者，扫描为疾病进展但是 CTC 较低的患者也有更长的 mOS（6.4 个月 vs. 19.9 个月）。与 SWOG S0500 研究的结果类似，这提示治疗启动之后的 CTC 升高是一个非常重要的临床发现，可以反映非常不利的肿瘤生物学，通常是对现有治疗选择性的耐药。

12.3　转移性疾病进展监测中的 CTC

有几项研究也显示，CTC 的监测可以预测患者的肿瘤正在开始发生进展或者在不远的将来会发生进展。在一项 68 例患者的前瞻性研究中[16]，在 6 个月的时间里每隔一个月收集一次 CTC，之后每 3 个月收集一次。放射影像学的分期每 3 个月进行 1 次。回顾每一次的分期扫描，研究者想要观察的是先前的 CTC 能否预测影像学的结果。在扫描之前 7～9 周时有 CTC 升高的患者，有 70%的可能是在扫描中出现进展的患者。而当在计划扫描之前 3～5 周进行检测时，CTC 有 60%的概率可以预测扫描中的进展。从临床的角度来看，需要重点指出的是，这意味着 30%～40%的患者并没有进展。因此，CTC 数值的升高提出了一种顾虑，即目前或不远的将来会发生进展，但是它并不能定义进展。在一项随后的类似研究中[26]，开始新治疗的 177 例转移性乳腺癌患者在每一次临床随访（每 3～5 周）都进行 CTC 的检测。在第一次治疗之后 3～5 周或 6～8 周时 CTC 升高的患者，分别有 68%和 53%的患者在 3 个月内发生了进展。这个人群包括开始内分泌治疗和化疗的患者。在其 CTC 水平与开始新治疗的相关性及他们的进展时间方面，这两组人群可能会有不同的时间模式。再一次，需要指出的是，这些患者中有相当一部分人在其随后的扫描之中并没有出现进展。因此，CTC 的升高只是提出了发生进展的可能性，但并不是定义进展。对于 CTC 较低的患者，其进展的风险是非常低的。一个临床的策略将会是采用 CTC 来判断多久进行一次分期扫描。只要其 CTC 一直保持较低，没有明显症状或没有实验室检测异常的患者也许能够延迟其扫描，但是一旦 CTC 升高到 5 个或更高，即使没有症状，这也可能是进一步进行放射影像学评估的一个提示。这样一个策略有望减少造影剂的副作用，减少放射暴露，减少患者的麻烦，以及节省与放射影像学扫描有关的花费。

12.4　随机干预研究中的 CTC

上面有关 CTC 和预后的讨论中所提到的 SWOG S0500 临床试验是一个III期随机研究，测试了这样一个假说，即开始一个新治疗之后出现 CTC 升高的患者可能接受了无效的治疗，在更改为另一种治疗之后，她们的转归可能会有所提高。这个假说的基础来自于最初 IMMC-01 试验的观察结果[13]，该试验发现，一个周期的一线化疗结束之后，CTC 升高的患者只有很短的 mPFS（2.0 个月）和 mOS（9.2 个月）。似乎这些 CTC 能够发现一些患者，这些患者所携带的癌症很可能对一线治疗不敏感。通过在一个周期的治疗之后更换新的治疗，她们将有可能避免最初化疗（被推测为无效的）的累积毒性，通过更换为一个不同作用机制的药物，她们将有更大获益的机会。

SWOG S0500 总共入组了 595 例将要开始一线化疗的转移性乳腺癌患者。治疗选择由经治医师来制订。研究方案显示于图 12.2。在患者开始化疗之前采用 CellSearch 检测 CTC。较低 CTC 的患者被认为携带低风险疾病，只观察其结果，不做干预。基线时 CTC 升高的患者（≥5 个细胞/7.5ml 全血）在第一个剂量化疗之后的第 3 个星期进行 CTC 的重复评估。CTC 转为降低的患者（4 个或更少）只观察其结果，不做干预。CTC 持续升高的患者被随机分为继续其现有治疗（标准治疗）或立即更改为新一类的细胞毒化疗。之后，两组患者都会随访至进展。令人失望的是，这两组患者的 PFS（HR=0.92，*P*=0.64）或 OS（HR=1.0，*P*=0.98）都没有差异（图 12.3）。考虑到基于 CTC 还是有预后方面的差别，研究者得出的结论是，在一个周期的化疗之后 CTC 升高的患者所携带的癌症非常有可能对细胞毒机制有普遍的耐药性。这些患者需要更好的治疗选择，尽早考虑新药临床试验有可能会让她们有更多的获益，而不应该只是遵循细胞毒治疗的标准序贯顺序。

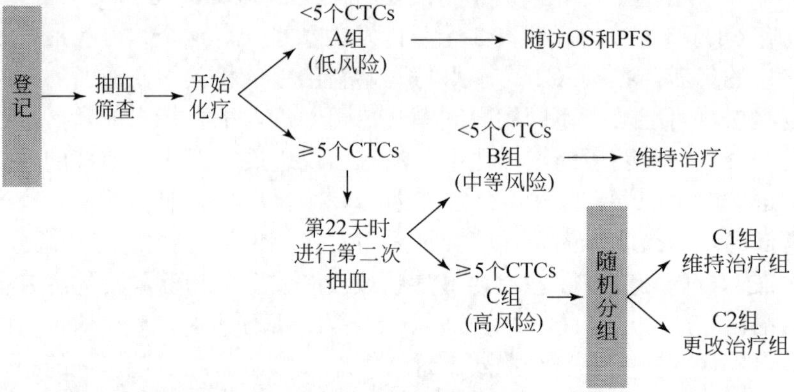

图 12.2 SWOG S0500 临床试验方案［来自于 Smerage J，et al. JCO（2014）32：3483-3489［21］，经允许后做了相应修改。版权® 2014 Journal of Clinical Oncology。版权所有］

还有其他的一些随机临床试验，相应结果还尚未报道［27］。STIC CTC METABREAST 研究是采用 CTC 在新确诊的，既往未接受转移性疾病治疗的转移性 ER 阳性，HER2 阴性乳腺癌患者中进行预后评价。入组的患者随机进行标准治疗或 CTC 指导的治疗。对于标准治疗组，最初的治疗选择由经治医师根据临床的判断来决定。对于 CTC 指导的治疗组，CTC 低的患者被认为是低风险，继续其内分泌治疗，而 CTC 升高的患者被认为是高风险，会开始细胞毒的化疗。CirCe01 研究也是将患者随机分为了一个标准治疗组和一个 CTC 指导的治疗组。对于标准组，患者在其治疗过程中接受了标准的临床和放射影像学评估，改变治疗的依据是进展的临床定义。对于 CTC 指导治疗组的患者，在任何新治疗的第一个周期后

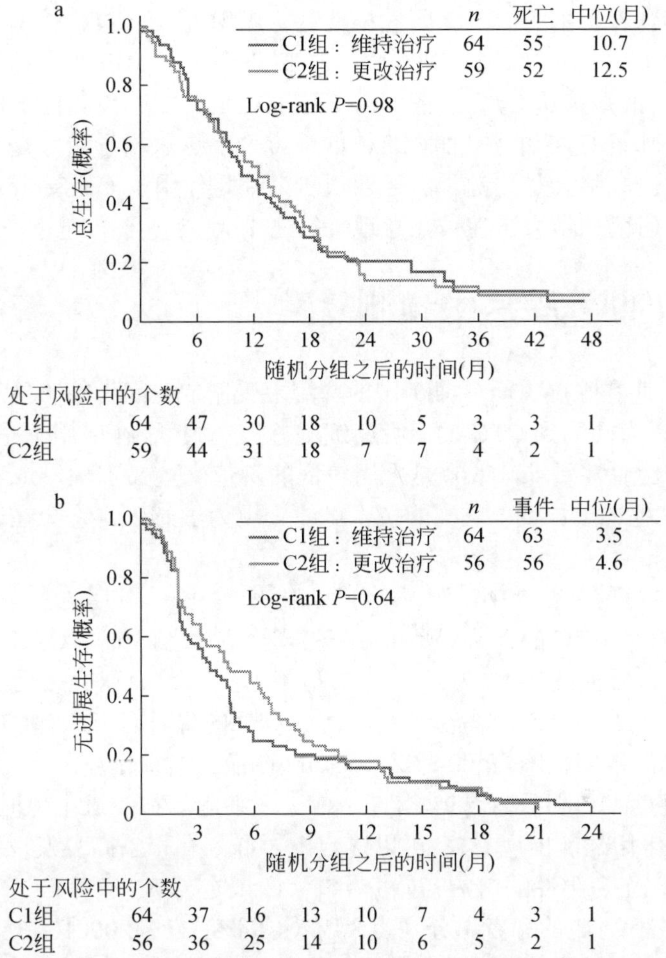

图 12.3　SWOG S0500 中随机人群的临床结果-基线时及一个周期的一线化疗之后 CTC 升高的患者被随机分组，或者继续现有治疗（C1 组）或者立即更改为新一类化疗药物（C2 组）。(a) 和 (b) 分别是总生存和无进展生存的 Kaplan-Meier 曲线［引自 Smerage J，et al. JCO（2014）32：3483-3489 [21]，经允许后做了相应修改。版权®2014 Journal of Clinical Oncology。版权所有］

进行 CTC 检测。如果在一个周期之后 CTC 升高，患者将立即更改为一个替代治疗，无须等待进展的临床症状。每一个新一线治疗开始之后都将会做类似的评价。因此，与只使用 CTC 指导一线治疗的 SWOG S0500 不同的是，CirCe01 采用 CTC 来评价全线的治疗。DETECT Ⅲ研究正在对开始三线治疗的转移性 HER2 阴性乳腺癌患者进行评价，CTC 被用于 HER2 表达的检测。CTC 过表达 HER2 的患者被随机接受或不接受口服抗-HER2 的酪氨酸激酶抑制剂拉帕替尼。目的是确认 CTC 上的 HER2 能否预测抗-HER2 治疗的疗效。Treat CTC 研究正在评价已经完成了新辅助化疗和乳腺手术的HER2阴性早期乳腺癌患者。有CTC检出的患者随机接受18周的辅助曲妥珠单抗或只是观察。CTC将会进行HER2表达检测并与临床结果相关联。目的是确认CTC上的HER2过表达是否能够预测抗-HER2治疗的获益。要想了解基于CTC的数目或CTC的标志物表达来指导治疗是否能够提供临床获益，随机研究将会是关键。上述四项研究都是使用了CellSearch来进行CTC的评价。这些研究的结果正在被焦急地等待之中。

12.5 在早期乳腺癌中预测复发

CTC在早期乳腺癌（1～3期）中的应用更受限制，因为能够检测到细胞的患者数很少，也因为检测到CTC的患者其细胞总数也很低。在应用于早期乳腺癌时，CellSearch 平台通常要求，或者是采用较低的阈值来定义阳性，或者是增加样本量到30ml。其他如RT-PCR这样的技术可能会更为敏感，也许会在辅助阶段发挥作用[28]。

SUCCESS 研究在 2026 例开始辅助化疗的Ⅰ～Ⅲ期乳腺癌女性中采用CellSearch进行了CTC的评价。所有女性在开始治疗之前抽取CTC样本，有1492例在治疗结束之后抽取样本。为了获得合适的敏感性，这个研究采用了30ml全血。开始治疗之前，21.5%的患者有≥1个CTC，3.1%的患者有≥5个CTC。在整个人群之中，CTC的数值范围为（0～827）/30ml血液。结束化疗之后，22.1%的患者有1个或更多CTC，但只有1.9%有5个或更多细胞。在经过中位时间为35个月的随访之后，化疗之前出现CTC可以鉴定出一群具有相当高复发风险的女性。在采用1个CTC作为阳性阈值的初始分析中，≥1个CTC患者的3年无复发生存期显著差于没有CTC的患者，分别为88% vs. 94%，$P\leqslant0.0001$（图12.4a）。在一个探索性分析中，他们观察了≥5个CTC的阈值，发现3年的无复发生存是72% vs. 93%，$P<0.0001$（图12.4b）。值得注意的是，≥5个CTC的患者中有14%在3年之内死亡，对于早期乳腺癌来说，这是一个非常高的3年死亡率。对于被认为有高风险的患者数量来说，CTC阈值的选择也有重要的作用。在这个研究的人群中，435例患者（总人群的21%）有≥1个CTC，而只有63例患者（总人群的3%）有≥5个CTC。

另外一项研究报道了在MD Anderson进行治疗的302例Ⅰ～Ⅲ期乳腺癌患者的结果。所有患者都由穿刺活检确诊为侵袭性的乳腺癌，但是并未进行最终的手术。没有患者接受过新辅助化疗。术前抽取CTC，采用CellSearch平台根据7.5ml血液来进行分析。患者人群的24%有≥1个CTC。当使用≥1个CTC作为阈值时，复发的风险比是4.0（P=0.02），采用≥2个CTC时的复发风险比是8.2（$P<0.0001$），而采用≥3个CTC时的复发风险比是11.5（$P<0.0001$）。Kaplan-Meier无复发生

存评估也证实有显著的分离。基于所采用的阈值，该研究也发现，被认为有 CTC 升高的患者人数存在显著的下降。≥1 个 CTC 的患者占总人群的 24%，而≥2 个或≥5 个 CTC 的患者只分别占总人群的 10%和 5%。

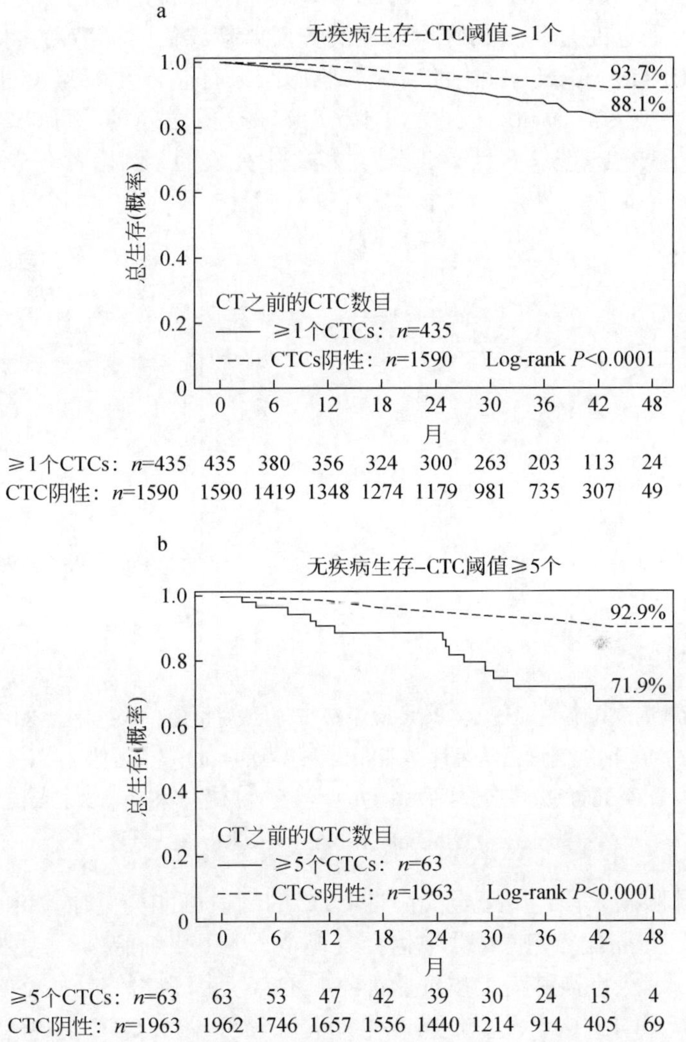

图 12.4　SUCCESS 研究——CTC 在早期乳腺癌中的预后价值Ⅰ～Ⅲ期乳腺癌患者在其开始辅助化疗之前抽取 CTC 样本。样本量是 30ml，大于转移阶段所用的容量。根据不同的 CTC 阳性阈值，呈现了相应的 Kaplan-Meier 曲线。（a）当采用≥1 个 CTC /30ml 全血的阈值时，人群的 21%是阳性的（译者注：原文中此处为 24%，参阅正文将此处修改为 21%）。（b）当采用≥5 个 CTCs/30ml 全血的阈值时，人群的 3%是阳性的。来自 Rack B，et al. JNCI（2014）106：dju066[22]，经允许后做了相应修改。版权®2014 Journal of the National Cancer Institute。版权所有

其他技术在早期乳腺癌中可能会更为敏感，一项采用 RT-PCR 检测细胞角蛋白-19（cytokeratin-19，CK-19）转录本的研究能够将患者区分为复发低风险和高风险组。167 例淋巴结阴性乳腺癌患者的人群于辅助全身治疗开始之前收集样本并评价其 CK-19 mRNA 的情况[29]。这个人群有些混合，有的接受了化疗，有的是内分泌治疗，有的是基于其肿瘤特征及护理风险评估的标准而接受了以上两种治疗。根据 CK-19 mRNA 检出的有无，临床结果有显著性差异（图 12.5）。中位随访 32 个月，有 CK-19 mRNA 检出的患者 44%会发生复发，而 CK-19 mRNA 阴性的患者只有 3%会复发。而且，在随访过程之中死亡的 8 例患者有 7 例是在 CK-19 mRNA 检出的组中。

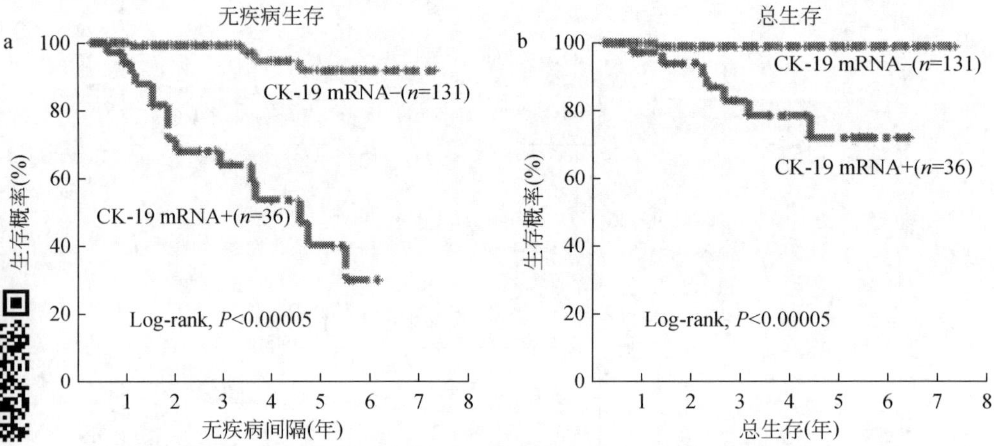

图 12.5　早期乳腺癌患者中通过 RT-PCR 检测 CTC 的预后价值，根据定量 RT-PCR 中 CK-19 mRNA 的检出与否，167 例淋巴结阴性早期乳腺癌患者的（a）无疾病生存和（b）总生存［来自于 Xenidis N，et al. JCO（2006）24：3756-3762，经允许后做了相应修改。版权®2006 American Society of Clinical Oncology。版权所有[29]］

在早期乳腺癌阶段，用于定义阳性 CTC 的阈值可能会更加关键，因为在“正常”女性及良性乳腺癌疾病女性中也会发现“循环上皮细胞”。需要指出的是，为了方便讨论，这些将被称为上皮细胞而不是 CTC，因为它们是从不知道携带癌症的女性中分离到的。这个发现使得在早期乳腺癌阶段对 CTC 的解释变得更为复杂，因为当采用一个较低的阈值来定义 CTC 阳性的患者时，会引入假阳性的风险。在没有癌症的患者中，这个数值通常很小，一般报道的是每 7.5ml 全血平均有 0.1 个 CTC[10, 11, 30]。在一个 145 例“健康”女性的人群中，CellSearch 发现其中 5.5%有一个上皮细胞，而没有人有两个或更多细胞，而 199 例良性乳腺疾病的女性中有 7.5%有一个细胞，1%有 2 个细胞，1%有 3 个细胞[10]。第二个人群包含 84 个没有癌症的个体，CellSearch 在其中发现 4.9%的人能检测到细胞，1 人有 1 个细胞，2 人有 2 个细胞，1 人有 3 个细胞[22]。第三个人群有 89 例“健康”女性，CK19 检测发现其中 2.2%是循环上皮标志物阳性[31]。关于在早期乳腺癌中什么水平的 CTC 将可以定义为阳性，目前尚无统一意见，但是在使用 1 个 CTC 的阈值时还是应该保持警惕。

虽然 CTC 可以发现具有较高复发风险的早期乳腺癌患者，目前还没有研究证实改变治疗可以使患者获益。值得注意的是，在 SUCCESS 研究和 MD Anderson 的研究中，所有的患者都是接受了辅助化疗，必要的时候是辅助内分泌治疗。因此，在标准治疗之内已经很少或没有额外的治疗可以被添加用于提高这些患者所接受的治疗。这些研究在评价 CTC 的时机方面也有所不同。MD Anderson 研究是在术前来评价患者，而 SUCCESS 研究则是在术后评价患者。我们并不清楚哪个时间点会更有临床相关性。因此对于这个人群来说，CTC 有预后价值但是还尚不能推动治疗决策。很显然，这个人群将会从新的治疗选择中获益。考虑到她们的复发风险相对较高，她们将会是新型治疗方案临床试验的良好人选。

尽管有 CTC 检出的患者其复发风险有所升高，需要重点指出的是，并不是所有检出 CTC 的患者将会发生疾病复发。从 SUCCESS 和 MD Anderson 研究中的低复发率来看，这一点是非常清楚的。这个 CTC 生物学的领域还知之甚少。Meng 等的一项研究提示，CTC 在循环系统中可以存活很长的一段时间而并没有进展为临床明显的疾病[32]。他们在一组长期生存的早期乳腺癌患者中评价了 CTC，这些患者都没有复发疾病的证据。研究纳入了 36 例女性，在入组该研究之前的 7～22 年间接受了早期乳腺癌的乳房切除术。她们都没有临床或放射影像的证据表明出现复发。这 36 例患者中，有 13 例（33%）在 10～25ml 血液中有 1～2 个循环上皮细胞。荧光原位杂交（fluorescence in situ hybridization，FISH）证实在这些 CTC 中存在异常，包括染色体 1、3、8、11 和（或）17 的非整倍体。这些异常提示它们是癌细胞。一个没有癌症史的对照人群被进行了研究，26 个对照个体中只有 1 个人检测到了 1 个上皮细胞，而且该细胞并没有检测到任何的非整倍体。在这个研究之中的所有乳腺癌患者距离其最初的诊断都已经足够长，因此有理由认为她们的乳腺癌大多数已经被治愈。然而，我们不清楚这些患者中的任何一个是否可能会在未来发生复发。乳腺癌是一个已知会发生很晚复发的疾病[33]。这些持续存在的 CTC 可能是这种晚复发的一种解释。如果这些是肿瘤细胞，则它们可能会获得不受控制的生长和转移所必需的突变，但是它们需要一个“二次打击”才能够在远端位置形成实际的肿瘤团块。

12.6　新的技术平台

虽然预后判断在癌症治疗中明显是很重要的，但是 CTC 的真正前景在于用其来预测对治疗药物的敏感性及帮助决定最佳的后续治疗。很多研究者愿意把这一点描述为将 CTC 作为微创活检或液体活检来使用。CTC 是一种有望不断重复进行的活检，这样的话，当癌症突变的时候就可以监测到肿瘤生物学的变化[34，35]。在这种情况下，CTC 研究目前已经来到了一个 CTC 计数对比 CTC 生物学分型的十字路口。

绝大多数现有的临床结果数据都是基于原本有细胞定量能力的平台或技术。这些平台的不足是只有大概一半的患者能检测到细胞。如果目标是计数细胞，这是一个优势，因为它将患者分为两个可以根据细胞数目进行比较的人群。然而，如果目标是了解患者癌症的生物学，则只有 50%的敏感性就是一个缺点。用于表型判断的理想方法应该能从所有患者中分离细胞。

过去 10～20 年所研发的大多数方法都是依赖上皮细胞的标志物如 EpCAM 或细胞角蛋白来确定 CTC。其原理是大多数肿瘤都是上皮来源的，而造血细胞是不应该表达上皮标志物的。虽然在普遍意义上来说这是对的，但越来越多的证据显示，某些最重要的癌细胞可能并不表达这些标志物，包括肿瘤起始的“干细胞”和经历了上皮-间质转换（epithelial-mesenchymal transition，EMT）的细胞。由于会丢失上皮标志物，依赖上皮标志物进行分离或检测/成像的方法将不能发现这些细胞[36，37]。也有数据提示，以团簇状被捕获的 CTC 可能会代表那些更像干细胞的细胞，也可能会与更差的预后有关[38]。

为了避免这样的不足，有几个正在研发中的新策略，其目的是提高 CTC 分离的敏感性（这样就可以使更高比例的患者能够检测到细胞），以及以一种不单独依赖上皮标志物进行分离的方式来收集 CTC。多数新平台使用了微流控或微过滤来提高产出。早一代的微流控设备还继续用抗-EpCAM 的抗体来进行捕获，但是捕获效率却更高。对于一个采用微柱的设备来说[39]，所检测的 116 例患者中的 115 例都可以回收到 CTC，涉及各种癌症类型，包括乳腺癌、前列腺癌、肺癌、结肠癌和胰腺癌。CTC 的数值范围从每毫升血液 5～1281 个细胞不等，这些细胞的纯度为 50%，相比于免疫磁性平台，这是在纯度方面的一个显著提升。每例患者所使用的平均血液容积是 2.7ml。通过这种方法，20 例健康志愿者无一例检测到细胞。第二个设备采用的是石墨烯氧化物的纳米层[40]，在一个 20 例患者的队列中均检测到了 CTC，该队列包括转移性的乳腺癌，早期的肺癌及转移性的胰腺癌。所有患者每毫升血液都有≥2 个 CTC，平均是每毫升血液 5 个 CTC。通过这个方法，6 名健康对照者无 1 例检测到细胞。第三个平台采用了鲱鱼骨表面的模式来形成微涡旋[41]，15 个转移性前列腺癌或肺癌患者中的 14 个都分离到了细胞，中位数是 63 个 CTCs/ml，均值是 386 个 CTCs/ml。据称，这个平台在健康志愿者之中也有少量的“假阳性”结果。在这些正常的志愿者中，他们所报道的中位数是 1 个细胞/ml，均值是 3 个细胞/ml。考虑到这样的结果，研究者设定了一个初始阳性阈值，即 10 个细胞/ml 全血。这些假阳性也引起了一种担心，如果非癌症细胞被捕获到并进行 RNA 或蛋白表达的评价，则需要做假阳性标志物的分析。其他的微流控平台正在采用新的机制来分离 CTC，不需要采用上皮标志物。这包括如下之类的技术：决定性的侧方移位，惯性聚焦和磁泳，白细胞的免疫磁性去除，介电电泳，以及大量的新材料和纳米结构[42-45]。此外，微过滤的设备也在发展之中，它们在分离步骤中不需要依赖上皮标志物即可以根据细胞大小来分离 CTC。其中一个设备测试了 57 例患者，51 例都能够检测到 CTC，相比较而言，采用 CellSearch 评估配对的样品只能检出 26 例[46]。用这个平台所分离的细胞也具有高度的活性，从其掺入的全血样本之中分离出来之后也很容易培养[47]。在检验其分析有效性和临床有效性方面，所有这些平台都还处于非常早的时期，但是一旦成功，这些技术的进步有望将 CTC 从一个预后标志物转变为一个预测性标志物，从而使得能够根据某例患者肿瘤的生物学来选择个体化的治疗。

12.7　CTC 上标志物的评价

在 CTC 上已经检测了很多生物标志物，其中包括 ER[48，49]、HER2[32，50-53]、EGFR[54]、MAGE[55]、磷酸化的 FAK[55]、PI3K[55]、雄激素受体[56]、胰岛素样生长因子[57]、BCL2 和 M30[58，59]等。CTC 免疫组化和 FISH 分析的比较非常显著。Meng 等证实，在乳腺癌 CTC 上可以完成这两种检测（图 12.6，彩图 15）。随着技术方面的进步，现在甚至是在单个细胞上面进行诸如全基因组测序和表达谱分析等更为复杂的评价也都成为可能[61，62]，这提示在 CTC 上进行更为复杂的分析也是有可能的，哪怕其数量非常少。

CTC 生物学方面的研究提示有可能采用 CTC 作为靶向治疗的疗效预测因子。正如上面所提到的，DETECT Ⅲ试验和 Trial CTC 试验正在尝试在 HER2 靶向治疗中这么做。另外一个团队采用这种方法研发了一个基于 CTC 的检测来预测乳腺癌中内分泌治疗的疗效[49]。在一个正在进行的前瞻性临床试验中，他们正在对患有 ER 阳性转移性乳腺癌并开始新一线内分泌治疗的女性进行评价。收集 CTC 并对其进行雌激素信号通路相关蛋白的染色，包括 ER、BCL-2、HER2 和 Ki67。这些指标组合起来形成了一个“内分泌治疗指数”。这些蛋白的表达将会与进展时间及 OS 相关联。临床的目标是研发一个测试，帮助临床医生了解是否需要继续序贯的内分泌治疗（因为这些指标预测肿瘤细胞仍保持敏感），或者是否更改为化疗（因为这些指标预测对内分泌治疗耐药）。这是另一种创新性临床试验的例子，这种试验的目的是尝试脱离仅仅做 CTC 的计数。

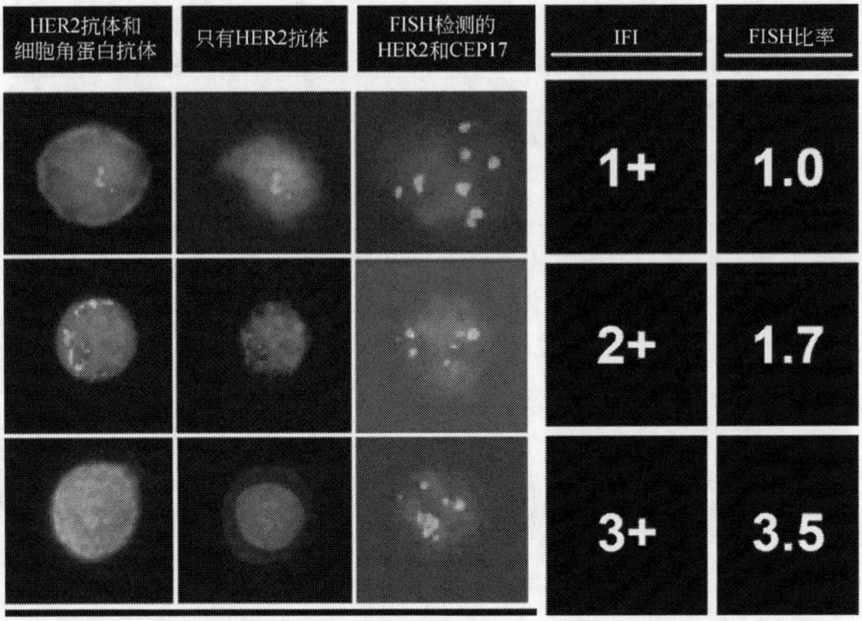

图 12.6 采用 CTC 进行蛋白质表达和染色体整倍体性的评估。所展示的是 3 个不同的 CTC，每一个都是在一个水平线上，细胞被进行如下评价：采用荧光免疫组化检测 HER2 蛋白表达，采用荧光免疫组化检测细胞角蛋白表达，采用 FISH 检测 HER2 和 17 号染色体（CEP17）。所有细胞都采用核染料 DAPI 进行复染。来自于 Meng S，et al. PNAS（2004）101：9393-9398[60]，经允许后做了相应修改。版权®2004 Proceeding of the National Academy of Sciences。版权所有

12.8 总结

检测 CTC 的技术在过去十年得到了快速的发展。现有的绝大多数临床数据所来源的平台起初都是被设计基于上皮标志物的表达来进行细胞计数，而且已被清楚地证实的是，CTC 的升高与乳腺癌女性的不良预后有关。这包括早期和晚期的癌症。虽然了解预后是临床决策制订过程中的一个重要方面，但是 CTC 的计数并不能够让人们认识到什么药可以用及何时该更改治疗。基于 SWOG S0500 研究的结果，很清楚的是，开始一线化疗的女性在一个周期的化疗之后还有 CTC 的升高，则采用现有可用的治疗选择，其预后会非常差。这提示这个人群的患者在其治疗过程的早期就应该考虑进行新药临床试验。正在进行中的平台发展目前集中在 CTC 的生物学分型方面，希望这样的分型在将来能够帮助靶向药物的理性选择。新平台使得分型的完成更为容易，而且它们有很高的敏感性，能够对几乎所有转移性乳腺癌患者中的细胞进行检测和分型。这些创新的真正临床价值还需要等待进一步的分析性和临床性验证。

参 考 文 献

[1] Morgan C（1874）Observations on cancer its pathology，and its relations to the organism and to other morbid growths. Lancet 103（2636）：325-329. doi:10. 1016/S0140-6736（02）48896-4

[2] Paget S（1889）The distribution of secondary growths in cancer of the breast. Lancet 133（3421）：571-573. doi:10. 1016/S0140-6736（00）49915-0

[3] Ashworth TR（1869）A case of cancer in which cells similar to those in the tumours were seen in the blood after death. Aus Med J 14：146-149

[4] Rolle A，Gunzel R，Pachmann U，Willen B，Hoffken K，Pachmann K（2005）Increase in number of circulating disseminated epithelial cells after surgery for non-small cell lung cancer monitored by MAINTRAC（R）is a predictor for relapse A preliminary report. World J Surg Oncol 3（1）：18

[5] Choesmel V，Pierga JY，Nos C，Vincent-Salomon A，Sigal-Zafrani B，Thiery JP，Blin N（2004）Enrichment methods to detect bone marrow micrometastases in breast carcinoma patients clinical relevance. Breast Cancer Res 6（5）：R556-R570

[6] Racila E，Euhus D，Weiss AJ，Rao C，McConnell J，Terstappen LW，Uhr JW（1998）Detection and characterization of carcinoma cells in the blood. Proc Natl Acad Sci U S A 95(8)：4589-4594

[7] Brugger W，Buhring HJ，Grunebach F，Vogel W，Kaul S，Muller R，Brummendorf TH，Ziegler BL，Rappold I，Brossart P，Scheding S，Kanz L（1999）Expression of MUC-1 epitopes on normal bone marrow implications for the detection of micrometastatic tumor cells. J Clin Oncol 17（5）：1535-1544

[8] Ahr A，Scharl A，Muller M，von Minckwitz G，Gatje R，Pantel K，Kaufmann M（1999）Cross-reactive staining of normal bone-marrow cells by monoclonal antibody 2E11. Int J Cancer 84（5）：502-505

[9] Witzig TE，Bossy B，Kimlinger T，Roche PC，Ingle JN，Grant C，Donohue J，Suman VJ，Harrington D，Torre-Bueno J，Bauer KD（2002）Detection of circulating cytokeratin-positive cells in the blood of breast cancer patients using immunomagnetic enrichment and digital microscopy. Clin Cancer Res 8（5）：1085-1091

[10] Allard WJ，Matera J，Miller MC，Repollet M，Connelly MC，Rao C，Tibbe AG，Uhr JW，Terstappen LW（2004）Tumor cells circulate in the peripheral blood of all major carcinomas but not in healthy subjects or patients with nonmalignant diseases. Clin Cancer Res 10（20）：6897-6904

[11] Cristofanilli M，Budd GT，Ellis MJ，Stopeck A，Matera J，Miller MC，Reuben JM，Doyle GV，Allard WJ，Terstappen LW，Hayes DF（2004）Circulating tumor cells，disease progression，and survival in metastatic breast cancer. N Engl J Med 351（8）：781-791

[12] Budd GT，Cristofanilli M，Ellis MJ，Stopeck A，Borden E，Miller MC，Matera J，Repollet M，Doyle GV，Terstappen LW，Hayes DF（2006）Circulating tumor cells versus imaging-predicting overall survival in metastatic breast cancer. Clin Cancer Res 12（21）：6403-6409. doi:10. 1158/1078-0432. CCR-05-1769，12/21/6403 [pii]

[13] Cristofanilli M，Hayes DF，Budd GT，Ellis MJ，Stopeck A，Reuben JM，Doyle GV，Matera J，Allard WJ，Miller MC，Fritsche HA，Hortobagyi GN，Terstappen LW（2005）Circulating tumor cells a novel prognostic factor for newly diagnosed metastatic breast cancer. J Clin Oncol 23（7）：1420-1430

[14] Cristofanilli M，Broglio KR，Guarneri V，Jackson S，Fritsche HA，Islam R，Dawood S，Reuben JM，Kau SW，Lara JM，Krishnamurthy S，Ueno NT，Hortobagyi GN，Valero V（2007）

Circulating tumor cells in metastatic breast cancer biologic staging beyond tumor burden. Clin Breast Cancer 7（6）：471-479

[15] Bidard FC，Vincent-Salomon A，Sigal-Zafrani B，Dieras V，Mathiot C，Mignot L，Thiery JP，Sastre-Garau X，Pierga JY（2008）Prognosis of women with stage IV breast cancer depends on detection of circulating tumor cells rather than disseminated tumor cells. Ann Oncol 19（3）：496-500. doi:10. 1093/annonc/mdm507

[16] Liu MC，Shields PG，Warren RD，Cohen P，Wilkinson M，Ottaviano YL，Rao SB，Eng-Wong J，Seillier-Moiseiwitsch F，Noone AM，Isaacs C（2009）Circulating tumor cells a useful predictor of treatment efficacy in metastatic breast cancer. J Clin Oncol 27（31）：5153-5159. doi:10. 1200/JCO. 2008. 20. 6664，JCO. 2008. 20. 6664 [pii]

[17] Pierga JY，Hajage D，Bachelot T，Delaloge S，Brain E，Campone M，Dieras V，Rolland E，Mignot L，Mathiot C，Bidard FC（2012）High independent prognostic and predictive value of circulating tumor cells compared with serum tumor markers in a large prospective trial in first-line chemotherapy for metastatic breast cancer patients. Ann Oncol 23（3）：618-624. doi:10. 1093/annonc/mdr263

[18] Muller V，Riethdorf S，Rack B，Janni W，Fasching PA，Solomayer E，Aktas B，Kasimir-Bauer S，Pantel K，Fehm T，group Ds（2012）Prognostic impact of circulating tumor cells assessed with the Cell Search System and AdnaTest Breast in metastatic breast cancer patients the DETECT study. Breast Cancer Res 14（4）：R118. doi:10. 1186/bcr3243

[19] Wallwiener M，Hartkopf AD，Baccelli I，Riethdorf S，Schott S，Pantel K，Marme F，Sohn C，Trumpp A，Rack B，Aktas B，Solomayer EF，Muller V，Janni W，Schneeweiss A，Fehm TN（2013）The prognostic impact of circulating tumor cells in subtypes of metastatic breast cancer. Breast Cancer Res Treat 137（2）：503-510. doi:10. 1007/s10549-012-2382-0

[20] Bidard FC，Peeters DJ，Fehm T，Nole F，Gisbert-Criado R，Mavroudis D，Grisanti S，Generali D，Garcia-Saenz JA，Stebbing J，Caldas C，Gazzaniga P，Manso L，Zamarchi R，de Lascoiti AF，De Mattos-Arruda L，Ignatiadis M，Lebofsky R，van Laere SJ，Meier-Stiegen F，Sandri MT，Vidal-Martinez J，Politaki E，Consoli F，Bottini A，Diaz-Rubio E，Krell J，Dawson SJ，Raimondi C，Rutten A，Janni W，Munzone E，Caranana V，Agelaki S，Almici C，Dirix L，Solomayer EF，Zorzino L，Johannes H，Reis-Filho JS，Pantel K，Pierga JY，Michiels S（2014）Clinical validity of circulating tumour cells in patients with metastatic breast cancer a pooled analysis of individual patient data. Lancet Oncol 15（4）：406-414. doi:10. 1016/S1470-2045（14）70069-5

[21] Smerage JB，Barlow WE，Hortobagyi GN，Winer EP，Leyland-Jones B，Srkalovic G，Tejwani S，Schott AF，O'Rourke MA，Lew DL，Doyle GV，Gralow JR，Livingston RB，Hayes DF（2014）Circulating tumor cells and response to chemotherapy in metastatic breast cancer SWOG S0500. J Clin Oncol 32（31）：3483-3489. doi:10. 1200/JCO. 2014. 56. 2561

[22] Rack B，Schindlbeck C，Juckstock J，Andergassen U，Hepp P，Zwingers T，Friedl TW，Lorenz R，Tesch H，Fasching PA，Fehm T，Schneeweiss A，Lichtenegger W，Beckmann MW，Friese K，Pantel K，Janni W，Group SS（2014）Circulating tumor cells predict survival in early average-to-high risk breast cancer patients. J Natl Cancer Inst 106（5）：dju066. doi:10. 1093/jnci/dju066

[23] Cohen SJ，Punt CJ，Iannotti N，Saidman BH，Sabbath KD，Gabrail NY，Picus J，Morse M，Mitchell E，Miller MC，Doyle GV，Tissing H，Terstappen LW，Meropol NJ（2008）Relationship of circulating tumor cells to tumor response，progression-free survival，and overall survival in patients with metastatic colorectal cancer. J Clin Oncol 26（19）：3213-3221. doi:10. 1200/JCO.

2007. 15. 8923
[24] de Bono JS，Scher HI，Montgomery RB，Parker C，Miller MC，Tissing H，Doyle GV，Terstappen LW，Pienta KJ，Raghavan D（2008）Circulating tumor cells predict survival benefit from treatment in metastatic castration-resistant prostate cancer. Clin Cancer Res 14（19）：6302-6309. doi:10. 1158/1078-0432. CCR-08-0872
[25] Budd GT，Cristofanilli M，Terstappen LW，Ellis MJ，Stopeck A，Allard J，Matera J，Miller MC，Doyle G，Hayes DF（2004）Correlation of changes in circulating tumor cells and radiographic response to treatment in patients with metastatic breast cancer. Breast Cancer Res Treat 88：S226
[26] Hayes DF，Cristofanilli M，Budd GT，Ellis MJ，Stopeck A，Miller MC，Matera J，Allard WJ，Doyle GV，Terstappen LW（2006）Circulating tumor cells at each follow-up time point during therapy of metastatic breast cancer patients predict progression-free and overall survival. Clin Cancer Res 12（14 Pt 1）：4218-4224. doi:10. 1158/1078-0432. CCR-05-2821，12/14/4218 [pii]
[27] Bidard FC，Fehm T，Ignatiadis M，Smerage JB，Alix-Panabieres C，Janni W，Messina C，Paoletti C，Muller V，Hayes DF，Piccart M，Pierga JY（2013）Clinical application of circulating tumor cells in breast cancer overview of the current interventional trials. Cancer Metastasis Rev 32（1-2）：179-188. doi:10. 1007/s10555-012-9398-0
[28] Ring AE，Zabaglo L，Ormerod MG，Smith IE，Dowsett M（2005）Detection of circulating epithelial cells in the blood of patients with breast cancer comparison of three techniques. Br J Cancer 92（5）：906-912
[29] Xenidis N，Perraki M，Kafousi M，Apostolaki S，Bolonaki I，Stathopoulou A，Kalbakis K，Androulakis N，Kouroussis C，Pallis T，Christophylakis C，Argyraki K，Lianidou ES，Stathopoulos S，Georgoulias V，Mavroudis D（2006）Predictive and prognostic value of peripheral blood cytokeratin-19 mRNA-positive cells detected by real-time polymerase chain reaction in node-negative breast cancer patients. J Clin Oncol 24（23）：3756-3762. doi:10. 1200/JCO. 2005. 04. 5948
[30] Lucci A，Hall CS，Lodhi AK，Bhattacharyya A，Anderson AE，Xiao L，Bedrosian I，Kuerer HM，Krishnamurthy S（2012）Circulating tumour cells in non-metastatic breast cancer a prospective study. Lancet Oncol 13（7）：688-695. doi:10. 1016/S1470-2045（12）70209-7
[31] Xenidis N，Ignatiadis M，Apostolaki S，Perraki M，Kalbakis K，Agelaki S，Stathopoulos EN，Chlouverakis G，Lianidou E，Kakolyris S，Georgoulias V，Mavroudis D（2009）Cytokeratin-19 mRNA-positive circulating tumor cells after adjuvant chemotherapy in patients with early breast cancer. J Clin Oncol 27（13）：2177-2184. doi:10. 1200/JCO. 2008. 18. 0497
[32] Meng S，Tripathy D，Frenkel EP，Shete S，Naftalis EZ，Huth JF，Beitsch PD，Leitch M，Hoover S，Euhus D，Haley B，Morrison L，Fleming TP，Herlyn D，Terstappen LW，Fehm T，Tucker TF，Lane N，Wang J，Uhr JW（2004）Circulating tumor cells in patients with breast cancer dormancy. Clin Cancer Res 10（24）：8152-8162
[33] Saphner T，Tormey DC，Gray R（1996）Annual hazard rates of recurrence for breast cancer after primary therapy. J Clin Oncol 14（10）：2738-2746
[34] Ellis MJ，Ding L，Shen D，Luo J，Suman VJ，Wallis JW，Van Tine BA，Hoog J，Goiffon RJ，Goldstein TC，Ng S，Lin L，Crowder R，Snider J，Ballman K，Weber J，Chen K，Koboldt DC，Kandoth C，Schierding WS，McMichael JF，Miller CA，Lu C，Harris CC，McLellan MD，Wendl MC，DeSchryver K，Allred DC，Esserman L，Unzeitig G，Margenthaler J，Babiera GV，Marcom PK，Guenther JM，Leitch M，Hunt K，Olson J，Tao Y，Maher CA，Fulton LL，Fulton RS，Harrison M，Oberkfell B，Du F，Demeter R，Vickery TL，Elhammali

A，Piwnica-Worms H，McDonald S，Watson M，Dooling DJ，Ota D，Chang LW，Bose R，Ley TJ，Piwnica-Worms D，Stuart JM，Wilson RK，Mardis ER（2012）Whole-genome analysis informs breast cancer response to aromatase inhibition. Nature 486（7403）：353-360. doi:10. 1038/nature11143

［35］Shah SP，Roth A，Goya R，Oloumi A，Ha G，Zhao Y，Turashvili G，Ding J，Tse K，Haffari G，Bashashati A，Prentice LM，Khattra J，Burleigh A，Yap D，Bernard V，McPherson A，Shumansky K，Crisan A，Giuliany R，Heravi-Moussavi A，Rosner J，Lai D，Birol I，Varhol R，Tam A，Dhalla N，Zeng T，Ma K，Chan SK，Griffith M，Moradian A，Cheng SW，Morin GB，Watson P，Gelmon K，Chia S，Chin SF，Curtis C，Rueda OM，Pharoah PD，Damaraju S，Mackey J，Hoon K，Harkins T，Tadigotla V，Sigaroudinia M，Gascard P，Tlsty T，Costello JF，Meyer IM，Eaves CJ，Wasserman WW，Jones S，Huntsman D，Hirst M，Caldas C，Marra MA，Aparicio S（2012）The clonal and mutational evolution spectrum of primary triple-negative breast cancers. Nature 486（7403）：395-399. doi:10. 1038/nature10933

［36］Liu S，Cong Y，Wang D，Sun Y，Deng L，Liu Y，Martin-Trevino R，Shang L，McDermott SP，Landis MD，Hong S，Adams A，D'Angelo R，Ginestier C，Charafe-Jauffret E，Clouthier SG，Birnbaum D，Wong ST，Zhan M，Chang JC，Wicha MS（2014）Breast cancer stem cells transition between epithelial and mesenchymal states reflective of their normal counterparts. Stem Cell Rep 2（1）：78-91. doi:10. 1016/j. stemcr. 2013. 11. 009

［37］Giordano A，Gao H，Anfossi S，Cohen E，Mego M，Lee BN，Tin S，De Laurentiis M，Parker CA，Alvarez RH，Valero V，Ueno NT，De Placido S，Mani SA，Esteva FJ，Cristofanilli M，Reuben JM（2012）Epithelial-mesenchymal transition and stem cell markers in patients with HER2-positive metastatic breast cancer. Mol Cancer Ther 11（11）：2526-2534. doi:10. 1158/1535-7163. MCT-12-0460

［38］Aceto N，Bardia A，Miyamoto David T，Donaldson Maria C，Wittner Ben S，Spencer Joel A，Yu M，Pely A，Engstrom A，Zhu H，Brannigan Brian W，Kapur R，Stott Shannon L，Shioda T，Ramaswamy S，Ting David T，Lin Charles P，Toner M，Haber Daniel A，Maheswaran S（2014）Circulating tumor cell clusters are oligoclonal precursors of breast cancer metastasis. Cell 158（5）：1110-1122. doi:10. 1016/j. cell. 2014. 07. 013

［39］Nagrath S，Sequist LV，Maheswaran S，Bell DW，Irimia D，Ulkus L，Smith MR，Kwak EL，Digumarthy S，Muzikansky A，Ryan P，Balis UJ，Tompkins RG，Haber DA，Toner M（2007）Isolation of rare circulating tumour cells in cancer patients by microchip technology. Nature 450（7173）：1235-1239. doi:10. 1038/nature06385

［40］Yoon HJ，Kim TH，Zhang Z，Azizi E，Pham TM，Paoletti C，Lin J，Ramnath N，Wicha MS，Hayes DF，Simeone DM，Nagrath S（2013）Sensitive capture of circulating tumour cells by functionalized graphene oxide nanosheets. Nat Nanotechnol 8（10）：735-741. doi:10. 1038/nnano. 2013. 194

［41］Stott SL，Hsu CH，Tsukrov DI，Yu M，Miyamoto DT，Waltman BA，Rothenberg SM，Shah AM，Smas ME，Korir GK，Floyd FP Jr，Gilman AJ，Lord JB，Winokur D，Springer S，Irimia D，Nagrath S，Sequist LV，Lee RJ，Isselbacher KJ，Maheswaran S，Haber DA，Toner M（2010）Isolation of circulating tumor cells using a microvortex-generating herringbone-chip. Proc Natl Acad Sci U S A 107（43）：18392-18397. doi:10. 1073/pnas. 1012539107

［42］Gupta V，Jafferji I，Garza M，Melnikova VO，Hasegawa DK，Pethig R，Davis DW（2012）ApoStream（），a new dielectrophoretic device for antibody independent isolation and recovery of viable cancer cells from blood. Biomicrofluidics 6（2）：24133. doi:10. 1063/1. 4731647

［43］Yoon HJ，Kozminsky M，Nagrath S（2014）Emerging role of nanomaterials in circulating tumor cell isolation and analysis. ACS Nano 8（3）：1995-2017. doi:10. 1021/nn5004277
［44］Karabacak NM，Spuhler PS，Fachin F，Lim EJ，Pai V，Ozkumur E，Martel JM，Kojic N，Smith K，Chen PI，Yang J，Hwang H，Morgan B，Trautwein J，Barber TA，Stott SL，Maheswaran S，Kapur R，Haber DA，Toner M（2014）Microfluidic，marker-free isolation of circulating tumor cells from blood samples. Nat Protoc 9（3）：694-710. doi:10. 1038/nprot. 2014. 044
［45］Wyatt Shields Iv C，Reyes CD，Lopez GP（2015）Microfluidic cell sorting a review of the advances in the separation of cells from debulking to rare cell isolation. Lab Chip 15（5）：1230-1249. doi:10. 1039/c4lc01246a
［46］Lin HK，Zheng S，Williams AJ，Balic M，Groshen S，Scher HI，Fleisher M，Stadler W，Datar RH，Tai YC，Cote RJ（2010）Portable filter-based microdevice for detection and characterization of circulating tumor cells. Clin Cancer Res 16（20）：5011-5018. doi:10. 1158/1078-0432. CCR-10-1105
［47］Zhou MD，Hao S，Williams AJ，Harouaka RA，Schrand B，Rawal S，Ao Z，Brenneman R，Gilboa E，Lu B，Wang S，Zhu J，Datar R，Cote R，Tai YC，Zheng SY（2014）Separable bilayer microfiltration device for viable label-free enrichment of circulating tumour cells. Sci Rep 4：7392. doi:10. 1038/srep07392
［48］Fehm T，Hoffmann O，Aktas B，Becker S，Solomayer EF，Wallwiener D，Kimmig R，Kasimir-Bauer S（2009）Detection and characterization of circulating tumor cells in blood of primary breast cancer patients by RT-PCR and comparison to status of bone marrow disseminated cells. Breast Cancer Res 11（4）：R59. doi:10. 1186/bcr2349
［49］Paoletti C，Muniz MC，Thomas DG，Griffith KA，Kidwell KM，Tokudome N，Brown M，Aung K，Miller MC，Blossom DL，Schott AF，Henry NL，Rae JM，Connelly MC，Chianese DA，Hayes DF（2015）Development of circulating tumor cell-endocrine therapy index in patients with hormone receptor positive breast cancer. Clin Cancer Res 21：2487. doi:10. 1158/1078-0432. ccr-14-1913
［50］Riethdorf S，Muller V，Zhang L，Rau T，Loibl S，Komor M，Roller M，Huober J，Fehm T，Schrader I，Hilfrich J，Holms F，Tesch H，Eidtmann H，Untch M，von Minckwitz G，Pantel K（2010）Detection and HER2 expression of circulating tumor cells prospective monitoring in breast cancer patients treated in the neoadjuvant GeparQuattro trial. Clin Cancer Res 16（9）：2634-2645. doi:10. 1158/1078-0432. CCR-09-2042
［51］Ignatiadis M，Xenidis N，Perraki M，Apostolaki S，Politaki E，Kafousi M，Stathopoulos EN，Stathopoulou A，Lianidou E，Chlouverakis G，Sotiriou C，Georgoulias V，Mavroudis D（2007）Different prognostic value of cytokeratin-19 mRNA positive circulating tumor cells according to estrogen receptor and HER2 status in early-stage breast cancer. J Clin Oncol 25（33）：5194-5202. doi:10. 1200/JCO. 2007. 11. 7762
［52］Hayes DF，Walker TM，Singh B，Vitetta ES，Uhr JW，Gross S，Rao C，Doyle GV，Terstappen LW（2002）Monitoring expression of HER-2 on circulating epithelial cells in patients with advanced breast cancer. Int J Oncol 21（5）：1111-1117
［53］Flores LM，Kindelberger DW，Ligon AH，Capelletti M，Fiorentino M，Loda M，Cibas ES，Janne PA，Krop IE（2010）Improving the yield of circulating tumour cells facilitates molecular characterisation and recognition of discordant HER2 amplification in breast cancer. Br J Cancer 102（10）：1495-1502. doi:10. 1038/sj. bjc. 6605676
［54］Payne RE，Yague E，Slade MJ，Apostolopoulos C，Jiao LR，Ward B，Coombes RC，Stebbing

J（2009）Measurements of EGFR expression on circulating tumor cells are reproducible over time in metastatic breast cancer patients. Pharmacogenomics 10（1）：51-57. doi:10. 2217/14622416. 10. 1. 51

[55] Kallergi G，Mavroudis D，Georgoulias V，Stournaras C（2007）Phosphorylation of FAK，PI-3K，and impaired actin organization in CK-positive micrometastatic breast cancer cells. Mol Med 13（1-2）：79-88. doi:10. 2119/2006-00083. Kallergi

[56] Danila DC，Fleisher M，Scher HI（2011）Circulating tumor cells as biomarkers in prostate cancer. Clin Cancer Res 17（12）：3903-3912. doi:10. 1158/1078-0432. CCR-10-2650

[57] de Bono JS，Attard G，Adjei A，Pollak MN，Fong PC，Haluska P，Roberts L，Melvin C，Repollet M，Chianese D，Connely M，Terstappen LW，Gualberto A（2007）Potential applications for circulating tumor cells expressing the insulin-like growth factor-I receptor. Clin Cancer Res 13（12）：3611-3616. doi:10. 1158/1078-0432. CCR-07-0268

[58] Smerage JB，Budd GT，Doyle GV，Brown M，Paoletti C，Muniz M，Miller MC，Repollet MI，Chianese DA，Connelly MC，Terstappen LW，Hayes DF（2013）Monitoring apoptosis and Bcl-2 on circulating tumor cells in patients with metastatic breast cancer. Mol Oncol 7（3）：680-692. doi:10. 1016/j. molonc. 2013. 02. 013

[59] Rossi E，Basso U，Celadin R，Zilio F，Pucciarelli S，Aieta M，Barile C，Sava T，Bonciarelli G，Tumolo S，Ghiotto C，Magro C，Jirillo A，Indraccolo S，Amadori A，Zamarchi R（2010）M30 neoepitope expression in epithelial cancer quantification of apoptosis in circulating tumor cells by Cell Search analysis. Clin Cancer Res 16（21）：5233-5243. doi:10. 1158/1078-0432. CCR-10-1449

[60] Meng S，Tripathy D，Shete S，Ashfaq R，Haley B，Perkins S，Beitsch P，Khan A，Euhus D，Osborne C，Frenkel E，Hoover S，Leitch M，Clifford E，Vitetta E，Morrison L，Herlyn D，Terstappen LW，Fleming T，Fehm T，Tucker T，Lane N，Wang J，Uhr J（2004）HER-2 gene amplification can be acquired as breast cancer progresses. Proc Natl Acad Sci U S A 101（25）：9393-9398. doi:10. 1073/pnas. 0402993101

[61] Lohr JG，Adalsteinsson VA，Cibulskis K，Choudhury AD，Rosenberg M，Cruz-Gordillo P，Francis JM，Zhang CZ，Shalek AK，Satija R，Trombetta JJ，Lu D，Tallapragada N，Tahirova N，Kim S，Blumenstiel B，Sougnez C，Lowe A，Wong B，Auclair D，Van Allen EM，Nakabayashi M，Lis RT，Lee GS，Li T，Chabot MS，Ly A，Taplin ME，Clancy TE，Loda M，Regev A，Meyerson M，Hahn WC，Kantoff PW，Golub TR，Getz G，Boehm JS，Love JC（2014）Whole-exome sequencing of circulating tumor cells provides a window into metastatic prostate cancer. Nat Biotechnol 32（5）：479-484. doi:10. 1038/nbt. 2892

[62] Krebs MG，Metcalf RL，Carter L，Brady G，Blackhall FH，Dive C（2014）Molecular analysis of circulating tumour cells-biology and biomarkers. Nat Rev Clin Oncol 11（3）：129-144. doi:10. 1038/nrclinonc. 2013. 253

第Ⅳ部分

CTC 的潜在临床应用

第 13 章　晚期乳腺癌预后、监测及临床应用中的 CTC

Massimo Cristofanilli

摘要　循环肿瘤细胞（circulating tumor cells，CTCs）是可以在转移性乳腺癌患者血液中发现的上皮细胞，是一个异质性的群体，包括了癌症干细胞和从转移灶中释放出来的细胞。对 CTC 的兴趣和研究一直在持续，目的是对这些细胞进行检测和分子分型，有望更好地了解驱动肿瘤转移的基本过程。技术方面的进展提示，不用等到细胞已经建立了转移灶并且增殖到足以在影像学上观察到或产生症状，就有可能在单细胞水平检测到一个肿瘤的转移潜能。因此，这些细胞的早期检测可能与微转移疾病的更有效治疗有关，可能会导致更好的转归。本章将会提供CTC在乳腺癌中临床应用的综述，包括综述各种 CTC 的分离技术；讨论它们在转移阶段用作预后指标，以及用作疗效和复发检测的监测工具；综述它们在新辅助阶段用于预后判断及预测术后的疾病复发；根据分子亚型来评价 CTC 的差异；讨论在 HER2-肿瘤患者中检测 HER2+的 CTC；以及最终列出 CTC 正在进行的试验和未来的方向。

关键词　循环肿瘤细胞；乳腺癌；液体活检

13.1　引言

13.1.1　背景

CTC 是可以发现于转移性乳腺癌患者血液中的上皮细胞，可能代表了癌症干细胞或从肿瘤中释放出来的细胞。CTC 最初由 Thomas Ashworth 于 1869 年提出，他推测这些细胞和原发肿瘤，以及肿瘤细胞扩散到远端身体部位的能力之间有关联。从它们被最初发现以来，在 CTC 领域一直有很多的研究和持续的兴趣，因为它们能够发现和分析那些从原发肿瘤逃离并在血液中循环的肿瘤细胞。这些细胞获得了迁移的能力，这是转移过程中的关键一步，也可能有能力在一个不同的解剖部位定殖形成转移灶。我们的目的是在单细胞水平检测一个肿瘤的转移潜能，而不是要等到细胞已经建立了转移灶并且已经增殖到足以在影像学上观察到或产生症状。早期发现也许可以导致治疗的改变，从而提供更好的转归。

自从 CTC 的发现以来，人们对其理解及对其进行分离的能力走过了很长的道路，但是仍然充满了技术的局限。几十年前，焦点是散播的肿瘤细胞（disseminated tumor cells，DTC），这些细胞可以从骨髓中分离，并且被发现能够提供一个消极的预后[1]。DTC 上所做的研究帮助建立了产生临床意义的结果所必需的形态学标准及细胞大小。在 DTC 研究领域所获得的技术进步被应用于 CTC 的研究之中，帮助指导了方法学和未来的研究。CTC 依然是临床的兴趣点，因为它们能够提供重要的线索，以便了解肿瘤的内在生物学及它们所获得的允许其转移的机制。

13.1.2 CTC 的分离技术

目前用于 CTC 分离的方法有很多种。这是一个在技术上非常困难的过程，因为这些细胞在血液中相对稀有，每 1 000 000 个细胞才有 1 个 CTC。多数过程都会以一个富集步骤作为开始。免疫组化的方法通过其抗原表达的阳性或阴性分选来分离 CTC。阳性分选通常采用上皮细胞标志物的抗体来进行，如上皮黏附分子（epithelial adhesion molecule，EpCAM）[2]。阴性分选采用白细胞抗原，如 CD45 来进行[3]。由于其经济效益，阳性分选使用的更为普遍；在从大量细胞中筛选少量细胞时只需使用少量的抗体试剂。然而，由于差异表达或者抗体表达的调节，阳性分选也许不能捕获到某些 CTC，尤其是干细胞样的细胞，这是一个很重要的不足。作为经历了上皮-间质转换（epithelial-mesenchymal transformation，EMT）的细胞，它们能够获得干细胞样的特性，这些特性与肿瘤的侵袭性和转移能力有关[4]。经历了 EMT 的细胞可能会丢掉其上皮标志物，因为将不会被 EpCAM 抗原的抗体所捕获。而且，正常样的乳腺癌亚型也并没有 EpCAM 的高表达，因此采用这个抗原可能会低估或者丢掉这种亚型的 CTC[5]。因此，阴性分选似乎是用于 CTC 分离的一个更加有利的策略，因为它将会捕获经历 EMT 的细胞及带有上皮标志物的 CTC。如果 CTC 是用于突变分析而不是仅仅进行计数的话，将 EMT 的群体包含在内是非常重要的。

目前，最常使用的并且也是唯一被 FDA 批准用于 CTC 检测的方法是 CellSearch™ 技术。这个技术采用 EpCAM 抗体包被的铁磁流体与 7.5ml 患者血液混合进行富集。与 EpCAM 抗体有反应的这些细胞从其他细胞中被磁性分离出来。这些细胞随后被采用细胞角蛋白（一个上皮标志物）的抗体染色，之后是 CD45 抗体用于区分白细胞，最终是一个 DNA 的染料 DAPI，用于染 CTC 和白细胞的核。这些细胞被加载到 CellTracks Analyzer II 中，在这里面挑选细胞角蛋白和 DAPI 被同时染色的细胞，并且将其呈现给分析人员判读。这是一个严格的分选过程，所分离出的细胞表达 EpCAM 且为 CD45 阴性，细胞角蛋白也是阳性，而且有一个与 DAPI 结合的细胞核。遗憾的是，由于需要保证通透性来对细胞内的细胞角蛋白和 DAPI 进行染色，在这个过程之后这些细胞通常都是失活的。因此这些细胞不能用于基因组分型。

另外一个阳性分选技术是“CTC-chip”[6]。这是一个微流控平台，采用的是全血，当 CTC 在层流的环境下从包被了 EpCAM 抗体的微柱旁流过的时候可以实现 CTC 的捕获。初步研究显示，CTC 的检出率很高（99%），然而纯度（细胞角蛋白$^+$与 CD45$^+$细胞的比率）则低至 50%。由于其高检出率，这个技术很有前景，深入的研究正在进行之中。

关于各种技术所捕获到的 CTC 的活性一直有一些讨论，其中一个问题是有些细胞是否是凋亡的而不是活的 CTC。有研究者研发了一个称作 EPISPOT（Epithelial ImmunoSPOT）的功能性方法[7]。这个技术会对表达 CD45 抗体的细胞做阴性分选，然后在一个膜上面培养分选的细胞 2 天，这个膜能够捕获由这些细胞所产生或分泌的蛋白。可以分析这些蛋白以形成一个 CTC 的蛋白指纹。

替代免疫组化进行 CTC 分离的一个方法是基于 PCR 的检测，这个方法多数是通过 RT-PCR 检测来靶向 CTC 上的 RNA 标志物[8]。这个方法是具有挑战性的，因为肿瘤细胞通常都具有遗传不稳定性，因此找到一个标准的基因组标志物来进行鉴定是有问题的。另外一个不足是 RT-PCR 不能定量 CTC 的数量，这是非常重要的，因为 CTC 数目≥5 个与＜5 个有不同的预后价值。由 AdnaGen Technology 公司所研发的一个方法联合了免疫磁性分选技术和定量 RT-PCR[9]。在其具有免疫组化方法的可信性和可重复性之前，RT-PCR 方法还需要更进一步的验证研究。

一个完全独立的 CTC 捕获手段是基于大小的方法。通过一个微孔过滤器可以将 CTC 与造血细胞相分离，因为它们的尺寸要比造血细胞相对更大。目前有几种微孔过滤的分离方法，包括 ISET（isolation by size of epithelial tumor cells）[10]和 MEMS（micro electro-mechanical system）[11]。这种方法的优势是检测到 CTC 簇的频率更高[12]，而且细胞完整，因此在分离之后可以进行基因组分析。然而，CTC 在尺寸上也有异质性，这可能导致某些 CTC 会从滤器上通过[13]。而且，过滤孔也可能被白细胞堵塞，这会使富集步骤的效率降低，而且会造成结果的污染。

很明显，现在有很多分离 CTC 的方法，支持这些方法的证据水平各不相同。有一项研究在各种肿瘤类型中比较了 ISET 和 CellSearch 方法，结果发现 CellSearch 在转移性乳腺癌（metastatic breast cancer，MBC）患者中检测 CTC 更为敏感，但 ISET 在其他肿瘤类型中更敏感，如转移性肺癌[12]。DETECT 试验比较了 CellSearch 和 AdnaTest，发现 CellSearch 在 MBC 中更有预后价值[14]。考虑到方法的数量及头对头比较的缺乏，关于分离 CTC 的最佳方法仍在讨论之中。表 13.1 综述了 CTC 富集和检测的方法。

13.2 CTC 检测的临床用途

13.2.1 转移性乳腺癌中的 CTC

用于检测 CTC 的技术这些年来一直在不断发展（表 13.1）。随着技术的进步，CTC 的作用得到了进一步的明确。2004 年的一项极其重要的研究证实，MBC 患者中的 CTC 计数具有 PFS 和 OS 的预后价值[1]。具体来说，这项研究检测了 177 例进行辅助或转移性治疗的 MBC 患者。在基线，3～4 周及之后每 9～12 周进行抽血。从前面的 102 例患者中所收集的数据被用于建立 CTC 计数的阈值，这个阈值可以判断患者是否有更高的风险发生进展。他们发现这个阈值是在 7.5ml 血中检测到 5 个或更多 CTC，并且在随后的 75 例患者中验证了这个发现。基线时 CTC≥5 个的患者的 mPFS 和 mOS 分别是 2.7 个月和 10.1 个月，而基线时 CTC＜5 个的患者的 mPFS 和 mOS 分别是 7 个月和大于 18 个月。在第一次随访时进行 CTC 检测也是有预后意义的，CTC≥5 个的患者的 mPFS 和 mOS 分别是 2.1 个月和 8.2 个月，而第一次随访时 CTC＜5 个的患者的 mPFS 和 mOS 分别是 7 个月和大于 18 个月。有意思的是，那些基线时 CTC≥5 个但是第一次随访时变成＜5 个的患者，其预后与基线时和第一次随访时 CTC 均＜5 个的患者类似。反之亦然，即如果基线时 CTC＜5 个但是第一次随访时变为≥5 个，则这些患者的 PFS 和 OS 与基线时和第一次随访时均 CTC≥5 个的患者类似。

表 13.1 CTC 富集的方法和检测的技术

检测方法	优势	不足
免疫细胞化学方法		
免疫细胞化学	分析血液和骨髓样本	依赖操作人员做判读
	评价形态学标准	耗时
	平行分析多个目标抗原	产出非活性细胞
	CTC 的定量	
	单细胞分离	
CellSearch™	半自动化的设备	只检测血样
	技术标准得到了验证	依赖 EpCAM
	（FDA 批准的设备）	产出非活性细胞
	CTC 的定量	昂贵
CTC-chip	CTC 的定量	只检测血样
	少量样本体积	依赖 EpCAM
	高检出率	技术要求高

续表

检测方法	优势	不足
EPISPOT	分析血液和骨髓样本	依赖目标蛋白的活性释放
	高度的敏感性和特异性	没有可见细胞用于下游分析
	活细胞的功能测试	
	CTC 的定量	
	不依赖肿瘤抗原的表型	
基于 PCR 的方法		
RT-PCR	依赖操作人员做判读	很难控制假阳性结果（低水平的非正常表达；只能在定量实时 RT-PCR 中才能得到改善）
	分析血液和骨髓样本	很难控制假阴性结果（目的 mRNA 的表达不足或低表达，RNA 的不稳定性）
	高敏感性	不能可视化并对 CTC 定量
Adnagen	依赖操作人员做判读	依赖 EpCAM/MUC1
	分析血液和骨髓样本	不能可视化并对 CTC 定量
	高敏感性	

类似的，一项包含 151 例转移性乳腺癌患者的回顾性研究分析了与不良预后和生存缩短相关的因素[15]。并以计数 CTC<5 个的阈值定义为阴性，以 CTC≥5 个定义为阳性。CTC 阴性与阳性的两个组相比，mOS 存在显著性差异，分别是 29.3 个月和 13.5 个月。他们发现，不管疾病类型、肿瘤负荷及治疗线数等因素如何，检出 CTC≥5 个即有预后价值。

多个前瞻性和回顾性的试验也支持 CTC≥5 个对 PFS 和 OS 的预后意义；这被综述在最近一项包含了 1944 例 MBC 患者的汇总分析之中[16]。作者创建了一个临床病理学的预后模型来判断 CTC 对 PFS 和 OS 的附加影响。他们发现把 CTC 计数（CTC<5 个或 CTC≥5 个）加到他们的预测模型之中可以显著提高对 OS 和 PFS 的预后判断。这与血清学的肿瘤标志物，CEA 和 CA15-3，形成了鲜明的对比，在 3～5 周或 6～8 周检测时并不能在他们的模型中增加显著的预后价值。CTC 的预后价值在各种亚型的疾病之中都是一致的。最终，在多变量分析中，CTC 是 PFS 和 OS 最强有力的预测因子。表 13.2 列出了采用 CellSearch 方法进行 CTC 分析的几个关键的前瞻性研究。

表 13.2　采用 CellSearch 方法的前瞻性研究

试验	患者数	主要终点
观察性试验		
Cristofanilli et al. NEJM 2004	177	PFS、OS

续表

试验	患者数	主要终点
Nole et al. Annals of Oncology 2008	80	PFS、OS
Liu et al. Journal of Clinical Oncology 2009	68	PFS、CTC 计数与放射影像反应之间的关联
Bidard et al. Annals of Oncology 2010	67	进展时间
Nakamura et al. Breast Cancer 2010	107	OS
Consoli et al. Tumori 2011	93	PFS、OS
Hartkopf et al. Anticancer Research 2011	58	CTC 计数与放射影像改变和血清 CA-15.3 水平改变的关联
Pierga et al. Annals of Oncology 2012	267	PFS、OS
Muller et al. Breast Cancer Research 2012	221	比较 CellSearch 和 AdnaTest 方法的预后影响
Martin et al. Oncologist 2013	99	PFS、OS 和临床获益率
Jiang et al. Annals of Oncology 2013	294	PFS、OS
Pierga et al. Annals of Oncology 2013	44	中枢神经系统的客观反应及 OS
Wallwiener et al. BMC Cancer 2014	393	PFS 和 OS
干预试验		
Smerage et al. Journal of Clinical Oncology 2014	595	OS
Pierga et al. STIC 试验，正在进行	996（计划入组）	PFS
Pierga et al. CirCe01 试验，正在进行	568（计划入组）	OS

13.2.2 在转移阶段的监测

除了它们的预后价值之外，CTC 也可以用于疗效和疾病复发的监测。Liu 等实施了一个前瞻性的研究来评价 CTC 作为一个监测工具与放射影像联合使用[17]。在基线时及伴随放射影像进行 CTC 的检测，以观察 CTC 数值的升高是否与影像研究所判断的疾病进展有关，或者比其更早。他们发现，相比于 CTC＜5 个的患者，CTC≥5 个的患者有 6.3 倍的概率发生影像学的疾病进展。几个后续的研究已经确认了这些发现[18，19]。出于几个原因，这是一个非常重要的发现。相比于影像上可分辨的结果，CTC 能够在更早期即可发现疾病的进展。这使得临床医师可以尽早地更改治疗以避免使患者接受并无益处的毒性治疗。随着 CTC 分离技术的提高及 CTC 已被认为是一个监测疾病的可靠工具，它们也许可以开始替代或者减少放射影像的使用。CTC 技术是一个创伤更小的检测，更加敏感和便宜，而且没有相关的毒性。

CTC 的持续升高被认为与不良预后有关，也是一个化疗耐药的标志。一个最近的 MBC 患者的试验采用持续升高的 CTC 作为化疗耐药的标志物，评价了一种早期更改化疗的策略，以观察这样做是否可以提高生存[20]。更具体的来说，将要开始其第一次化疗的 MBC 患者在第 1 个和第 2 个疗程之前检测 CTC。如果 CTC 在第二次抽血时还一直升高，则患者被随机进行继续化疗直至发生放射影像的进展，或者是在第一个周期治疗之后更改化疗。遗憾的是，CTC 不断升高的那些患者在随机之后的 OS 非常短，早期更改化疗对比继续原有治疗并没有生存的优势，实际上是确认了她们的疾病是化疗耐药的。这个研究再次确认了 CTC 的预后价值，基线时没有 CTC 的组有最好的 mOS，开始治疗 21 天之后 CTC 降低组的情况要好于 CTC 持续升高组。Wallwiener 等最近的一项研究与这些结果是一致的[21]。

CirCe01 试验是一个类似的研究，目前正在进行但并不是评价进行一线治疗的患者，而是之前经过重度治疗，将要开始其三线（或更晚）化疗的患者[22]。在基线时和一个疗程结束时检测 CTC，如果患者没有足够的 CTC 降低，治疗将会更改为下一线的方案并且在一个周期结束之后重复评价 CTC。如果没有足够的 CTC 降低，患者将会继续每隔几个星期就要更改治疗。主要的结果是总生存，但是他们也评价 PFS，生活质量和抑郁/焦虑。

评价 CTC 作为分子监测手段的研究正在进行之中，这可以提供进一步的疾病分型，可能会有助于治疗的决策。最近的一项研究在基线和随访的 MBC 患者中评价了 CTC 的基因表达谱[23]。采用 CellSearch^{TM} 来分离 CTC，随后从中提取 RNA，然后通过定量 RT-PCR 来分析基因的表达。一个包含 22 个乳腺癌特异基因的组合被选择用于 CTC 的分析，同时还有 3 个质控基因。在同一个团队之前的一个研究中，肿瘤组织中 TFF1 的表达被发现与骨转移有关[24]。而在该研究中，他们发现 CTC 表达 TFF1 与骨转移存在一致性。他们也分析了在应对内分泌治疗时 CTC 上 ERβ的表达，发现 ERβ的表达与内分泌治疗的敏感性有关。这项研究，与其他类似的研究一起，证实了 CTC 作为“液体活检”用于分子分型和监测的潜在用途。

13.2.3　根据分子亚型的 CTC

在某些亚型的乳腺癌中，CTC 也许在预测复发方面的作用更为突出。乳腺癌是一种异质性的疾病，侵袭的程度和复发的风险各不相同，对激素和细胞毒治疗的敏感性也不一样。考虑到这个疾病的异质性，Ignatiadis 等采用 CK-19mRNA 检测 CTC，根据疾病的亚型研究了 CTC 在预后价值方面的差异[25]。这项研究入组了 444 例Ⅰ～Ⅲ期乳腺癌患者，具有所有的分子亚型，代表了其自然的患病率，中位随访为 53.5 个月。采用 CK-19mRNA 阳性来分离 CTC，他们在早期乳腺癌患者中的检出率是 40.8%。在各种疾病亚型中都分离到了 CTC，而且不同亚型之间的发病率差异无统计学意义。

CTC 检测通常与无疾病生存（disease-free survival，DFS）和 OS 的减少有关。5 年的亚组分析显示，对于雌激素受体（estrogen receptor，ER）阴性的患者，CTC 检测可以预测不良预后，但是 ER 阳性的患者则不行。这是一个有意思的差别，因为肿瘤的基因组分型经常将 ER 阳性的患者归类为低复发风险的类别，而 ER 阴性患者通常是高风险的。因此，CTC 也许可以提供更进一步的信息，对 ER 阴性患者进行风险分层。

如前所述，在 Ignatiadis 等的研究中，CTC 阳性和没有 CTC 的 ER 阳性患者在生存曲线上是类似的。然而，生存曲线在 5 年之后开始分离，这可能与在第 5 年时开始停用内分泌治疗是同时的。这提示，纵向监测 CTC 的数值可以有助于判断哪些患者将会从更长的内分泌治疗之中获益。在这项研究中，ER 的状态和检测到 CK-19mRNA 阳性的 CTC 是预测 DFS 和 OS 的最强因素。

CTC 在 HER2 阳性患者中的预测价值还存在争议，尤其是那些已经接受过 HER2 靶向治疗的患者。在一项有关 MBC 患者检测 CTC 研究的荟萃分析中，相比于其他亚型，HER2 阳性的癌症患者出现 CTC≥5 个的概率更低[16]；他们发现在经历 HER2 靶向治疗的患者中这个频率也是降低的。然而，这种差异在 HER2 阳性且没有开始任何治疗的患者组中并不明显。HER2 阳性患者中低频率的 CTC 可能反映了他们之前接受过 HER2 靶向治疗，这已经被证实可以降低 CTC[26]。Munzone 等的一项回顾性研究分析了不同亚型之中的 CTC 计数[27]。再一次，他们发现 CTC 可以预测所有亚型的 OS。总的来说，0 个 CTC 的患者组相比 1～4 个 CTC 或 CTC＞5 个的患者组有更好的结果，但这种差异在 HER2+组并不明显。随后，两个大型的前瞻性研究（每一个都超过了 200 例 MBC 患者）发现，不管分子亚型或者是不是治疗之前，CTC 都是有预后意义的[28，29]。

13.2.4 局部晚期乳腺癌新辅助治疗中的 CTC

在新辅助治疗阶段也对 CTC 进行了研究。Pierga 等进行了一个 II 期临床研究来观察新辅助治疗之前和之后能否可以检测到 CTC，以及在 CTC 检出和化疗疗效及预后之间是否有关联[30]。采用每 7.5ml 血样中 1 个 CTC 的阈值，23%的患者在开始化疗之前有 CTC 的检出，17%的患者在化疗之后有检出。有意思的是，他们在 CTC 数值变化和病理完全缓解之间并未发现关联。中位随访 18 个月的时候，他们发现 CTC 的检出与早期转移复发有关。随后的研究中位随访期为 36.4 个月，证实新辅助化疗之前或之后的 CTC 检出都与无远处转移生存（distant metastasis-free survival，DMFS）和 OS 有显著的关系[31]。特别是，新辅助化疗开始之前检测出 CTC 是 OS 的一个独立预后指标。新辅助治疗之后 CTC 检出的数据虽然不那么强劲，但是与治疗前的数据也是一致的。

这是一个很有价值的研究，因为病理的完全缓解被认为是一个阳性预后因子，但是在新辅助治疗之后的阶段，这个数据并未显示出 CTC 检测和肿瘤缓解之间有关联。这与之前 Camara 等的一项小型研究是相反的，该研究证实新辅助治疗期间 CTC 数值的变化可以预测肿瘤的反应[32]。Pierga 的研究及其他的研究[33]提示，根据 CTC 和原发肿瘤的不同，在化疗的反应性上会存在差异。这种差异可以通过 CTC 的异质性及转移时所发生的复杂选择过程来解释[34]。然而，这项研究在新辅助和后新辅助阶段的非转移性乳腺癌患者中建立了 CTC 评价的作用。

13.2.5　CTC 的生物学异质性

OS 的差异与 CTC 的检出有关，这就提出了一个问题，即这种差异是来自 CTC 的生物学差异还是它是肿瘤内在生物学的一个反映。Klein 等的一项研究在没有临床证据证实转移性疾病的乳腺癌、前列腺癌及胃肠肿瘤患者中检测到了骨髓、淋巴结及血液之中的 DTC[35]。证实在 14%的患者中有 DTC，而且这些细胞是高度异质性的，提示存在基因组的不稳定性。作者推测，这些 DTC 中的一个或几个一般会被选择或者是“更适合”，因此可以存活并建立转移的克隆。对这些细胞的特征和分型的进一步研究将会有助于更好地了解转移发展的过程。

13.3　疾病监测

13.3.1　HER2 阳性 CTC 的检测

确立 HER2 状态的现行标准是通过免疫组化（immunohistochemistry，IHC）/荧光原位杂交（fluorescence in situ hybridization，FISH）在原发肿瘤上检测 HER2 的过表达/扩增。然而，有证据表明，原发肿瘤和转移灶之间的 HER2 状态存在不一致性，这提示 HER2 状态在转移过程之中可能会发生改变[36]。HER2 表达被发现与没有基因扩增的循环干细胞（circulating stem cell，CSC）表型有关[37]，尤其是在 Luminal B 型的疾病之中[38]。转移灶的重复活检通常是不切实际的，因此用于 HER2 状态评价和监测的替代方法是必不可少的。

对于 HER2 检测来说，CTC 是一个很有吸引力的方法，因为它无创而且容易在治疗过程中进行监测。通过 AdnaTest Breast Cancer 方法（从分离到的 CTC 中提取 mRNA 并采用 PCR 进行评价）或者通过 CellSearch™方法中的抗-HER2 抗体可以对 CTC 的 HER2 状态进行评价[39]。然而，mRNA 分析的一个不足就是 mRNA 的表达水平不能定量，相反，CellSearch 方法则可以量化免疫染色中的 HER2 过表达（0、1+、2+、3+）。在 Fehm 等的一个研究中，他们通过 CellSearch™方法发现，32%原发肿瘤为 HER2 阴性的患者有 HER2 阳性的 CTC。

正在进行之中的 DETECT Ⅲ试验是一个Ⅲ期研究，评价了携带 HER2 阴性转移性疾病且具有 HER2 阳性 CTC 的患者。患者随机进行标准治疗或标准治疗加拉帕替尼。这个研究的结果将会非常有价值，会进一步支持如下需求，即在 CTC 中建立最佳的 HER2 评价方法，以及在 HER2 靶向治疗启动之后基于 CTC 上的 HER2 检测来衡量临床转归。

13.4 目前的临床影响

关于基线时和治疗之中的 CTC 检测对预后判断的临床意义，目前有越来越多的证据[1，16，21]。在开始一个新的治疗之后，CTC 计数上的小变化，特别是如果基线时 CTC≥5 个而随访时 CTC＜5 个，将会比其他的方式在较早的时间点反映治疗的反应。反之亦然，从基线时的 CTC＜5 个转变为 CTC≥5 个则提示对治疗没有反应，建议尽早更改治疗。在一个包含 1944 例 MBC 患者的荟萃分析中，作者创建了一个临床病理学的预后模型来判断 CTC 对 PFS 和 OS 的附加影响[16]。他们发现在其预测模型之中加上 CTC 的计数（CTC＜5 个或 CTC≥5 个）可以显著增加对 OS 和 PFS 的预后判断。这与血清学的肿瘤标志物，CEA 和 CA15-3，形成了鲜明的对比，在 3～5 周或 6～8 周进行检测时，这些指标并不能在其模型之中增加显著的预后价值。CTC 的预后价值在各种亚型的疾病之中都是一致的。

13.5 CTC 正在进行的研究及未来的影响

CTC 的功能不断地在从一个预后标志物向一个辅助治疗决策的工具转变。CTC 正在被作为一个启用化疗的决定因素而进行研究。一个Ⅲ期研究（STIC trial NCT01710605）正在随机将激素受体阳性的 MBC 患者分为标准组和 CTC 组进行一线治疗[22]。标准组的患者将会根据医师的选择来做治疗。在 CTC 组，如果 CTC＜5 个，患者将会进行激素治疗，如果 CTC≥5 个，则患者接受化疗。主要的研究终点是显示出 CTC 组对 PFS 的非劣效性。通过对比这两方法在每个无进展生存年中的花费，这项研究也将会评价采用 CTC 的药物经济学因素。

另外一个正在进行中的试验是 Treat CTC 试验，这是一个Ⅱ期研究，在携带 HER2 阴性肿瘤但是有 CTC≥1 个（不管 HER2 是否扩增）的患者中评价曲妥珠单抗的使用[22]。完成了新辅助治疗和手术的患者将会随机进行观察或者每隔 3 周进行一次曲妥珠单抗治疗持续 6 个周期。主要终点是 18 周时的 CTC 检出，次要终点是无复发生存。

正在进行中的这些试验的结果正在被关切地期盼着，因为它们可以将 CTC 的功能从一个预后标志物变为一个能够指导临床决策的敏感工具。通过在原发肿瘤为 HER2 阴性的患者中检测到 HER2 阳性的细胞，CTC 也许可以扩大到适合进行靶向治疗的人群。随着 CTC 中 DNA 突变分析的出现，它们将会在转移性疾病的分子监测之中发挥越来越重要的作用。

参 考 文 献

［1］Cristofanilli M，Budd GT，Ellis MJ，Stopeck A，Matera J，Miller MC et al（2004）Circulating tumor cells，disease progression，and survival in metastatic breast cancer. N Engl J Med 351（8）：781-791

［2］Kruger W，Datta C，Badbaran A，Togel F，Gutensohn K，Carrero I et al（2000）Immunomagnetic tumor cell selection--implications for the detection of disseminated cancer cells. Transfusion 40（12）：1489-1493

［3］Bilkenroth U，Taubert H，Riemann D，Rebmann U，Heynemann H，Meye A（2001）Detection and enrichment of disseminated renal carcinoma cells from peripheral blood by immunomagnetic cell separation. Int J Cancer 92（4）：577–582

［4］Mani SA，Guo W，Liao MJ，Eaton EN，Ayyanan A，Zhou AY et al（2008）The epithelial-mesenchymal transition generates cells with properties of stem cells. Cell 133（4）：704-715

［5］Sieuwerts AM，Kraan J，Bolt J，van der Spoel P，Elstrodt F，Schutte M et al（2009）Anti-epithelial cell adhesion molecule antibodies and the detection of circulating normal-like breast tumor cells. J Natl Cancer Inst 101（1）：61-66

［6］Nagrath S，Sequist LV，Maheswaran S，Bell DW，Irimia D，Ulkus L et al（2007）Isolation of rare circulating tumour cells in cancer patients by microchip technology. Nature 450（7173）：1235-1239

［7］Alix-Panabieres C（2012）EPISPOT assay detection of viable DTCs/CTCs in solid tumor patients. Recent Results Cancer Res 195：69-76

［8］Schoenfeld A，Kruger KH，Gomm J，Sinnett HD，Gazet JC，Sacks N et al（1997）The detection of micrometastases in the peripheral blood and bone marrow of patients with breast cancer using immunohistochemistry and reverse transcriptase polymerase chain reaction for keratin 19. Eur J Cancer 33（6）：854-861

［9］Lankiewicz S，Rivero BG，Bocher O（2006）Quantitative real-time RT-PCR of disseminated tumor cells in combination with immunomagnetic cell enrichment. Mol Biotechnol 34（1）：15-27

［10］Pinzani P，Salvadori B，Simi L，Bianchi S，Distante V，Cataliotti L et al（2006）Isolation by size of epithelial tumor cells in peripheral blood of patients with breast cancer Correlation with real-time reverse transcriptase-polymerase chain reaction results and feasibility of molecular analysis by laser microdissection. Hum Pathol 37（6）：711-718

［11］Zheng S，Lin H，Liu JQ，Balic M，Datar R，Cote RJ et al（2007）Membrane microfilter device for selective capture，electrolysis and genomic analysis of human circulating tumor cells. J Chromatogr A 1162（2）：154-161

［12］Farace F，Massard C，Vimond N，Drusch F，Jacques N，Billiot F et al（2011）A direct comparison of cell search and ISET for circulating tumour-cell detection in patients with metastatic carcinomas. Br J Cancer 105（6）：847-853

［13］Alix-Panabieres C，Pantel K（2013）Circulating tumor cells Liquid biopsy of cancer. Clin Chem 59（1）：110-118

［14］Muller V，Riethdorf S，Rack B，Janni W，Fasching PA，Solomayer E et al（2012）Prognostic impact of circulating tumor cells assessed with the cell search system and AdnaTest breast in metastatic breast cancer patients The DETECT study. Breast Cancer Res 14（4）：R118

[15] Cristofanilli M，Broglio KR，Guarneri V，Jackson S，Fritsche HA，Islam R et al（2007）Circulating tumor cells in metastatic breast cancer Biologic staging beyond tumor burden. Clin Breast Cancer 7（6）：471-479

[16] Bidard FC，Peeters DJ，Fehm T，Nole F，Gisbert-Criado R，Mavroudis D et al（2014）Clinical validity of circulating tumour cells in patients with metastatic breast cancer A pooled analysis of individual patient data. Lancet Oncol 15（4）：406-414

[17] Liu MC，Shields PG，Warren RD，Cohen P，Wilkinson M，Ottaviano YL et al（2009）Circulating tumor cells：a useful predictor of treatment efficacy in metastatic breast cancer. J Clin Oncol 27（31）：5153-5159

[18] Hartkopf AD，Wagner P，Wallwiener D，Fehm T，Rothmund R（2011）Changing levels of circulating tumor cells in monitoring chemotherapy response in patients with metastatic breast cancer. Anticancer Res 31（3）：979-984

[19] Budd GT，Cristofanilli M，Ellis MJ，Stopeck A，Borden E，Miller MC et al（2006）Circulating tumor cells versus imaging--predicting overall survival in metastatic breast cancer. Clin Cancer Res 12（21）：6403-6409

[20] Smerage JB，Barlow WE，Hortobagyi GN，Winer EP，Leyland-Jones B，Srkalovic G et al（2014）Circulating tumor cells and response to chemotherapy in metastatic breast cancer SWOG S0500. J Clin Oncol 32：3483

[21] Wallwiener M，Riethdorf S，Hartkopf AD，Modugno C，Nees J，Madhavan D et al（2014）Serial enumeration of circulating tumor cells predicts treatment response and prognosis in metastatic breast cancer：a prospective study in 393 patients. BMC Cancer 14（1）：512

[22] Bidard FC，Fehm T，Ignatiadis M，Smerage JB，Alix-Panabieres C，Janni W et al（2013）Clinical application of circulating tumor cells in breast cancer Overview of the current interventional trials. Cancer Metastasis Rev 32（1-2）：179-188

[23] Wang H，Molina J，Jiang J，Ferber M，Pruthi S，Jatkoe T et al（2013）Gene expression markers in circulating tumor cells may predict bone metastasis and response to hormonal treatment in breast cancer. Mol Clin Oncol 1（6）：1031-1038

[24] Smid M，Wang Y，Klijn JG，Sieuwerts AM，Zhang Y，Atkins D et al（2006）Genes associated with breast cancer metastatic to bone. J Clin Oncol 24（15）：2261-2267

[25] Ignatiadis M，Xenidis N，Perraki M，Apostolaki S，Politaki E，Kafousi M et al（2007）Different prognostic value of cytokeratin-19 mRNA positive circulating tumor cells according to estrogen receptor and HER2 status in early-stage breast cancer. J Clin Oncol 25（33）：5194-5202

[26] Giordano A，Giuliano M，De Laurentiis M，Arpino G，Jackson S，Handy BC et al（2012）Circulating tumor cells in immunohistochemical subtypes of metastatic breast cancer Lack of prediction in HER2-positive disease treated with targeted therapy. Ann Oncol 23（5）：1144-1150

[27] Munzone E，Botteri E，Sandri MT，Esposito A，Adamoli L，Zorzino L et al（2012）Prognostic value of circulating tumor cells according to immunohistochemically defined molecular subtypes in advanced breast cancer. Clin Breast Cancer 12（5）：340-346

[28] Jiang ZF，Cristofanilli M，Shao ZM，Tong ZS，Song EW，Wang XJ et al（2013）Circulating tumor cells predict progression-free and overall survival in chinese patients with metastatic breast cancer，HER2-positive or triple-negative（CBCSG004）A multicenter，double-blind，prospective trial. Ann Oncol 24（11）：2766-2772

[29] Pierga JY，Hajage D，Bachelot T，Delaloge S，Brain E，Campone M et al（2012）High independent prognostic and predictive value of circulating tumor cells compared with serum

tumor markers in a large prospective trial in first-line chemotherapy for metastatic breast cancer patients. Ann Oncol 23（3）：618-624
[30] Pierga JY，Bidard FC，Mathiot C，Brain E，Delaloge S，Giachetti S et al（2008）Circulating tumor cell detection predicts early metastatic relapse after neoadjuvant chemotherapy in large operable and locally advanced breast cancer in a phase II randomized trial. Clin Cancer Res 14（21）：7004-7010
[31] Bidard FC，Mathiot C，Delaloge S，Brain E，Giachetti S，de Cremoux P et al（2010）Single circulating tumor cell detection and overall survival in nonmetastatic breast cancer. Ann Oncol 21（4）：729-733
[32] Camara O，Rengsberger M，Egbe A，Koch A，Gajda M，Hammer U et al（2007）The relevance of circulating epithelial tumor cells（CETC）for therapy monitoring during neoadjuvant（primary systemic）chemotherapy in breast cancer. Ann Oncol 18（9）：1484-1492
[33] Becker S，Solomayer E，Becker-Pergola G，Wallwiener D，Fehm T（2007）Primary systemic therapy does not eradicate disseminated tumor cells in breast cancer patients. Breast Cancer Res Treat 106（2）：239-243
[34] Bidard FC，Pierga JY，Vincent-Salomon A，Poupon MF（2008）A “class action” against the microenvironment：do cancer cells cooperate in metastasis? Cancer Metastasis Rev 27（1）：5-10
[35] Klein CA，Blankenstein TJ，Schmidt-Kittler O，Petronio M，Polzer B，Stoecklein NH et al（2002）Genetic heterogeneity of single disseminated tumour cells in minimal residual cancer. Lancet 360（9334）：683-689
[36] Zidan J，Dashkovsky I，Stayerman C，Basher W，Cozacov C，Hadary A（2005）Comparison of HER-2 overexpression in primary breast cancer and metastatic sites and its effect on biological targeting therapy of metastatic disease. Br J Cancer 93（5）：552-556
[37] Korkaya H，Paulson A，Iovino F，Wicha MS（2008）HER2 regulates the mammary stem/progenitor cell population driving tumorigenesis and invasion. Oncogene 27（47）：6120-6130
[38] Ithimakin S，Day KC，Malik F，Zen Q，Dawsey SJ，Bersano-Begey TF et al（2013）HER2 drives luminal breast cancer stem cells in the absence of HER2 amplification Implications for efficacy of adjuvant trastuzumab. Cancer Res 73：1635
[39] Fehm T，Muller V，Aktas B，Janni W，Schneeweiss A，Stickeler E et al（2010）HER2 status of circulating tumor cells in patients with metastatic breast cancer：a prospective，multicenter trial. Breast Cancer Res Treat 124（2）：403-412

第 14 章　转移性疾病的演化：监测的需求及新出现的治疗机会

Bernhard Polzer，Christoph A. Klein

摘要　在过去的几年之中，个体化治疗已经提高了转移性疾病患者的总体生存。然而，医源性的选择压力依然还在推动全身性扩散的癌细胞的进化，这导致形成了具有侵袭性和治疗抵抗的肿瘤细胞。结果是在大多数患者中出现了癌症的复发和导致了死亡。在疾病的早期阶段，(新)辅助靶向治疗通常会因为未知的原因失败。因此，必须要根据疾病进化的观念来对诊断和治疗的策略进行重新评估。很显然，这意味着需要有能力检测疾病的分子进化。为了这个目的，必须要开发针对全身性癌症的新的诊断病理学方法，这将能够对癌症患者进行精准治疗。

关键词　肿瘤细胞异质性；平行进展模式；HER2；散播的肿瘤细胞；靶向治疗；治疗抵抗；单细胞分析

14.1　引言

10%～90%（根据癌症类型和亚型而不同）的癌症患者在经过最初的根治治疗之后都将会发生转移性疾病的复发。尽管经过了多线的全身性治疗，他们多数都将会最终死于转移[1, 2]，这提示有一个巨大的临床必要进行改进。在过去的 20 年之间，通过特定突变和活化信号通路的检测可以对分子亚型进行鉴定，这导致了大量新药靶点的发现。针对特定靶点的个体化治疗正在很多临床试验中进行测试，而且已经在转移性癌症中显示出了效果。例如，靶向 HER2、EGFR 或 BRAF 已经在乳腺癌、肺癌或结直肠癌的患者亚组及黑色素瘤患者中提高了生存[3-6]。然而，最初的获益通常只持续几个月，因为有些转移性癌细胞获得了或者已经携带了一些突变，这会导致对特定药物的耐药。更令人失望的是，有研究发现，除了 HER2 靶向药物之外，几种靶向治疗（包括那些靶向 EGFR 的治疗）大多数都不能提高早期癌症患者的生存[7, 8]。

本章讨论了这些临床现象背后的内在机制，并且指出对全身性癌症直接进行分子分析在转移性和辅助阶段的癌症患者中将会如何提高治疗的选择和临床转归。

14.2　细胞异质性和癌症进展

1976 年，Peter Nowell 将白血病描述为一种由逐步积累的体细胞突变和选择最适合的肿瘤细胞亚克隆所驱动的进化式疾病[9]。与 J. Cairns 在生殖方面的文章[10]一起，这为我们现有的理解建立了基础，即癌症是基于克隆选择的一个进化过程[11-13]。35 年之后，新的测序技术的出现为癌细胞基因组学和进化的复杂性打开了一扇新的窗户[14]。几项研究都显示原发肿瘤部位的肿瘤细胞存在广泛的遗传异质性[15-17]，这是达尔文进化论的一个先决条件。令人惊讶的是，当对单个散播的癌细胞（disseminated cancer cells，DCCs，也被称为散播的肿瘤细胞，disseminated tumor cells，DTCs）进行遗传分析时发现，在早期全身性癌症的很早期就可以在单细胞水平观察到这种异质性[18]。基于癌症起源于单个细胞及在所有或多数癌细胞中所检测到的突变代表了一个肿瘤的早期事件这样的假设，可以重建某个癌症的进化树。在一个近期的研究中，通过原发乳腺癌细胞的单核基因组测序及数学建模对这个原理进行了验证。作者可以证实，虽然非整倍体重排发生于某个肿瘤的进化早期，而且在克隆扩张过程中一直保持高度的稳定，点突变却是在不断进化的。在肿瘤团块中，多数被检测到的突变的发生率很低（＜10%的细胞），因此造成了广泛的克隆多样性[19]。

除了突变的组成之外，某种癌症中肿瘤细胞的不同表型受到了不同的表观遗传状态的调节。例如，在原发胶质母细胞瘤中的基因表达研究确定了四种分子亚型：亲神经亚型（proneural）、神经亚型、经典亚型和间质亚型[20]。这些亚型可以与胶质母细胞瘤的基因组谱相关联，而且更重要的是可以关联治疗的反应。研究显示，“经典亚型”的获益最大，而“亲神经亚型”的转归最差。在一个最近的研究中，单细胞的 RNA 测序在 5 个原发胶质母细胞瘤的 430 个单细胞中揭示了表型的异质性[17]。不出意外，作者在同一个胶质母细胞瘤的单个细胞之中发现了基因表达的广泛异质性。然而，表达谱对应了不同的分子亚型，而且 5 个癌症都被发现包含了“亲神经亚型”。在来自癌症基因组图集（cancer genome atlas）中已有的亲神经肿瘤数据集中进行不同的亚型分析时[20]，发现不断增加的亚型异质性与生存的减少有关，这强调了肿瘤内部异质性的临床重要性[17]。

因此，这种新出现的分子数据强调了这样的概念，即细胞的多样性或进化状态可以作为生物标志物的一种新形式[21, 22]。散播的癌细胞和转移的多样性和进化状态与临床相关性之间有直接的关联，这一点似乎是合理的，因为全身治疗就是明确想要靶向这些细胞。这里，值得注意的是，转移灶中的细胞多样性可能比原发肿瘤细胞中的要高很多[23]。

原发肿瘤和转移灶中的异质性可能不仅仅反映了异常器官发生中所形成的不

同亚型（这早已被 Rudolf Virchow 认为是肿瘤形成和转移的内在过程），而且也反映了强加在转移的癌细胞之上的事件的复杂性[24]。这一系列的事件通常被称为“转移级联”。简而言之，肿瘤细胞必须：①局部侵袭穿过环绕肿瘤的间质；②内渗进入血管或淋巴管；③从循环系统的机械压力中存活下来；④在远端器官被捕获并外渗出；⑤适应外部的微环境并且在远端器官定殖（微转移）；⑥最终启动增殖程序再次形成实体肿瘤（宏转移）。对于原发肿瘤，转移性的生长遵循了适应和选择的原则。在转移级联过程中，相当多的环境压力施加于肿瘤细胞之上，细胞不得不恢复为不同的内在细胞-生物学和分子机制，这些已经被反复综述过了[25-27]。为了能够在这些选择压力中生存下来，肿瘤细胞必须在遗传上做好准备或者在表型上非常有可塑性。因此，转移是一个高度低效的过程，这一点不足为奇[27, 28]。总之，我们可能会非常想知道，恶性进化和癌细胞的异质性如何影响了临床的表现，以及该如何将这些知识整合进我们的治疗方法之中。

14.3 线性和平行进展的意义

14.3.1 基于线性进展模式的全身治疗选择

我们现有的临床思考方式是基于癌症的线性发展模式。在这里，癌症相关形态学改变的渐进式发展[29]最初与原发肿瘤细胞遗传学和表观遗传学改变的积累有关[30]。因此，肿瘤的进化被认为可以通过原发肿瘤的大小来反映，而肿瘤细胞的散播发生于最晚期也因而是最大的肿瘤克隆群体。而且，在高度恶性的细胞发生克隆扩张之后就将开始散播，这将会建立远端的转移灶。以下临床观察支持这种进展的模型，即转移的频率随着肿瘤的大小（这可以反映在 TNM 分期系统中）在增长。更重要的是，这导致了一个普遍观念，即多数全身治疗都是根据原发肿瘤的特征来做出选择，尽管将要被消除的目标细胞已经从原发部位脱离出来了。目前，很多目标蛋白通常会被遗传活化的原癌基因编码，这会上调一些信号通路，而这些通路与促进细胞存活和增殖有关。因此，肿瘤细胞会非常依赖这些信号通路，这种现象被称为原癌基因成瘾，这是大多数靶向治疗方法背后的原理[31]。

然而，从一个进化的角度来看，这个观念背后的原则可能会有些疑问，以下会做深入的讨论。首先，我们将关注一下靶向治疗的结果，这种治疗目前为止都是基于线性发展的模式来进行应用。过去十年，采用药物针对遗传活化的 HER2、EGFR 或 BRAF（在切除的原发肿瘤样本中检测）进行转移性癌症的治疗，毫无疑问已经在乳腺癌、肺癌或结直肠癌的患者亚组及黑色素瘤患者之中提高了生存[3-6]。然而，这种获益通常是暂时的，只能持续几个月，之后就会再次发生疾病的进展。虽然在转移性患者之中耐药进展的如此之快让人遗憾，但是这些数据是与一个进化观念相一致的，在这个观念中，治疗选择所针对的遗传变异来自于相当大的转移性癌细胞群体。这个线性发展模式也将认为，耐药的癌细胞之前就已存在于原发肿瘤之中，更具体来说是处于一个癌症的优势克隆之中。

14.3.2　与线性进展模式不一致的临床数据

在辅助阶段（携带现有临床影像检测不到的转移性癌症），经过原发肿瘤的切除之后可能只留了一个隐藏的癌细胞种子在患者体内。因此，在辅助阶段对靶向治疗的期望值很高，但是很遗憾，直到今天这种期望也很难被满足。目前为止唯一有希望的结果是在 HER2 靶向治疗中所取得的。虽然 HER2 阳性乳腺癌采用曲妥珠单抗的辅助治疗导致了无疾病生存的实质性增加，但是在总生存上却并未观察到阳性的效果[32]。然而，这一点是可以解释的，因为在观察到药物有效之后，很多观察组中的患者交叉进行了曲妥珠单抗的治疗。相反，采用小分子抑制剂或抗体针对 EGFR 的近期研究在辅助阶段的肺癌和结直肠癌中已经完全失败[7, 8]，尽管在转移性疾病的患者中这种治疗是成功的[4, 33]。令人吃惊的是，即使是轻微的初始反应也观察不到，因为不能诱导无进展生存的增加。这说明目的细胞原本就是耐药的，并不是在后来的 EGFR 靶向治疗中获得了耐药。

基于线性进展模式的概念，这些发现是很难理解的。如果散播的肿瘤细胞展现出的是原发肿瘤的突变谱，而辅助阶段存活的肿瘤细胞的数目则显著低于转移性疾病，之前就存在的治疗耐药变异将会格外的稀少。然而，临床的观察提示，散播肿瘤细胞早已存在的一种内在性耐药在早期全身性癌症中发挥了主要作用。这种原发耐药背后的机制可能与转移性癌症患者多线治疗过程中所获得的耐药有所不同。首先，在转移性生长之前，目标信号通路可能并没有在 DCC 中活化，这是与原癌基因成瘾的原则相对立的。例如，有研究显示，在头颈癌症中，尽管在休眠的癌细胞中有 EGFR 的高表达，但是它并未被磷酸化作用活化，因此使得这个信号通路没有活性[34]。

内在性耐药也可能是早期 DCC 中缺乏靶点或缺乏敏感性突变所导致的结果。原发肿瘤和对应转移灶的配对分析为这个问题提供了一些解释。有意思的是，到今天为止，在经典的原癌基因或肿瘤抑制基因的突变方面，如 KRAS 或 TP53，多数发表的研究都报道了相当程度的细胞异质性（综述于参考文献[35]）。例如，在 EGFR 抑制剂吉非替尼不能提高早期阶段患者转归的非小细胞肺癌中，对于 EGFR 突变，之前报道在超过 75%的配对样品之中存在原发肿瘤和转移灶的不一致[36]。这些发现提示，在获得作为靶点的改变之前，癌细胞通常就已经离开了原发肿瘤，这就推翻了线性进展的模式。

14.3.3 在平行进展模式的基础之上理解临床的发现

很明显，根据线性发展模式所制订的治疗预测并不能在临床检验中站得住脚，而我们的观念现在需要做相应的修正。我们可能要问，这些意料之外和令人遗憾的临床现象的基础是什么。正如所提示的，肿瘤细胞可能在原发肿瘤之中获得突变之前就已经散播出去了，而原发肿瘤则被用于治疗的选择。在这个前提下，散播的癌细胞将需要在远端部位与原发肿瘤平行经历恶性的进展（选择和适应）。因此，这种模式被称为平行进展模式[37]。

有几项研究显示，在原位癌阶段即可以在乳腺癌患者的骨髓之中检测到DCC[38-40]。在乳腺癌的小鼠模型之中对这个令人吃惊的发现进行了进一步的研究，在这个模型之中可以通过传输电子显微镜显示出单个肿瘤细胞在侵袭前的不典型增生过程中如何突破基底膜[39]。而且，分子研究显示，在乳腺癌、前列腺癌和食管癌中，早期癌症患者中的多数 DCC 在基因组上都是处于较低晚期的阶段（与原发肿瘤相比）[41-44]。

在乳腺癌中，几乎 50%所分离到的早期 DCC 甚至都显示出了中期 CGH 的平衡核型。通过检测小的、亚染色体的缺失可以证实它们的恶性起源，这种缺失在乳腺癌中经常可以见到，说明在原发肿瘤发生全基因组的不稳定性之前，这些细胞就离开了原发肿瘤[41]。对于前列腺癌来说，同一患者不同 DCC 的遗传异质性比转移性疾病患者中的更为广泛并且更高。更重要的是，从早期癌症患者分离到的 DCC 和从原发肿瘤分离到的肿瘤细胞之间存在患者内部的异质性，这是确凿的。例如，在一个关于前列腺癌的研究中，11 例患者中只有 1 例患者，其原发肿瘤的主克隆和分离到的骨髓来源的 DCC 之间有共同的染色体异常。而且，即使是在这例患者中，所有检测到的异常之中也只有 8.0%是共有的[44]。令人吃惊的是，虽然在转移性患者的很多 DCC 中也都能检测到原发前列腺癌中经常报道的染色体异常（8p、13q 的丢失，以及 16q、8q 的增加），但是配对分析显示，在多数情况下，某例患者的 DCC 和原发肿瘤组织即使是在这些区域也极少匹配[44]，这说明这些选择性的改变是在原发肿瘤之内和之外独立获得的。

在很早的时间点就出现了散播，以及原发肿瘤，单个 DCC 和转移灶之间的广泛异质性，这些都是与线性发展模式相矛盾的，相反却支持肿瘤细胞发生局部和全身散播的平行发展模式[37]。这也将可以解释为什么散播的肿瘤细胞不必沉溺于原发肿瘤中的原癌基因。携带不成熟的基因组进行散播可能会更进一步赋予肿瘤细胞以高度的适应性，使它们适应远端器官的各种“敌对”微环境，而且同时可以使得很多 DCC 进入一种细胞休眠的状态。这个模型预测，导致大范围肿瘤生长的强大的驱动基因突变可能是独立获得的，用于在远端器官形成克隆。

14.3.4　不受线性 vs.平行进展的影响，在原发肿瘤之外获得改变

关于线性 vs.平行发展的讨论虽然很重要，但是可能看起来更多的是理论上的。然而，哪一块组织被用于分子分型和治疗决策却是有临床相关性的。在这里需要考虑的是，在最近的几年，疾病的进程已经变得越来越长，部分是因为早期诊断，部分是因为更好的治疗[45]。因此，作为几线治疗之后的一个结果，疾病进程的延长不可避免地推动了癌细胞的进化，与很长时间之前被手术切除的原发肿瘤相比，这些细胞变得越来越不一样。因此，对于全身性扩散的肿瘤细胞来说，原发肿瘤组织正在日益成为一个相关性较少的分子信息来源，而施加在转移灶上的进行选择和适应的进化力量变成了治疗抵抗的主要决定因素[13, 46]。

因此，在分子水平长期监测全身性疾病的进展是在未来从新出现的治疗选择之中提高获益的主要挑战之一。然而，很少有人做过全身性癌症的监测。其主要原因是从转移性组织之中提取信息本身就是一个挑战，因为：①转移性组织经常不能通过活检而获得；②某例患者个体通常会发生多发转移；③重复性的病灶内活检取样很难承受；④最后但同样重要的是在早期的全身性癌症中并没有转移性的组织可供活检。为了克服这些不足，必须要建立起替代的方法来监测全身性的癌症。

14.4　CTC 和 DCC 作为全身性疾病的监测工具

早在 1869，Thomas Ashworth 就已经观察到在血管系统之中有可能检测到实体癌症的细胞，他首次在一位已故的癌症患者的血液中描述了循环肿瘤细胞[47]。外周血将是监测全身性癌症的一个理想器官，因为：①它容易获得和重复取样，能够很好地被患者接受；②与其他的器官相比，血液中的细胞成分相对均一并且界线分明。然而，由于 CTC 是血流之中非常稀有的事件（每毫升血液有 1～10 个 CTC）[48, 49]，直到 Schlimok 和 Riethmüller 发现了打开大门的抗体之后（通过采用组织发生的标志物 EpCAM 和细胞角蛋白，他们能够在间质器官骨髓之中特异的检测到上皮细胞，而血液和淋巴结后来又成为骨髓的补充）[50]，DCC 和 CTC 的分析才开始出现了突破。

20 年之后，随着用于 CTC 富集的高度敏感的技术的出现，开始对全身性肿瘤负荷进行系统地分析，这在这本书之前的章节已经进行了广泛的阐述。尽管出现了很多技术，目前通过 FDA 批准用于在全血中进行 CTC 检测和定量的只有 CellSearch®系统。这个平台采用免疫磁性的 EpCAM 微珠来富集 CTC，之后通过富有经验的操作员来对肿瘤细胞进行鉴定，判读标准包括：①细胞角蛋白 9、角蛋白 18、角蛋白 19 表达阳性；②CD45 阴性；③完整的细胞核（DAPI 染色）；

④大小和形态特征[51]。虽然 CellSearch®所采用的免疫磁性富集策略被证实在 CTC 检测方面是高度特异的，但是也有研究显示，在健康个体之中可以检测到较低数量的 $EpCAM^+/CK^+/CD45^-$细胞[52]，而在良性慢性病患者之中检出的甚至更多[53]。为了避免模棱两可的结果，制订了一个阈值水平（乳腺癌和前列腺癌是 CTCs≥5 个，结直肠癌是 CTCs≥3 个），这个阈值被发现可以预测生存的减少[54-56]。然而，需要指出的是，在早期乳腺癌中，一个阳性细胞的现行阈值还不足以判断疾病进展风险的增加[57]。

在很多研究之中都显示采用 CTC 计数可以评价预后和疗效，本书之前的章节已经做了讨论。然而，在没有远处转移证据（M0 期）的患者之中，血液中的全身性肿瘤负荷明显更低，这很显然为 CTC 的检测造成了障碍。在最近的一个研究之中，采用诊断性的白细胞去除术（diagnostic leukapheresis，DLA）进行基于细胞密度的单个核细胞（包括 CTC）富集，Fischer 等增加了所筛查的血液容积。通过这种方法，他们研究了 CellSearch 系统的 2.3ml DLA 产物，等同于大约 60ml 的外周血，并且在大多数所筛查的 M0 患者中检测到了 CTC。此外，他们发现 CTC 的数值与 UICC 的分期有关，提示 CTC 的数目是全身肿瘤负荷的指示因素[48]。在另一项关于早期乳腺癌的研究中，Rack 等采用 CellSearch®分析了 2026 例早期乳腺癌患者的样品。在辅助治疗之前，21.5%的患者可以检测到 CTC，而且 CTC 的出现与无疾病生存和总生存有关[57]。然而，出于两个原因，阳性患者的比例不能直接与转移性癌症患者相比：①对于每一例患者，在采用 CellSearch®之前，采用密度梯度离心对 30ml 外周血中的单个核细胞进行了富集；②每一个阳性的 CTC 事件都算数，即低于转移性患者中所定义的 5 个 CTC 阈值的患者也被认为是阳性的。实际上，在 30ml 血液中，多数患者的 CTC 数值非常少，只有 63 例患者（3.1%）CTCs≥5 个。重要的是，对于这一小群患者及在辅助治疗之后一直有 CTC 的患者来说，其生存方面的影响要显著高于携带单个阳性细胞的患者[57]。遗憾的是，采用他们的方法和评价，并未报道单个阳性事件在健康个体之中的比率。这将非常有用，因为有研究显示 23/344（6.7%）的健康人或良性疾病患者可能会在 7.5ml 血液中有 1～3 个 $EpCAM^+/CK^+/CD45^-$的细胞[52]。将这个数值推延至 Rack 等的研究中所使用的 30ml 血液，CellSearch®检测到的真正的癌细胞和混杂事件之间的重叠是需要考虑的。由于 Rack 等发现单个 CTC 在生存上有预后价值，他们的数据提示存在形态学的标准可以用于区分正常和恶性的 $EpCAM^+/CK^+/CD45^-$细胞。

早期疾病中较低的 CTC 数目使得在辅助疾病中将外周血作为选择器官进行全身性癌症检测的应用有所减少，其他的方法可能会有所帮助。幸运的是，在其他器官中也可以检测到全身性的肿瘤扩散。例如，通过细胞角蛋白的表达，在没有转移灶的患者中，20%～60%可以在骨髓中检测到 DCC，但在对照的患者中只有极少数的检出[58, 59]。然而，骨髓中的细胞组分比血液更具异质性，对于常规临床应用来说，这在相当程度上造成了方法研发的复杂性。然而，富集和检测 DCC 的标准方法是存在的[60]，而且已经被应用于很多研究之中，这些研究显示，仅仅在 10^6 个骨髓或淋巴结细胞中检测到 1 个 CTC 就会与各种类型癌症的生存有关（综述于参考文献[61]）。骨髓分析的另一个问题是患者在随访过程中不情愿（有可能是很痛苦）进行重复的活检。出于这个原因，很多研究是在手术的同时进行取样。然而，有很多有价值且值得注意的例外。在乳腺癌中，术后一直存在 DCC 与复发风险的增加有关[62]。另外，在经过二膦酸盐[63]和多西他赛[64]的辅助治疗之后，DCC 的消除被认为是预测疗效的一种手段。乳腺癌中的这些数据与前列腺癌中的一个研究进行了对比，在这个研究中，前列腺癌患者被随访了 8 年，每年都进行骨髓采样。令人吃惊的是，虽然 DCC 可以预测生物化学复发（术后的 PSA 升高）和转移的进展，细胞角蛋白阳性 DCC 在前列腺癌患者中的持续出现却并不与复发风险的增加有关。而且，在整个研究的进程中，没有进展迹象的患者检测到 DCC 的频率是相似的（～20%）[44]。

在手术时可以进行全身肿瘤负荷初始评价的另一个器官是淋巴结。在多数实体癌症中，淋巴结会以一种非常系统性的方式与原发肿瘤一起被手术切除，与骨髓类似，DCC 在很多恶性肿瘤中都被提及而且与患者的不良预后有关，如非小细胞肺癌[58, 65, 66]。在黑色素瘤中，根据 AJCC 的推荐，在前哨淋巴结中检测到 1 个肿瘤细胞就足以将患者分期为 N_1 疾病[67]。近期的研究显示，在 1027 例患者的前哨淋巴结水平上对散播的黑色素瘤细胞进行精确定量，这个患者队列使得有关黑色素瘤生存的一个高级预后模型成为可能[66]，这说明至少对于某些癌症，淋巴结中的 DCC 能够成为一种巧妙的方法，在早期阶段就可以评价全身性癌症，并且提供一个手术时的基线。

总之，为了监测全身性疾病，需要针对不同的癌症类型和不同的疾病阶段而采用不同的策略。虽然基于血液中的 CTC 来监测转移性疾病可能很快就会进入临床常规，但是至少对于早期癌症来说，有些策略（包括诊断性的白细胞去除术，骨髓和淋巴结取样）可能需要被用作外周静脉采血的补充方法。然而，对于各种来源的癌症细胞来说，富集方法都需要提高。

14.5　单细胞分子分析及其临床应用

14.5.1　CTC 在转移性癌症中指导治疗决策

虽然 CTC 和 DCC 的检测和计数本身对于癌症患者的预后和疗效评价来说是很有价值的，但是分子分析可以显著提高液体活检的影响而且可能是指导治疗决策的唯一途径。例如，在 CTC 上发现已知的可用药靶点可能会为转移性癌症患者打开治疗的选择，而基于原发肿瘤的特征，这种治疗是被排除在外的。

最突出的例子就是乳腺癌患者之中的HER2。检测CTC上HER2的方法有很多，包括免疫荧光、荧光原位杂交及基于PCR的方法。尽管不同的方法采用了不同的技术[68]，多数研究显示，原发肿瘤和外周血CTC所检测的全身性疾病的HER2之间存在显著的异质性。例如，在FDA所批准的CellSearch®系统中采用了一种HER2免疫染色评分，从0（没有表达）到3（高表达）之间不等，这个评分在已知HER2表达状态的细胞系中得到了验证[69]。采用这个方法，78个HER2阴性原发乳腺癌且有超过5个CTC的患者中，有25个（32%）在CTC上检测到了HER2的表达[70]。在其他药物靶点上也发现了原发肿瘤、CTC及明显的转移灶之间的异质性，如结直肠癌中的EGFR[71]。

这个推理已经推动了6个临床试验的启动，这些试验目前正在探索分子分型明确的CTC亚组指导临床医师为转移性癌症患者选择个体化治疗的能力（表14.1）。例如，德国的多中心试验DETECT Ⅲ采用CellSearch®检测了接受一线到三线治疗并且原发肿瘤为HER2阴性的转移性乳腺癌患者外周血中的CTC（NCT0161911，来自www.clinicaltrials.gov）。携带表达HER2蛋白CTC的患者随后随机分入两个治疗组，一半患者只接受标准的化疗，另一半患者接受拉帕替尼，一个小分子的HER2抑制剂。在主要研究终点无进展生存上观察到显著性效果的期待是非常高的。

表14.1 采用CTC分型的临床试验

识别码	肿瘤类型	CTC的分型	测试的药物	临床期	研究状态
NCT00694252	转移性乳腺癌	HER2-阳性或EGFR-阳性CTCs	拉帕替尼	Ⅱ期	结束，未报道结果
NCT00820924	转移性乳腺癌	HER2-阳性CTCs	拉帕替尼	Ⅱ期	被终止，患者无获益[72, 73]
NCT01185509	原发肿瘤为HER2阴性的转移性乳腺癌	HER2-阳性CTCs	曲妥珠单抗和长春瑞滨	Ⅱ期	入组结束
NCT01619111	原发肿瘤为HER2阴性的转移性乳腺癌	HER2-阳性CTCs	标准-化疗或内分泌+/-拉帕替尼	Ⅲ期	正在入组
NCT01975142	原发肿瘤为HER2阴性的转移性乳腺癌	HER2-阳性CTCs（FISH和ICC）	曲妥珠单抗emtansine（即T-DM1，译者注）	Ⅱ期	正在入组
NCT02035813	原发肿瘤为HER2阴性且激素受体为阳性的转移性乳腺癌	HER2-阴性CTCs	标准的内分泌+依维莫司	Ⅱ期	正在入组

14.5.2 CTC在转移性疾病中探索和监测药物耐药机制

除了药物靶点的分子评价之外，CTC还可以帮助发现药物耐药的机制。例如，Maheswaran及其合作者通过一群CTC的分型在EGFR中发现了一个特定的点突变，这个突变可以导致针对 EGFR 抑制剂的耐药[74]。沿着这样的线路，有研究报道在之前经过抗激素或雌激素剥夺治疗的转移性乳腺癌患者中经常可以检测到活化的 ESR1 突变[75]。其内在机制被提示与雌激素受体（ER）阳性乳腺癌接受 ER 靶向治疗的耐药机制类似。最近的功能研究支持采用 CTC 分析进行耐药的评价。Daniel Haber 的团队成功地从转移性乳腺癌患者的 CTC 中建立了 6 个细胞系，这些细胞系被证实在小鼠之中具有致瘤性[76]。有意思的是，这些细胞系中有 3 个携带 ESR1 的突变。体外的药物敏感性测试不仅确认了针对 ER 靶向治疗的耐药，而且也提示 HSP90 抑制剂可能是靶向 ESR1 突变转移性乳腺癌的一个新方法[76]。这个研究提示，从 CTC 中和转移灶中发现的耐药机制可能是相似的，通过 CTC 的分子分型来监测已知耐药机制的出现可能是可行的。

14.5.3 在早期全身性癌症中筛选新药物靶点的需求

转移性癌症中的 CTC 分析似乎是直截了当的，然而，在早期全身性癌症中，面临的是完全不同的场景。正如之前描述的，基因组研究显示，相比于转移性患者中的 DCC，无转移患者单个 DCC 中的患者间和患者内异质性明显更为显著[42-44]，因为肿瘤细胞在癌症转移的很早期即开始散播，需要在原发灶之外进化成为一个完整的恶性克隆[13]。这提示，早期散播的细胞可能不表达像 EGFR 这样的经典治疗靶点（或者是缺乏内在的突变，或者是通过表观遗传调控导致信号通路失活），这可能会解释个体化治疗的失败。

这些发现提示，从转移性癌症往辅助阶段转换结论的现有方法是有局限的，正如 EGFR 靶向治疗在结直肠癌和肺癌中的失败所证实的那样[7, 8]。我们需要在非转移性患者的 DCC 中寻找具有共性的早期打击点，而不是聚焦于已知的药物靶点。为了这一点，我们需要进行一些努力，在一个更全面的水平上分析早期 DCC 和 CTC 的基因组，以便发现在某例患者个体的所有癌细胞（早期和晚期的克隆）中都存在的那些变异。

14.5.4 HER2 作为辅助阶段癌症的一个药物作用靶点

作为这种思考的范例，我们可以考虑 HER2 靶向治疗，这个治疗在早期乳腺癌患者中可以提供重要的获益[32, 77]。

对于转移性乳腺癌，在对原发肿瘤的 HER2 状态和早期乳腺癌中 CTC 或 DCC 上的 HER2 表达进行比较时，可以发现相当程度的异质性。在非转移性的乳腺癌中，在单个 CTC 或 DCC 上早就可以检测到 HER2 的扩增，这在局部和全身性疾病之间显示出了相当程度的不一致性[41, 78]。而且，一个 DCC 的亚群甚至在没有肉眼可见的染色体异常时就显示出了 HER2 的扩增，说明这是这些患者中最早期的遗传事件之一[41]。

细胞的基因组完整性。这个方法确认了高质量的 WGA 样品，这些样品可以用于下游的多种分子分析（如测序、qPCR 和 aCGH），诊断的可靠性高达＞90%（Polzer 等，EMBO Molecular Medicine 出版中）。采用这个方法解释了 CTC 之中细胞异质性的程度，揭示之前就存在逃避治疗的突变体，并且将原癌基因的突变与基因组重排的机制联系在一起（Polzer 等，EMBO Molecular Medicine 2014）。

表 14.2 单细胞全基因组扩增的商业方法

WGA 技术	OmniPlex®（Rubicon Genomics） GenomePlex®（Sigma）	Ampli1™ WGA（Silicon Biosystems）	Repli-G（Qiagen） GenomiPhi（GE Healthcare）	PicoPlex™（Rubicon Genomics） SurePlex™（BlueGnome） EasyAmp™（PerkinElmer）	MALBAC（Yikon Genomics）
机制	PCR	PCR	MDA[a]	MDA[a] + PCR	MDA[a] + PCR
引物设计	明确	明确	随机	Hybrid[b]	Hybrid[b]
引发模式	随机	明确	随机	随机	随机
单细胞的全基因组再现	达到 38.7%[93]	达到 74%[94]	达到 72%[91]	达到 36%[95]	达到 93%[c][91]
单细胞中等位基因的丢失	＜30%[d]	5%～10%[41]	10%～30%[96, 97]	＜10%[d]	＜10%[c, d]

a 多重置换扩增。

b 包含随机和明确序列的引物。

c 在分析单个 CTC 时显著更低[98, 99]。

d 与商品化试剂盒的生产商所提供的信息相同。

因此，研发针对全身性癌症的诊断病理方法已经触手可及。这种全身性癌症的诊断病理将接受癌症是一种动态的疾病，这使得监测和治疗调整成为可能。这也可能会为 SWOG S0500 试验中所得出的教训提供一个直接的答案，在该试验中，CTC 的计数不能提供更改化疗治疗的信息[101]。一旦研究团体能够成功地克服其余的技术和监管障碍来纳入分子分型，DCC 和 CTC 的单细胞分析将可以用于癌症患者的获益。

参 考 文 献

[1] Gupta GP，Massague J（2006）Cancer metastasis building a framework. Cell 127：679-695

[2] Steeg PS（2006）Tumor metastasis mechanistic insights and clinical challenges. Nat Med 12：895-904

[3] Douillard JY，Siena S，Cassidy J，Tabernero J，Burkes R，Barugel M，Humblet Y，Bodoky G，Cunningham D，Jassem J，Rivera F，Kocakova I，Ruff P，Blasinska-Morawiec M，Smakal M，Canon JL，Rother M，Oliner KS，Wolf M，Gansert J（2010）Randomized，phase III trial

of panitumumab with infusional fluorouracil，leucovorin，and oxaliplatin（FOLFOX4）versus FOLFOX4 alone as first-line treatment in patients with previously untreated metastatic colorectal cancer the PRIME study. J Clin Oncol 28：4697-4705

[4] Mok TS，Wu YL，Thongprasert S，Yang CH，Chu DT，Saijo N，Sunpaweravong P，Han B，Margono B，Ichinose Y，Nishiwaki Y，Ohe Y，Yang JJ，Chewaskulyong B，Jiang H，Duffield EL，Watkins CL，Armour AA，Fukuoka M（2009）Gefitinib or carboplatin-paclitaxel in pulmonary adenocarcinoma. N Engl J Med 361：947-957

[5] Slamon DJ，Leyland-Jones B，Shak S，Fuchs H，Paton V，Bajamonde A，Fleming T，Eiermann W，Wolter J，Pegram M，Baselga J，Norton L（2001）Use of chemotherapy plus a monoclonal antibody against HER2 for metastatic breast cancer that overexpresses HER2. N Engl J Med 344：783-792

[6] Sosman JA，Kim KB，Schuchter L，Gonzalez R，Pavlick AC，Weber JS，McArthur GA，Hutson TE，Moschos SJ，Flaherty KT，Hersey P，Kefford R，Lawrence D，Puzanov I，Lewis KD，Amaravadi RK，Chmielowski B，Lawrence HJ，Shyr Y，Ye F，Li J，Nolop KB，Lee RJ，Joe AK，Ribas A（2012）Survival in BRAF V600-mutant advanced melanoma treated with vemurafenib. N Engl J Med 366：707-714

[7] Alberts SR，Sargent DJ，Nair S，Mahoney MR，Mooney M，Thibodeau SN，Smyrk TC，Sinicrope FA，Chan E，Gill S，Kahlenberg MS，Shields AF，Quesenberry JT，Webb TA，Farr GH Jr，Pockaj BA，Grothey A，Goldberg RM（2012）Effect of oxaliplatin，fluorouracil，and leucovorin with or without cetuximab on survival among patients with resected stage III colon cancer a randomized trial. JAMA 307：1383-1393

[8] Goss GD，O'Callaghan C，Lorimer I，Tsao MS，Masters GA，Jett J，Edelman MJ，Lilenbaum R，Choy H，Khuri F，Pisters K，Gandara D，Kernstine K，Butts C，Noble J，Hensing TA，Rowland K，Schiller J，Ding K，Shepherd FA（2013）Gefitinib versus placebo in completely resected non-small-cell lung cancer results of the NCIC CTG BR19 study. J Clin Oncol 31：3320-3326

[9] Nowell PC（1976）The clonal evolution of tumor cell populations. Science 194：23-28

[10] Cairns J（1975）Mutation selection and the natural history of cancer. Nature 255：197-200

[11] Greaves M，Maley CC（2012）Clonal evolution in cancer. Nature 481：306-313

[12] Heng HH，Stevens JB，Bremer SW，Liu G，Abdallah BY，Ye CJ（2011）Evolutionary mechanisms and diversity in cancer. Adv Cancer Res 112：217-253

[13] Klein CA（2013）Selection and adaptation during metastatic cancer progression. Nature 501：365-372

[14] Stratton MR（2011）Exploring the genomes of cancer cells progress and promise. Science 331：1553-1558

[15] Gerlinger M，Rowan AJ，Horswell S，Larkin J，Endesfelder D，Gronroos E，Martinez P，Matthews N，Stewart A，Tarpey P，Varela I，Phillimore B，Begum S，McDonald NQ，Butler A，Jones D，Raine K，Latimer C，Santos CR，Nohadani M，Eklund AC，Spencer-Dene B，Clark G，Pickering L，Stamp G，Gore M，Szallasi Z，Downward J，Futreal PA，Swanton C（2012）Intratumor heterogeneity and branched evolution revealed by multiregion sequencing. N Engl J Med 366：883-892

[16] Navin N，Kendall J，Troge J，Andrews P，Rodgers L，McIndoo J，Cook K，Stepansky A，Levy D，Esposito D，Muthuswamy L，Krasnitz A，McCombie WR，Hicks J，Wigler M（2011）Tumour evolution inferred by single-cell sequencing. Nature 472：90-94

[17] Patel AP，Tirosh I，Trombetta JJ，Shalek AK，Gillespie SM，Wakimoto H，Cahill DP，Nahed

BV，Curry WT，Martuza RL，Louis DN，Rozenblatt-Rosen O，Suva ML，Regev A，Bernstein BE（2014）Single-cell RNA-seq highlights intratumoral heterogeneity in primary glioblastoma. Science 344：1396-1401

[18] Klein CA，Blankenstein TJ，Schmidt-Kittler O，Petronio M，Polzer B，Stoecklein NH，Riethmuller G（2002）Genetic heterogeneity of single disseminated tumour cells in minimal residual cancer. Lancet 360：683-689

[19] Wang Y，Waters J，Leung ML，Unruh A，Roh W，Shi X，Chen K，Scheet P，Vattathil S，Liang H，Multani A，Zhang H，Zhao R，Michor F，Meric-Bernstam F，Navin NE（2014）Clonal evolution in breast cancer revealed by single nucleus genome sequencing. Nature 512：155

[20] Verhaak RG，Hoadley KA，Purdom E，Wang V，Qi Y，Wilkerson MD，Miller CR，Ding L，Golub T，Mesirov JP，Alexe G，Lawrence M，O'Kelly M，Tamayo P，Weir BA，Gabriel S，Winckler W，Gupta S，Jakkula L，Feiler HS，Hodgson JG，James CD，Sarkaria JN，Brennan C，Kahn A，Spellman PT，Wilson RK，Speed TP，Gray JW，Meyerson M，Getz G，Perou CM，Hayes DN，Cancer Genome Atlas Research N（2010）Integrated genomic analysis identifies clinically relevant subtypes of glioblastoma characterized by abnormalities in PDGFRA，IDH1，EGFR，and NF1. Cancer Cell 17：98-110

[21] Maley CC，Galipeau PC，Finley JC，Wongsurawat VJ，Li X，Sanchez CA，Paulson TG，Blount PL，Risques RA，Rabinovitch PS，Reid BJ（2006）Genetic clonal diversity predicts progression to esophageal adenocarcinoma. Nat Genet 38：468-473

[22] Park SY，Gonen M，Kim HJ，Michor F，Polyak K（2010）Cellular and genetic diversity in the progression of in situ human breast carcinomas to an invasive phenotype. J Clin Invest 120：636-644

[23] Almendro V，Kim HJ，Cheng YK，Gonen M，Itzkovitz S，Argani P，van Oudenaarden A，Sukumar S，Michor F，Polyak K（2014）Genetic and phenotypic diversity in breast tumor metastases. Cancer Res 74：1338-1348

[24] Fidler IJ（2003）The pathogenesis of cancer metastasis the 'seed and soil' hypothesis revisited. Nat Rev Cancer 3：453-458

[25] Kang Y，Pantel K（2013）Tumor cell dissemination emerging biological insights from animal models and cancer patients. Cancer Cell 23：573-581

[26] Nguyen DX，Bos PD，Massague J（2009）Metastasis from dissemination to organ-specific colonization. Nat Rev Cancer 9：274-284

[27] Valastyan S，Weinberg RA（2011）Tumor metastasis molecular insights and evolving paradigms. Cell 147：275-292

[28] Chambers AF，Groom AC，MacDonald IC（2002）Dissemination and growth of cancer cells in metastatic sites. Nat Rev Cancer 2：563-572

[29] Klein G（1998）Foulds' dangerous idea revisited the multistep development of tumors 40 years later. Adv Cancer Res 72：1-23

[30] Fearon ER，Vogelstein B（1990）A genetic model for colorectal tumorigenesis. Cell 61：759-767

[31] Weinstein IB，Joe A（2008）Oncogene addiction. Cancer Res 68：3077-3080，discussion 3080

[32] Gianni L，Dafni U，Gelber RD，Azambuja E，Muehlbauer S，Goldhirsch A，Untch M，Smith I，Baselga J，Jackisch C，Cameron D，Mano M，Pedrini JL，Veronesi A，Mendiola C，Pluzanska A，Semiglazov V，Vrdoljak E，Eckart MJ，Shen Z，Skiadopoulos G，Procter M，Pritchard

KI，Piccart-Gebhart MJ，Bell R，Herceptin Adjuvant Trial Study T（2011）Treatment with trastuzumab for 1 year after adjuvant chemotherapy in patients with HER2-positive early breast cancer a 4-year follow-up of a randomised controlled trial. Lancet Oncol 12：236-244

[33] Douillard JY，Shepherd FA，Hirsh V，Mok T，Socinski MA，Gervais R，Liao ML，Bischoff H，Reck M，Sellers MV，Watkins CL，Speake G，Armour AA，Kim ES（2010）Molecular predictors of outcome with gefitinib and docetaxel in previously treated non-small-cell lung cancer data from the randomized phase III INTEREST trial. J Clin Oncol 28：744-752

[34] Liu D，Aguirre Ghiso J，Estrada Y，Ossowski L（2002）EGFR is a transducer of the urokinase receptor initiated signal that is required for in vivo growth of a human carcinoma. Cancer Cell 1：445-457

[35] Stoecklein NH，Klein CA（2010）Genetic disparity between primary tumours，disseminated tumour cells，and manifest metastasis. Int J Cancer 126：589-598

[36] Gow CH，Chang YL，Hsu YC，Tsai MF，Wu CT，Yu CJ，Yang CH，Lee YC，Yang PC，Shih JY（2009）Comparison of epidermal growth factor receptor mutations between primary and corresponding metastatic tumors in tyrosine kinase inhibitor-naive non-small-cell lung cancer. Ann Oncol 20：696-702

[37] Klein CA（2009）Parallel progression of primary tumours and metastases. Nat Rev Cancer 9：302-312

[38] Banys M，Gruber I，Krawczyk N，Becker S，Kurth R，Wallwiener D，Jakubowska J，Hoffmann J，Rothmund R，Staebler A，Fehm T（2012）Hematogenous and lymphatic tumor cell dissemination may be detected in patients diagnosed with ductal carcinoma in situ of the breast. Breast Cancer Res Treat 131：801-808

[39] Husemann Y，Geigl JB，Schubert F，Musiani P，Meyer M，Burghart E，Forni G，Eils R，Fehm T，Riethmuller G，Klein CA（2008）Systemic spread is an early step in breast cancer. Cancer Cell 13：58-68

[40] Sanger N，Effenberger KE，Riethdorf S，Van Haasteren V，Gauwerky J，Wiegratz I，Strebhardt K，Kaufmann M，Pantel K（2011）Disseminated tumor cells in the bone marrow of patients with ductal carcinoma in situ. Int J Cancer 129：2522-2526

[41] Schardt JA，Meyer M，Hartmann CH，Schubert F，Schmidt-Kittler O，Fuhrmann C，Polzer B，Petronio M，Eils R，Klein CA（2005）Genomic analysis of single cytokeratin-positive cells from bone marrow reveals early mutational events in breast cancer. Cancer Cell 8：227-239

[42] Schmidt-Kittler O，Ragg T，Daskalakis A，Granzow M，Ahr A，Blankenstein TJ，Kaufmann M，Diebold J，Arnholdt H，Muller P，Bischoff J，Harich D，Schlimok G，Riethmuller G，Eils R，Klein CA（2003）From latent disseminated cells to overt metastasis genetic analysis of systemic breast cancer progression. Proc Natl Acad Sci U S A 100：7737-7742

[43] Stoecklein NH，Hosch SB，Bezler M，Stern F，Hartmann CH，Vay C，Siegmund A，Scheunemann P，Schurr P，Knoefel WT，Verde PE，Reichelt U，Erbersdobler A，Grau R，Ullrich A，Izbicki JR，Klein CA（2008）Direct genetic analysis of single disseminated cancer cells for prediction of outcome and therapy selection in esophageal cancer. Cancer Cell 13：441-453

[44] Weckermann D，Polzer B，Ragg T，Blana A，Schlimok G，Arnholdt H，Bertz S，Harzmann R，Klein CA（2009）Perioperative activation of disseminated tumor cells in bone marrow of patients with prostate cancer. J Clin Oncol 27：1549-1556

[45] Klein CA（2011）Framework models of tumor dormancy from patient-derived observations. Curr Opin Genet Dev 21：42-49

[46] Burrell RA，Swanton C（2014）Tumour heterogeneity and the evolution of polyclonal drug resistance. Mol Oncol 8：1095
[47] Ashworth TR（1869）A case of cancer in which cells similar to those in the tumours were seen in the blood after death. Aust Med J 14：146-147
[48] Fischer JC，Niederacher D，Topp SA，Honisch E，Schumacher S，Schmitz N，Zacarias Fohrding L，Vay C，Hoffmann I，Kasprowicz NS，Hepp PG，Mohrmann S，Nitz U，Stresemann A，Krahn T，Henze T，Griebsch E，Raba K，Rox JM，Wenzel F，Sproll C，Janni W，Fehm T，Klein CA，Knoefel WT，Stoecklein NH（2013）Diagnostic leukapheresis enables reliable detection of circulating tumor cells of nonmetastatic cancer patients. Proc Natl Acad Sci U S A 110：16580-16585
[49] Miller MC，Doyle GV，Terstappen LW（2010）Significance of circulating tumor cells detected by the cell search system in patients with metastatic breast colorectal and prostate cancer. J Oncol 2010：617421
[50] Schlimok G，Funke I，Holzmann B，Göttlinger G，Schmidt G，Häuser H，Swierkot S，Warnecke HH，Schneider B，Koprowski H（1987）Micrometastatic cancer cells in bone marrow in vitro detection with anti-cytokeratin and in vivo labeling with anti-17-1A monoclonal antibodies. Proc Natl Acad Sci U S A 84：8672-8676
[51] Tibbe AG，Miller MC，Terstappen LW（2007）Statistical considerations for enumeration of circulating tumor cells. Cytometry A 71：154-162
[52] Allard WJ，Matera J，Miller MC，Repollet M，Connelly MC，Rao C，Tibbe AG，Uhr JW，Terstappen LW（2004）Tumor cells circulate in the peripheral blood of all major carcinomas but not in healthy subjects or patients with nonmalignant diseases. Clin Cancer Res 10：6897-6904
[53] Pantel K，Deneve E，Nocca D，Coffy A，Vendrell JP，Maudelonde T，Riethdorf S，Alix-Panabieres C（2012）Circulating epithelial cells in patients with benign colon diseases. Clin Chem 58：936-940
[54] Cohen SJ，Punt CJ，Iannotti N，Saidman BH，Sabbath KD，Gabrail NY，Picus J，Morse M，Mitchell E，Miller MC，Doyle GV，Tissing H，Terstappen LW，Meropol NJ（2008）Relationship of circulating tumor cells to tumor response，progression-free survival，and overall survival in patients with metastatic colorectal cancer. J Clin Oncol 26：3213-3221
[55] Cristofanilli M，Hayes DF，Budd GT，Ellis MJ，Stopeck A，Reuben JM，Doyle GV，Matera J，Allard WJ，Miller MC，Fritsche HA，Hortobagyi GN，Terstappen LW（2005）Circulating tumor cells a novel prognostic factor for newly diagnosed metastatic breast cancer. J Clin Oncol 23：1420-1430
[56] de Bono JS，Scher HI，Montgomery RB，Parker C，Miller MC，Tissing H，Doyle GV，Terstappen LW，Pienta KJ，Raghavan D（2008）Circulating tumor cells predict survival benefit from treatment in metastatic castration-resistant prostate cancer. Clin Cancer Res 14：6302-6309
[57] Rack B，Schindlbeck C，Juckstock J，Andergassen U，Hepp P，Zwingers T，Friedl TW，Lorenz R，Tesch H，Fasching PA，Fehm T，Schneeweiss A，Lichtenegger W，Beckmann MW，Friese K，Pantel K，Janni W，Group SS（2014）Circulating tumor cells predict survival in early average-to-high risk breast cancer patients. J Natl Cancer Inst 106：dju066
[58] Klein CA（2003）The systemic progression of human cancer a focus on the individual disseminated cancer cell—the unit of selection. Adv Cancer Res 89：35-67
[59] Riethdorf S，Pantel K（2009）Clinical relevance and current challenges of research on disseminating tumor cells in cancer patients. Breast Cancer Res 11（Suppl 3）：S10
[60] Fehm T，Braun S，Muller V，Janni W，Gebauer G，Marth C，Schindlbeck C，Wallwiener

D，Borgen E，Naume B，Pantel K，Solomayer E（2006）A concept for the standardized detection of disseminated tumor cells in bone marrow from patients with primary breast cancer and its clinical implementation. Cancer 107：885-892

[61] Riethdorf S，Wikman H，Pantel K（2008）Review：biological relevance of disseminated tumor cells in cancer patients. Int J Cancer 123：1991-2006

[62] Janni W，Vogl FD，Wiedswang G，Synnestvedt M，Fehm T，Juckstock J，Borgen E，Rack B，Braun S，Sommer H，Solomayer E，Pantel K，Nesland J，Friese K，Naume B（2011）Persistence of disseminated tumor cells in the bone marrow of breast cancer patients predicts increased risk for relapse--a European pooled analysis. Clin Cancer Res 17：2967-2976

[63] Banys M，Solomayer EF，Gebauer G，Janni W，Krawczyk N，Lueck HJ，Becker S，Huober J，Kraemer B，Wackwitz B，Hirnle P，Wallwiener D，Fehm T（2013）Influence of zoledronic acid on disseminated tumor cells in bone marrow and survival results of a prospective clinical trial. BMC Cancer 13：480

[64] Synnestvedt M，Borgen E，Wist E，Wiedswang G，Weyde K，Risberg T，Kersten C，Mjaaland I，Vindi L，Schirmer C，Nesland JM，Naume B（2012）Disseminated tumor cells as selection marker and monitoring tool for secondary adjuvant treatment in early breast cancer. Descriptive results from an intervention study. BMC Cancer 12：616

[65] Kubuschok B，Passlick B，Izbicki JR，Thetter O，Pantel K（1999）Disseminated tumor cells in lymph nodes as a determinant for survival in surgically resected non-small-cell lung cancer. J Clin Oncol 17：19-24

[66] Ulmer A，Dietz K，Hodak I，Polzer B，Scheitler S，Yildiz M，Czyz Z，Lehnert P，Fehm T，Hafner C，Schanz S，Rocken M，Garbe C，Breuninger H，Fierlbeck G，Klein CA（2014）Quantitative measurement of melanoma spread in sentinel lymph nodes and survival. PLoS Med 11：e1001604

[67] Balch CM，Gershenwald JE，Soong SJ，Thompson JF，Atkins MB，Byrd DR，Buzaid AC，Cochran AJ，Coit DG，Ding S，Eggermont AM，Flaherty KT，Gimotty PA，Kirkwood JM，McMasters KM，Mihm MC Jr，Morton DL，Ross MI，Sober AJ，Sondak VK（2009）Final version of 2009 AJCC melanoma staging and classification. J Clin Oncol 27：6199-6206

[68] Muller V，Riethdorf S，Rack B，Janni W，Fasching PA，Solomayer E，Aktas B，Kasimir-Bauer S，Pantel K，Fehm T，group Ds（2012）Prognostic impact of circulating tumor cells assessed with the Cell Search System and AdnaTest Breast in metastatic breast cancer patients the DETECT study. Breast Cancer Res 14：R118

[69] Riethdorf S，Muller V，Zhang L，Rau T，Loibl S，Komor M，Roller M，Huober J，Fehm T，Schrader I，Hilfrich J，Holms F，Tesch H，Eidtmann H，Untch M，von Minckwitz G，Pantel K（2010）Detection and HER2 expression of circulating tumor cells prospective monitoring in breast cancer patients treated in the neoadjuvant GeparQuattro trial. Clin Cancer Res 16：2634-2645

[70] Fehm T，Muller V，Aktas B，Janni W，Schneeweiss A，Stickeler E，Lattrich C，Lohberg CR，Solomayer E，Rack B，Riethdorf S，Klein C，Schindlbeck C，Brocker K，Kasimir-Bauer S，Wallwiener D，Pantel K（2010）HER2 status of circulating tumor cells in patients with metastatic breast cancer a prospective，multicenter trial. Breast Cancer Res Treat 124：403-412

[71] Lankiewicz S，Rother E，Zimmermann S，Hollmann C，Korangy F，Greten TF（2008）Tumour-associated transcripts and EGFR deletion variants in colorectal cancer in primary tumour，metastases and circulating tumour cells. Cell Oncol 30：463-471

[72] Pestrin M，Bessi S，Puglisi F，Minisini AM，Masci G，Battelli N，Ravaioli A，Gianni L，

Di Marsico R，Tondini C，Gori S，Coombes CR，Stebbing J，Biganzoli L，Buyse M，Di Leo A（2012）Final results of a multicenter phase II clinical trial evaluating the activity of single-agent lapatinib in patients with HER2-negative metastatic breast cancer and HER2-positive circulating tumor cells. A proof-of-concept study. Breast Cancer Res Treat 134：283-289

[73] Stebbing J，Payne R，Reise J，Frampton AE，Avery M，Woodley L，Di Leo A，Pestrin M，Krell J，Coombes RC（2013）The efficacy of lapatinib in metastatic breast cancer with HER2 non-amplified primary tumors and EGFR positive circulating tumor cells a proof-of-concept study. PLoS One 8：e62543

[74] Maheswaran S，Sequist LV，Nagrath S，Ulkus L，Brannigan B，Collura CV，Inserra E，Diederichs S，Iafrate AJ，Bell DW，Digumarthy S，Muzikansky A，Irimia D，Settleman J，Tompkins RG，Lynch TJ，Toner M，Haber DA（2008）Detection of mutations in EGFR in circulating lung-cancer cells. N Engl J Med 359：366-377

[75] Robinson DR，Wu YM，Vats P，Su F，Lonigro RJ，Cao X，Kalyana-Sundaram S，Wang R，Ning Y，Hodges L，Gursky A，Siddiqui J，Tomlins SA，Roychowdhury S，Pienta KJ，Kim SY，Roberts JS，Rae JM，Van Poznak CH，Hayes DF，Chugh R，Kunju LP，Talpaz M，Schott AF，Chinnaiyan AM（2013）Activating ESR1 mutations in hormone-resistant metastatic breast cancer. Nat Genet 45：1446-1451

[76] Yu M，Bardia A，Aceto N，Bersani F，Madden MW，Donaldson MC，Desai R，Zhu H，Comaills V，Zheng Z，Wittner BS，Stojanov P，Brachtel E，Sgroi D，Kapur R，Shioda T，Ting DT，Ramaswamy S，Getz G，Iafrate AJ，Benes C，Toner M，Maheswaran S，Haber DA（2014）Cancer therapy. Ex vivo culture of circulating breast tumor cells for individualized testing of drug susceptibility. Science 345：216-220

[77] Gianni L，Eiermann W，Semiglazov V，Lluch A，Tjulandin S，Zambetti M，Moliterni A，Vazquez F，Byakhov MJ，Lichinitser M，Climent MA，Ciruelos E，Ojeda B，Mansutti M，Bozhok A，Magazzu D，Heinzmann D，Steinseifer J，Valagussa P，Baselga J（2014）Neoadjuvant and adjuvant trastuzumab in patients with HER2-positive locally advanced breast cancer（NOAH）follow-up of a randomised controlled superiority trial with a parallel HER2-negative cohort. Lancet Oncol 15：640-647

[78] Krishnamurthy S，Bischoff F，Ann Mayer J，Wong K，Pham T，Kuerer H，Lodhi A，Bhattacharyya A，Hall C，Lucci A（2013）Discordance in HER2 gene amplification in circulating and disseminated tumor cells in patients with operable breast cancer. Cancer Med 2：226-233

[79] Paik S，Kim C，Wolmark N（2008）HER2 status and benefit from adjuvant trastuzumab in breast cancer. N Engl J Med 358：1409-1411

[80] Perez EA，Reinholz MM，Hillman DW，Tenner KS，Schroeder MJ，Davidson NE，Martino S，Sledge GW，Harris LN，Gralow JR，Dueck AC，Ketterling RP，Ingle JN，Lingle WL，Kaufman PA，Visscher DW，Jenkins RB（2010）HER2 and chromosome 17 effect on patient outcome in the N9831 adjuvant trastuzumab trial. J Clin Oncol 28：4307-4315

[81] Korkaya H，Paulson A，Iovino F，Wicha MS（2008）HER2 regulates the mammary stem/progenitor cell population driving tumorigenesis and invasion. Oncogene 27：6120-6130

[82] Ithimakin S，Day KC，Malik F，Zen Q，Dawsey SJ，Bersano-Begey TF，Quraishi AA，Ignatoski KW，Daignault S，Davis A，Hall CL，Palanisamy N，Heath AN，Tawakkol N，Luther TK，Clouthier SG，Chadwick WA，Day ML，Kleer CG，Thomas DG，Hayes DF，Korkaya H，Wicha MS（2013）HER2 drives luminal breast cancer stem cells in the absence of

HER2 amplification implications for efficacy of adjuvant trastuzumab. Cancer Res 73：1635-1646

[83] Dawson SJ，Tsui DW，Murtaza M，Biggs H，Rueda OM，Chin SF，Dunning MJ，Gale D，Forshew T，Mahler-Araujo B，Rajan S，Humphray S，Becq J，Halsall D，Wallis M，Bentley D，Caldas C，Rosenfeld N（2013）Analysis of circulating tumor DNA to monitor metastatic breast cancer. N Engl J Med 368：1199-1209

[84] Bettegowda C，Sausen M，Leary RJ，Kinde I，Wang Y，Agrawal N，Bartlett BR，Wang H，Luber B，Alani RM，Antonarakis ES，Azad NS，Bardelli A，Brem H，Cameron JL，Lee CC，Fecher LA，Gallia GL，Gibbs P，Le D，Giuntoli RL，Goggins M，Hogarty MD，Holdhoff M，Hong SM，Jiao Y，Juhl HH，Kim JJ，Siravegna G，Laheru DA，Lauricella C，Lim M，Lipson EJ，Marie SK，Netto GJ，Oliner KS，Olivi A，Olsson L，Riggins GJ，Sartore-Bianchi A，Schmidt K，Shih IM，Oba-Shinjo SM，Siena S，Theodorescu D，Tie J，Harkins TT，Veronese S，Wang TL，Weingart JD，Wolfgang CL，Wood LD，Xing D，Hruban RH，Wu J，Allen PJ，Schmidt CM，Choti MA，Velculescu VE，Kinzler KW，Vogelstein B，Papadopoulos N，Diaz LA Jr（2014）Detection of circulating tumor DNA in early- and late-stage human malignancies. Sci Transl Med 6：224ra24

[85] Araki T，Yamamoto A，Yamada M（1987）Accurate determination of DNA content in single cell nuclei stained with Hoechst 33258 fluorochrome at high salt concentration. Histochemistry 87：331-338

[86] Telenius H，Carter NP，Bebb CE，Nordenskjold M，Ponder BA，Tunnacliffe A（1992）Degenerate oligonucleotide-primed PCR general amplification of target DNA by a single degenerate primer. Genomics 13：718-725

[87] Zhang L，Cui X，Schmitt K，Hubert R，Navidi W，Arnheim N（1992）Whole genome amplification from a single cell implications for genetic analysis. Proc Natl Acad Sci U S A 89：5847-5851

[88] Klein CA，Schmidt-Kittler O，Schardt JA，Pantel K，Speicher MR，Riethmuller G（1999）Comparative genomic hybridization，loss of heterozygosity，and DNA sequence analysis of single cells. Proc Natl Acad Sci U S A 96：4494-4499

[89] Blanco L，Bernad A，Lazaro JM，Martin G，Garmendia C，Salas M（1989）Highly efficient DNA synthesis by the phage phi 29 DNA polymerase. Symmetrical mode of DNA replication. J Biol Chem 264：8935-8940

[90] Dean FB，Nelson JR，Giesler TL，Lasken RS（2001）Rapid amplification of plasmid and phage DNA using Phi 29 DNA polymerase and multiply-primed rolling circle amplification. Genome Res 11：1095-1099

[91] Zong C，Lu S，Chapman AR，Xie XS（2012）Genome-wide detection of single-nucleotide and copy-number variations of a single human cell. Science 338：1622-1626

[92] Mehes G，Witt A，Kubista E，Ambros PF（2001）Circulating breast cancer cells are frequently apoptotic. Am J Pathol 159：17-20

[93] Moller EK，Kumar P，Voet T，Peterson A，Van Loo P，Mathiesen RR，Fjelldal R，Grundstad J，Borgen E，Baumbusch LO，Naume B，Borresen-Dale AL，White KP，Nord S，Kristensen VN（2013）Next-generation sequencing of disseminated tumor cells. Front Oncol 3：320

[94] Binder V，Bartenhagen C，Okpanyi V，Gombert M，Moehlendick B，Behrens B，Klein HU，Rieder H，Ida Krell PF，Dugas M，Stoecklein NH，Borkhardt A（2014）A new workflow for whole-genome sequencing of single human cells. Hum Mutat 35：1260-1270

[95] Voet T，Kumar P，Van Loo P，Cooke SL，Marshall J，Lin ML，Zamani Esteki M，Van der

Aa N，Mateiu L，McBride DJ，Bignell GR，McLaren S，Teague J，Butler A，Raine K，Stebbings LA，Quail MA，D'Hooghe T，Moreau Y，Futreal PA，Stratton MR，Vermeesch JR，Campbell PJ（2013）Single-cell paired-end genome sequencing reveals structural variation per cell cycle. Nucleic Acids Res 41：6119-6138

[96] Handyside AH，Robinson MD，Simpson RJ，Omar MB，Shaw MA，Grudzinskas JG，Rutherford A（2004）Isothermal whole genome amplification from single and small numbers of cells a new era for preimplantation genetic diagnosis of inherited disease. Mol Hum Reprod 10：767-772

[97] Hellani A，Coskun S，Benkhalifa M，Tbakhi A，Sakati N，Al-Odaib A，Ozand P（2004）Multiple displacement amplification on single cell and possible PGD applications. Mol Hum Reprod 10：847-852

[98] Daley T，Smith AD（2014）Modeling genome coverage in single cell sequencing. Bioinformatics 30：3159

[99] Ni X，Zhuo M，Su Z，Duan J，Gao Y，Wang Z，Zong C，Bai H，Chapman AR，Zhao J，Xu L，An T，Ma Q，Wang Y，Wu M，Sun Y，Wang S，Li Z，Yang X，Yong J，Su XD，Lu Y，Bai F，Xie XS，Wang J（2013）Reproducible copy number variation patterns among single circulating tumor cells of lung cancer patients. Proc Natl Acad Sci U S A 110：21083-21088

[100] Polzer B，Medoro G，Pasch S，Fontana F，Zorzino L，Pestka A，Andergassen U，Meier-Stiegen F，Czyz ZT，Alberter B，Treitschke S，Schamberger T，Sergio M，Bregola G，Doffini A，Gianni S，Calanca A，Signorini G，Bolognesi C，Hartmann A，Fasching PA，Sandri MT，Rack B，Fehm R，Giorgini G，Manaresi N，Klein CA. Molecular profiling of single circulating tumor cells with diagnostic intention. EMBO Mol Med 2014; 6（11）：1371-1386.

[101] Smerage JB，Barlow WE，Hortobagyi GN，Winer EP，Leyland-Jones B，Srkalovic G，Tejwani S，Schott AF，O'Rourke MA，Lew DL，Doyle GV，Gralow JR，Livingston RB，Hayes DF（2014）Circulating tumor cells and response to chemotherapy in metastatic breast cancer SWOG S0500. J Clin Oncol 32：3483

第 15 章　CTC 用于生物标志物和伴随诊断的研发

Shih-Min A. Huang，Mark R. Lackner

摘要　循环肿瘤细胞（circulating tumor cells，CTCs）最初于 1869 年被 Thomas Ashworth 发现于癌症患者的血液中。近期的进展已经将 CTC 推到了诊断和转化性研究的舞台中央，这在很大程度上要归功于分离技术的进展及各种基因组、转录组和蛋白质组平台敏感性的增加。随着我们进入了个体化医疗的时代，可以预见的是，CTC 将会成为临床实践必不可少的一个组成部分，不仅可以了解疾病的进展，而且可以为患者匹配合适的治疗。

现在的领域正在蓬勃发展，有大量关于 CTC 生物学研究的各方面数据。本章聚焦于将 CTC 整合进肿瘤临床研究方面的近期进展，这些研究提示有望将 CTC 作为药效动力学和预测性的生物标志物，能够为临床试验的治疗决策提供实质性的帮助。考虑到体外诊断方法和治疗药物进行共同开发的内在复杂性，我们强调了关键的挑战并且建议了解决的方案，从而使得将 CTC 开发为伴随诊断方法用于靶向肿瘤治疗的最终目标成为可能。

关键词　CTC；分子分型；基因组谱；转录组谱；蛋白质谱；药效动力学生物标志物；预测性生物标志物；伴随诊断

15.1　引言：对于生物标志物评价来说 CTC 是一个改变游戏规则的手段

关于人类癌症的内在分子机制和关键的驱动因素，过去 20 年的癌症研究已经产出了庞大的数据。其中很多基础研究的发现已经转化到肿瘤药物的研发之中，已经使得如今的模式发生了转变，从用于所有患者人群的广谱细胞毒药物转变为聚焦于研发“靶向”治疗，这样的治疗被设计用于特异性的抑制癌症的关键驱动分子。这种模式的早期例子包括研发乳腺癌中抗雌激素信号通路的药物，以及在乳腺癌患者的一个特定亚群之中抗 HER2 的治疗抗体曲妥珠单抗[1-4]。这些例子强调了这样的概念，即有些癌症是由所研究的目标变异的活化所驱动的，如果没

合成为临床阶段的常规流程铺平道路。正如本章后面所讨论的，将上述任何一个平台带到 CDx 道路之上的关键就是要求该平台严格注意技术和分析的验证，同时需要结合用心的配对治疗的共同研发。不可避免的是，这种挑战的一部分将会是从 CTC 中提取最具临床相关性的生物学信息。

正如前面所讨论的，CTC 可能会成为一种无价的材料来源，它能够以一种无创的方式从患者中获得，因此克服了在有或没有药物干预之下研究肿瘤克隆进展的逻辑障碍。CTC 和原发或转移肿瘤之间遗传变异的一致性已经在之前做了阐述。原发或转移肿瘤样本的深度测序显示，在同一患者的 CTC 上所检测到的多数突变也会出现在肿瘤之中[18]。然而，在循环系统中可评价的肿瘤细胞数目很有限，这确实为 CTC 之中所携带的生物学信息进行综合分析造成了技术上的挑战。尽管现在越来越能够对 CTC 进行体外培养和扩增，从而在有限的时间之中收集一定数量的 CTC 并且提高下游分析的可行性[19]，但是这些衍生物与原始亲代细胞的可比性还有待进一步的验证。理论上来说，相比于传统的肿瘤活检，CTC 在某例患者之中可以代表所有转移肿瘤克隆的异质性，而在传统肿瘤活检中，要想获得足够数量的病灶来代表所有的肿瘤克隆将几乎是不可能的。考虑到这一点，这个领域已经共同投入了相当大的努力来提高平台的特异性、敏感性、可重复性及实用性，这会忠实地检出 CTC 中基因组、转录组和蛋白质组的调节。最终，我们希望近期在技术上的突破将能够使得在单个 CTC 中进行分析物的常规评价变为可行，这将会有可能了解肿瘤的异质性。对于预测疗效、指导下一线的治疗及监测疾病进展来说，在治疗干预期间从患者的 CTC 中实时分析生物学信息的能力将是无价的。

接下来的内容将尝试强调一些最近的成果，涉及提取和准确分析 CTC 中的基因组、转录组和蛋白质组信息。在这里，并不是要提供关于 CTC 捕获技术发展的综合性历史性叙述，而是强调了最近的一些突破，这些突破与可靠的生物标志物检测方法和 CDx 检测的研发最为相关，而这些 CDx 检测可以在捕获的 CTC 上完成。

15.3 CTC 的单核苷酸变异、插入/缺失及拷贝数变异分析

在多数情况下，从 CTC 中提取的微量 DNA 要求其在被用于诸如阵列基因组杂交（array genomic hybridization，aCGH）和全外显子组测序等下游的分型应用之前进行全基因组的扩增（whole-genome amplification，WGA）。这些技术在 CTC 中的早期应用集中在检测总体的可行性上而不是确切的判定基因组的变化[18，20-22]。积累的证据提示，即使是来自于一个 CTC 的 DNA 也能提供足够的材料用于基因组的分型。主要的问题似乎在于从不同的样品之中准确并且可重复的分辨出差别

的能力。这个主要的障碍似乎是扩增过程所带来的聚合酶偏差或误差，这会降低变体识别的准确性。诸如多重退火和基于环化的扩增循环（multiple annealing and looping-based amplification cycles，MALBAC）或多重置换扩增（multiple displacement amplification，MDA）之类的技术已经被用于扩增流程之中以提高一致性[23,24]。虽然 Ni 等在基于 MALBAC 的 WGA 之后对某个患者中所纯化的 CTC 进行外显子测序可以展示其中可重复的拷贝数变异（copy number variation，CNV）模式，但是在尝试识别单核苷酸变异（single-nucleotide variations，SNV）时，重复性更有问题[24]。Lohr 等也描述了类似的观察结果，他们发现单纯提高扩增的过程似乎不足以克服聚合酶的偏差，而单个前列腺 CTC 扩增的成功率差别很大（11%～100%）。为了进一步解决这个问题，Lohr 等采用了"基于普查的测序（census-based sequencing）"，这种方法涉及从独立的 CTC 文库之中整合测序数据，目的是提高敏感性。特别的是，作者发现，独立 CTC 文库中的两个等位基因的总体覆盖率与来自原发肿瘤的一个代表性的主体文库有很好的可比性，只有 0.005% 的位点没有被正确地分型。采用来自不同患者的独立 CTC 文库也显示出了类似的结果。重要的是，作者也发现，对于相同的等位基因异常，单个 CTC 群体的扩增与任何其他个体的文库同样敏感。后来，采用仔细设计的实验和分析流程，作者能够成功地证实，采用早期和转移阶段前列腺癌所获得的样品，可以检测到 CTC 突变的进化。重要的是，分别在早期和转移阶段的肿瘤组织中所检测到的 90%和 73%的突变也都能在 CTC 的外显子中找到[23]。前面所提到的这些结果似乎提示，CTC 中遗传突变的准确鉴定面临很多技术挑战，通过克服这些挑战，有可能会在组织样品之中鉴定出大多数相应的肿瘤克隆而不用考虑肿瘤的分期，这样就能提供一个潜在的途径，从而将 CTC 用于分子生物标志物的评价，这可能会被用于指导治疗的决策。

15.4 CTC 的转录组分析

检测有限数量转录本的传统技术，如 RNA 的原位杂交（in situ hybridization，ISH）和实时 PCR（qRT-PCR）总体上似乎也可以用于分析 CTC，即使是在单细胞的水平上[25-29]。然而，分析一个单个 CTC 的全转录组仍然是具有挑战性的。与扩增微量 DNA 的 WGA 流程类似，以少量的 mRNA 作为开始也需要扩增 cDNA 用于下游的应用。在扩增阶段所引入的技术偏差使得在样品之中分辨出真正的生物学变异变相当困难。因此，真正的问题在于，与之前扩增的 RNA 群体相比较时，单细胞转录组保真度的可信程度。最近，Ramsköld 等提出了"Smart-Seq"技术，该技术提高了阅读覆盖度，增强了选择性转录亚型的细节分析，并且发现了单核苷酸的多态性。特别是，作者引入了一种单细胞 RNA 测序流程，样品 cDNA

不只是来自于 mRNA 的末端，提高了所有转录子的全长覆盖度使其长度超过了 1kb。后续的敏感性和可重复性评价要归功于 Smart-Seq 技术明显的优越性。更重要的是，作者证实单个细胞的转录组分析与所检测到的转录本还是保持了相对的差异。在用于 Illumina 测序的 SMARTer 极低量 RNA 试剂盒（Clontech）的说明书中，可以见到这篇文章中所公布的用于 cDNA 生成和扩增的方法[30]。

与遗传变异谱相对比的是，在对转移过程所伴随的和内在的动态表达改变进行评价时，CTC 转录组谱的真实应用可能会“撒更多的谎”，而不是提供一个与肿瘤组织相一致的快照横断面。可以理解的是，基因表达的体系结构会受来自周围微环境的多重生物学线索的影响，而各种信号通路在肿瘤细胞中可能是被打开或关闭的。例如，Yu 等利用从遗传工程小鼠胰腺癌模型中所分离的 CTC 来提取 RNA，并且进行了后续的数字基因表达的样品准备，在 HeliScope 单分子测序仪上进行了分析。与对照样品和非肿瘤携带小鼠血液中所缺乏的相比较，作者发现了增加超过两倍的转录本。在采用 RNA-ISH 技术对细胞角蛋白和候选基因进行双染确认之后，Yu 等在大多数 CTC 或来自腹水的转移细胞中发现了 Wnt2 表达水平的显著增加，但是原发肿瘤样本之中则没有，因此提示 WNT 信号通路参与了转移。作者继而发现，通过 WNT2 表达的增加而活化的非经典 WNT 通路可以参与转移[29]。后来，Yu 等追踪到循环乳腺癌细胞同时表达上皮和间质标志物（采用定量 RNA-ISH 方法进行检测）的现象，而侵袭前的原位导管癌病灶中的肿瘤细胞则排他性地表达上皮标志物。根据 EMT 过程的幅度而将 CTC 分类为不同的亚群，作者由此能够揭示一种引人入胜的模式，即间质 CTC 群体的出现和增加与乳腺癌的疾病进展和散播有关。Yu 等再次尝试在间质 CTC 群体中应用 RNA 测序技术，采用了一个单分子平台来避免稀有转录本相关的扩增偏差，发现了 TGF-β信号通路活化的证据，这一点已在 EMT 中做了详细的描述[28]。其他的数据提示，这可能是不同的适应证之间的通用机制。例如，通过 RNA-ISH 和 Fluidigm 单细胞表达分析，Sullivan 等报道，从胶质母细胞瘤患者中分离的 CTC 在间质标志物的表达上也是很丰富的，超过了神经元的分化标志物[27]。

如果可以转化为实用的检测方法，上述发现所提示的临床潜力是巨大的。转移是导致癌症死亡的主要原因，在没有明显临床表现的时候很难预测或检测。通过监测间质 CTC 群体的比例，也许可以评价 EMT 的水平并预测转移的可能性，尽管为了固定这种关系还将需要做更多相关性的临床研究。

15.5 CTC 的蛋白质组分析

CTC 中的蛋白检测多数是以有限的规模来完成的，采用了基于免疫荧光和抗体的方法学，利用了诸如邻近介导的免疫测定之类的方法来放大信号并促进下游的定量[31-39]。多数情况下，CTC 中的蛋白检测限定于蛋白质丰度的评估，在评价蛋白的磷酸化事件中极少获得成功[31, 40, 41]。在不远的将来，要想在更广阔的规模上进行蛋白丰度和磷酸化的分析，这一点似乎相当不可能。最近，Ullal 等提出了一种基于抗体的 DNA 条形码技术，称为可光裂解 DNA 的抗体条码（antibody barcoding with photocleavable DNA，ABCD）平台，它能够对高达 90 个表位的蛋白丰度和蛋白磷酸化进行多重检测，只需要微量的材料输入，接近单细胞的量级[42]。具体来说，抗体与来自马铃薯基因组的 DNA 序列（70-mer）相连接并且注入经过透性处理的细胞。冲洗之后，通过光裂解将 DNA 探针从细胞中释放，与荧光条形码杂交，采用 nCounter 分析系统（NanoString），在一个卡盒之中进行成像。非常值得注意的是，作者能够将该技术应用于临床试验治疗前和治疗后所收集的细针穿刺（fine needle aspirates，FNA）标本，并且确认了所期望的受治疗药物（PI3K 抑制剂）调节的生物标志物。而且，通过对患者未经治疗样品的评价（这些患者对 PI3K 抑制剂治疗有效或耐受），作者获得了一系列蛋白生物标志物，这些标志物有可能会预测 PI3K 抑制剂治疗的疗效[42]。由于 FNA 样品通常比中心活检含有更少数量的细胞，治疗过程中不同患者样品中不同蛋白表达水平的准确描述尤其鼓舞人心。特别是，采用 FNA 样品中的单细胞，作者已经能够证实蛋白质组分析的可行性。在不远的将来，这个技术有可能会被常规应用于 CTC 中信号通路调节的评价。

15.6　采用 CTC 进行预测性和药效动力学的标志物分析

不断增加的靶向治疗“军火库”正在推动着实现个体化治疗的进展。理论上来说，对癌症的特异改变具有巧妙的细胞特异性的靶向治疗应该会具有相对较少的毒性，而且比传统的化疗有更宽的治疗指数。然而，在高剂量的时候，很多药物将会有脱靶效应，而且在某些情况下，靶上毒性可能会发生于所靶向的原癌基因，这些基因在调节正常细胞的进程中也有功能。为了充分利用靶向治疗的益处，评价靶点的参与情况或信号通路的调节并且明确能够获得预期特异生物学效果的最低剂量，这是至关重要的。药效动力学（pharmacodynamic，PD）的生物标志物可以作为获得这个目标的一个重要手段。理想的情况是，一组各不相同的 PD 生物标志物改变情况的评价可以帮助建立一个完整的图画，包括最接近的靶点参与以及信号通路抑制，这会导致远端增殖的改变及凋亡的细胞学生物标志物的改变，或者在进行氟脱氧葡萄糖正电子成像术（fluorodeoxyglucose positron emission tomography，FDG-PET）的情况下导致葡萄糖摄取的改变，最终的抗肿瘤活性通过实体瘤的反应评价标准（response evaluation criteria in solid tumors，RECIST）来进行判断。

对于某个靶向治疗来说，虽然 PD 生物标志物揭示了有关最佳剂量的信息，但是预测性生物标志物则可以精确地找到最有可能从某个治疗中获益的患者人群。在各期的临床试验之中，某个预测性生物标志物的可信度不断累积，一种最终的伴随诊断共发展模式可以与药物研发平行实施，以确保药物获批时检测方法的可用性。这个过程将在本章的后面做详细阐述。

在接下来的两个部分，我们总结了来自最近文献中的亮点，这些文献强调了 CTC 的潜力，即可以提供有关 PD 生物标志物和预测性生物标志物的有价值信息。

15.7 采用 CTC 的潜力进行 PD 生物标志物的评价

有几个已发表的报道证实，检测 CTC 中的信号通路、凋亡或 DNA 损伤调节蛋白复合体可以作为 PD 生物标志物[32, 34, 43-46]。尤其是，在包括托泊替康，托泊替康加 PARP 抑制剂及环磷酰胺加 PARP 抑制剂的试验中所获得 CTC 中，Wang 等能够可靠地检测药物诱导的γH2AX 作为 PD 生物标志物。作者令人信服地证实，相比于上述所有试验中的前剂量样品，γH2AX 阳性 CTC 的比率在第一个周期的第 2 天有所上升[46]。在一个不同的应用中，CTC 的计数可以作为一个替代物来观察 RECIST 反应的早期信号。在这个例子中，CTC 的数量代表的是一个“远端的”生物标志物，能够反映对某个治疗的局部肿瘤反应的总和，Luo 等在一篇文章中证实了这一点，他们在这篇文章中描述了接受 BRAF 抑制剂治疗的转移性黑色素瘤患者的 CTC 计数并且将 CTC 的数值与放射影像的肿瘤测量进行了关联[47]。为了提供更高的特异性，我们可以想象一个情形，在这里，一个治疗的靶点可以合并为计数 CTC 的一个标志物。很多文献都证实，利用 HER2 的表达可以评价抗-HER2 治疗的疗效[35, 36, 44, 48-51]。然而在另外一个评价抗-IGF-1R 抗体效果的例子中，de Bono 等尝试在抗-IGF-1R 治疗的过程之中监测 IGF-1R 阳性 CTC 的波动。作者发现，当单独使用或与细胞毒化疗一起使用时，抗-IGF-1R 抗体可以减少 CTC 和 IGF-1R 阳性的 CTC。作者也观察到在 CTC 数量的实质性降低和前列腺特异抗原的下降之间存在相关性[43]。

可以理解的是，在 CTC 中研究“近端”或“远端”PD 生物标志物调节的主要缺陷是由于对治疗药物的暴露程度不同，它们可能不会代表局部肿瘤之中信号通路/生物学干扰的实际程度，因为血浆药代动力学（plasma pharmacokinetics，PK）通常会与肿瘤组织的 PK 有所不同。因此，在目前，基于 CTC 的 PD 分析必须作为 PD 检测的替代来考虑，为了证实 CTC PD 评价在临床治疗决策中的作用，配对连续活检与 CTC 收集平行进行的进一步实验是必需的。

15.8　采用 CTC 进行预测性生物标志物的评价

在患者接受某个特定的治疗药物之前进行肿瘤相关预测性生物标志物状态的评价越来越成为一种临床试验中的普遍操作。然而，由于操作方面的障碍，用于预测性生物标志物评价的局部肿瘤部位活检通常不容易获得，而生物标志物的评价通常是在最初诊断时存档的组织上完成的。因此，CTC 提供了一种有价值的选择，能够深入观察原发和（或）转移肿瘤的遗传内容。已发表的报道提示，循环肿瘤 DNA（circulating tumor DNA，ctDNA）能够提供遗传改变的信息，可能敏感性还要高于基于 CTC 的方法[52, 53]。例如，在 Bettegowda 等最近发表的一篇文章中，作者尝试对同一患者所分离的 CTC 或 ctDNA 进行突变 DNA 的定量。后续的比较显示，在揭示肿瘤遗传改变方面，ctDNA 比 CTC 更为敏感[52]。然而，这种对比可能是不公平的，因为 PCR 被用于检测细胞团中的突变，而细胞团中除了 CTC 之外还有各种血液细胞。没有之前的 CTC 富集，敏感性的丢失是很有可能的，即使是采用了最为尖端的扩增和测序技术。作者也观察到，在没有检测到 CTC 的患者中也经常会出现 ctDNA，说明用于生物标志物评价的这两个介质是完全不同的。

虽然在评价循环系统中的突变情况方面 ctDNA 可能会具有优势，但是采用 CTC 对包含 mRNA 转录本、融合基因、剪切突变体或者细胞蛋白在内的预测性标志物进行评价将更为可行。在之前的内容中，我们阐述了在 CTC 上检测间质基因的表达如何能够有望促进转移的早期检测，以及如何能够被用于靶向转移灶的潜在治疗药物的疗效测量。采用基于 ctDNA 的方法，这样的分析将是不可能的，因为这些分析都需要涉及细胞的表型。

通过在前列腺癌患者 CTC 中 TMPRSS2：ERG 的检测，证实可以在 CTC 上检测融合基因。这个生物标志物被证实可以作为一个候选的预测性生物标志物，在去势抵抗前列腺癌患者中评价接受阿比特龙醋酸盐治疗的敏感性[54, 55]。令人吃惊的是，由 Antonarakis 等最近发表的一个例子明确证实了在前列腺癌治疗过程中采用 CTC 检测致癌驱动基因剪切突变体的价值。简而言之，在接受恩扎鲁胺或阿比特龙治疗之前，作者从转移性去势抵抗前列腺癌患者中前瞻性地收集了 CTC，并且评价了 CTC 中雄激素受体剪切突变体 7（Androgen receptor splice variant 7，AR-V7）的表达。结果证实，相比于 AR-V7 阴性的患者，AR-V7 阳性的患者不管接受恩扎鲁胺或阿比特龙治疗都有更低的 PSA 反应率、更短的 PSA 无进展生存、无进展生存以及总生存[56]。需要指出的是，这些有前景的发现来自于小样本的回顾性研究，采用了科研级别的检测方法，因此将需要更进一步的前瞻性验证。在后面的部分，我们会考虑这样的初始研究如何能够为最终的伴随诊断研发铺平道路。

除了测量某个药物细胞靶点的表达之外（如在之前的部分所提到的 HER2 和 IGF-1R 的表达），采用 ABCD 平台在临床试验之中评价 CTC 的蛋白质组谱，并且以一种信号通路的角度来评价某一个靶向治疗疗效相关的一组生物标志物，这也将是非常有意思的一件事情。采用这个原型平台，Ullal 等已经能够证实，采用 FNA，一组基因（H3K79me2、PARR pS6RP、pH2A.X 和 4EBPl）的基线蛋白表达能够很好地预测之前未经药物治疗患者接受 PI3K 抑制剂的疗效[42]。采用 CTC 来评价这个方法的可行性将会非常有意思。

总之，尽管在 CTC 中揭示遗传改变的价值可能会与 ctDNA 中所获得信息有所重叠，但是从 CTC 之中能够获取的生物学信息总量（包括转录组和蛋白质组水平）提示在生物标志物的评价之中二者能够具有互补的功能。随着 CTC 捕获和分型技术的不断发展，希望在一个新的时代，CTC 能够被常规整合为一种手段，用于预测性和 PD 标志物的评价。

15.9 基于 CTC 生物标志物的 CDx 研发路径

作为在肿瘤中研发 CDx 检测的一个潜在革命性策略，CTC 的分子生物学分型已经显示出了巨大的科学前景。正如本章全篇所阐述的，很多研究已经提示，采用 CTC 提供一个实时的液体活检可以用于各种生物标志物状态的评价，而且是以一种微创和动态的方式来完成。然而，到目前为止，这些有前景的研究通常都是依赖相对较小数据集的回顾性分析，采用的是科研级别的检测方法，因此并没有为 CDx 检测的注册提供一个清晰的路径。在这里讨论了几点思考，如果基于 CTC 的技术将能够实现其全部潜能而且能够遵循仔细监管的道路将探索研究的生物标志物转化为最终伴随诊断的批准，这些思考都是必须要考虑的。

正如在前言中所讨论的，基于 CTC 的分析具有双重的前景，作为疾病预后的生物标志物及作为一个替代物，在其上完成 PD 或预测性标志物的评价。关于前者，CTC 计数或者伴随时间和治疗的 CTC 数值动态变化可以作为生物标志物，而且确实已经在多个肿瘤适应证中得到了前瞻性的证实，作为与疾病复发相关的预后生物标志物，具有实质性的作用[57-59]。关于把 CTC 作为一个工具用于预测性生物标志物的评价，我们可能想把 CTC 作为常规存档的肿瘤样本的一个替代组织来源，而作为生物学某些方面的生物标志物本身也可以在分离到的 CTC 中进行检测。例如，我们可能想要在 CTC 中评价 HER2 的状态，这是一个经过良好验证的肿瘤生物学标志物，同时具有预测和预后的价值，想判断这个状态是否可以预测 HER2 靶向药物如曲妥珠单抗或拉帕替尼的获益[60-62]。第一步将是建立一个科研级别的检测方法，这将能够在患者样品之中回顾性地分析 HER2 的状态。理想的情况是，在这个方法的技术和分析验证之中能够投入细致的注意力，以确保结果是可以解释和可以重复的。在这个例子的情况下，很多团队已经证实，在各种方法所捕获的 CTC 之中，都可以进行 HER2 蛋白表达和内在 DNA 扩增的评价[13, 49, 63, 64]。在这个过程中接下来最具有挑战性的步骤是在 CTC 中对这些生物标志物的检测方法进行临床验证。一个合格的生物标志物应该是这样，在某个特定的制订临床决策的背景下进行使用时，其结果能够被可靠地诠释[54]。在良好设计的前瞻性临床研究中（这些研究显示了生物标志物评价在预测预指定临床结果中的作用）使用一个经过分析验证的方法时，必须要完成合格鉴定。这样的模式要求在药物研发者和装置生产者之间有高度的协调性。

这个过程的一个重要内容将是把在不同实验室以不同的方式进行开展的科研应用转变为一个经过高度验证的临床装置，这个装置可以用于选择或者排除患者进行治疗。具体来说，FDA 根据对患者的可见的风险和获益来对医疗装置进行管理，根据其预期应用把这些医疗装置分为不同的风险类别（http://www. Fda.gov/medicaldevices/deviceregelationandguidance/guidancedocuments/ucm262292.htm）。CTC 在这方面应用的一个挑战是这个领域目前还处在一种不断变化和快速发展的状态之中，没有 CTC 的一个定义，同时，还不清楚 CTC 中的哪个生物标志物能够得到可靠评价。对于判断一个 CTC 评价的装置能否可以推进成为一个体外诊断（in vitro diagnostic，IVD）检测来说（即设计和相关流程所有方面的标准化），这样一种形势造成了很多挑战。IVD 的伴随诊断是一个能够提供信息的装置，这些信息对于相应治疗产品的安全和有效使用来说是必不可少的（http：//www.fda.gov/downloads/MedicalDevices/DeviceRegulationandGuidance/GuidanceDocuments/UCM262327.pdf）。根据近期针对企业的 FDA 指南，一个治疗性的产品及其相应的 IVD 伴随诊断装置应该同时进行研发，需要有 IVD 伴随诊断装置的临床表现和临床意义，这些表现和意义应该通过采用相应治疗产品的临床研发方案的数据而建立[65]。这个装置可以被认为是一个完整的系统，包括仪器、设备、体外试剂及计划用于诊断之中的任何组件。多数肿瘤的伴随诊断都被认为是高风险（Ⅲ类）装置，因为它们的使用会导致相应的临床决策，会让患者接受具有实际潜在副作用的药物。没有经过很好或者完全验证的测试所得出的不准确结果会导致药物的非正确使用，并且在出现假阳性结果的情况之下使患者暴露于无效的治疗，或者相反，在假阴性结果的情况之下没有对一个可能获益的患者进行治疗。因此，伴随诊断检测的批准受到了 FDA 和其他健康机构的严格监管。需要指出的是，FDA 通常认可两类 IVD 装置[66]。IVD 试剂盒可以被生产、分销并在正确的指导之下用于任何临床实验室的分析。相反，一个实验室研发的测试（laboratory developed test，LDT）指的是由单个临床测试点所研发和运行的测试。在过去并没有一直强制进行 LDT 的监管，但是 FDA 最近的指南建议，与基于试剂盒的 IVD 类似，这样的测试也应该进行相同水平的验证和监管（http://www.fda.gov/downloads/MedicalDevices/ProductsandMedicalProcedures/InVitroDiagnostics/ucm407409.pdf）。考虑到 CTC 领域的快速变化和不断出现的新技术，LDT IVD 的模式可能为基于 CTC 的诊断研发提供了一个完全吸引人的模式，因为一个有前景平台的早期合作可能是与早期的临床研发紧密结合的，从而允许有时间对平台进行优化和验证。

15.10 CDx 批准用于 CTC 的路线图

思考 CDx 研发途径的一个关键就是这个检测是不是从一开始就与一个治疗一起被共同研发，或者是这个 CTC 的 CDx 检测是不是被开发用于确认一个早已被批准的药物的一个新适应证（图 15.1）。作为后者的一个例子，我们再次考虑了 HER2 阳性 CTC 的应用，它们可以确认可能会从靶向治疗如曲妥珠单抗或拉帕替尼之中获益的患者。目前，发现这样的患者需要依赖检测 HER2 蛋白状态（免疫组化，immunohistochemistry，IHC）或 DNA 拷贝数（荧光原位杂交，fluorescence in situ hybridization，FISH）的 CDx IVD 检测，这些检测可以在存档的肿瘤组织上完成[67]。几项研究已经证实，经过已批准的 CDx 检测确认为原发肿瘤 HER2 阴性的患者可以检测到 HER2 阳性的 CTC[13, 49]。这个现象可能要归因于随着时间和治疗的肿瘤进化，或者要归因于原始克隆之中的异质性，这会导致一个不准确的诊断结果。在两种情况之下，这个引起争论的发现都提示，在对患者进行诊断和使用 HER2 靶向药物进行治疗时，在 CTC 上检测 HER2 的状态可能会有临床价值，否则的话，有些患者将可能不被治疗。进一步支持这个概念的是，在一个具有配对组织的 76 例患者的研究中，CTC 中的 HER2 分析显示，相比于没有 CTC 或者 CTC 为 HER2-的那些患者，CTC 中有 HER2 过表达的患者有更差的无进展生存，提示这个生物标志物的预后本质在组织和 CTC 之间是保守不变的[63]。其他的研究也报道了类似的发现[68, 69]。基于这些发现，研究者设计了一个前瞻性的临床研究，DETECT Ⅲ，目的是判断 HER2 抑制剂拉帕替尼在 CTC HER2 阳性的转移性乳腺癌患者中是否有作用，尽管这些患者的原发肿瘤或转移灶活检为 HER2 阴性（NCT0161911）。按照 HER2 组织学检测的标准，阴性的患者被采用 CellSearch®平台筛选是否存在 CTC。检测到 CTC 且 IHC 或 FISH 确认为 HER2 阳性的患者被随机分组接受标准的治疗或者标准的治疗加拉帕替尼，主要的研究终点是无进展生存。关于 CTC 的生物标志物分析如何能被带到 CDx 的道路上，这个研究提供了一个很好的范例，但是也强调了这种方法内在的一些挑战和问题。首先，在使用 CellSearch®平台时，高达 30%～40%的转移性乳腺癌患者没有检测到任何 CTC，因此将不适合进行这个研究或者最终需要采用一个基于 CTC 的 IVD 方法来确诊[13, 70]。其他的技术在主要的适应证中报道了较高的 CTC 检出率，但是这些技术大多数仍处在研究阶段，还没有发展成为一个正式的平台，从而能够进入监管的路径[12，71]。其次，关于这个研究之中所使用的生物标志物检测方法的技术和分析验证，能够获得的数据非常少，而且这个方法需要一个复杂的系统，包括 CellSearch 及下游的分子检测。根据 FDA 的指南，作为批准流程的一部分，分析验证的组成必须都要进行记录和报道，包括分析前的变量、分析后的变量、检测方法的特征（http://www.fda.gov/downloads/regulatoryinformation/guidances/ucm126957.pdf）。而且，在这种情况下的"装置"将包括仪器（即 CellSearch 和下游的平台）、试剂及获得这个诊断所要求的任何附属品，而且围绕这个平台的技术、预期的使用及操作的自由，还有一些随之而来的法律问题。很明显，即使临床研究确立了实用性，要想获得监管的批准还是需要有高度的协作能力。由于这个方法将包含对于一个已批准治疗的"售后市场"批准，可能的路径将要求有一个上市前批准（premarket approval，PMA）的申报，由装置和放射健康中心（center for devices and radiological health，CDRH）来主导初步的审阅和测试批准，同时还要咨询药品评价与研究中心（center for drug evaluation and research，CDER）以批准药物标签的所有更改，详细说明将新的 CTC 检测作为制订治疗决策的基础。

对于处在早期发展阶段的项目来说，另外一个途径将是遵循传统的药物-诊断共发展模式（图 15.1）。对于很多正在出现的候选标志物来说，这样一种方法可能是可行的，这些标志物已经被描述过并已与候选治疗联系在一起，而这些治疗还有待批准。理想的情况是，基于在研药物的作用机制，候选生物标志物的假设在研究的早期就能够得到确认，从而有时间研发稳定的方法来对 CTC 中的生物标志物进行定量，也有希望与组织标本进行对比和基准测试。对于最合适的平台，应该基于两方面的技术考虑而给予仔细的思考，一方面是被定量的分析物，一方面是 CTC 捕获和分析系统的潜力，最终是以一个装置而获得批准。研究的初期可能包括"掺入"细胞系的实验来验证检测方法，随后是将 CTC 中的生物标志物状态与配对肿瘤组织中的状态进行比较。这方面有个优秀的例子是 Attard 及其同事的工作，该工作显示，去势抵抗前列腺癌患者 CTC 中的 ERG、AR 和 PTEN 基因状态总体来说忠实地反映了配对肿瘤组织中的状态[72]。这样的研究提供了信心，即基于 CTC 的分析能够准确地提供相关的生物标志物数据，能够发展成为临床检测。接下来的关键问题是检测方法将如何应用到临床研发的情景之中。它将是一个独立的检测方法？或者它最初只是基于组织学的检测方法的一个附加或备用方法？一个在概念上很吸引人的方法将是积极地同时评价基于组织和 CTC 的检测方法，可能是在一个 I 期的扩大人群之中，随后是确认一个推荐的 II 期剂量。通过展示一个特定患者人群的活性，这种试验可能通常是展示早期概念验证的一个重要组分（如威罗菲尼、克唑替尼，都是采用了这种策略）[73]。CTC 方法与组织学方法一起进行仔细的测试可以用于展示这些早期临床研究的等效性，或者也有可能性甚至是优越性，这样就可以做出一个决定，即是否将一个或者两个方法都往前推进。在这样一个情况下，药物研发的发起者和 CTC 诊断公司之间的早期和紧密合作将会非常重要，这种合作会引导Ⅱ期和Ⅲ期临床研究通过监管，使得 CDER 对药物及 CDRH 对基于 CTC 的诊断进行同时评审成为可能，随后会是一个联合批准的决定（图 15.1）。

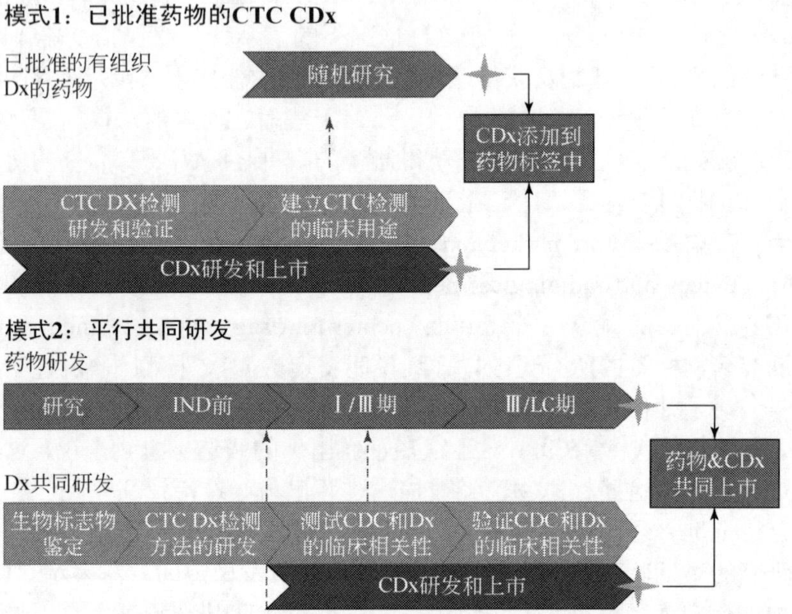

图 15.1　药物和 CTC 伴随诊断的共同研发。基于 CTC 的诊断试剂与治疗产物共同研发的概念模式。在第一个模式中，CTC 方法作为已批准的组织方法的一个替代，其技术和分析验证在一个确认研究中要先于预期整合。在第二个模式中，关于未批准的治疗药物，CTC 检测方法的验证要开始于Ⅰ期试验或更早，而且 CTC 生物标志物的鉴定需要与总体的治疗研发同步

CTC 为实现实时的精准医疗提供了巨大的潜力，而且能够克服采用存档组织制订肿瘤治疗决策的不足。成功的实现这一目标将要求有生物学方面的仔细考虑，要克服一大堆技术和分析上的挑战，还要能够成功引导以通过复杂的监管环境。

致谢

作者希望对 Jill Spoerke 为本章的关键评述及对 Carmen Munoz 的管理帮助表示感谢。

参考文献

[1] Early Breast Cancer Trialists' Collaborative Group（EBCTCG）（2005）Effects of chemotherapy and hormonal therapy for early breast cancer on recurrence and 15-year survival：an overview of the randomised trials. Lancet 365（9472）：1687-1717. doi:10.1016/S0140-6736（05）66544-0

[2] Piccart-Gebhart MJ，Procter M，Leyland-Jones B，Goldhirsch A，Untch M，Smith I，Gianni L，Baselga J，Bell R，Jackisch C，Cameron D，Dowsett M，Barrios CH，Steger G，Huang CS，Andersson M，Inbar M，Lichinitser M，Lang I，Nitz U，Iwata H，Thomssen C，Lohrisch C，Suter TM，Ruschoff J，Suto T，Greatorex V，Ward C，Straehle C，McFadden E，Dolci MS，Gelber RD（2005）Trastuzumab after adjuvant chemotherapy in HER2-positive breast cancer. N Engl J Med 353（16）：1659-1672. doi:10.1056/NEJMoa052306

[3] Romond EH，Perez EA，Bryant J，Suman VJ，Geyer CE Jr，Davidson NE，Tan-Chiu E，Martino S，Paik S，Kaufman PA，Swain SM，Pisansky TM，Fehrenbacher L，Kutteh LA，Vogel VG，Visscher DW，Yothers G，Jenkins RB，Brown AM，Dakhil SR，Mamounas EP，Lingle WL，Klein PM，Ingle JN，Wolmark N（2005）Trastuzumab plus adjuvant chemotherapy for operable HER2-positive breast cancer. N Engl J Med 353（16）：1673-1684. doi:10.1056/NEJMoa052122

[4] Slamon DJ，Leyland-Jones B，Shak S，Fuchs H，Paton V，Bajamonde A，Fleming T，Eiermann W，Wolter J，Pegram M，Baselga J，Norton L（2001）Use of chemotherapy plus a monoclonal antibody against HER2 for metastatic breast cancer that overexpresses HER2. N Engl J Med 344（11）：783-792. doi:10.1056/NEJM200103153441101

[5] Lesko LJ，Atkinson AJ Jr（2001）Use of biomarkers and surrogate endpoints in drug development and regulatory decision making：criteria，validation，strategies. Annu Rev Pharmacol Toxicol 41：347-366. doi:10.1146/annurev.pharmtox.41.1.347

[6] El-Osta H，Hong D，Wheler J，Fu S，Naing A，Falchook G，Hicks M，Wen S，Tsimberidou AM，Kurzrock R（2011）Outcomes of research biopsies in phase I clinical trials：the MD Anderson cancer center experience. Oncologist 16（9）：1292-1298. doi:10.1634/theoncologist.2011-0043

[7] Lackner MR，Wilson TR，Settleman J（2012）Mechanisms of acquired resistance to targeted cancer therapies. Future Oncol 8（8）：999-1014. doi:10.2217/fon.12.86

[8] De Mattos-Arruda L，Cortes J，Santarpia L，Vivancos A，Tabernero J，Reis-Filho JS，Seoane J（2013）Circulating tumour cells and cell-free DNA as tools for managing breast cancer. Nat Rev Clin Oncol 10（7）：377-389. doi:10.1038/nrclinonc.2013.80

[9] Forshew T，Murtaza M，Parkinson C，Gale D，Tsui DW，Kaper F，Dawson SJ，Piskorz AM，Jimenez-Linan M，Bentley D，Hadfield J，May AP，Caldas C，Brenton JD，Rosenfeld N（2012）Noninvasive identification and monitoring of cancer mutations by targeted deep sequencing of plasma DNA. Sci Transl Med 4（136）：136ra168. doi:10.1126/scitranslmed.3003726

[10] Haber DA，Velculescu VE（2014）Blood-based analyses of cancer：circulating tumor cells and circulating tumor DNA. Cancer Discov 4（6）：650-661. doi:10.1158/2159-8290.cd-13-1014

[11] Lorente D，Mateo J，de Bono JS（2014）Molecular characterization and clinical utility of circulating tumor cells in the treatment of prostate cancer. Am Soc Clin Oncol Educ Book 2014：e197-e203. doi:10.14694/EdBook_AM.2014.34.e197

[12] Nagrath S，Sequist LV，Maheswaran S，Bell DW，Irimia D，Ulkus L，Smith MR，Kwak EL，Digumarthy S，Muzikansky A，Ryan P，Balis UJ，Tompkins RG，Haber DA，Toner M（2007）

Isolation of rare circulating tumour cells in cancer patients by microchip technology. Nature 450（7173）：1235-1239. doi:10.1038/nature06385

[13] Punnoose EA，Atwal SK，Spoerke JM，Savage H，Pandita A，Yeh RF，Pirzkall A，Fine BM，Amler LC，Chen DS，Lackner MR（2010）Molecular biomarker analyses using circulating tumor cells. PLoS One 5（9）：e12517. doi:10.1371/journal.pone.0012517

[14] Stott SL，Hsu CH，Tsukrov DI，Yu M，Miyamoto DT，Waltman BA，Rothenberg SM，Shah AM，Smas ME，Korir GK，Floyd FP Jr，Gilman AJ，Lord JB，Winokur D，Springer S，Irimia D，Nagrath S，Sequist LV，Lee RJ，Isselbacher KJ，Maheswaran S，Haber DA，Toner M（2010）Isolation of circulating tumor cells using a microvortex-generating herringbone-chip. Proc Natl Acad Sci U S A 107（43）：18392–18397. doi:10.1073/pnas.1012539107

[15]（2014）Tracking CTCs may improve cancer treatment. Cancer Discov 4（5）：504. doi:10.1158/2159-8290.CD-ND2014-006

[16] Karabacak NM，Spuhler PS，Fachin F，Lim EJ，Pai V，Ozkumur E，Martel JM，Kojic N，Smith K，Chen PI，Yang J，Hwang H，Morgan B，Trautwein J，Barber TA，Stott SL，Maheswaran S，Kapur R，Haber DA，Toner M（2014）Microfluidic，marker-free isolation of circulating tumor cells from blood samples. Nat Protoc 9（3）：694-710. doi:10.1038/nprot.2014.044

[17] Williams A，Balic M，Datar R，Cote R（2012）Size-based enrichment technologies for CTC detection and characterization. Recent Results Cancer Res 195：87-95. doi:10.1007/ 978-3-642-28160-0_8

[18] Heitzer E，Auer M，Gasch C，Pichler M，Ulz P，Hoffmann EM，Lax S，Waldispuehl-Geigl J，Mauermann O，Lackner C，Hofler G，Eisner F，Sill H，Samonigg H，Pantel K，Riethdorf S，Bauernhofer T，Geigl JB，Speicher MR（2013）Complex tumor genomes inferred from single circulating tumor cells by array-CGH and next-generation sequencing. Cancer Res 73（10）：2965-2975. doi:10.1158/0008-5472.can-12-4140

[19] Yu M，Bardia A，Aceto N，Bersani F，Madden MW，Donaldson MC，Desai R，Zhu H，Comaills V，Zheng Z，Wittner BS，Stojanov P，Brachtel E，Sgroi D，Kapur R，Shioda T，Ting DT，Ramaswamy S，Getz G，Iafrate AJ，Benes C，Toner M，Maheswaran S，Haber DA（2014）Cancer therapy. Ex vivo culture of circulating breast tumor cells for individualized testing of drug susceptibility. Science 345（6193）：216-220. doi:10.1126/science.1253533

[20] Chiu CG，Nakamura Y，Chong KK，Huang SK，Kawas NP，Triche T，Elashoff D，Kiyohara E，Irie RF，Morton DL，Hoon DS（2014）Genome-wide characterization of circulating tumor cells identifies novel prognostic genomic alterations in systemic melanoma metastasis. Clin Chem 60（6）：873-885. doi:10.1373/clinchem.2013.213611

[21] Magbanua MJ，Sosa EV，Scott JH，Simko J，Collins C，Pinkel D，Ryan CJ，Park JW（2012）Isolation and genomic analysis of circulating tumor cells from castration resistant metastatic prostate cancer. BMC Cancer 12：78. doi:10.1186/1471-2407-12-78

[22] Paris PL，Kobayashi Y，Zhao Q，Zeng W，Sridharan S，Fan T，Adler HL，Yera ER，Zarrabi MH，Zucker S，Simko J，Chen WT，Rosenberg J（2009）Functional phenotyping and genotyping of circulating tumor cells from patients with castration resistant prostate cancer. Cancer Lett 277（2）：164-173. doi:10.1016/j.canlet.2008.12.007

[23] Lohr JG，Adalsteinsson VA，Cibulskis K，Choudhury AD，Rosenberg M，Cruz-Gordillo P，Francis JM，Zhang CZ，Shalek AK，Satija R，Trombetta JJ，Lu D，Tallapragada N，Tahirova N，Kim S，Blumenstiel B，Sougnez C，Lowe A，Wong B，Auclair D，Van Allen EM，Nakabayashi M，Lis RT，Lee GS，Li T，Chabot MS，Ly A，Taplin ME，Clancy TE，Loda

M，Regev A，Meyerson M，Hahn WC，Kantoff PW，Golub TR，Getz G，Boehm JS，Love JC（2014）Whole-exome sequencing of circulating tumor cells provides a window into metastatic prostate cancer. Nat Biotechnol 32（5）：479-484. doi:10.1038/nbt.2892

[24] Ni X，Zhuo M，Su Z，Duan J，Gao Y，Wang Z，Zong C，Bai H，Chapman AR，Zhao J，Xu L，An T，Ma Q，Wang Y，Wu M，Sun Y，Wang S，Li Z，Yang X，Yong J，Su XD，Lu Y，Bai F，Xie XS，Wang J（2013）Reproducible copy number variation patterns among single circulating tumor cells of lung cancer patients. Proc Natl Acad Sci U S A 110（52）：21083-21088. doi:10.1073/pnas.1320659110

[25] Sieuwerts AM，Kraan J，Bolt-de Vries J，van der Spoel P，Mostert B，Martens JW，Gratama JW，Sleijfer S，Foekens JA（2009）Molecular characterization of circulating tumor cells in large quantities of contaminating leukocytes by a multiplex real-time PCR. Breast Cancer Res Treat 118（3）：455-468. doi:10.1007/s10549-008-0290-0

[26] Sieuwerts AM，Mostert B，Bolt-de Vries J，Peeters D，de Jongh FE，Stouthard JM，Dirix LY，van Dam PA，Van Galen A，de Weerd V，Kraan J，van der Spoel P，Ramirez-Moreno R，van Deurzen CH，Smid M，Yu JX，Jiang J，Wang Y，Gratama JW，Sleijfer S，Foekens JA，Martens JW（2011）mRNA and microRNA expression profiles in circulating tumor cells and primary tumors of metastatic breast cancer patients. Clin Cancer Res 17（11）：3600-3618. doi:10.1158/1078-0432.ccr-11-0255

[27] Sullivan JP，Nahed BV，Madden MW，Oliveira SM，Springer S，Bhere D，Chi AS，Wakimoto H，Rothenberg SM，Sequist LV，Kapur R，Shah K，Iafrate AJ，Curry WT，Loeffler JS，Batchelor TT，Louis DN，Toner M，Maheswaran S，Haber DA（2014）Brain tumor cells in circulation are enriched for mesenchymal gene expression. Cancer Discov 4：1299. doi:10.1158/2159-8290.cd-14-0471

[28] Yu M，Bardia A，Wittner BS，Stott SL，Smas ME，Ting DT，Isakoff SJ，Ciciliano JC，Wells MN，Shah AM，Concannon KF，Donaldson MC，Sequist LV，Brachtel E，Sgroi D，Baselga J，Ramaswamy S，Toner M，Haber DA，Maheswaran S（2013）Circulating breast tumor cells exhibit dynamic changes in epithelial and mesenchymal composition. Science 339（6119）：580-584. doi:10.1126/science.1228522

[29] Yu M，Ting DT，Stott SL，Wittner BS，Ozsolak F，Paul S，Ciciliano JC，Smas ME，Winokur D，Gilman AJ，Ulman MJ，Xega K，Contino G，Alagesan B，Brannigan BW，Milos PM，Ryan DP，Sequist LV，Bardeesy N，Ramaswamy S，Toner M，Maheswaran S，Haber DA（2012）RNA sequencing of pancreatic circulating tumour cells implicates WNT signalling in metastasis. Nature 487（7408）：510-513. doi:10.1038/nature11217

[30] Ramskold D，Luo S，Wang YC，Li R，Deng Q，Faridani OR，Daniels GA，Khrebtukova I，Loring JF，Laurent LC，Schroth GP，Sandberg R（2012）Full-length mRNA-Seq from single-cell levels of RNA and individual circulating tumor cells. Nat Biotechnol 30（8）：777-782. doi:10.1038/nbt.2282

[31] Kallergi G，Agelaki S，Kalykaki A，Stournaras C，Mavroudis D，Georgoulias V（2008）Phosphorylated EGFR and PI3K/Akt signaling kinases are expressed in circulating tumor cells of breast cancer patients. Breast Cancer Res 10（5）：R80. doi:10.1186/bcr2149

[32] Kim P，Liu X，Lee T，Liu L，Barham R，Kirkland R，Leesman G，Kuller A，Ybarrondo B，Ng SC，Singh S（2011）Highly sensitive proximity mediated immunoassay reveals HER2 status conversion in the circulating tumor cells of metastatic breast cancer patients. Proteome Sci 9（1）：75. doi:10.1186/1477-5956-9-75

[33] Meng S，Tripathy D，Shete S，Ashfaq R，Saboorian H，Haley B，Frenkel E，Euhus D，

Leitch M，Osborne C，Clifford E，Perkins S，Beitsch P，Khan A，Morrison L，Herlyn D，Terstappen LW，Lane N，Wang J，Uhr J（2006）uPAR and HER-2 gene status in individual breast cancer cells from blood and tissues. Proc Natl Acad Sci U S A 103（46）：17361-17365. doi:10.1073/pnas.0608113103

[34] Miyamoto DT，Lee RJ，Stott SL，Ting DT，Wittner BS，Ulman M，Smas ME，Lord JB，Brannigan BW，Trautwein J，Bander NH，Wu CL，Sequist LV，Smith MR，Ramaswamy S，Toner M，Maheswaran S，Haber DA（2012）Androgen receptor signaling in circulating tumor cells as a marker of hormonally responsive prostate cancer. Cancer Discov 2（11）：995-1003. doi:10.1158/2159-8290.cd-12-0222

[35] Pestrin M，Bessi S，Puglisi F，Minisini AM，Masci G，Battelli N，Ravaioli A，Gianni L，Di Marsico R，Tondini C，Gori S，Coombes CR，Stebbing J，Biganzoli L，Buyse M，Di Leo A（2012）Final results of a multicenter phase II clinical trial evaluating the activity of single-agent lapatinib in patients with HER2-negative metastatic breast cancer and HER2-positive circulating tumor cells. A proof-of-concept study. Breast Cancer Res Treat 134（1）：283-289. doi:10.1007/s10549-012-2045-1

[36] Riethdorf S，Muller V，Zhang L，Rau T，Loibl S，Komor M，Roller M，Huober J，Fehm T，Schrader I，Hilfrich J，Holms F，Tesch H，Eidtmann H，Untch M，von Minckwitz G，Pantel K（2010）Detection and HER2 expression of circulating tumor cells：prospective monitoring in breast cancer patients treated in the neoadjuvant GeparQuattro trial. Clin Cancer Res 16（9）：2634-2645. doi:10.1158/1078-0432.ccr-09-2042

[37] Stebbing J，Payne R，Reise J，Frampton AE，Avery M，Woodley L，Di Leo A，Pestrin M，Krell J，Coombes RC（2013）The efficacy of lapatinib in metastatic breast cancer with HER2 non-amplified primary tumors and EGFR positive circulating tumor cells：a proof-of-concept study. PLoS One 8（5）：e62543. doi:10.1371/journal.pone.0062543

[38] Tinhofer I，Hristozova T，Stromberger C，Keilhoiz U，Budach V（2012）Monitoring of circulating tumor cells and their expression of EGFR/phospho-EGFR during combined radiotherapy regimens in locally advanced squamous cell carcinoma of the head and neck. Int J Radiat Oncol Biol Phys 83（5）：e685-e690. doi:10.1016/j.ijrobp.2012.02.009

[39] Wang L，Wang Y，Liu Y，Cheng M，Wu X，Wei H（2009）Flow cytometric analysis of CK19 expression in the peripheral blood of breast carcinoma patients：relevance for circulating tumor cell detection. J Exp Clin Cancer Res 28：57. doi:10.1186/1756-9966-28-57

[40] Lee J，Kim S，Kim P，Liu X，Lee T，Kim KM，Do IG，Park JO，Park SH，Jang J，Hoe N，Harvie G，Kuller A，Jain A，Meyer G，Leesman G，Park YS，Choi MG，Sohn TS，Bae JM，Lim HY，Singh S，Kang WK（2013）A novel proteomics-based clinical diagnostics technology identifies heterogeneity in activated signaling pathways in gastric cancers. PLoS One 8（1）：e54644. doi:10.1371/journal.pone.0054644

[41] Pluim D，Devriese LA，Beijnen JH，Schellens JH（2012）Validation of a multiparameter flow cytometry method for the determination of phosphorylated extracellular-signal-regulated kinase and DNA in circulating tumor cells. Cytometry A 81（8）：664-671. doi:10.1002/cyto.a.22049

[42] Ullal AV，Peterson V，Agasti SS，Tuang S，Juric D，Castro CM，Weissleder R（2014）Cancer cell profiling by barcoding allows multiplexed protein analysis in fine-needle aspirates. Sci Transl Med 6（219）：219ra219. doi:10.1126/scitranslmed.3007361

[43] de Bono JS，Attard G，Adjei A，Pollak MN，Fong PC，Haluska P，Roberts L，Melvin C，Repollet M，Chianese D，Connely M，Terstappen LW，Gualberto A（2007）Potential applications for circulating tumor cells expressing the insulin-like growth factor-I receptor. Clin Cancer Res

13（12）：3611-3616. doi:10.1158/1078-0432.CCR-07-0268
[44] Meng S，Tripathy D，Shete S，Ashfaq R，Haley B，Perkins S，Beitsch P，Khan A，Euhus D，Osborne C，Frenkel E，Hoover S，Leitch M，Clifford E，Vitetta E，Morrison L，Herlyn D，Terstappen LW，Fleming T，Fehm T，Tucker T，Lane N，Wang J，Uhr J（2004）HER-2 gene amplification can be acquired as breast cancer progresses. Proc Natl Acad Sci U S A 101（25）：9393-9398. doi:10.1073/pnas.0402993101
[45] Rossi E，Basso U，Celadin R，Zilio F，Pucciarelli S，Aieta M，Barile C，Sava T，Bonciarelli G，Tumolo S，Ghiotto C，Magro C，Jirillo A，Indraccolo S，Amadori A，Zamarchi R（2010）M30 neoepitope expression in epithelial cancer：quantification of apoptosis in circulating tumor cells by Cell Search analysis. Clin Cancer Res 16（21）：5233-5243. doi:10.1158/1078-0432.CCR-10-1449
[46] Wang LH，Pfister TD，Parchment RE，Kummar S，Rubinstein L，Evrard YA，Gutierrez ME，Murgo AJ，Tomaszewski JE，Doroshow JH，Kinders RJ（2010）Monitoring drug-induced gammaH2AX as a pharmacodynamic biomarker in individual circulating tumor cells. Clin Cancer Res 16（3）：1073-1084. doi:10.1158/1078-0432.CCR-09-2799
[47] Luo X，Mitra D，Sullivan RJ，Wittner BS，Kimura AM，Pan S，Hoang MP，Brannigan BW，Lawrence DP，Flaherty KT，Sequist LV，McMahon M，Bosenberg MW，Stott SL，Ting DT，Ramaswamy S，Toner M，Fisher DE，Maheswaran S，Haber DA（2014）Isolation and molecular characterization of circulating melanoma cells. Cell Rep 7（3）：645-653. doi:10.1016/j. celrep.2014.03.039
[48] Fehm T，Becker S，Duerr-Stoerzer S，Sotlar K，Mueller V，Wallwiener D，Lane N，Solomayer E，Uhr J（2007）Determination of HER2 status using both serum HER2 levels and circulating tumor cells in patients with recurrent breast cancer whose primary tumor was HER2 negative or of unknown HER2 status. Breast Cancer Res 9（5）：R74. doi:10.1186/bcr1783
[49] Fehm T，Muller V，Aktas B，Janni W，Schneeweiss A，Stickeler E，Lattrich C，Lohberg CR，Solomayer E，Rack B，Riethdorf S，Klein C，Schindlbeck C，Brocker K，Kasimir-Bauer S，Wallwiener D，Pantel K（2010）HER2 status of circulating tumor cells in patients with metastatic breast cancer：a prospective，multicenter trial. Breast Cancer Res Treat 124（2）：403-412. doi:10.1007/s10549-010-1163-x
[50] Flores LM，Kindelberger DW，Ligon AH，Capelletti M，Fiorentino M，Loda M，Cibas ES，Janne PA，Krop IE（2010）Improving the yield of circulating tumour cells facilitates molecular characterisation and recognition of discordant HER2 amplification in breast cancer. Br J Cancer 102（10）：1495-1502. doi:10.1038/sj.bjc.6605676
[51] Ignatiadis M，Kallergi G，Ntoulia M，Perraki M，Apostolaki S，Kafousi M，Chlouverakis G，Stathopoulos E，Lianidou E，Georgoulias V，Mavroudis D（2008）Prognostic value of the molecular detection of circulating tumor cells using a multimarker reverse transcription-PCR assay for cytokeratin 19，mammaglobin A，and HER2 in early breast cancer. Clin Cancer Res 14（9）：2593-2600. doi:10.1158/1078-0432.CCR-07-4758
[52] Bettegowda C，Sausen M，Leary RJ，Kinde I，Wang Y，Agrawal N，Bartlett BR，Wang H，Luber B，Alani RM，Antonarakis ES，Azad NS，Bardelli A，Brem H，Cameron JL，Lee CC，Fecher LA，Gallia GL，Gibbs P，Le D，Giuntoli RL，Goggins M，Hogarty MD，Holdhoff M，Hong SM，Jiao Y，Juhl HH，Kim JJ，Siravegna G，Laheru DA，Lauricella C，Lim M，Lipson EJ，Marie SK，Netto GJ，Oliner KS，Olivi A，Olsson L，Riggins GJ，Sartore-Bianchi A，Schmidt K，Shih IM，Oba-Shinjo SM，Siena S，Theodorescu D，Tie J，Harkins TT，Veronese S，Wang TL，Weingart JD，Wolfgang CL，Wood LD，Xing D，Hruban RH，Wu

J，Allen PJ，Schmidt CM，Choti MA，Velculescu VE，Kinzler KW，Vogelstein B，Papadopoulos N，Diaz LA Jr（2014）Detection of circulating tumor DNA in early- and late-stage human malignancies. Sci Transl Med 6（224）：224ra24. doi:10.1126/scitranslmed.3007094

[53] Carreira S，Romanel A，Goodall J，Grist E，Ferraldeschi R，Miranda S，Prandi D，Lorente D，Frenel JS，Pezaro C，Omlin A，Rodrigues DN，Flohr P，Tunariu N，SdB J，Demichelis F，Attard G（2014）Tumor clone dynamics in lethal prostate cancer. Sci Transl Med 6（254）：254ra125. doi:10.1126/scitranslmed.3009448

[54] Danila DC，Pantel K，Fleisher M，Scher HI（2011）Circulating tumors cells as biomarkers：progress toward biomarker qualification. Cancer J 17（6）：438-450. doi:10.1097/PPO.0b013e31823e69ac

[55] Mao X，Shaw G，James SY，Purkis P，Kudahetti SC，Tsigani T，Kia S，Young BD，Oliver RT，Berney D，Prowse DM，Lu YJ（2008）Detection of TMPRSS2：ERG fusion gene in circulating prostate cancer cells. Asian J Androl 10（3）：467-473. doi:10.1111/j.1745-7262.2008.00401.x

[56] Antonarakis ES，Lu C，Wang H，Luber B，Nakazawa M，Roeser JC，Chen Y，Mohammad TA，Chen Y，Fedor HL，Lotan TL，Zheng Q，De Marzo AM，Isaacs JT，Isaacs WB，Nadal R，Paller CJ，Denmeade SR，Carducci MA，Eisenberger MA，Luo J（2014）AR-V7 and resistance to enzalutamide and abiraterone in prostate cancer. N Engl J Med 371（11）：1028-1038. doi:10.1056/NEJMoa1315815

[57] Cristofanilli M，Hayes DF，Budd GT，Ellis MJ，Stopeck A，Reuben JM，Doyle GV，Matera J，Allard WJ，Miller MC，Fritsche HA，Hortobagyi GN，Terstappen LW（2005）Circulating tumor cells：a novel prognostic factor for newly diagnosed metastatic breast cancer. J Clin Oncol 23（7）：1420-1430. doi:10.1200/JCO.2005.08.140

[58] Miller MC，Doyle GV，Terstappen LW（2010）Significance of circulating tumor cells detected by the cell search system in patients with metastatic breast colorectal and prostate cancer. J Oncol 2010：617421. doi:10.1155/2010/617421

[59] Riethdorf S，Fritsche H，Muller V，Rau T，Schindlbeck C，Rack B，Janni W，Coith C，Beck K，Janicke F，Jackson S，Gornet T，Cristofanilli M，Pantel K（2007）Detection of circulating tumor cells in peripheral blood of patients with metastatic breast cancer：a validation study of the Cell Search system. Clin Cancer Res 13（3）：920-928. doi:10.1158/1078-0432.CCR-06-1695

[60] Ravdin PM，Chamness GC（1995）The c-erbB-2 proto-oncogene as a prognostic and predictive marker in breast cancer：a paradigm for the development of other macromolecular markers--a review. Gene 159（1）：19-27

[61] Slamon DJ，Clark GM，Wong SG，Levin WJ，Ullrich A，McGuire WL（1987）Human breast cancer：correlation of relapse and survival with amplification of the HER-2/neu oncogene. Science 235（4785）：177-182

[62] Sundaresan S，Penuel E，Sliwkowski MX（1999）The biology of human epidermal growth factor receptor 2. Curr Oncol Rep 1（1）：16-22

[63] Munzone E，Nole F，Goldhirsch A，Botteri E，Esposito A，Zorzino L，Curigliano G，Minchella I，Adamoli L，Cassatella MC，Casadio C，Sandri MT（2010）Changes of HER2 status in circulating tumor cells compared with the primary tumor during treatment for advanced breast cancer. Clin Breast Cancer 10（5）：392–397. doi:10.3816/CBC.2010.n.052

[64] Turner N，Pestrin M，Galardi F，De Luca F，Malorni L，Di Leo A（2014）Can biomarker assessment on circulating tumor cells help direct therapy in metastatic breast cancer? Cancers

（Basel）6（2）：684-707. doi:10.3390/cancers6020684
[65] Mansfield EA（2014）FDA perspective on companion diagnostics：an evolving paradigm. Clin Cancer Res 20（6）：1453-1457. doi:10.1158/1078-0432.CCR-13-1954
[66] Marton MJ，Weiner R（2013）Practical guidance for implementing predictive biomarkers into early phase clinical studies. BioMed Res Int 2013：891391. doi:10.1155/2013/891391
[67] Rakha EA，Ellis IO（2014）Breast cancer：updated guideline recommendations for HER2 testing. Nat Rev Clin Oncol 11（1）：8-9. doi:10.1038/nrclinonc.2013.230
[68] Hayashi N，Nakamura S，Tokuda Y，Shimoda Y，Yagata H，Yoshida A，Ota H，Hortobagyi GN，Cristofanilli M，Ueno NT（2012）Prognostic value of HER2-positive circulating tumor cells in patients with metastatic breast cancer. Int J Clin Oncol 17（2）：96-104. doi:10.1007/s10147-011-0260-0
[69] Wulfing P，Borchard J，Buerger H，Heidl S，Zanker KS，Kiesel L，Brandt B（2006）HER2-positive circulating tumor cells indicate poor clinical outcome in stage I to III breast cancer patients. Clin Cancer Res 12（6）：1715-1720. doi:10.1158/1078-0432.CCR-05-2087
[70] Punnoose EA，Atwal S，Liu W，Raja R，Fine BM，Hughes BG，Hicks RJ，Hampton GM，Amler LC，Pirzkall A，Lackner MR（2012）Evaluation of circulating tumor cells and circulating tumor DNA in non-small cell lung cancer：association with clinical endpoints in a phase II clinical trial of pertuzumab and erlotinib. Clin Cancer Res 18（8）：2391–2401. doi:10.1158/1078-0432.CCR-11-3148
[71] Ozkumur E，Shah AM，Ciciliano JC，Emmink BL，Miyamoto DT，Brachtel E，Yu M，Chen PI，Morgan B，Trautwein J，Kimura A，Sengupta S，Stott SL，Karabacak NM，Barber TA，Walsh JR，Smith K，Spuhler PS，Sullivan JP，Lee RJ，Ting DT，Luo X，Shaw AT，Bardia A，Sequist LV，Louis DN，Maheswaran S，Kapur R，Haber DA，Toner M（2013）Inertial focusing for tumor antigen-dependent and -independent sorting of rare circulating tumor cells. Sci Transl Med 5（179）：179ra147. doi:10.1126/scitranslmed.3005616
[72] Attard G，Swennenhuis JF，Olmos D，Reid AH，Vickers E，A'Hern R，Levink R，Coumans F，Moreira J，Riisnaes R，Oommen NB，Hawche G，Jameson C，Thompson E，Sipkema R，Carden CP，Parker C，Dearnaley D，Kaye SB，Cooper CS，Molina A，Cox ME，Terstappen LW，de Bono JS（2009）Characterization of ERG，AR and PTEN gene status in circulating tumor cells from patients with castration-resistant prostate cancer. Cancer Res 69（7）：2912–2918. doi:10.1158/0008-5472.can-08-3667
[73] Scagliotti G，Stahel RA，Rosell R，Thatcher N，Soria JC（2012）ALK translocation and crizotinib in non-small cell lung cancer：an evolving paradigm in oncology drug development. Eur J Cancer 48（7）：961-973. doi:10.1016/j.ejca.2012.02.001

第 16 章　CTC 的临床应用前景

Rajan P. Kulkarni，Stefanie S. Jeffrey

摘要　尽管用于分离和分析 CTC 的技术已经得到了快速的发展，这些技术却很少被临床采用，虽然它们也有协助制订临床决策的潜力。最初的临床研究检验的是 CTC 的计数，也有很不相同的应用结果；很多这类研究受到了样本量小的限制。最近的临床研究集中在 CTC 的分子和遗传分析上，而不是仅仅做计数，将其作为一个伴随诊断来判断是否存在一个可用药的突变（如 EGFR 的 T790M 或 BRAF 的 V600E 突变）。遗传靶向治疗的出现增加了在临床阶段进行 CTC 分析的兴趣，尤其是能够获得可用药的信息。CTC 有望帮助临床决策的制订，尽管这将需要进一步的对照试验来更好地实现这个前景。

关键词　循环肿瘤细胞（CTC）；乳腺癌；前列腺癌；肺癌；EGFR；AR-V7；BFAF；黑色素瘤；伴随诊断

16.1　临床应用的前景

CTC 有望同时通过其预后和诊断能力帮助临床制订决策。然而，这种潜力在很大程度上还未在临床上实现。一些涉及 CTC 鉴定的临床试验已经指出了在 CTC 计数方面的预后获益，但是很少或者没有患者转归的总体改变，目前临床的一致意见是 CTC 的用途不清楚，“没有足够的证据支持在临床实践中常规使用”[1]。尽管有这些发现，几个新的小型研究提示了潜在的强有力的临床应用，尤其是关于 CTC 中遗传信息的获取，这也许可以预测药物的反应。这样的发现在被进一步验证之后，也许可以使 CTC 变得更为临床所用。本章讨论了最近一些采用 CTC 分离和分析的临床试验并且讨论了未来的临床可能性。

16.2　CTC 在临床中的状态

最初的临床研究主要集中在 CTC 的计数从而提供预后的信息，关于其使用，这些研究达成了不同结论[2-4]。然而，有些却受限于样本较少。作为回应，更大的研究开始启动并且已经在最近发表。乳腺癌中的 SWOG 试验代表的是将 CTC

计数用于直接帮助治疗决策的一种尝试[5]。在这个研究中，研究者在基线时检测了 CTC 的数值，并且纳入了＞5 个 CTC/7.5ml 外周血的患者：所有患者都开始细胞毒的化疗。他们在第 21 天对患者重复采样；那些仍然有＞5 个 CTC 的患者被随机分组，或者继续现有的治疗或者更改细胞毒的化疗。作者发现根据 CTC 的数值变化来更改化疗并没有总生存的获益。对于那些＞5 个 CTC/7.5ml 外周血的患者，他们发现了 CTC 计数的一些预后价值，但是根据 CTC 的数值尽早更改化疗仍然没有总生存上的获益。这就提示，相比于后期通过影像学的检测，早期检测到不良预后并不改变这个临床结果，但是可能更重要的是，根据经验从一个无效的治疗更改为另一个同样无效的治疗并不能提供获益，这说明要想提高治疗的选择，某种形式的实时分子指导将是必要的。

类似的，前列腺癌中的试验也显示了 CTC 计数预测转归的一些中等预后价值。在很多情况下，可能会有 CTC 的一个预后获益，然而这并没有转化为相对于总生存或无进展生存的显著临床获益。这个情况的一个原因可能是由于所采用的化疗方案；多数整合 CTC 计数的试验都是采用了非靶向的治疗。随着最近分子靶向药物的发展，这一点或许会改变。

如上所示，目前的美国临床肿瘤学会（American Society for Clinical Oncology，ASCO）指南并不推荐在任何癌症类型中使用 CTC 分离或计数[1]。此外，保险公司将通常不会报销 CellSearch 分析的费用，或任何非 FDA 批准的检测，这就大幅地限制了临床的应用。很多 ASCO 的指南都是几年前的老版本了，未来修改的版本有可能会要求考虑 CTC 的分析。然而，CTC 分离和分析要想具有临床相关性，需要另外经过良好设计的临床试验来证实其价值。

CTC 正处在一种不断变化的状态；由于不断积累的研究有相互矛盾的发现，所以关于其分离和使用还没有明确的一致意见。从一个临床的角度来看，在未来出现更大范围的临床认可之前，需要有清楚的指南来鼓励其使用，同时也需要经过额外验证和 FDA 批准的平台来进行可重复的分离。只有提高对 CTC 生物学的认识及更多的研究来确定 CTC 如何能够反映大部分的肿瘤，这一点才可能会实现。本章介绍了几个有前景的研究，它们可以帮助 CTC 更接近临床应用。

16.3　CTC 临床应用的原理

随着分子指导下治疗的出现（如针对 V600E/K 突变肿瘤的威罗菲尼，以及用于一线治疗针对 EGFR 19 外显子缺失或 21 外显子 L858R 突变的阿法替尼），对肿瘤细胞进行遗传分析以明确可作用靶基因的突变全景的需求不断增加。随着测序价格的迅速降低，在短时间之内完成整个肿瘤的全外显子组、转录组和（或）基因组测序都是有可能的，其目的是明确最合适的治疗，及有可能根据新的遗传或表观遗传改变来更改治疗。

然而，一个限制因素仍然是获得足够的肿瘤材料来完成这样的研究。在多数情况下，一例患者从一个肿瘤区域能够获得一次活检；在整个肿瘤被切除的情况下，由于时间和花费的问题，也只能是对有限区域的组织进行分析。而且，随着时间推移获得连续活检通常是非常困难和不实际的，尽管这样的信息对于肿瘤细胞的耐药分析来说是至关重要的。CTC 可能是一个重要的附加测试，能够提供可执行的肿瘤信息，尤其是在重复组织取样可能不可行的时候。

16.4 在特定癌症中的 CTC 临床应用

虽然已经有一些临床研究评价了 CTC 的特征，但是随着兴趣的不断增加，现在有更多临床导向的研究正在进行之中，在未来的几年有可能会产出一些额外的信息。在这里，关于黑色素瘤、前列腺癌和肺癌中的一些选择性的成就，我们提供了一个简要的概述。虽然所介绍的研究并不是一个综合的列表，但是它们提供了初期有前景的数据，有希望成为追加工作的推动力，从而进一步明确收集 CTC 的用途。

16.4.1 前列腺癌

在前列腺癌中进行 CTC 分析最初应用之一就是分析 CTC 中是否出现 ERG（TMPRSS2-ERG）融合，以及 CTC 中雄激素受体和 PTEN 基因的状态[6]。ERG 融合出现在大约 50%的前列腺癌之中，它的发生是前列腺癌发病机制中的早期事件。在其肿瘤组织中存在同样突变的患者中，作者成功地在其 CTC 中确认了 EGR 融合的出现，因此推断 CTC 是来源于前列腺（因为这个融合在任何其他已知的环境下都见不到）。这个研究只有有限的临床价值，但却是在任何癌症中采用 CTC 分析遗传改变的最早尝试之一。因为 ERG 融合是一个雄激素依赖的生长因子，关于它在 CTC 中的出现与雄激素敏感性的关系也做了相应研究。再一次的，虽然其出现证实了所研究的细胞是前列腺癌来源的 CTC，而且 CTC 的计数是有预后价值的，但是 ERG 融合并不能作为雄激素治疗反应的一个生物标志物[7]。最近，在研究转移性去势抵抗前列腺癌患者接受阿比特龙醋酸盐加泼尼松对比泼尼松单药治疗的一个III期试验中，CTC 数目和 LDH 的生物标志物组合在单个患者水平上被证实可以作为生存的一个替代[8]。

其他最近的研究采用了外显子组和转录组测序来检测是否有突变和剪切突变体的存在。Lohr 等采用了单个前列腺 CTC 的全外显子组，并且将这些结果与配对肿瘤组织的外显子测序进行了比较。他们开发了一种方法来集中数据以减少个体的测序误差，并且发现他们能够确认超过 70%的突变，这些突变也出现在配对的肿瘤组织之中[9]。Antonarakis 采用 CTC 分离随后采用 qPCR 检测雌激素受体以确认出现在 CTC 中的雌激素受体剪切突变体 7（Androgen receptor splice variant 7，AR-V7）mRNA 的相对比率，并且采用这个信息来判断 AR-V7 的出现是否能够在已知转移的去势抵抗前列腺癌（metastatic castration resistant prostate cancer，mCRPC）患者中预测新药恩扎鲁胺和阿比特龙的耐药[10]。由于剪切突变体 AR-V7 缺乏雌激素受体的配体-结合结构域，因此推测这个剪切突变体的出现将能够预测直接（恩扎鲁胺）或间接（阿比特龙）靶向雄激素受体药物的疗效缺失。他们的确发现，相比于 AR-V7 阴性的患者，那些携带 AR-V7 阳性 CTC 的患者不管是对恩扎鲁胺还是阿比特龙的反应都有显著的减少，这影响了总体的生存。因此 AR-V7 剪切突变体的出现可以在 mCRPC 的患者中预测恩扎鲁胺或阿比特龙无效，尽管这些发现还将需要在更大的前瞻性试验中进行验证[10]。

16.4.2　肺癌

许多研究专注于从Ⅰ～Ⅳ期的肺癌患者中尝试分离 CTC。Hofman 等分析了肺癌切除手术之前和之后 CTC 计数的预后价值，根据所测量的总生存和无疾病生存时间，确认超过 50 个细胞（每 10ml 所收集的血样）的水平就预示着不良的预后[11]。Punnoose 等在帕妥珠单抗和厄洛替尼的临床试验之中采用 CellSearch 来分离 CTC，发现 CTC 计数的降低与疗效和无进展生存有显著相关性[12]。他们发现，根据实体肿瘤反应评价标准（response evaluation criteria in solid tumors，RECIST），基线时 CTC 数值更高的患者对治疗有更好的反应，而 CTC 数值的降低与 PET 或 RECIST 测量的结果有关联。他们也采用免疫荧光对 CTC 中的 EGFR 表达及采用 qPCR 对 CTC 中的 EGFR 突变状态进行了检测，但是他们只能确认原始肿瘤样本中 8 个 EGFR 突变中的 1 个，推测是残留细胞中的白细胞污染可能影响了 qPCR 的结果。其他几个研究也得出了类似的结果[13]。

英国的 Caroline Dive 团队采用 CTC 开发了一个小细胞肺癌（small-cell lung cancer，SCLC）的模型，与非小细胞肺癌（non-small cell lung cancer，NSCLC）不同的是，SCLC 是一种神经内分泌肿瘤，有大量的 CTC。CTC 来源的移植物（CTC-derived explants，CDXs）能够在免疫缺陷的小鼠中生长，而且显示在基因组上与原始的 CTC 是类似的，可以反映患者对铂类和依托泊苷治疗的药物反应[14]。

16.4.3　黑色素瘤

黑色素瘤是第一个采用黑色素瘤特异转录本的 RT-PCR 在其中发现 CTC 证据的实体癌症，尽管作者并没有分离出可见的 CTC[14]。尽管这是最先开始的，但是该领域后续的进展却很慢。造成这种情况的某些原因是在威罗菲尼和其他靶向药物及具有很好效果的免疫治疗药物（PD-1/PD-L1 抑制剂和 CTLA-4 抑制剂）

出现之前，黑色素瘤没有什么好的治疗选择，而且缺乏黑色素瘤 CTC 分析的验证研究。

只是在最近才有一些验证研究确认了分离 CTC 对于判断总生存的预后价值[15]。采用 CellSearch 平台，作者确定了 2 个 CTC/7.5ml 外周血的阈值，并且发现少于 2 个 CTC 的那些患者有生存的获益（2.6 个月 vs. 7.2 个月）。他们也发现，作为治疗的反应，CTC 计数一直＞2 个的那些患者的生存是降低的；然而，治疗并不是标准化的。此外，作者并没有尝试分离细胞进行遗传分析，相关的发现只有有限的临床价值。另外一点就是由于黑色素瘤表达肿瘤特异的表面标志物，采用 EpCAM 的抗体来捕获 CTC（CellSearch 平台）可能并不是最理想的。

另外，有些临床医生可能觉得，相比于完成皮肤转移灶的连续活检（可以产生更多的癌细胞用于下游的分析）来说，通过 CTC 计数来监测黑色素瘤患者的进展没有什么用处。虽然多数黑色素瘤转移的确是在皮肤，但是黑色素瘤也能够转移到包括肝脏和脑在内的其他器官，而没有进一步的皮肤转移。另外，由于患者的不适及其价格，进行连续的活检可能并不可行。如果黑色素瘤中的 CTC 分析能够得到验证，而且能够证实可以产出与连续活检相等同的遗传信息，这可能会被证实是一个有用的进行监测的附加测试，对于过去 5 年多所引进的新治疗（包括 BRAF 和 MEK 抑制剂）的反应监测来说，尤其如此。在很多情况下，患者在治疗之中最终会发生疾病的进展，但是如果能够较早地发现治疗的失败并且知道后续的治疗选择，这样一个方法在帮助更改策略以期维持疗效方面可能会有益处。

16.5 CTC 指导临床决策制订的潜力

16.5.1 CTC 作为伴随诊断

分子靶向治疗的出现促进了对于伴随诊断的需求，以便检测是否存在某个特殊的遗传变异。对于几个药物来说，这是尤其关键的，这些药物在没有目标突变的时候会有不必要的脱靶效应，如威罗菲尼。而且，由于新药的价格很高，有检测能够非常可靠的确认特异靶向突变的存在是非常重要的。

作为一个例子，有人尝试为 rociletinib（CO-1686）开发一个伴随诊断，采用循环肿瘤 DNA（circulating tumor DNA，ctDNA）来检测 EGFR 中出现的 T790M 和 L858R 突变[16]。在帮助判断某个特别治疗的可用性方面，CTC 也许可以提供类似的作用，不管是单独的检测还是作为一个附加诊断。相比于那些活检标本，CTC 也可以作为来自肿瘤不同部分细胞的来源，能够产生有关肿瘤异质性的额外信息，这些信息在明确治疗方案的过程中会很有价值。

16.5.2　追踪治疗的反应（包括监测可执行的信息）

通过计数及有可获得的肿瘤细胞来源用于分析，CTC 的分离有可能会辅助临床医生追踪肿瘤对治疗的反应。在某个或某些治疗的过程中，CTC 数值降低随后又升高可能提示对这些治疗的早期耐药，可能需要考虑其他的治疗方案，甚至可能在影像扫描出现显著变化之前就可以这么做。通过允许快速更改方案，在减少治疗失败方面，这么做尤其有价值。随着更多分子靶向治疗的研发和引进，这种监测肿瘤进展的能力及检测特异遗传改变的方法将会非常关键。

16.5.3　表观遗传信息

能够捕获完整肿瘤细胞的能力是 CTC 分离的一个重要益处。虽然很多这些细胞可能正在经历凋亡或者已经经历了坏死，但是有些显然没有，而且保持了完整的肿瘤 RNA 和 DNA。这些细胞非常有意思，因为它们包含了 CTC 来源区域的肿瘤状态的最新信息。分析 CTC 的转录组可以产生有关表观遗传学改变的信息，如 RNA 拷贝数变异和剪切突变体（这些信息可能会被 DNA 或 ctDNA 分析漏掉）、前列腺癌中的 AR-V7 剪切突变体。

16.5.4　增殖 CTC 用于下游分析

在开发 CTC 培养条件方面一直有极大的兴趣，因为成功实施的话可以帮助实现分子指导和患者特异治疗方案的目标。目前为止，这被证实是非常困难的，目前只在乳腺癌，前列腺癌和结直肠癌的 CTC 中成功报道了长期（6～24 个月）的培养[17-20]。这一点有几个潜在的原因。主要的原因是在收集血液的时候很多 CTC 可能已经正在经历凋亡或坏死；另外的原因可能是，如果捕获流程过长的话，CTC 分离所需要的时间可能会损坏细胞的活性；最后，CTC 的生长可能要求有来自相关细胞/细胞外囊泡，或者循环系统中其他因素的初始支持。不管如何，CTC 体外繁殖的成功报道提示，某些捕获的 CTC 有潜力用于培养增殖，这在目前已成为一个高度活跃的研究领域。

培养 CTC 的一个不足是这些细胞可能需要有额外的遗传或表观遗传改变，这样一来，这些细胞就不再完全反映它们所来源的肿瘤区域。虽然可以通过这些细胞的有限传代及只做基于 DNA 的分析（包括外显子组或全基因组测序）来缓和这个问题，但是这个可能性依然是一个问题。另外，培养中的细胞具有不同的生长模式及对药物成分不同的敏感性，因此在培养之中似乎敏感的细胞在人体内的肿瘤之中可能未必如此，反之亦然。尽管有这些潜在不足，CTC 培养的可能性为个体化医疗打开了非常重要的前景，尤其是在不可能或者患者不愿意进行重复性的肿瘤活检的情况下可以进行肿瘤进化的分析，也有可能测试细胞对药物的敏感性或耐药。

繁殖 CTC 的另外一个可能性是可以用它们形成小鼠中的移植物，正如前面提到的由 Caroline Dive 团队所报道的 SCLC 中的例子[14]。在所测试的 6 个样品中，他们能够在 4 个中形成移植物，CTC 高数值（＞400 个 CTC/7.5ml，采用 CellSearch 平台在配对样品中进行检测）的样品取得了成功的结果。作者发现，与原始的患者肿瘤相比，这些 CTC 来源的移植物具有类似的结构和形态、神经内分泌标志物，对药物治疗的反应也类似。长出移植物的能力能够允许形成更为复杂的肿瘤微环境，而且使得类似的周围环境成为可能（与人体内的起始肿瘤环境相比），这样就会产生更好的生长特性。有一个限制是，肿瘤移植物或异种移植物主要在科研条件进行使用是可行的，但是要想在扩大的范围上进行使用可能会比较困难。不管怎样，在新化疗药物的人类临床试验中，移植物的生长可能会有用，尤其是可以用于耐药机制的检测。

结论

CTC 有望显著地帮助临床决策的制订。然而，CTC 分析要想获得更广泛的应用，则需要对分离、分析 CTC 的仪器设备和流程进行标准化，也需要更加相关和明确的预后信息。这将要求做额外的对照试验来判断 CTC 分析的真正益处。希望这样的研究（其中有一些目前正在进行之中）在未来的几年将会产出一些可执行的信息，如此，在下一个十年之中，临床医生将能够把 CTC 分析用作额外的一组信息，由此可以指导预后和治疗的决定。

参 考 文 献

[1] Harris L et al（2007）American Society of Clinical Oncology 2007 update of recommendations for the use of tumor markers in breast cancer. J Clin Oncol 25（33）：5287-5312

[2] Cristofanilli M et al（2004）Circulating tumor cells，disease progression，and survival in metastatic breast cancer. N Engl J Med 351（8）：781-791

[3] Cristofanilli M et al（2007）Circulating tumor cells in metastatic breast cancer：biologic staging beyond tumor burden. Clin Breast Cancer 7（6）：471-479

[4] Danila DC et al（2007）Circulating tumor cell number and prognosis in progressive castration-resistant prostate cancer. Clin Cancer Res 13（23）：7053-7058

[5] Smerage JB et al（2014）Circulating tumor cells and response to chemotherapy in metastatic breast cancer：SWOG S0500. J Clin Oncol 32（31）：3483-3489

[6] Attard G et al（2009）Characterization of ERG，AR and PTEN gene status in circulating tumor cells from patients with castration-resistant prostate cancer. Cancer Res 69（7）：2912-2918

[7] Danila DC et al（2011）TMPRSS2-ERG status in circulating tumor cells as a predictive biomarker of sensitivity in castration-resistant prostate cancer patients treated with abiraterone acetate. Eur Urol 60（5）：897-904

[8] Scher HI et al（2015）Circulating tumor cell biomarker panel as an individual-level surrogate for survival in metastatic castration-resistant prostate cancer. J Clin Oncol 33（12）：1348-1355
[9] Lohr JG et al（2014）Whole-exome sequencing of circulating tumor cells provides a window into metastatic prostate cancer. Nat Biotechnol 32（5）：479-484
[10] Antonarakis ES et al（2014）AR-V7 and resistance to enzalutamide and abiraterone in prostate cancer. N Engl J Med 371（11）：1028-1038
[11] Hofman V et al（2011）Preoperative circulating tumor cell detection using the isolation by size of epithelial tumor cell method for patients with lung cancer is a new prognostic biomarker. Clin Cancer Res 17（4）：827-835
[12] Punnoose EA et al（2012）Evaluation of circulating tumor cells and circulating tumor DNA in non-small cell lung cancer：association with clinical endpoints in a phase II clinical trial of pertuzumab and erlotinib. Clin Cancer Res 18（8）：2391-2401
[13] Tognela A et al（2015）Predictive and prognostic value of circulating tumor cell detection in lung cancer：a clinician's perspective. Crit Rev Oncol Hematol 93（2）：90-102
[14] Hodgkinson CL et al（2014）Tumorigenicity and genetic profiling of circulating tumor cells in small-cell lung cancer. Nat Med 20（8）：897-903
[15] Khoja L et al（2013）Biomarker utility of circulating tumor cells in metastatic cutaneous melanoma. J Invest Dermatol 133（6）：1582-1590
[16] Sequist LV et al（2015）Rociletinib in EGFR-mutated non-small-cell lung cancer. N Engl J Med 372（18）：1700-1709
[17] Cayrefourcq L et al（2015）Establishment and characterization of a cell line from human circulating colon cancer cells. Cancer Res 75（5）：892-901
[18] Gao D et al（2014）Organoid cultures derived from patients with advanced prostate cancer. Cell 159（1）：176-187
[19] Yu M et al（2014）Cancer therapy. Ex vivo culture of circulating breast tumor cells for individualized testing of drug susceptibility. Science 345（6193）：216-220
[20] Zhang L et al（2013）The identification and characterization of breast cancer CTCs competent for brain metastasis. Sci Transl Med 5（180）：180ra148

彩　　插

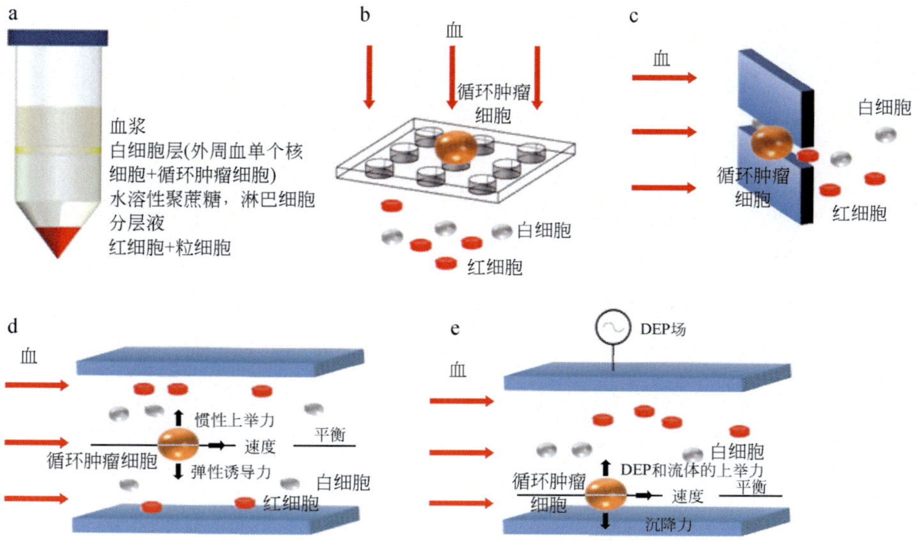

彩图 1　基于非亲和性的 CTC 富集所用到的原理

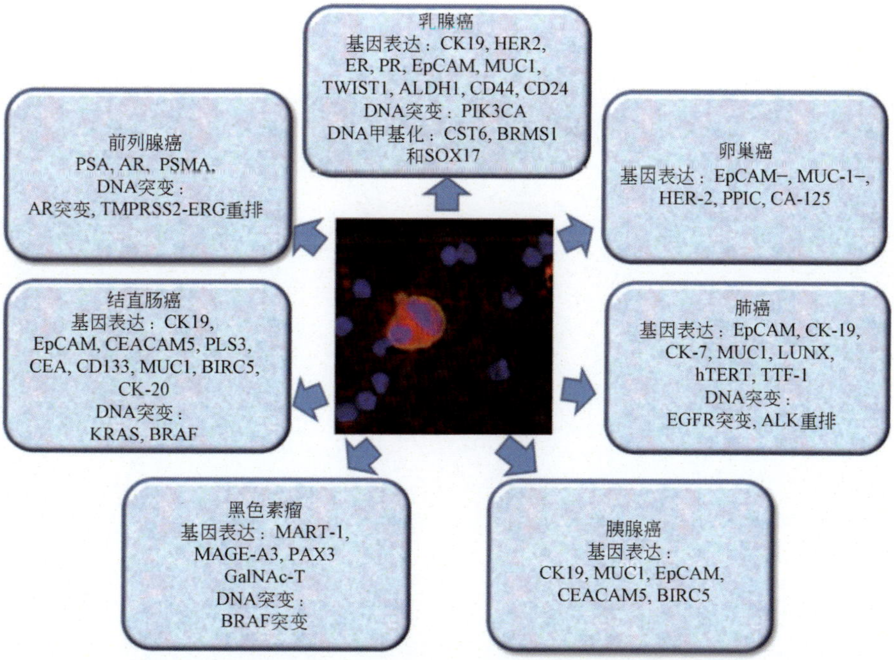

彩图 2　采用分子检测方法进行 CTC 分子分型的选择信息

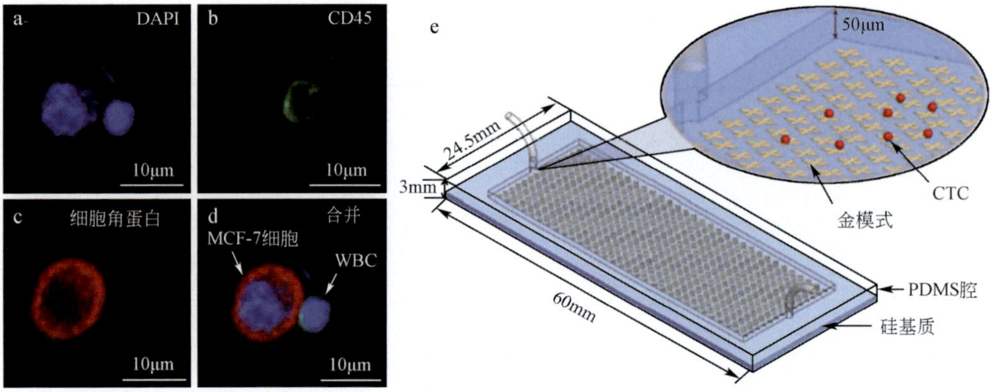

彩图 3　石墨烯氧化物芯片上所捕获到的一个乳腺癌细胞和白细胞的免疫染色

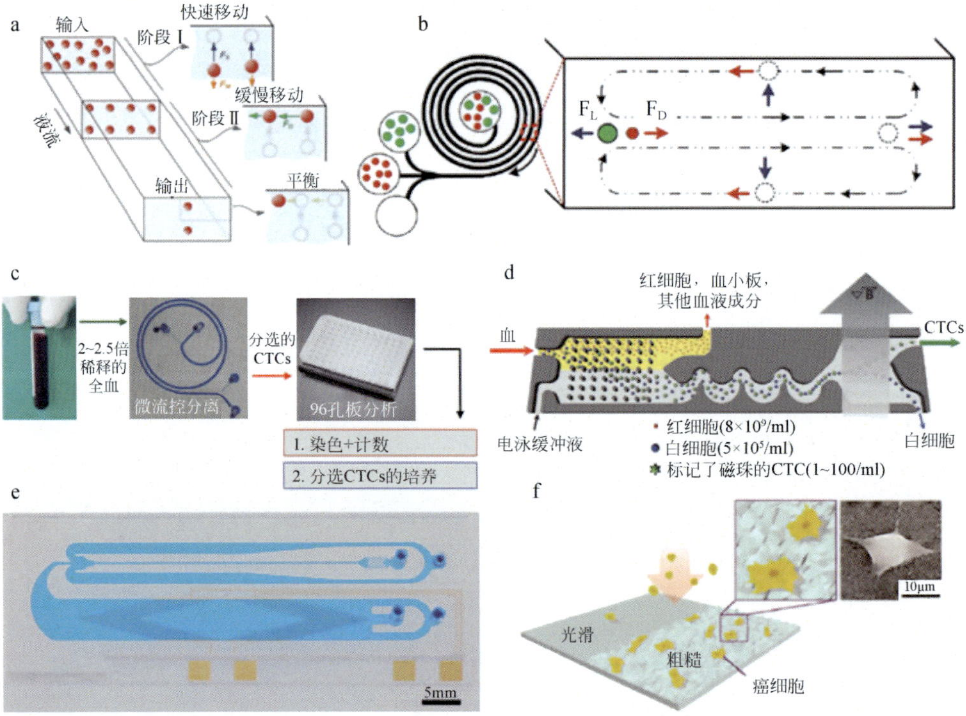

彩图 4　无细胞标记捕获的内在原理及实例

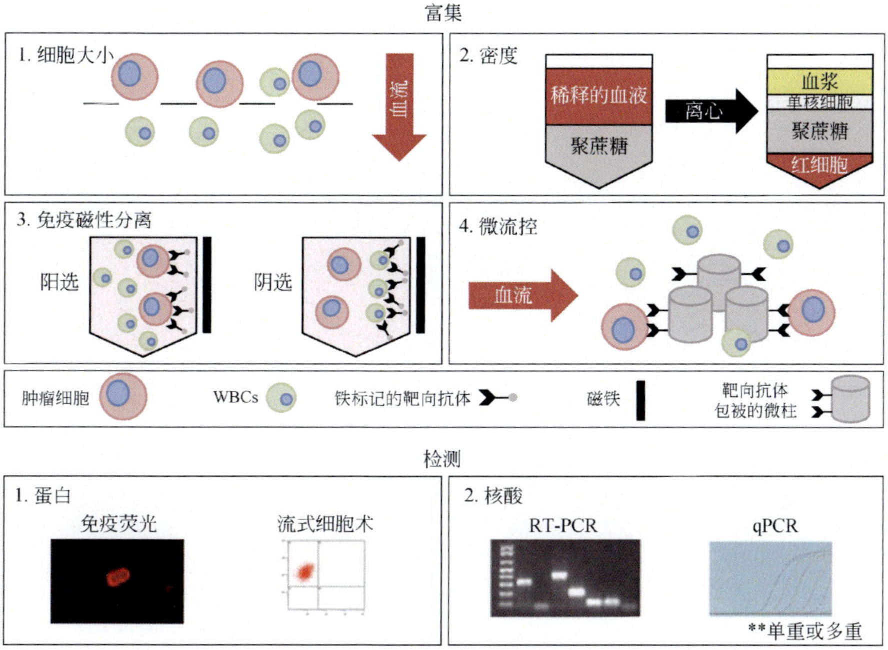

彩图 5　CTC 富集和检测的最常用技术的概述

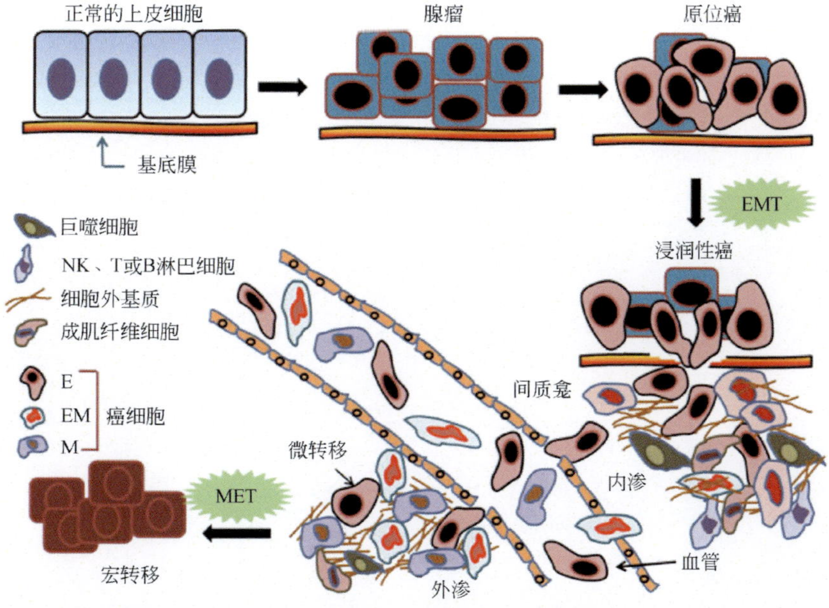

彩图 6　癌细胞散播的上皮－间质 / 间质－上皮（the epithelial-mesenchymal/mesenchymal-epithelial，EMT/MET）假说

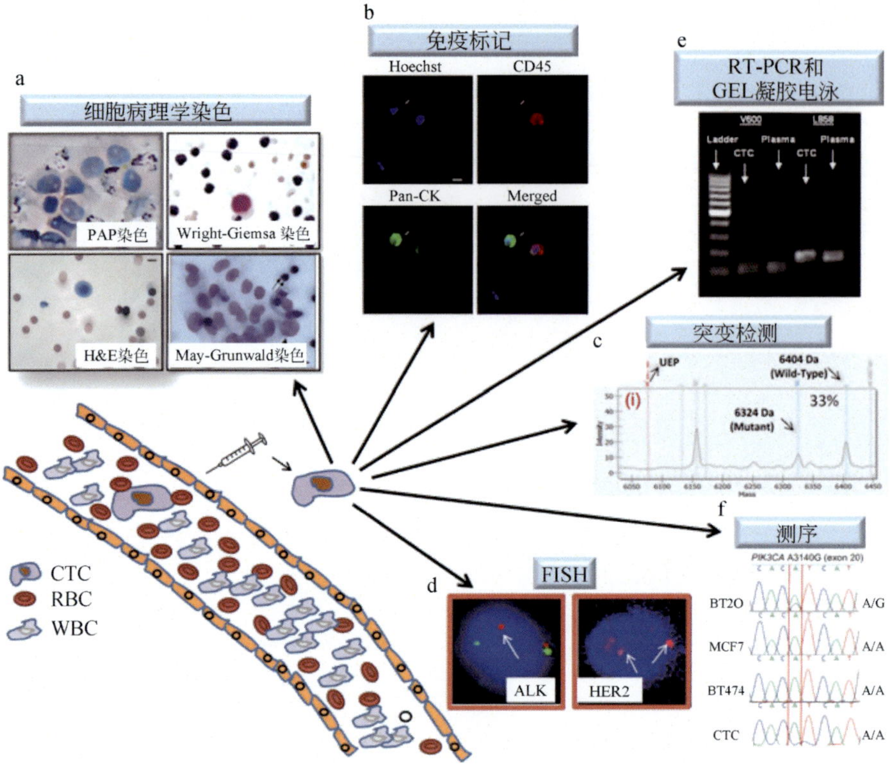

彩图 7　循环肿瘤细胞（circulating tumor cell，CTC）检测方法

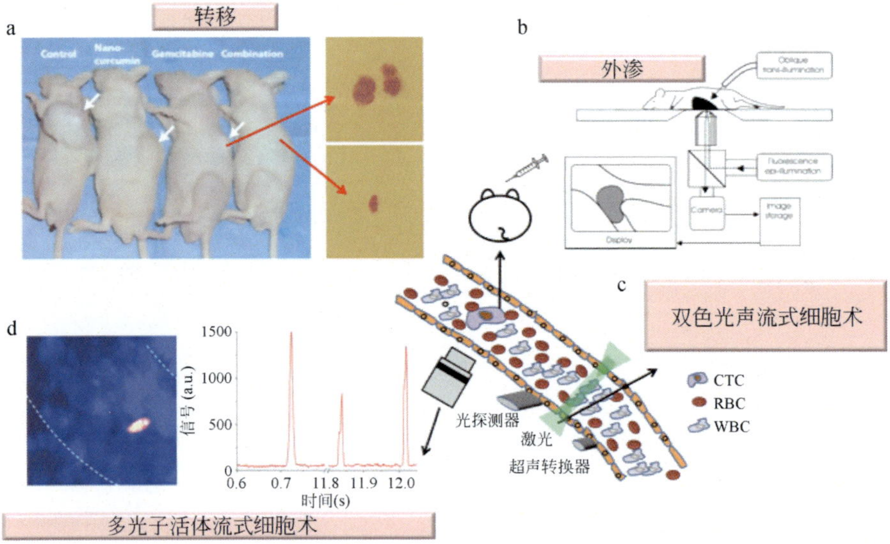

彩图 8　循环肿瘤细胞（CTC）潜在的和现有的体内分析或检测方法

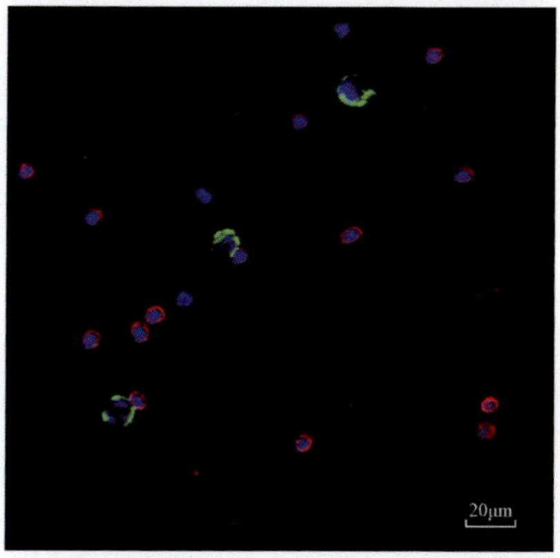

彩图 9　表达 CK（绿色）的捕获肿瘤细胞和表达 CD45（红色）的外周血单个核细胞的免疫荧光染色

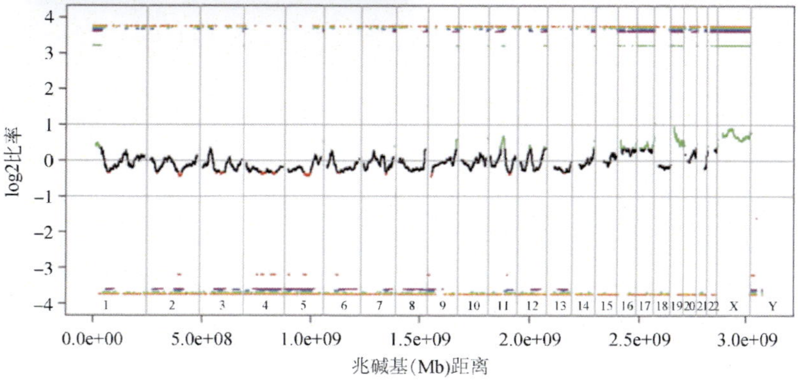

彩图 10　一个 aCGH 谱的例子，显示的是从一例乳腺癌患者胸水中富集的肿瘤细胞中的拷贝数变化

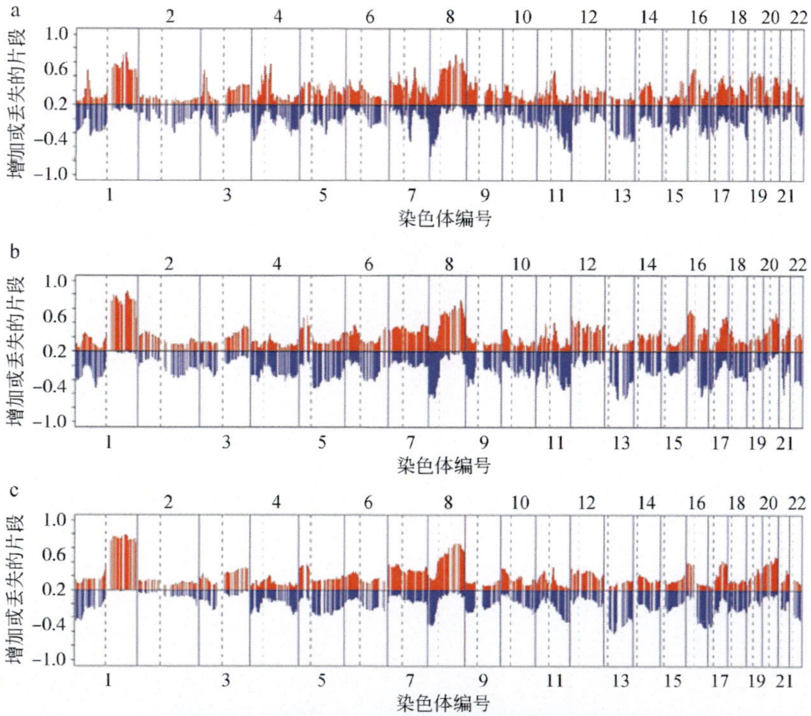

彩图 11　乳腺 CTC 和原发肿瘤的拷贝数分析

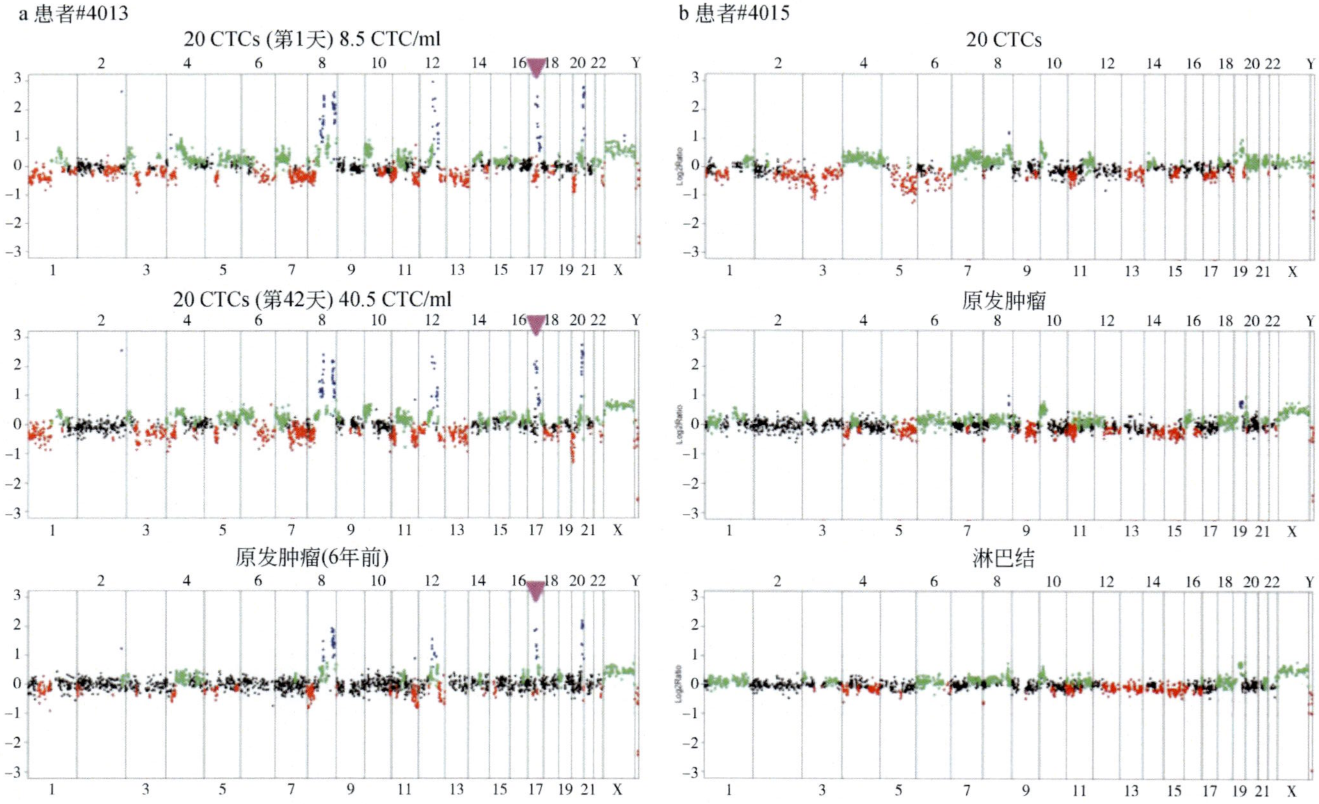

彩图12　针对乳腺癌CTC和匹配的原发肿瘤基因组谱的个案研究

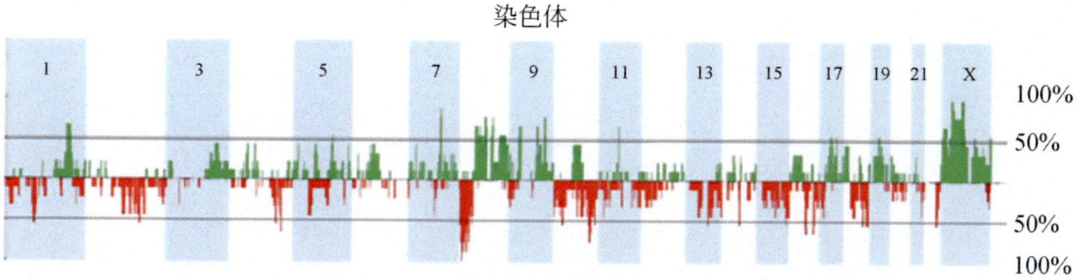

彩图 13　转移性去势抵抗前列腺癌患者 CTC 的拷贝数分析

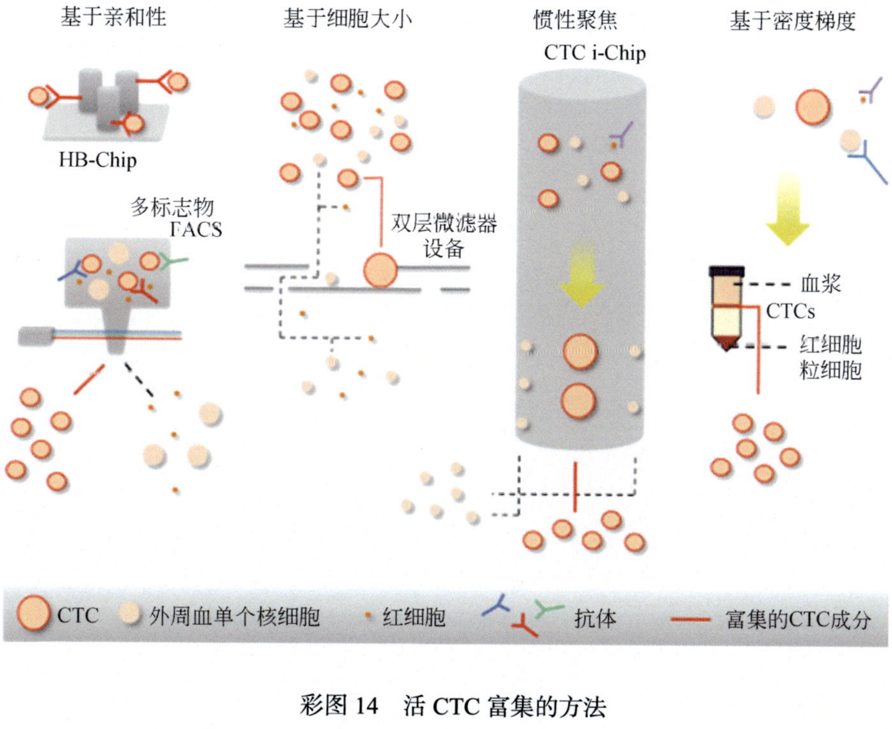

彩图 14　活 CTC 富集的方法

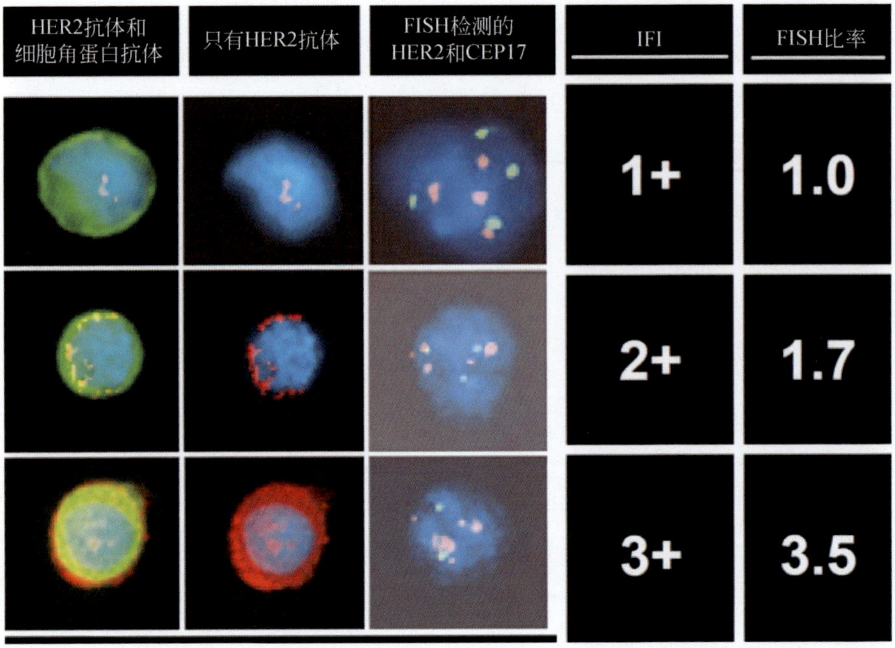

彩图 15　采用 CTC 进行蛋白质表达和染色体整倍体性的评估